Glen Park

Alexander-Technik
Die Kunst der Veränderung

Grundlagen, Anwendungen, Weiterentwicklungen

Aus dem Englischen von Theo Kierdorf
in Zusammenarbeit mit Hildegard Höhr

Junfermann-Verlag • Paderborn
1994

First published in Great Britain by Ashgrove Press, Bath
First published 1989
Originaltitel: *The Art of Changing – A New Approach to The Alexander Technique*
Illustrationen: Delia Hardy
Übersetzung aus dem Englischen von Theo Kierdorf in Zusammenarbeit mit Hildegard Höhr

Satz: Space Type, Köln
Druck: PDC – Paderborner Druck Centrum

CIP-Titelaufnahme der Deutschen Bibliothek
Park, Glen:
Alexander-Technik – Die Kunst der Veränderung: Grundlagen, Anwendungen, Weiterentwicklungen / Glen Park. Aus dem Engl. von Theo Kierdorf in Zus.arbeit mit Hildegard Höhr. –
Paderborn: Junfermann, 1994
Einheitssacht.: The Art of Changing <dt.>
ISBN 3-87387-024-X

ISBN 3-87387-024-X

Inhalt

Dieses Buch widme ich Greta, meiner Mutter, mit viele Liebe

Danksagung

Als erstes möchte ich Don Burton, meinem inspirierten Lehrer und Freund für seine brillante Art danken, durch seine Hände und seine Stimme, im Grunde durch sein ganzes Selbst zu lehren. Er vermag anatomische und physiologische Sachverhalte sowie viele andere Dinge auf eine Weise zu erklären, die selbst beim scheuesten Studenten Neugier und Begeisterung weckt. Außerdem bin ich Don auch für seine Beharrlichkeit dankbar, einfach er selbst zu sein und seinem eigenen Wachstumsprozeß treu zu bleiben, ganz gleich, wie schwierig dies sein mag.

Als nächstes möchte ich Michael Symonds danken. Ohne seine Weisheit und seine Bereitschaft, mich ganz kurzfristig zu unterrichten, als ich mich während einer Reise in Kalifornien aufhielt, hätte ich den zweiten Teil dieses Buches nicht schreiben können. Er hat viele Mystifizierungen parapsychischer Phänomene geklärt und mir einen Rahmen angeboten, in dem es mir möglich war, die Fähigkeiten in diesem Bereich zu verstehen und weiterzuentwickeln, Intellekt und Intuition in Einklang zu bringen – Gaben, an denen er auf großzügige Weise mich und andere hat teilhaben lassen.

Ich bin all den vielen Lehrern und Studenten der Alexander-Technik dankbar, mit denen ich zusammengearbeitet und von denen ich ungeheuer viel gelernt habe. Mein Dank gilt auch den Lehrern, Therapeuten, Kollegen und Freunden, die mit anderen Methoden arbeiten und die mir geholfen haben, zu wachsen und mich zu verändern, neue Fähigkeiten und meine eigene Synthese all der verschiedenen Lerninhalte zu entwickeln.

Insbesondere möchte ich Delia Hardy für all ihre Mühe danken, mit der sie die phantasievollen Diagramme für dieses Buch entworfen hat. Sarah Winslow danke ich für den Umschlagentwurf, und Anne Gibbens für die Kaleidoskop-Muster. Meinem Verleger Robin Campbell möchte ich für die Begeisterung danken, die er dem ursprünglichen Konzept dieses Buches entgegengebracht hat, sowie auch für seine Anpassungsbereitschaft und sein Engagement, als sich herausstellte, daß die tatsächliche Ausführung wesentlich umfangreicher werden würde als die ursprünglich geplante Version. Robert Chandler und Rachel Stevens danke ich dafür, daß sie F.M. Alexanders Geburtshoroskop erforscht haben; Christian Skene und Dave Gibbens für das Korrekturlesen und für ihr hilfreiches Feedback. Lea Elliott danke ich für ihre Ermutigung und Unterstützung, die ich brauchte, um das ganze Projekt überhaupt in Angriff nehmen und trotz auftauchender Schwierigkeiten fortsetzen zu können.

Nicht zuletzt möchte ich auch John Kennaby für seine zuverlässige Liebe und Unterstützung während der hellsten und trostlosesten Augenblicke im Verlauf dieses kreativen Prozesses danken.

Fotonachweis

Die Fotos in diesem Buch stammen von David Broomby (S. 129, 159, 160, 210), Gerry Cranham (S. 113, 114, 115), S.B. Davie (S. 69), Richard und Sally Greenhill (S. 81, 191, 192), Mel France (S. 124), Lesley Howling (S. 169), R. Gibbens (S. 245), Hilary Thacker (S. 161), Barnaby's Picture Library (S. 123), The Mansell Collection (S. 249), S.T.A.T. (S. 367), National Galleries of Scotland (S. 185), The Oriental Museum, Durham (S. 261, 263, 283, 291). Bildredaktion von Diana Phillips, IKON.

Einleitung

Die meisten Menschen möchten gerne das eine oder andere an sich verändern. Dabei kann es sich beispielsweise um ein körperliches Problem handeln, unter dem sie leiden. Die erste Freundin, die ich mit vier Jahren hatte, wollte, so weit ich mich zurückerinnern kann, ihre Nase verändern. Als sie schließlich über dreißig war, unterzog sie sich tatsächlich einer Nasenoperation. Als sie dann ihre neue Nase hatte, bemerkte zu ihrer Verwunderung niemand, daß sich etwas verändert hatte. Für alle ihre Freundinnen und Freunde war sie immer noch die gleiche Linda. Ich bin der Meinung, daß der Sinn dieser ganzen Aktion ganz einfach darin bestand, genau dies festzustellen. Doch wirft dieses Beispiel andererseits die Frage auf, was wir eigentlich unter »Veränderung« verstehen.

Als ich noch nicht viel älter als zehn Jahre war, wollte ich meine Haltung sowie die Art, wie ich mich bewegte, verbessern. Von früh an hatte ich extrem nach vorn gezogene und runde Schultern, aus denen heraus mein Kopf und Hals fast waagerecht nach vorn ragten. Ich hatte einen sehr runden und sehr schwachen Rücken, was zur Folge hatte, daß ich etwa von meinem zwanzigsten Lebensjahr an häufig unter Ischias und Schmerzen im unteren Rückenbereich litt. Während meiner Schulzeit war ich sehr darauf aus, das Abzeichen für gute Haltung zu bekommen und das Gefühl zu haben, daß ich jenen selbstsicheren jungen Frauen glich, die dieses Emblem auf ihren Gymnastikanzügen tragen durften. Ich kann mich noch gut daran erinnern, wie ich versuchte, gerade zu stehen und meine Schultern zurückzuziehen. Und siehe da, es ging! Nach dreijährigen Bemühungen wurden drei Namen von Frauen aufgerufen, die ein Haltungsabzeichen bekommen sollten, und einer davon war der meine. Ich lief nach vorn, um das Abzeichen in Anwesenheit der gesamten Schulbelegschaft zu empfangen, und dabei streckte ich in alter Gewohnheit meinen Kopf nach vorn und zog meine Schultern zusammen, um mich in meiner Befangenheit vor der Aufmerksamkeit der Allgemeinheit zu schützen. Es war eben doch nicht so einfach, sich zu verändern. Und ich hatte mir doch wirklich soviel Mühe gegeben – was letztlich gerade ein Teil meines Problems war.

Als ich anfing, Unterricht in der Alexander-Technik zu nehmen, hatte ich es aufgegeben, »Haltung wahren« zu wollen. Ich wollte einfach von den ständigen Rückenschmerzen erlöst werden. Deshalb erlebte ich die Veränderungen, die während dieser Behandlung eintraten, mit großem Genuß. Meine Freunde sagten zu mir: »Du hast dich verändert. Was ist geschehen?« Als ich sie fragte, welche Veränderungen sie wahrnähmen, sagten sie, daß ich stärker wirken würde, mehr Selbstvertrauen zu haben und offener zu sein schiene. Was sie sagten, deutete auf physische und psychische Veränderungen hin, Veränderungen, die ich selbst ebenfalls bei mir bemerkt hatte. Doch diesmal war es nicht so, daß ich mir große Mühe gab. Mein Alexander-Lehrer sagte mir kaum etwas über die Alexander-Technik. Doch mein Körper hörte zu und lernte auf eine völlig neuartige Weise. Ich erlebte eine andere Art zu sein, und da mir diese Erfahrung gefiel, blieb sie bestehen, so lange ich dies zuließ, bevor schließlich meine alten Gewohnheiten dies unterbanden. Ich lernte, mich auf eine wesentlich anmutigere und harmonischere Weise zu bewegen, etwas, wonach ich mich immer gesehnt hatte. Meine Haltung veränderte sich auf dramatische Weise, und dazu ohne große Mühe.

Situationen in unserem Leben, in denen wir etwas völlig Neues entdecken, etwas ganz Besonderes, etwas, das uns sehr wichtig ist, sind nicht allzu häufig. Die Alexander-Technik zu entdecken, die Entwicklung ihrer Philosophie, die für sie charakteristische erfahrungsbezogene Art zu lernen und die Tatsache, daß bei dieser Methode der Schwerpunkt der Aufmerksamkeit auf dem Prozeß liegt statt auf dem Resultat, war für mich eine wundervolle Erfahrung. Zuvor hatte ich zehn Jahre im Theater gearbeitet, einem Bereich, in dem das Wichtigste ist, daß die Show um jeden Preis weitergeht. Deshalb war es für mich wie eine Offenbarung, mich auf eine Methode einzulassen, bei der es in erster Linie um den Prozeß ging. Mehr noch: Die Veränderungen, die sich in mir vollzogen, während eine Lehrerin mit ihren Händen meinen Körper berührte, waren außergewöhnlich. Ich kann diese Erfahrung zwar nicht in einem Buch wie diesem vermitteln, doch ich hoffe, daß das, was ich geschrieben habe, einige Leser dazu ermutigen wird, selbst mit einem Lehrer oder einer Lehrerin der Alexander-Technik zu arbeiten. Den Idealfall stelle ich mir so vor, daß Leser dieses Buches gleichzeitig mit einem Alexander-Lehrer arbeiten und so die Alexander-Technik durch unmittelbare Erfahrung kennenlernen.

Vielleicht sind die Veränderungen, die wir in uns selbst vornehmen möchten, aber auch keine körperlichen. Vielleicht würden wir gerne schwierige Charakterzüge verändern, schlechte Gewohnheiten, die unser ganzes Sein zu beherrschen scheinen. Sich zu verändern ist eine Kunst, die zu erlernen man weder überstürzen noch erzwingen kann. Dies zu versuchen, führt nur zu der Art von Problemen, die ich erlebt habe, als ich während meiner Schulzeit versuchte, meine Körperhaltung zu verändern, oder – wie F.M. Alexander es einmal ausdrückte: »Sich zu verändern bedeutet, sich einer Aktivität zu widmen, die gegen die Gewohnheit des Lebens gerichtet ist.« Die Prinzipien der Alexander-Technik lassen sich auf alle Aspekte des Lebens anwenden. Mit Hilfe dieser Methode können wir auf eine integrierte Weise Veränderungen in uns selbst herbeiführen.

Der erste Teil dieses Buches skizziert die theoretische Grundlage der Alexander-Technik und ermöglicht es dem Leser außerdem, einige der beschriebenen Ideen auch praktisch zu erfahren. Ich hoffe, daß diese Darstellung den Leserinnen*, die ein paar Lektionen in der Alexander-Technik erhalten haben, dazu dient, ihr Verständnis und ihre Praxis derselben zu erweitern. Für Leserinnen, die noch nie mit einer Lehrerin der Alexander-Methode gearbeitet haben, mag es schwierig sein, den Sinn der Beobachtungsübungen zu verstehen, und ich möchte daher jeden, der dieses Buch studieren möchte und der noch nie eine Lektion in der Alexander-Methode erhalten hat, dazu auffordern, nach einem Alexander-Lehrer in der näheren Umgebung Ausschau zu halten und mit diesem zu arbeiten, weil dies die Erfahrung des Lesens in entscheidender Weise verändert.

Als Lehrerin der Alexander-Technik habe ich sowohl mit Einzelklienten als auch mit Gruppen gearbeitet. Traditionell wurde die Alexander-Technik in England in Form von Einzelsitzungen unterrichtet, und der Wert dieser Form des Unterrichts, die es dem Lehrer ermöglicht, zusammen mit dem Studenten gezielt an den individuellen Problemen zu arbeiten, sollte nicht unterschätzt werden. Doch bin ich andererseits auch sehr beeindruckt vom Wert der Gruppenarbeit, weil der Student bei dieser Form der Zusammenarbeit durch Beobachtung anderer lernen kann und weil er auf diese Weise dazu angehalten wird, sein Gewahrsein auf eine andere, die Einzellektionen ergänzende Weise zu verfeinern. Viele von den Übungen, die ich im Verlauf des Buches beschreiben werde, haben sich aus meiner Arbeit mit Gruppen entwickelt, und obwohl ich die Übungen grundsätzlich so beschrieben habe, daß der Leser sie allein ausprobieren kann, lassen sie sich auch so abwandeln, daß man sie in Gruppen ausführen kann.

Als ich mit meiner Ausbildung als Lehrerin der Alexander-Methode begann, war ich außerdem auch sehr stark an anderen Bereichen der »Bewegung zur Förderung des inneren Wachstums« oder des »menschlichen Potentials« inter-

---

* Um eine sexistische Schreibweise zu vermeiden, werde ich gelegentlich das weibliche Pronomen und weibliche Adjektive (sie, ihr) benutzen, auch wenn in solchen Fällen Frauen *und* Männer gemeint sind, während ich in anderen Fällen das männliche Pronomen und Adjektiv (er, ihm, sein) benutzen werde, um sowohl auf Männer als auch auf Frauen hinzuweisen.

essiert, innerhalb derer die Alexander-Technik eine wichtige Rolle spielt. Ich habe mich in England und Kalifornien der Weiterentwicklung meiner parapsychischen Fähigkeiten gewidmet, und dies hat mir bei meiner Arbeit als Alexander-Lehrerin sehr geholfen. Die Alexander-Technik ist für mich die Grundlage, auf der meine gesamte übrige Arbeit basiert und von der aus sie wachsen und sich weiterentwikkeln kann. In der zweiten Hälfte des Buches habe ich eine Synthese zwischen der Alexander-Technik und meinem Verständnis vom menschlichen Körper als eines Energie-Systems entwickelt. Außerdem beschäftige ich mich darin auch mit den Gefühlen in Zusammenhang mit der Alexander-Technik. Im zweiten Teil des Buches geht es generell darum, die Prinzipien der Alexander-Technik auf Bereiche zu übertragen, die für viele Menschen von großem Interesse sind.

Einige der bisher erschienenen Bücher über die Alexander-Technik enthalten eine ausführliche Biographie von Frederick Matthias Alexander, des Mannes, der dieser Methode ihren Namen gegeben hat, und viele meiner Leser werden seine faszinierende Lebensgeschichte vermutlich bereits kennen. Für diejenigen, die noch nichts über den Begründer der Alexander-Methode wissen, habe ich ganz am Ende des Buches eine kurze Biographie eingefügt.

Wie man dieses Buch benutzen sollte

1. Lesern, die noch nichts über Frederick Matthias Alexander (den Erfinder und Begründer der Alexander-Technik) wissen, empfehle ich, zunächst die Biographie im Anhang zu lesen.

2. Im gesamten Buch sind praktische Experimente oder Beobachtungsübungen zu finden.* Dabei handelt es sich nicht um »Übungen« im Sinne von »Fitness-Übungen« oder »Dehnübungen«, sondern diese Übungen sollen Ihnen die Möglichkeit geben, Aspekte Ihrer selbst zu erforschen, über deren Beschaffenheit Sie sich möglicherweise nicht im klaren sind. Es ist wichtig, diese Übungen langsam und bedächtig auszuführen, wobei der Schwerpunkt der Aufmerksamkeit auf dem Prozeß der Ausführung liegen sollte. Der Zweck dieser Übungen ist hauptsächlich, das Selbst-Gewahrsein zu entwickeln.

Lesen Sie jede Übung sorgfältig, bevor Sie sie ausführen. Am besten nehmen Sie die Instruktionen zu längeren Übungen auf Band auf und lassen zwischen den einzelnen Instruktionen viel Zwischenraum, so daß Sie genügend Zeit haben, sich selbst zu beobachten, ohne in Hektik zu verfallen.

3. Es gibt eine Audiokasette zu diesem Buch**, auf die ich die Anleitungen zu einigen der im Buch enthaltenen Übungen gesprochen habe. Auf SEITE 1 dieser Kasette wird eine Folge von Dingen beschrieben, die Sie beobachten und über die Sie nachdenken können, während Sie mit angewinkelten Beinen auf dem Rücken liegen (siehe Kapitel 2). Auf SEITE 2 des Bandes geht es um eine Form der Arbeit, die die Methoden der Alexander-Technik mit denen der Chakra-Arbeit verbindet.

---

* Diese Abschnitte sind eingerückt und durch einen senkrechten Strich am Rand markiert.

** natürlich in englischer Sprache!

TEIL I

GRUNDLAGEN

1 Der Gebrauch des Selbst

Durch das, was der Mensch tut, entsteht das Falsche, zunächst in ihm selbst und dann in seinen Handlungen in der Außenwelt. Und nur indem er verhindert, daß er dies tut, kann er auf echte Veränderungen hinarbeiten.

(FMA, UCL)*

Die letzten beiden Bücher, die F.M. Alexander geschrieben hat, waren *Der Gebrauch des Selbst* (engl. Originaltitel: *The Use of Self*) und *The Universal Constant in Living*. Die universelle Konstante in unserem Leben ist die Art, wie wir Gebrauch von uns selbst machen. Unser Gebrauch ist die Art, wie wir in unserem Alltagsleben Dinge tun, angefangen damit, wie wir morgens aus dem Bett aufstehen, wie wir vom Stuhl aufstehen, wie wir uns hinsetzen oder wie wir umhergehen, die Art, wie wir all die vielen Alltagsaktivitäten verrichten, bis hin zu der Weise, in der wir schließlich am Abend zu Bett gehen. Wir alle haben die Tendenz, die einfachen alltäglichen Handlungen des Lebens tagein, tagaus stets auf die gleiche Weise zu verrichten. Dieses Konzept vom »Gebrauch des Selbst« steht im Mittelpunkt von F.M. Alexanders Arbeit, weil er entdeckte, wie wir den Gebrauch unserer selbst** in allem, was wir tun, ständig verbessern können. Und indem wir

---

* Bei Zitaten werden die folgenden Abkürzungen verwendet:
FMA = Frederick Matthias Alexander
Die vier von Alexander geschriebenen Bücher werden wie folgt abgekürzt:
MSI = Man's Supreme Inheritance
CCC = Constructive Conscious Control of the Individual
GDS (UOS) = Der Gebrauch des Selbst
UCL = The Universal Constant in Living

** Bezüglich der Alexander-typischen Begriffe »Gebrauch des Selbst«, »Gebrauch« und ähnlicher orientieren wir uns bei dieser Übersetzung weitgehend an der Terminologie des Buches *Der Gebrauch des Selbst*. Anm. d. Übers.

lernen, die Art, wie wir von uns selbst Gebrauch machen, zu verändern, beeinflussen wir alle Aspekte unserer Erfahrung auf grundlegende Weise.

Alles, was wir tun, können wir auf eine gute Art tun, die einer gesunden Funktionsweise zugute kommt, oder wir können es auf eine Weise tun, die einer gesunden Funktionsweise nicht zuträglich ist. Das heißt, daß wir einen guten Gebrauch von uns selbst machen können oder daß wir mit uns selbst Mißbrauch treiben können. Alexander hat herausgefunden, daß uns allen bestimmte Gewohnheiten des falschen Gebrauchs oder Mißbrauchs gemeinsam sind, und der zentrale Zweck des ersten Teils dieses Buches ist zu erklären, was Alexander unter falschem Gebrauch verstand, was er mit richtigem Gebrauch meinte, und wie wir lernen können, den falschen Gebrauch zu unterbinden, so daß sich ein neuer, verbesserter Gebrauch des Selbst entwickeln kann.

Bis F.M. Alexander entdeckte, daß die Art, wie wir Gebrauch von uns selbst machen, unsere Funktionsweise beeinflußt, existierte kein klares Verständnis davon, daß schlechtes Funktionieren der Geist-Körper-Einheit auf falschem Gebrauch beruhen kann. Als Hauptgründe für schlechtes Funktionieren wurden zu jener Zeit einerseits Erbfaktoren und andererseits körperliche Traumata angesehen. Wenn beispielsweise jemand Rückenschmerzen hatte, so wurde vermutet, diese Person habe einen schwachen Rücken oder eine allgemein schwache Konstitution »geerbt«, oder dem Rücken sei zu einem früheren Zeitpunkt irgend etwas »zugestoßen«, wodurch die schlechte Funktionsweise zu erklären sei – beispielsweise ein Autounfall oder ein ähnliches körperliches Trauma. Dies sind zweifellos Gründe für Rückenschmerzen, und es gibt ausgezeichnete Therapien für Menschen, die so etwas erlebt haben. Heute sind wir uns jedoch darüber im klaren, daß es außer Erbfaktoren und körperlichen Traumata noch viele andere Ursachen für derartige Probleme gibt, unter anderem emotionale Faktoren und die Ernährungsweise eines Menschen. Alexanders Entdeckung war, daß *eine* der grundlegenden Ursachen für Rückenschmerzen und viele andere Störungen die Art ist, wie wir Gebrauch von unseren eigenen Möglichkeiten machen (wie wir mit uns selbst umgehen). Im Laufe seines Lebens arbeitete Alexander mit Menschen, die unter den verschiedensten gesundheitlichen Problemen litten, und bei ihnen allen kam es, nachdem sie die Alexander-Technik erlernt hatten, zu einer deutlichen Besserung.

Wenn ein Student mit einem Problem wie Rückenschmerzen, verspannten Schultern, einem Haltungsfehler, einem Streßproblem oder irgendeinem anderen Problem zu einer Alexander-Lehrerin kommt, so konzentriert diese sich nicht in erster Linie auf das betreffende Problem, sondern sie wird sich wahrscheinlich Gedanken darüber machen, was von dem, was der Student *tut*, das Problem verursachen könnte. Sie wird sich damit beschäftigen, welchen Gebrauch der

Student von sich selbst als Person macht. Es geht also weniger um Traumata und Probleme aus der Vergangenheit, sondern um das, was tatsächlich im Hier und Jetzt geschieht. Spezifische Probleme werden als Manifestationen einer allgemeineren Störung *(dis-ease)* angesehen, der Störung des falschen Gebrauchs. Obgleich Menschen oft wegen spezifischer Probleme zu Alexander-Lehrern kommen, erheben diese nicht den Anspruch, solche Probleme zu beseitigen. Sie bieten vielmehr an, die Studenten zu einem besseren Gebrauch ihrer selbst zu geleiten, und dadurch verschwinden die aktuellen Probleme oft.

Eine Alexander-Lehrerin kann Ihnen helfen zu verstehen, wie Sie falschen Gebrauch von Ihren eigenen Möglichkeiten machen, und Sie kann Ihnen für kurze Zeit die Erfahrung eines verbesserten Gebrauchs vermitteln. Doch letztlich müssen die Studenten selbst die Verantwortung dafür übernehmen, ihren Gebrauch in ihrem Alltagsleben zu verbessern. Diese Möglichkeit, die Verantwortung für sich selbst zu übernehmen, ist ein wichtiger Aspekt der Alexander-Technik, und das ist auch der Grund, weshalb wir uns Lehrer nennen und nicht Therapeuten und warum wir mit Studenten oder Schülern arbeiten, nicht mit Klienten oder Patienten. Sobald Sie verstehen, daß etwas, das Sie tun, Ihnen Probleme bereiten könnte, haben Sie die Wahl, ob Sie lernen wollen, die Situation zu verändern, oder ob Sie dies nicht tun wollen. Die Aufgabe des Lehrers ist es, Ihnen zu helfen, jene Veränderungen herbeizuführen, wenn Sie dies zu tun wünschen.

Es gibt mehrere mögliche Gründe dafür, weshalb zivilisierte menschliche Wesen an gewohnheitsmäßigem falschem Gebrauch leiden. Der erste Grund ist ein evolutionsbedingter, der die Menschheit als Ganzes betrifft. Ich beziehe mich hier auf die Anschauung, daß wir uns noch nicht gut genug an die Fortbewegung auf zwei Beinen angepaßt haben. Unsere Wirbelsäule ist in unserer jetzigen aufrechten Haltung dem ständigen Druck der Schwerkraft ausgesetzt – anders als dies bei Vierbeinern der Fall ist, deren Wirbelsäule mehr oder weniger horizontal organisiert ist. Und wir haben noch nicht gelernt, die Schwerkraft zu unserem Vorteil zu nutzen. Außerdem haben wir eine wesentlich längere Lebenszeit als die meisten anderen Lebewesen, und dies bedeutet, daß auch die Zeitspanne, in der es zu einer Degeneration der Wirbelsäule kommen kann, wesentlich länger ist.

> Der Mensch bewegt den Kopf, um sein Blickfeld zu erweitern; um besser zu sehen, hat er sich aufgerichtet. Vielleicht ist es der größte Witz der Evolution, daß ausgerechnet das Lebewesen, das von der Natur dazu ausersehen war, eine excellente Haltung und Sehfähigkeit zu haben, heute das klägliche Bild einer bebrillten, altersschwachen Kreatur darbietet.
>
> R.A. Dart: *The Attainment of Poise*

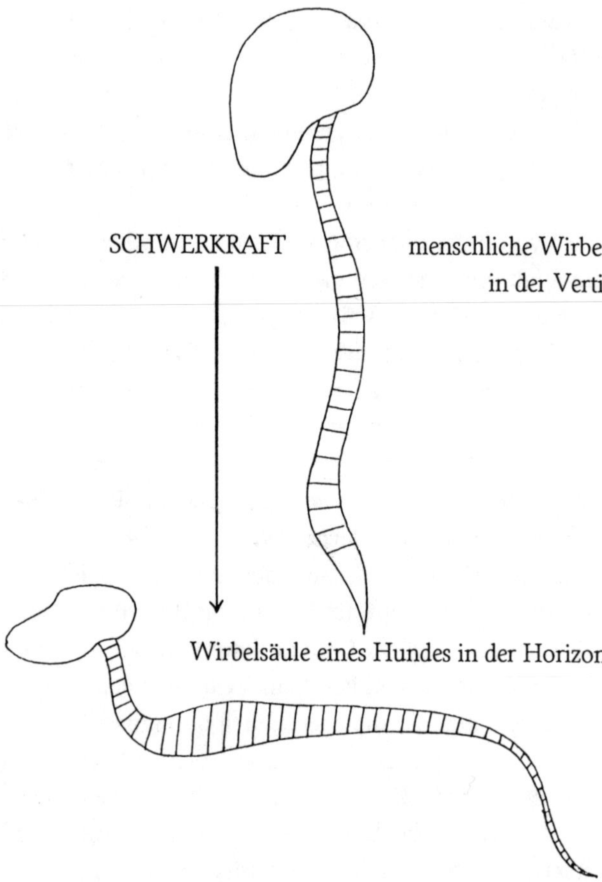

1.1

Wissenschaftliche Experimente haben gezeigt, daß die menschliche Wirbelsäule schneller degeneriert als der Rest unseres Körpers. Man könnte sagen, daß sie gewöhnlich etwa zwanzig Jahre älter ist als der übrige Körper. In diesem Licht betrachtet ist die Alexander-Technik von evolutionärer Bedeutung, weil sie lehrt, wie der Mensch sich gut in der aufrechten Position bewegt, indem sie den Druck der Schwerkraft auf die Wirbelsäule auszugleichen versucht, was wiederum dazu führt, daß die Wirbelsäule sich nach oben verlängert, statt nach unten zusammenzusacken.

Ein weiterer wichtiger Grund dafür, weshalb wir Gewohnheiten des falschen Gebrauchs entwickeln – und dies ist der Grund, den Alexander selbst als besonders wichtig bezeichnete –, ist, daß die Gesellschaft, in der wir heute leben, verglichen mit dem Leben von Menschen, die in einer natürlicheren Umgebung lebten, ein ungeheures Maß an Anpassungen von uns verlangt. Die Geschwindigkeit, in der in unserer Zivilisation Veränderungen aufeinanderfolgen, in der neue Technologien eingeführt und alte verworfen werden, ist ungeheuerlich. Eine für die meisten Menschen der westlichen Welt spürbare Veränderung ist, daß die geistigen Aspekte des Lebens in zunehmendem Maße beherrschend werden und die physischen an Bedeutung immer mehr einbüßen. Das hat zur Folge, daß die meisten von uns ihr Leben heute vorwiegend im Sitzen und mit geistigen Aktivitäten verbringen. Aus diesem Grunde sind wir heute stärker mit unserem Geist in Kontakt und weniger stark mit unserem Körper (sofern man beide voneinander trennen kann). Alexander schreibt hierzu:

> »Geistiges« Wachstum schritt fort, selbst nachdem eine Verschlechterung im »Körperlichen« erkannt worden war, und diese Verschlechterung verursachte das Wachstum eines Zweiges dieses Baumes mit einer solchen Schnelligkeit, daß es den Baum aus dem Gleichgewicht brachte, ihn auf eine Seite bog und die Wurzeln, die für das Gleichgewicht und das gesunde Wachstum verantwortlich waren, ernsthaft schädigte. (FMA, CCC)*

Was es für uns bedeutet, daß wir heute in einer so komplexen zivilisierten Gesellschaft leben, spiegelt sich in unserem Nervensystem. Die Notwendigkeit, sich an eine sich ständig verändernde Umgebung anzupassen, erzeugt Streß, Erregung und Überstimulation, und unser Nervensystem scheint bei alldem zu wenig Zeit zu haben, sich wieder zu beruhigen und den Streß, dem wir ständig ausgesetzt sind, abzubauen. Infolgedessen entstehen aus den nicht abgebauten Streßreaktionen chronische Muster. Jeder Mensch reagiert anders auf seine Umgebung. Der eine ist hyperaktiv, ein anderer chronisch deprimiert und lethargisch, und wieder ein anderer leidet unter akuten Rückenschmerzen oder einer anderen Krankheit. All dies weist auf die Unfähigkeit hin, die Belastungen, denen das Nervensystem ausgesetzt ist, auszugleichen, und oft lassen sich solche Symptome auf chronischen falschen Gebrauch zurückführen.

---

* Zitiert nach *Die Grundlagen der F.M. Alexander-Technik* (Hg. Edward Maisel), Arbor-Verlag Ulrich Valentin, Heidelberg 1984, S. 72 (Fußnote).

Die Alexander-Technik lehrt uns, wie wir diese chronischen Muster falschen Gebrauchs auflösen können, und zwar nicht nur zu Zeiten, wenn wir zu Hause sind und uns von den Problemen des Tages erholen, und auch nicht nur während des Unterrichts in der Alexander-Technik, sondern auch und gerade in Zeiten, in denen der Streß am stärksten ist. Die Alexander-Technik läßt sich auf jede Situation des Lebens anwenden. Schauspieler, Musiker und Vortragskünstler aller Art haben die Erfahrung gemacht, daß die Alexander-Technik sich sehr positiv auf ihre Arbeit auswirkt, denn Auftritte vor Publikum versetzen Geist und Körper unter sehr starken Streß, und diejenigen, die sich aufgrund ihres Berufs häufig in dieser Situation befinden, reagieren auf Streß oft, indem sie ihren Körper auf sehr extreme Weise falsch gebrauchen. Dies entdeckte F.M. Alexander – vermutlich als erster –, als er bei seinen Auftritten als Rezitator seine Stimme verlor. Wäre Alexander nicht Rezitator gewesen, so wäre sein Stimmproblem wahrscheinlich niemals entstanden, denn dieses hatte sich entwickelt, weil er auf der Bühne einen extrem falschen Gebrauch von den Möglichkeiten seines Körpers gemacht hatte. Doch hätte er wohl auch dann falschen Gebrauch von seinem Körper gemacht, wenn er kein Rezitator gewesen wäre, denn wenn Mißbrauch durch einen Bühnenvortrag in Erscheinung tritt, so handelt es sich dabei gewöhnlich um eine Übertreibung alltäglichen Mißbrauchs. Wäre Alexander nicht Schauspieler gewesen, und hätte er seine Technik nicht entwickelt, um sein eigenes Stimmproblem zu heilen, so hätte er wahrscheinlich zu einem späteren Zeitpunkt unter Nacken- oder Rückenschmerzen gelitten oder unter irgendeinem anderen Symptom für eine Fehlfunktion infolge chronischen Mißbrauchs. Doch er war nun einmal Rezitator und fand die Lösung für seine Stimmprobleme, indem er selbst untersuchte, auf welche Weise er seinen Körper falsch gebrauchte, und wir können uns glücklich schätzen, daß er seine Entdeckungen später anderen vermittelt hat.

Beobachten Sie Ihren eigenen Gebrauch

Halten Sie, während Sie dieses Buch lesen, einen Augenblick inne, und lenken Sie die Aufmerksamkeit auf die Position, in der Sie sich befinden. Ist Ihr Rücken gerade aufgerichtet oder gebeugt, und falls er gebeugt ist, *wie* ist er gebeugt? Was ist mit Ihrem Bauch? Ist er zusammengepreßt? Wie halten Sie Ihre Schultern? Befindet sich Ihr Kopf nicht genau in der Mitte, sondern auf einer Seite? Falls Sie sitzen: Berühren Ihre Füße den Boden? Wo befinden sich Ihre Beine und Arme? Welchen Ausdruck zeigt Ihr Gesicht? Neigen Sie beispielsweise dazu, beim Lesen die Stirn zu runzeln oder die Augenbrauen in die Höhe zu ziehen? Nehmen Sie schon seit längerer Zeit diese Position ein? Fühlt sie sich starr und steif an? Spüren Sie andere Empfindungen in Ihrem Körper? All dies sind Beobachtungen darüber, wie Sie Gebrauch von sich selbst machen, während Sie lesen. Aber bilden Sie bitte jetzt noch keine Hypothesen darüber, was guter und was schlechter Gebrauch ist. Das wird später in diesem Buch erklärt werden. Im Augenblick sollen Sie einfach mit einer gewissen Neugier beobachten, was vor sich geht, ohne zu urteilen.

Wenn Sie sich starr und steif fühlen, dann nehmen Sie sich ein paar Augenblicke Zeit, um die Muskeln zu dehnen und sich so zu bewegen, wie Sie wollen, wobei Sie die ganze Zeit über die Aufmerksamkeit darauf richten sollen, *wie* Sie sich bewegen. Es geht mir hier keineswegs darum, daß Sie etwas »richtig« machen sollen. Sie sollen lediglich beobachten, was vor sich geht, wobei Sie Ihre Aufmerksamkeit auf Ihre Körperbewegungen konzentrieren sollen.

Das ganze Selbst

Unser Gebrauch bezieht die Positionen ein, in die wir unseren Körper bringen, sowie die Bewegungen, die wir machen, um von einer bestimmten Position in eine andere überzuwechseln. Doch ist die Art, wie wir Gebrauch von uns selbst machen, nicht darauf beschränkt, wie wir unseren Körper benutzen. F.M. Alexander ging es um das ganze Selbst und unseren Gebrauch desselben. Unsere Gedanken und Gefühle spielen dabei eine ebenso wichtige Rolle wie unsere körperlichen Bewegungen. Tatsächlich sind beide Bereiche nicht voneinander zu trennen. Die geistige Entscheidung, auch nur die einfachsten Aktivitäten durchzuführen, wie beispielsweise zu gehen, zu sitzen oder zu stehen, geht der eigentlichen Aktivität voraus und begleitet die Aktivität. Alexander bezeichnete dies als psychophysische Einheit. Er demonstrierte, daß jede »physische« Aktivität eine geistige Komponente und jede »geistige« Aktivität eine physische Komponente hat. Was wir denken und fühlen, während wir sitzen, stehen, Geschirr abwaschen oder autofahren, beeinflußt die Art, *wie* wir die betreffende Aktivität ausführen, in ungeheuer starkem Maße. Und das gilt noch stärker für Streßsituationen wie Prüfungen und öffentliche Auftritte.

Das ganze Selbst beobachten

Wenn Sie nun Ihren Beobachtungen darüber, wie Sie Ihren Körper benutzen, die Beobachtungen über die Gedanken und Gefühle, die Sie haben, während Sie dieses Buch lesen, hinzufügen, erhalten Sie mehr Informationen über Ihren Gebrauch. Manche Menschen empfinden das Lesen als eine besondere Freude, andere wie eine lästige Pflicht. Manche Menschen werden beim Lesen Gedanken haben, die meinen Ausführungen zustimmen, während bei anderen sehr kritische Gedanken über das Gelesene auftauchen werden. Und diejenigen, die das Lesen als angenehme Tätigkeit empfinden, können gleichzeitig äußerst kritische Leser sein. Und außer Gedanken über das Buch werden Ihnen wahrscheinlich auch noch viele andere Gedanken in den Sinn kommen. Unsere geistigen und emotionalen Reaktionen sind komplex und für jeden von uns einzigartig. Was beobachten Sie bezüglich Ihrer geistigen und emotionalen Reaktionen? Achten Sie insbesondere darauf, wie Sie darauf reagieren, daß Sie gebeten werden, innezuhalten und zu beobachten, was Sie tun, empfinden, denken und fühlen. Ist das leicht für Sie, oder löst es bei Ihnen Irritation und Widerstand aus?

Habitueller Gebrauch

> Die falsche Haltung des Körpers, die unkorrekten und schwerfälligen Atemgewohnheiten, die abgesehen von den offensichtlich schädlichen Auswirkungen auf Lunge und Herz die Ursache vieler Probleme sind, die Degeneration des Muskelsystems, der partielle Ausfall vieler wichtiger Organe, die krankhaften Fettablagerungen, durch die Männer und Frauen ihre Ähnlichkeit mit Menschen verlieren – alle diese Dinge und viele andere, die in Verbindung miteinander zu Schwächungen, Krankheiten und Tod führen, sind die Folgen inadäquater geistiger und körperlicher Gewohnheiten, die sich allesamt in korrekte und positive Gewohnheiten umwandeln lassen, nachdem wir jene erste behindernde Denkgewohnheit beseitigt haben, die zwischen uns und der bewußten Kontrolle steht. (FMA, MSI)

Ein beträchtlicher Teil unseres Verhaltens wird durch Gewohnheiten beherrscht. Wir könnten nicht überleben, wenn wir nicht die Möglichkeit hätten, automatisch zu reagieren, auf Stimuli auf eine erlernte, gewohnheitsmäßige Weise zu reagieren. Wenn Sie schon einmal so etwas wie Autofahren oder Fahrradfahren gelernt haben, dann haben Sie erlebt, wie etwas, das Ihnen zunächst ungeheuer schwer und praktisch unmöglich erschien, irgendwann zu einer einfachen, habituellen Aktivität wurde.

Gewohnheiten zu entwickeln ist ein wichtiger Bestandteil dessen, wie wir neue Fähigkeiten erlernen. Habituelle Verhaltensweisen sind solche, die wir ausführen, *ohne bewußt darüber nachdenken zu müssen*, oder mit einem Minimum an Aufmerksamkeit, so daß unser Geist sich auf andere Dinge konzentrieren kann. Nachdem wir beispielsweise als Kinder gelernt haben zu stehen, fällt es uns als Erwachsenen sehr leicht, zu stehen und gleichzeitig eine Zeitung zu lesen, und so wird unser Verhalten im Laufe der Zeit immer komplexer. Das ist so lange in Ordnung, wie wir unsere Fähigkeiten auf eine für uns unproblematische Weise erlernen; doch kann es zu einem ungeheuren Stolperstein werden, wenn wir unsere Lebensweise auf grundsätzliche Weise verändern wollen. Denn um uns zu verändern, müssen wir zunächst einmal *wieder anfangen, bewußt darüber nachzudenken, wie wir etwas tun*. Schon dabei geraten wir mit der Macht unserer Gewohnheiten in Konflikt, denn bereits der Versuch, unser eigenes Verhalten zu beobachten, steht im Widerspruch zu unseren Gewohnheiten. Es kann sehr schwierig sein, erlerntes und habituelles Verhalten zu neutralisieren und eine Methode zu vermitteln, mit deren Hilfe man dies erreichen kann, ist ein wichtiger Bestandteil dessen, was die Alexander-Technik lehrt. Wenn es uns schon schwierig erscheint, uns wieder dessen bewußt zu werden, wie wir ein Auto oder ein Fahrrad steuern, um wieviel schwieriger muß es dann sein, habituelle Verhaltensweisen zu verlernen, die wir uns in unserer Kindheit angeeignet haben, wie beispielsweise die des Sitzens, Gehens oder Redens. Doch wenn wir die Art verbessern wollen, wie wir von uns selbst Gebrauch machen, muß genau dieses Verlernen alter Gewohnheiten stattfinden. Und bevor wir sie verlernen können, müssen wir exakt herausfinden, worin sie bestehen. Im Verlauf dieses Buches wird allmählich klarer werden, worauf es ankommt, wenn wir unseren Gebrauch beobachten, und was Alexander unter gutem Gebrauch und falschem Gebrauch verstand. Eine der ersten Fähigkeiten, die wir entwickeln müssen, wenn wir die Kunst der Veränderung erlernen wollen, ist, uns selbst genau zu beobachten und darauf zu achten, wie wir Dinge tun, ohne dabei Bewertungen im Sinne der Kategorien »gut« und »schlecht« vorzunehmen.

Lernen Sie Ihre Gewohnheiten kennen

Sie haben bereits einmal die Möglichkeit erhalten, innezuhalten und zu beobachten, wie Sie Ihren Geist und Körper benutzen, während Sie dieses Buch lesen. Von jetzt an sollen Sie Ihrem Gebrauch – der Art, wie Sie all die vielen Dinge tun, die Ihr Leben ausmachen – ein wenig gezielte Aufmerksamkeit widmen. Halten Sie immer wieder im Laufe des Tages inne, und versuchen Sie sich darüber klar zu werden, was in Ihrem Geist und Körper vor sich geht. Fangen Sie an, sich Ihrer Verhaltensgewohnheiten bewußt zu werden, und zwar nicht nur der körperlichen Gewohnheiten, sondern auch der geistigen und emotionalen. Ich möchte Ihnen empfehlen, sich ein Notizbuch anzulegen, in dem Sie all diese Beobachtungen festhalten, denn so können Sie die Veränderungen verfolgen, zu denen es im Laufe dieser Arbeit kommt.

Es bleibt völlig Ihnen selbst überlassen, wieviel Zeit Sie diesem Prozeß der Selbstbeobachtung widmen wollen. Da diese Aktivität wahrscheinlich ungewohnt für Sie ist, wird es interessant sein festzustellen, wie schwer es Ihnen fällt, dieses nicht-habituelle Verhalten der Selbstbeobachtung in Ihr Leben zu integrieren. Sie müssen sich dazu nur hin und wieder ein paar Sekunden oder Minuten Zeit nehmen, und wenn Sie dies zu einer lästigen Pflicht machen, so ist das wahrscheinlich eine habituelle Tendenz von Ihnen, und wenn Sie immer wieder vergessen, diese Beobachtung durchzuführen, so ist auch das eine habituelle Tendenz. Wenn man die Reise zum Selbstgewahrsein antritt, ist ein wenig Humor dem eigenen Verhalten gegenüber sehr wichtig, doch das mag Ihnen recht ungewohnt erscheinen. Beobachten Sie sich, als wären Sie eine merkwürdige Kreatur von einem anderen Planeten, deren Verhalten Sie als ausgesprochen faszinierend empfinden. Wenn es Ihnen gelingt, diese (wahrscheinlich nicht-habituelle) Haltung dem Beobachten gegenüber zu kultivieren, werden Sie an dieser Arbeit wesentlich mehr Freude haben.

Im nächsten Abschnitt folgt eine Liste von Aktivitäten, bei denen Sie sich beobachten könnten. Diese Liste kann endlos fortgesetzt werden. Ich möchte Ihnen nur ein paar Vorschläge machen in der Hoffnung, daß Sie selbst nach weiteren habituellen Verhaltensweisen Ausschau halten werden. Es ist besser, diese Aktivitäten immer wieder im Tagesverlauf zu beobachten, statt eine bestimmte Zeit dafür zu reservieren, denn dadurch können Sie eine neue Gewohnheit entwickeln, nämlich die, während Ihres alltäglichen Lebens Ihrer selbst bewußt zu sein. Und dabei werden Sie wesentlich mehr über sich selbst lernen und darüber, wie Sie Gebrauch von sich selbst machen, als in einer unrealistischen Selbstbeobachtungs-Übungssituation.

Stehen

Wenn Sie beispielsweise in einer Schlange stehen und warten, wohin verlagert sich dann das Gewicht Ihres Körpers? Stehen Sie dabei gewöhnlich auf einem Bein, und wenn ja, auf welchem? Ist es immer das gleiche Bein? Lastet Ihr Gewicht auf dem vorderen oder auf dem hinteren Teil Ihres Fußes, stärker auf der Außen- oder auf der Innenkante? Welche Empfindungen spüren Sie in Ihren Füßen? Was machen Sie mit dem Kopf, wenn Sie stehen? Neigen Sie ihn leicht zu einer Seite? Achten Sie darauf, was Sie mit Ihren Armen und Händen tun, mit Ihren Schultern, Ihrer Brust und Ihrem Becken. Achten Sie auf Empfindungen jeder Art in Ihrem Körper.

Sitzen

Stellen Sie fest, wo das Gewicht Ihres Körpers lastet, wenn Sie sitzen, und widmen Sie dieser Empfindung Ihre Aufmerksamkeit. Lastet es stärker auf einer der beiden Gesäßbacken? Was machen Sie beim Sitzen mit den Beinen? Berühren Ihre Füße den Boden? Was machen Sie mit dem Kopf? Achten Sie auch darauf, ob Ihr Rücken gekrümmt oder gerade ist und ob Ihre Schultern gebeugt sind oder ob sie herabfallen, ob Sie sie nach vorn krümmen oder nach hinten ziehen. Achten Sie auf alle Empfindungen, derer Sie sich bewußt werden, während Sie Ihre Aufmerksamkeit auf sich selbst richten. Bauen Sie ein Bild von Ihrem Körper in der sitzenden Position auf.

Gehen

Nun sollen Sie sich beobachten, während Sie sich bewegen, was wesentlich schwieriger ist. Achten Sie auch hier wieder darauf, auf welchem Teil Ihrer Füße Ihr Körpergewicht lastet. Bauen Sie ein Bild davon auf, wie Sie gehen. Haben Sie das Gefühl, daß ein Teil Ihres Körpers beim Gehen die Führung übernimmt, beispielsweise das Becken oder die Brust oder irgendein anderer Körperteil? Beobachten Sie andere Menschen beim Gehen, und stellen Sie fest, ob es bei ihnen so aussieht, als würde ein bestimmter Teil ihres Körpers die Führung übernehmen. Vergleichen Sie, wie unterschiedlich die Menschen gehen (bzw. stehen oder sitzen). Wie verändert sich Ihr Gang, wenn Sie müde, voller Energie, glücklich oder traurig sind? Achten Sie auch auf Ihre Gedanken und Gefühle. Wird das Gehen mit habituellen Gedanken und Emotionen assoziiert?

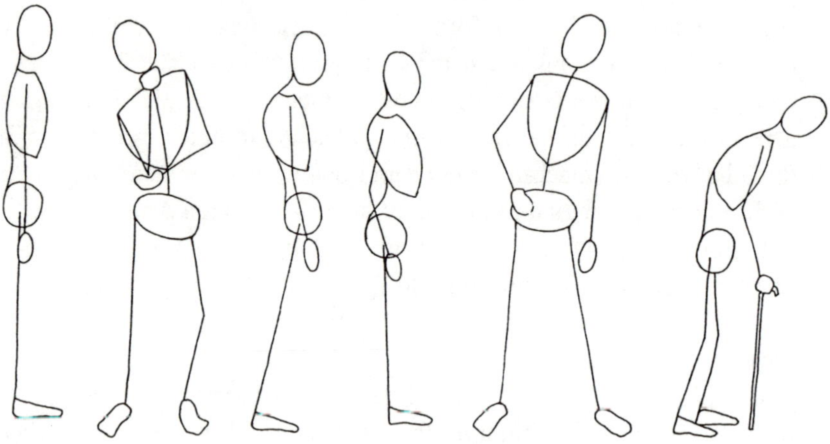

1.2 Verschiedene Arten zu stehen

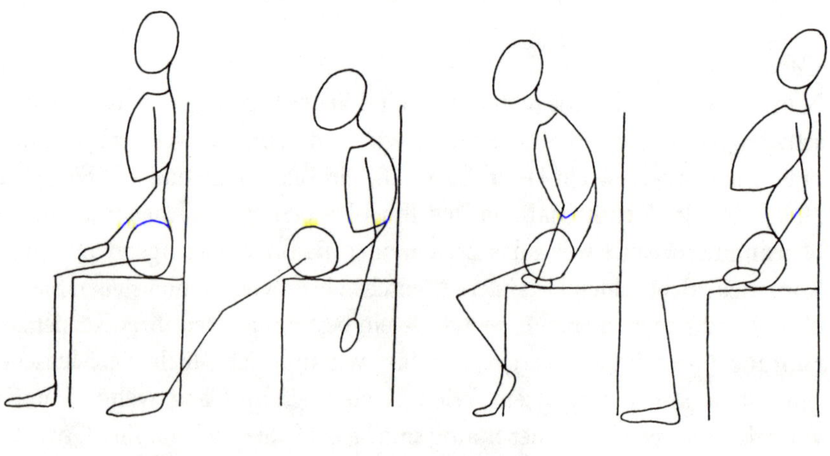

1.3 Verschiedene Arten zu sitzen

Reden

Versuchen Sie zunächst, mit sich selbst zu reden, und tun Sie dies an einem Ort, wo niemand Sie beobachtet, beispielsweise im Bad. Dort können Sie außerdem den Spiegel benutzen. Allerdings sollten Sie zunächst ohne Spiegel beobachten. Fangen Sie mit etwas möglichst Einfachem an, beispielsweise damit, was Sie am bevorstehenden Tag tun wollen, und achten Sie dabei auf Ihre gesamte Person, nicht nur auf das Gesicht oder die Kehle. Gehen Sie genauso vor, wie ich es im Abschnitt über das Stehen beschrieben habe. Richten Sie anschließend die Aufmerksamkeit auf Kopf und Hals, auf den Mund, das Kinn und den Unterkiefer und schließlich auf Ihre Augen. Achten Sie darauf, was Sie mit Händen und Füßen sowie mit dem restlichen Körper machen, während Sie sprechen. Wird ein bestimmter Teil von Ihnen sehr angespannt, während Sie sprechen? Bemerken Sie andere Empfindungen?

Beobachten Sie sich nun im Spiegel, während Sie sprechen. Schauen Sie, wo die Muskeln in Ihrem Gesicht, in Ihrer Kehle und in Ihren Schultern arbeiten. Achten Sie auch auf die Gedanken und Gefühle, die Sie während dieser Übung haben, insbesondere darauf, wie Sie darauf reagieren, daß Sie in den Spiegel schauen. Sie müßten im Spiegel eigentlich eine große Zahl von habituellen Reaktionen feststellen können!

Nachdem Sie beobachtet haben, wie Sie mit sich selbst sprechen, können Sie festzustellen versuchen, wie leicht oder schwer es Ihnen fällt, sich zu beobachten, während Sie mit jemand anderem sprechen. Denken Sie daran, daß Sie nach einer Idee oder nach einem Bild darüber Ausschau halten, was Ihr Körper tut, nach den Empfindungen, die er hat, sowie nach den habituellen Gedanken und Emotionen, die aufkommen, während Sie sprechen, wie beispielsweise »Es macht mir Spaß zu kommunizieren« oder »Ich hasse den Klang meiner Stimme / meinen Akzent / mein Lispeln« usw.

Das Klingeln des Telefons oder der Türklingel

Achten Sie auf Ihre unmittelbare Reaktion auf diesen Stimulus sowie darauf, wie Sie habituell auf das Telefon und/oder das Läuten der Türklingel reagieren. Achten Sie nicht nur darauf, was Sie tun, sondern auch darauf, was Sie denken und fühlen.

Aufwachen

Was empfinden, denken und fühlen Sie zuerst, wenn Sie aufwachen? In welcher Position befinden Sie sich? Ist es jeden Morgen die gleiche?

Später [...] gingen Pu und Ferkel nachdenklich nebeneinander in den goldenen Abend hinein und schwiegen lange Zeit.

»Wenn du morgens aufstehst, Pu«, fragte Ferkel schließlich, »was sagst du dann zuallererst?«

»Was gibt es zum Frühstück?« antwortete Pu. »Und was sagst du, Ferkel?«

»Ich sage: Ich möchte gerne wissen, ob heute etwas Aufregendes passiert?« erklärte Ferkel.

Pu nickte nachdenklich. »Das ist ja dasselbe«, stellte er fest.

A.A. Milne, *Pu der Bär**

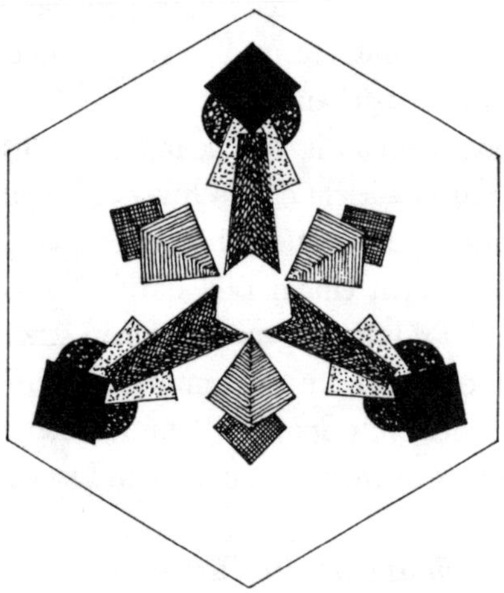

* Gesamtausgabe S. 126, Cecilie Dressler Verlag, Hamburg 1983.

2 Die Rückenlage

Doch am wichtigsten ist es, den Unterschied zwischen der Gewohnheit, die erkannt und verstanden ist, und der Gewohnheit, bei der dies nicht der Fall ist, zu verstehen. Der Unterschied... besteht darin, daß erstere verändert werden kann und wird und daß dies bei der zweiten nicht möglich ist. (FMA, MSI)

Ich habe über die Notwendigkeit von Gewohnheiten gesprochen und über die Gefahren, die mit ihnen verbunden sind. Wenn wir lernen, in unserem Leben ein höheres Maß an Bewußtheit zu entwickeln, können wir stärker aus der Position der Wahlfreiheit als aus jener der Gewohnheit heraus agieren. Doch bedeutet dies nicht, daß wir damit die Fähigkeit, habituell (gewohnheitsmäßig) zu agieren, völlig verlieren. Vielmehr erwerben wir die Möglichkeit, Gewohnheiten auszuwählen, solche zu wählen, die für uns hilfreich und positiv sind. Wir fangen also an, sie zu beherrschen, statt uns von ihnen beherrschen zu lassen. Eine neue Gewohnheit, die ich bereits erwähnt habe und die zu kultivieren sich lohnt, ist die Gewohnheit der Selbstbeobachtung. Je mehr Aufmerksamkeit Sie Ihrem Gebrauch widmen können, bis Ihnen dies zur Gewohnheit geworden ist und Sie sich nicht mehr daran erinnern müssen, aufmerksam zu sein, um so besser. Wenn Sie die in den nachfolgenden Kapiteln dargestellte Theorie der Alexander-Technik kennengelernt haben, wird Ihnen klarer werden, worauf Sie bezüglich der Art Ihres Gebrauchs achten müssen. Doch ist es auch jetzt schon von Wert, wenn Sie darauf achten, wie Sie Dinge tun.

Ich möchte nun eine weitere wunderbare neue Gewohnheit in Ihr Leben einführen: die Gewohnheit, sich 20 bis 30 Minuten mit angewinkelten Beinen auf den Rücken zu legen. Das sollten Sie möglichst zweimal am Tag tun (oder öfter, wenn Sie wollen), und zwar einmal in der Mittagszeit und das zweite Mal gegen sechs Uhr am Spätnachmittag, also zu der Zeit, zu der viele Menschen von der Arbeit nach Hause kommen. Auf diese Weise unterteilen Sie den Tag durch Perioden, in denen Sie Ihren Körper für kurze Zeit aus der Vertikalen in die

Horizontale bringen, so daß die Schwerkraft nicht durch die Wirbelsäule nach unten wirkt. Die Rückenlage mit angewinkelten Beinen (die halbausgestreckte Art zu liegen) ist für Ihre Wirbelsäule die beste Ruheposition. Diese Haltung kann, wenn man sie regelmäßig einnimmt, einen gewaltigen Verjüngungsprozeß einleiten.

Einnehmen der Rückenlage mit angewinkelten Beinen

Die Position, in die Sie sich begeben sollen, ist in Abbildung 2.6 gezeigt. Es ist wichtig, daß Sie diese Position sehr vorsichtig einnehmen. Schauen Sie sich die Bilderfolge an, die den Vorgang darstellt (Abb. 2.1 – 2.6). Seien Sie nicht zu hastig, denn die Art, wie Sie sich hinlegen, kann den Prozeß des Sich-Hinlegens unterstützen, aber auch behindern. Wenn Sie sich auf eine sehr angespannte Weise in diese Lage begeben, kann es sein, daß Sie die ganze Zeit des Liegens damit verbringen, die Spannungen wieder aufzulösen, in die Sie sich durch das Hinlegen gebracht haben. Lesen Sie zuerst alle Instruktionen durch, und lesen Sie die Instruktionen dann noch einmal, bevor Sie sich tatsächlich daranmachen, die Übung auszuführen. Denken Sie daran, daß Sie sich jetzt mit einem neuen Prozeß beschäftigen, bei dem es in erster Linie darum geht, *wie* Sie Dinge tun. Deshalb spielt es keine Rolle, wie lange Sie brauchen, um sich hinzulegen. Es geht uns nicht in erster Linie um das Ziel des Liegens, sondern um den Prozeß des Sich-Hinlegens.

Sorgen Sie zunächst dafür, daß der Raum, in dem Sie die Übung ausführen wollen, und der Boden des Raums warm genug sind. Wenn der Boden zu kalt ist, müssen Sie vielleicht zusätzliche Teppiche auslegen und sich eventuell auch zudecken. Kälte verursacht Muskelverspannungen. Deshalb ist es wichtig, daß Ihnen beim Liegen nicht kalt wird. Außerdem sollten die Kleider, die Sie tragen, nicht zu eng sein, so daß Ihre Beine nicht im angewinkelten Zustand beengt werden und Ihre Atmung durch die Kleidung in keiner Weise behindert wird.

Wie Sie auf den Abbildungen sehen, liegt Ihr Kopf bei dieser Übung auf einigen Büchern. Manche benötigen nur ein bis zwei Bücher, andere brauchen acht oder mehr mitteldicke Taschenbücher. Wie viele Bücher Sie ungefähr brauchen, können Sie herausfinden, indem Sie sich an eine Wand stellen, wobei Gesäß und Schulterblätter die Wand berühren. Dabei sollten Sie so stehen, wie Sie normalerweise stehen würden, wenn keine Wand da wäre. Messen Sie nun mit Ihren Fingern den Zwischenraum zwischen Kopf und

2.1-2.6 Einnehmen der Rückenlage
mit angewinkelten Beinen

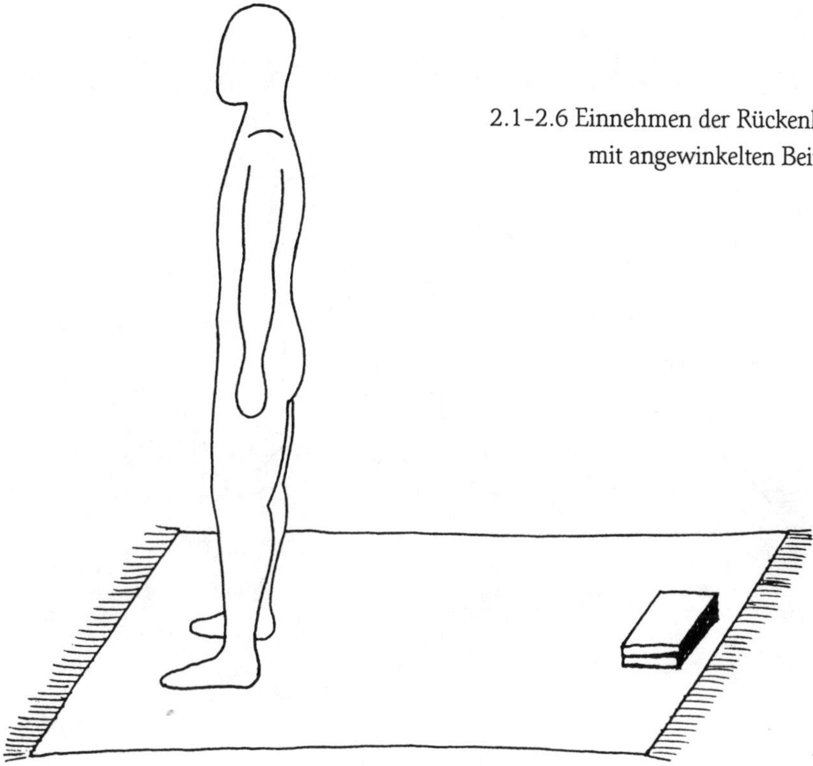

2.1

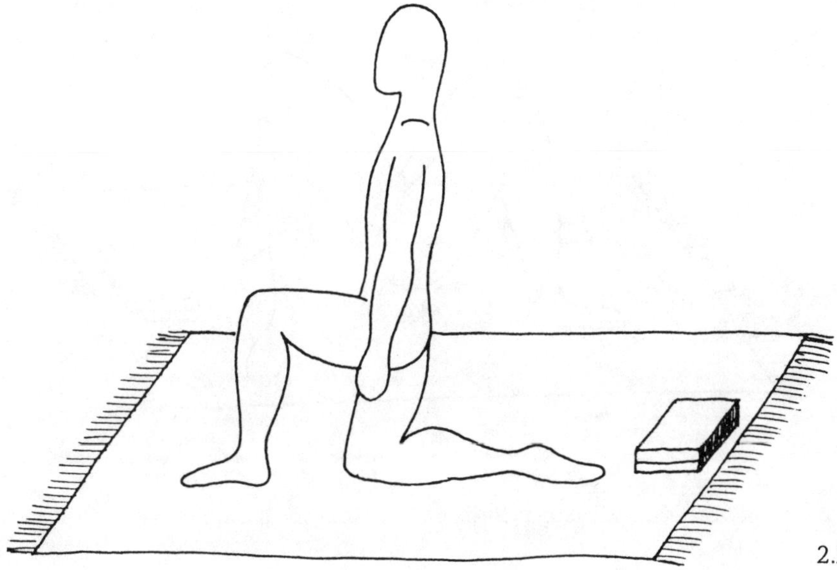

2.2

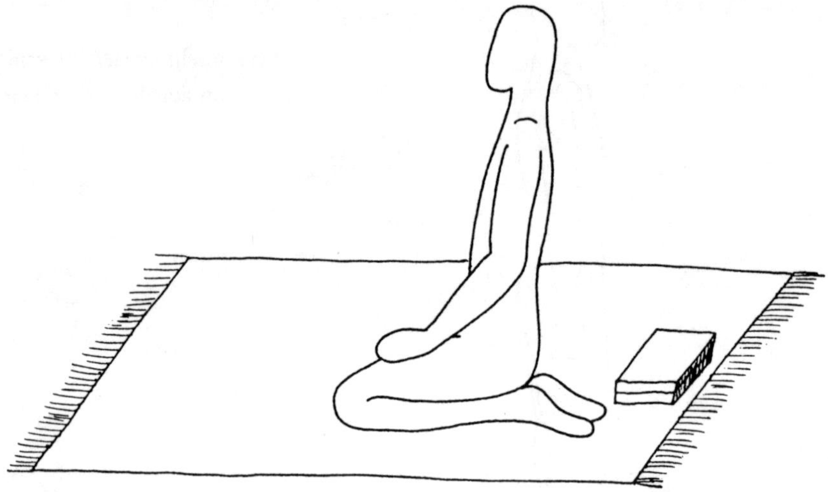

2.3

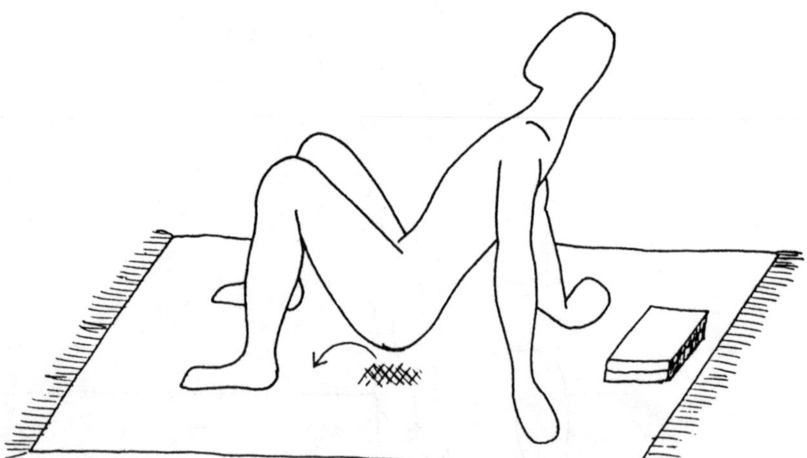

2.4

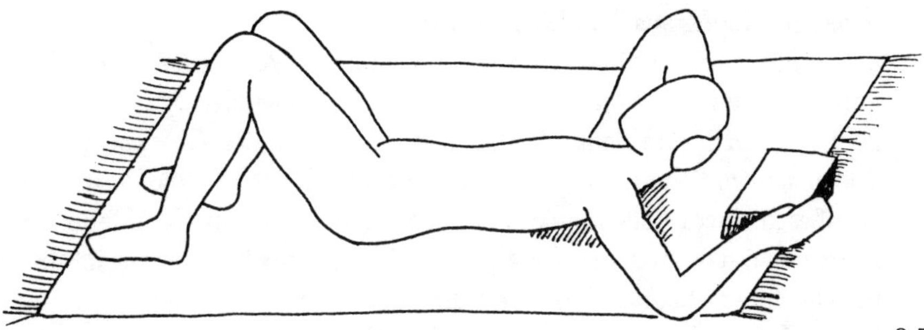

2.5

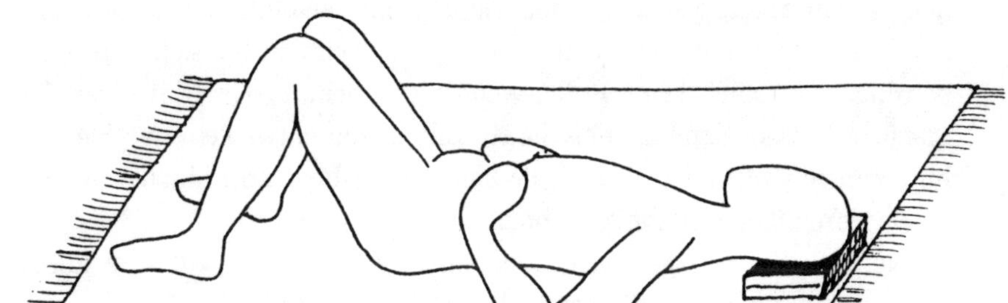

2.6

Wand. Addieren Sie dann noch etwa 2,5 bis 3 cm zu diesem Abstand, so erhalten Sie die Höhe, die der Bücherstapel unter dem Kopf bei Ihnen persönlich haben muß. Wenn Sie Einzelstunden in der Alexander-Methode nehmen, wird Ihnen Ihre Lehrerin helfen, die genaue Höhe des Bücherstapels für Ihr spezielles Kopf-Hals-Verhältnis herauszufinden, wobei auch berücksichtigt wird, daß sich die Höhe verändern kann, weil *Sie* sich verändern.

1. Legen Sie die Anzahl von Büchern, die Sie nach eigener Schätzung benötigen, auf den Teppich, auf den Sie sich legen wollen, und legen Sie zusätzlich noch ein paar Bücher in Reichweite. Stellen Sie sich ungefähr 1,2 bis 1,5 m entfernt von den Büchern hin, an das andere Ende des Teppichs, wobei Ihr Blick von den Büchern abgewandt ist. Ihr Körper sollte dabei weder angespannt noch in sich zusammengesunken sein. Achten Sie darauf, daß das

Gewicht des Körpers durch die Füße in den Boden fließt und daß eine gleichstarke entgegengesetzte Kraft durch Ihren Körper emporsteigt und am Scheitelpunkt des Kopfes aus dem Körper austritt.

2. Lassen Sie sich zuerst auf ein Knie und dann auf beide nieder. Setzen Sie sich nun, und bringen Sie Ihre Füße in die Nähe Ihres Gesäßes. Prüfen Sie, ob die Bücher ungefähr am richtigen Platz liegen, wenn Sie den Oberkörper nun zu Boden senken. Wenn dies nicht der Fall ist, verändern Sie die Position Ihres Gesäßes in einer geraden Linie zum Buch. Bewegen Sie Ihr Gesäß nun auf die Füße zu, so daß zwischen Gesäß und Füßen nur noch ein geringer Abstand besteht. Indem Sie das Gesäß auf die Füße zubewegen, ermöglichen Sie es Ihrem Unterrücken, eine möglichst entspannte Haltung einzunehmen, bevor er sich flach auf den Boden senkt.

Diese Anweisungen mögen Ihnen zunächst ein wenig kompliziert erscheinen. Wenn Sie also merken, daß Sie ängstlich bemüht sind, es »richtig zu machen«, dann halten Sie einfach inne, und nehmen Sie sich Zeit, sich zu beruhigen. Es spielt keine Rolle, wenn Sie es beim ersten Mal nicht richtig machen. Entscheidend ist, daß Sie ein Bild davon entwickeln, wo Sie einmal hinkommen wollen. Machen Sie deshalb das Erlebnis, dort hinzukommen, zu einem erfreulichen Erlebnis, nicht zu einem angstvollen.

3. Nehmen Sie sich genügend Zeit, und lassen Sie sich auf Ihre Ellbogen niedersinken, wobei der Rücken locker und entspannt bleibt, statt angespannt aufrechtgehalten oder niedergedrückt zu werden.

4. Fahren Sie fort, Ihren Körper in Richtung Boden zu senken, bis Ihr Kopf auf den Büchern ruht. Falls Sie die Bücher verfehlen, ist das auch nicht weiter tragisch. Nehmen Sie den Kopf in eine Hand, und heben Sie ihn an, wobei die Hand das volle Gewicht des Kopfes trägt. Indem Sie Ihren Kopf mit Ihrer Hand festhalten, vermeiden Sie, daß im vorderen Halsbereich eine zu große Anspannung entsteht. Prüfen Sie mit der anderen Hand, ob die Bücher sich an der richtigen Stelle befinden, so daß Ihr Kopf, wenn er niedersinkt, auf ihnen landet. Lassen Sie nun den Kopf sinken, bis er auf den Büchern liegt.

5. Wahrscheinlich wird sich die Position Ihres Kopfes sehr merkwürdig anfühlen und möglicherweise auch unbequem, weil sie Ihnen ungewohnt ist. Sie müßten nun eine sanfte verlängernde Dehnung im Nacken spüren, als würde Ihr Kopf stärker nach vorn gekippt als gewöhnlich. Verringern Sie die Zahl der Bücher, die Ihnen als »Kopfkissen« dienen, nur, wenn Ihr Kopf so weit nach vorn gekippt ist, daß er gegen den Kehlkopf drückt und es Ihnen schwer macht, zu sprechen oder zu schlucken. Wenn Sie sehr runde Schultern haben, brauchen Sie eventuell mehr Bücher als angegeben.

6. Sie liegen nun auf dem Rücken und legen die Hände auf den Bauch, jedoch so, daß sie einander nicht berühren. Ihre Knie sollten etwa hüftweit voneinander entfernt sein und so stehen, daß Sie Ihre Beinmuskulatur nicht anzuspannen brauchen, damit die Beine in dieser angewinkelten Position bleiben. Ihre Füße sollten relativ nahe bei Ihrem Gesäß stehen, in einem Abstand von ungefähr 30 cm. Wenn die Beine immer wieder nach innen oder nach außen fallen, dann korrigieren Sie die Position der Füße, während Sie die Knie hüftweit voneinander entfernt halten, bis Sie eine Position gefunden haben, die sich angenehm für Sie anfühlt.

Wenn Sie sich das erste Mal auf diese Weise hinlegen, sind Sie vermutlich den größten Teil der Zeit damit beschäftigt, wie Sie sich hinlegen, ob es Ihnen warm genug ist, wie viele Bücher Sie benötigen, wie Sie Ihre Beine am besten aufstellen und wie Sie wieder aufstehen. Wenn Sie sich mit alldem beschäftigen, haben Sie Ihre Zeit sinnvoll verbracht, weil Sie sich intensiv damit auseinandergesetzt haben, wie Sie diese neue Gewohnheit in Ihr Leben integrieren können. Es kann eine Weile dauern, das beste Arrangement für Teppiche, Bücher und die eigene Position herauszufinden.

Liegen in Rückenlage mit angewinkelten Beinen

Wenn Sie wollen, können Sie sich nun Seite 1 der Audiokassette zu diesem Buch anhören, auf der Vorschläge gemacht werden, worüber Sie, während Sie auf dem Rücken liegen, nachdenken und was Sie beobachten können. Für den Fall, daß Sie dieses Band nicht besitzen, werde ich im folgenden den Inhalt des Bandes wiedergeben.

Wenn Sie in Rückenlage mit angewinkelten Beinen liegen, befindet sich Ihre Wirbelsäule in der bestmöglichen Ruhelage, weil durch die Beugung der Knie in dieser Position die Krümmung im unteren Teil der Wirbelsäule verringert wird; dadurch wird die Wirbelsäule insgesamt länger. Und durch die Bücher unter Ihrem Kopf wird die Krümmung im Nackenbereich auf sanfte Weise passiv gedehnt. Infolge der Art, wie wir Gebrauch von uns selbst machen, und bedingt durch das ständige Einwirken der Schwerkraft auf die Wirbelsäule (solange wir uns in der aufgerichteten Position befinden) werden die Krümmungen der Wirbelsäule die meiste Zeit über zu stark zusammengedrückt. (Abb. 2.7) Der Druck, der in der Vertikalposition auf unserer Wirbelsäule lastet, ist ungeheuer stark, und wir müssen Möglichkeiten finden, etwas für diese Zentralsäule unseres Organismus zu tun.

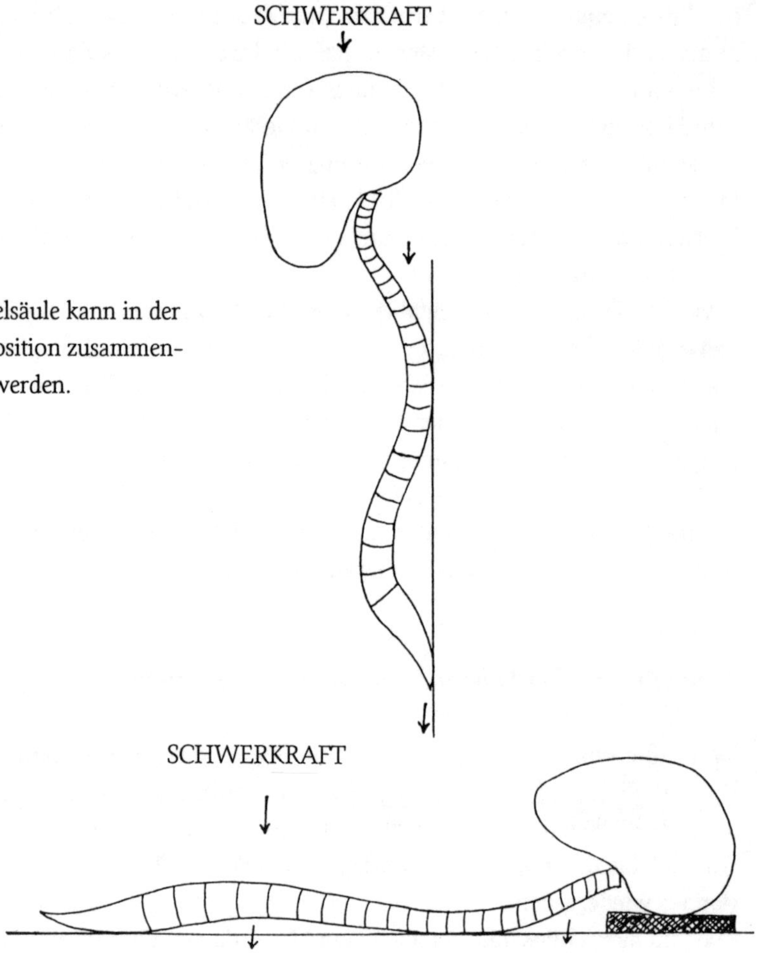

Die Wirbelsäule kann in der Vertikalposition zusammengedrückt werden.

2.7 Die Wirbelsäule wird in der Horizontallage länger und entspannt sich.

Sich auf diese Weise hinzulegen ist die beste Möglichkeit, den Prozeß der Degeneration aufzuhalten und einen Prozeß der Regeneration und Verjüngung einzuleiten. Und es ist paradox, aber sehr wichtig, sich darüber im klaren zu sein, daß wir den Prozeß der Veränderung einleiten, indem wir innehalten. Wir beginnen mit der Arbeit an unseren Problemen nicht, indem wir dies, jenes oder was auch immer tun, sondern indem wir *aufhören*, etwas zu tun, indem wir »Nein« zu unserer gewohnten Art sagen, unsere Alltagsaktivitäten auszuführen, und indem wir für unseren Körper einen Raum der Ruhe schaffen und ihn in eine Position versetzen, in der unsere Wirbelsäule ein Maximum an Ruhe und Entspannung genießen kann. Sie tun also einen sehr wichtigen Schritt in Richtung Veränderung, wenn Sie einfach nur den Raum schaffen, sich auf diese Weise hinzulegen und nichts zu tun.

Sie können die Zeit, in der Sie so liegen, auf eine für Ihr ganzes Selbst sehr positive Weise nutzen, indem Sie über Ihren Geist und Körper auf eine bestimmte Weise nachdenken, die ich in einem späteren Kapitel dieses Buches beschreiben werde. Doch auch wenn Sie einfach nur in dieser Position liegen und überhaupt nicht denken, wird sich das sehr positiv auswirken. Selbst wenn Sie während des Liegens Musik hören und völlig vergessen, was beim Liegen mit Ihrem Körper vor sich geht, werden die Muskeln sich entspannen; die starken Krümmungen Ihrer Wirbelsäule werden geringer werden, und die Zwischenwirbelscheiben (Bandscheiben) – die kleinen Schwämmen gleichen, welche unter dem Druck der Schwerkraft zusammengepreßt werden – werden Körperflüssigkeit aufsaugen, sich ausdehnen und elastischer werden. All dies geschieht innerhalb von 20 bis 30 Minuten, und Sie brauchen sich dazu einfach nur hinzulegen und dem Körper Gelegenheit zu geben, sich selbst wieder in Ordnung zu bringen. (Abb. 2.8)

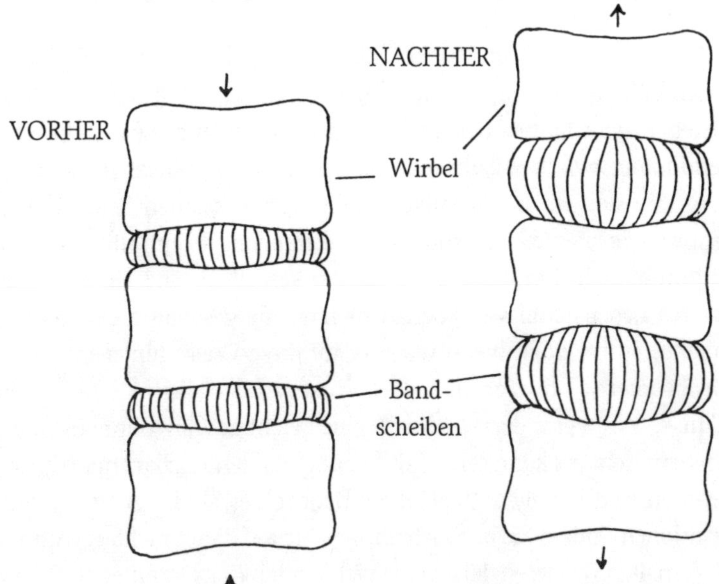

2.8 Zwischenwirbelscheiben vor und nach dem Liegen in Rückenlage mit angewinkelten Beinen

Vom »Tun« zum »Sein«

Seien Sie sich zunächst einmal dessen bewußt, daß Sie Ihren Körper in den Zustand der Ruhe versetzen. Achten Sie auf die Empfindungen, die auftreten, wenn sich Ihr Körper in diese Position begibt. Verändern Sie nicht ständig Ihre Lage. Wenn Sie das Gefühl haben, eine bequeme Position gefunden zu haben, dann behalten Sie diese bei, und beobachten Sie dann, was in Ihrem Körper und Geist geschieht. Sie geben sich die Erlaubnis, einen Blick auf sich selbst zu werfen und zu schauen, was in geistiger, emotionaler und körperlicher Hinsicht mit und in Ihnen vor sich geht. Sie werden zum Zuhörer, der den Empfindungen, Gedanken und Gefühlen innerhalb Ihres Körpers lauscht, und Sie registrieren auch die Geräusche und Klänge, Lichtveränderungen und Schwingungen, die außerhalb Ihres Körpers auftreten. Achten Sie auf die Gedanken, die durch Ihr Bewußtsein ziehen. Kommentieren Sie sie nicht, sondern beobachten Sie sie nur interessiert, und werden Sie sich der Geschwindigkeit bewußt, mit der Sie sich von einem zum nächsten Gedanken bewegen. Lassen Sie zu, daß ein Teil von Ihnen Ihr Denken und Ihre Gefühle beobachtet. Ihre Aufmerksamkeit ist sowohl nach innen als auch nach außen gerichtet, und Sie lauschen.

Es ist interessant und sicherlich kein Zufall, daß der Mechanismus, mit dessen Hilfe wir hören, und derjenige, mit dessen Hilfe wir unseren Körper im Gleichgewicht halten, beide im Ohr lokalisiert sind. Es besteht eine wichtige Verbindung zwischen Zuhören und körperlichem Gleichgewicht. Achten Sie, wenn Sie sich in diesen lauschenden, aufmerksamen Seinsmodus begeben, darauf, wie dies die Qualität Ihrer Erfahrung beeinflußt, die Qualität der Empfindungen, Emotionen und Gedanken. Während eines so großen Teils unseres Lebens sind wir »Schauspieler«, die geschäftig ein Ding nach dem anderen »tun«, doch wenn wir uns auf diese Weise hinlegen, werden wir zu »Beobachtern«, die sich mehr des Prozesses des »Seins« bewußt sind als des »Tuns«. Wir verändern dadurch eine wichtige Gewohnheit, und das kann schwierig sein. Es kann sein, daß Sie ungeduldig, reizbar und ruhelos werden, wenn Sie sich hinlegen. Bleiben Sie Beobachter, und registrieren Sie alle diese Reaktionen. Indem Sie beobachten, wie Sie auf dieses nicht-gewohnheitsmäßige Verhalten reagieren, lernen Sie viel. Andererseits kann es auch sein, daß Sie sehr, sehr ruhig werden und sogar einschlafen. Auch das ist für Sie eine wertvolle Information darüber, wie Sie mit Ihrem Leben umgehen. Jede Einzelheit, die Sie bemerken, ist von Wert. Beurteilen Sie nicht einige Dinge als negativ und andere als positiv. Alles, was Sie bemerken, ist Information über Sie; alles hilft Ihnen, sich selbst besser kennenzulernen, ehrlich und ohne über das, was Sie entdecken, zu urteilen. Um uns zu verändern, müssen wir zunächst einmal wissen, *was* wir verändern wollen. Wir müssen uns kennen und uns so akzeptieren, wie wir tatsächlich sind, statt so, wie wir vorgeben zu sein.

Sie könnten problemlos die ganze Zeit im Liegen damit verbringen, sich so zu beobachten, wie ich es soeben beschrieben und vorgeschlagen habe, indem Sie registrieren, ob sich Ihre Empfindungen, Gefühle und Gedanken verändern, wenn Ihr Körper ruhig wird. Nehmen Sie sich dazu soviel Zeit, wie Sie wollen, und tun Sie es so oft, wie Sie wollen. Setzen Sie sich nicht unter Druck, möglichst schnell zum nächsten Teil der Übung zu kommen. Dies und alle folgenden Beschreibungen sind lediglich Vorschläge, mit denen Sie bei den vielen Malen, die Sie auf die beschriebene Weise liegen, spielen können. Sie brauchen sie nicht jedesmal alle auszuführen. Je interessanter und abwechslungsreicher Sie die Zeit, die Sie täglich im Liegen verbringen, gestalten, um so schneller wird dies für Sie zu einer erfreulichen Gewohnheit werden.

Gewahrsein des Kontakts zum Boden

Der Rücken ist ein Teil von uns, dem wir gewöhnlich nicht viel Aufmerksamkeit schenken. Wenn wir mit anderen Menschen Kontakt aufnehmen, wenden wir Ihnen gewöhnlich die Vorderseite unseres Körpers zu, und wenn wir uns im Spiegel anschauen, sehen wir ebenfalls unsere Vorderseite. Darin unterscheiden wir uns von Vierbeinern wie Katzen oder Hunden, bei denen der Rücken der ins Auge fallende Teil ist, während die Bauchseite sich meist dem Blick entzieht. Daß wir unserem Rücken so wenig Aufmerksamkeit und Gewahrsein widmen, spiegelt sich in der Tatsache, daß unser Rücken häufig schwach ist. Deshalb ist es nützlich, wenn Sie sich im Liegen ein Bild von Ihrem Rücken machen, insbesondere weil er in dieser Lage einen starken Stimulus durch die Unterstützung des Bodens empfängt.

Werden Sie sich dessen bewußt, wo Ihr Körper den Boden berührt und wo Ihr Kopf die Bücher berührt. Wenden Sie Ihre Aufmerksamkeit allen Teilen Ihres Körpers zu, die sich in Kontakt mit dem Boden befinden, und entwickeln Sie ein Gefühl von jenem Kontakt. Stellen Sie sich vor, daß der Boden ein weißes Blatt Papier ist und daß Sie selbst mit Farbe bedeckt sind. Wie würde der Abdruck aussehen, den Ihr Kopf, Ihre Ellbogen, Ihre Füße, Ihre Schulterblätter, Ihr Becken und der Rest Ihrer Rückenpartie dann auf diesem weißen

Blatt Papier hinterlassen würden? Stellen Sie fest, ob die Abdrücke des linken und des rechten Fußes unterschiedlich wären und wo ungefähr auf dem Fuß das Körpergewicht lastet – vorn oder hinten, an der Innenkante oder an der Außenkante. Verfahren Sie ähnlich mit den Ellbogen, den Schulterblättern und den beiden Seiten von Rücken und Kopf. Im Alltag schenken wir diesen Körperteilen gewöhnlich nur wenig Aufmerksamkeit. Versuchen Sie deshalb, ein Gewahrsein von ihnen zu entwickeln. Wahrscheinlich haben Sie diese Teile Ihres Körpers bisher stark vernachlässigt. Doch von nun an werden Sie sie immer besser kennenlernen. Versuchen Sie, wenn Sie nach dieser geistigen Übung aufstehen, in Ihrem Geist das Bild aufrechtzuerhalten, das Sie aufgebaut haben.

Bodyscan

Tasten Sie nun Ihren Körper geistig ab, indem Sie Ihre Aufmerksamkeit zuerst auf den linken Fuß, auf die Zehen, die Fußsohle, die Oberseite des Fußes und dann auf den linken Knöchel richten. Verfahren Sie ebenso mit dem rechten Fuß und Knöchel. Wenden Sie Ihre Aufmerksamkeit anschließend dem Unterschenkel zunächst des einen Beins und dann des anderen zu, dann den Knien, den Oberschenkeln und den Hüften. Tun Sie nichts, sondern schenken Sie nur dem jeweiligen Körperteil Aufmerksamkeit, als ob Sie ihm zuhören würden. Achten Sie darauf, welche Empfindungen, Bilder und Gefühle auftauchen, während Sie sich der verschiedenen Teile Ihres Körpers bewußt werden. Oft ist es äußerst aufschlußreich, unterschiedliche Körperteile zu befragen, wie es ihnen geht und ob sie irgend etwas zu sagen haben. Ein Student entdeckte einmal, daß seine Beine sehr wütend waren, weil er keine Kleider trug, die sie warm hielten. Er hatte sie ständig vernachlässigt, erwartete aber von ihnen, über große Entfernungen radfahren zu können, obgleich sie kalt und steif waren. Ich selbst erinnere mich daran, daß meine Beine unglücklich waren, weil sie tanzen wollten und ich ständig viel zuviel herumsaß.

Schenken Sie nun auf ähnliche Weise Ihren Armen Aufmerksamkeit. Vergleichen Sie beide Arme miteinander, und tun Sie das gleiche mit den Fingern, Daumen, Händen, Handgelenken, Unterarmen, Ellbogen, Oberarmen und Schultern. Spüren Sie den Kontakt Ihrer Hand mit Ihrem Bauch und wie sich dies einerseits in Ihrer Hand und andererseits im Bauch anfühlt.

Wenden Sie Ihre Aufmerksamkeit nun Ihrem Kopf zu. Achten Sie darauf, wo er Kontakt mit den Büchern hat, und wenden Sie dann Ihr Gewahrsein dem Teil Ihres Kopfes zu, der mit Haaren bedeckt ist. Wie fühlt es sich an, Haare auf dem Kopf zu haben? Stellen Sie anschließend fest, ob Sie Ihre Ohren spüren können, und entwickeln Sie ein Bild von Ihren Ohren. Reisen Sie rund um Ihr Ohr. Stellen Sie fest, ob im Ohr oder in der Haut rund um das Ohr Spannungen auftreten. Beobachten Sie genauso die Stirn, die Augenbrauen, die Augen, die Nase, die Wangen, die Lippen, das Kinn und den Unterkiefer. Auch hier wieder können Sie jeden einzelnen Teil Ihres Körpers bitten, zu Ihnen zu sprechen oder Ihnen ein Bild von sich selbst zu vermitteln. Begeben Sie sich in das Innere Ihres Mundes, und schenken Sie Ihrer Zunge und Ihren Zähnen Aufmerksamkeit. Achten Sie auf den Atem, der über Ihre Oberlippe in die Nasenöffnungen hinein- und wieder aus ihnen herausströmt. Lenken Sie Ihre Aufmerksamkeit dann auf den Hals, auf den Nacken, auf die Vorderseite des Halses und auf die Seiten. Spüren Sie, wie der Atem Ihren Hals beeinflußt sowie auch die Brust und den Rumpf Ihres Körpers. Ein Bodyscan kann zwischen zehn Minuten und mehreren Stunden oder gar Tagen dauern, weil es so viele Dinge zu beobachten gibt. Damit will ich keineswegs sagen, daß Sie über eine so lange Zeitspanne liegenbleiben sollten, um diese Übung auszuführen. Doch könnten Sie bei jeder Übungssitzung jeweils einen bestimmten Teil Ihres Körpers besonders eingehend untersuchen.

Beobachten Sie Ihren Atem. Versuchen Sie dabei aber nicht, ihn zu verlangsamen oder zu vertiefen. Lernen Sie Ihren Atem so kennen, wie er natürlicherweise ist, ohne daß Sie auf ihn Einfluß nehmen und ihn Ihrer Vorstellung von »richtiger Atmung« anpassen. Und fahren Sie auf diese Weise fort, Ihre Aufmerksamkeit auf Ihre Schultern, Ihre Rippen, Ihren Brustkorb und dann abwärts auf Ihren Bauch und auf Ihr Becken zu lenken, dann unter den Beckenboden und auf die Gesäßbacken, auf den Unterrücken sowie auf den mittleren und oberen Rückenbereich. Anschließend lenken Sie Ihr Gewahrsein auf die Seiten Ihres Körpers sowie auf die Rückseite und die Vorderseite. Werden Sie sich innerhalb Ihres Körpers der Empfindungen Ihrer Wirbelsäule bewußt, die in der Mitte Ihres Körpers emporsteigt, sowie all der Organe, die um sie herum angeordnet sind, wie etwa des Magens, der Leber und der Därme, und tun Sie dies so ausführlich wie möglich.

Machen Sie dieses Abtasten Ihres Körpers mit Ihrem Gewahrsein zu Ihrem eigenen kreativen Prozeß. Folgen Sie dabei Ihren eigenen Wegen. Sie brauchen sich nicht strikt an die Vorschläge zu halten, die ich gemacht habe, sondern Sie können diesen auch eigene Ideen hinzufügen. Sprechen Sie mit allen Teilen Ihres Körpers, mit denen Sie sprechen wollen. Achten Sie darauf, welche Teile Sie vernachlässigen oder gar völlig vergessen.

Visualisieren der Körperprozesse

Das Bodyscanning können diejenigen, die sich in Anatomie und Physiologie auskennen, auf eine bestimmte Weise weiterentwickeln. Dabei arbeiten Sie mit der Visualisation statt mit den Empfindungen, Bildern und Gedanken, die im Körper auftreten. Diese Übung unterscheidet sich also stark von der vorherigen. Sie können sich das Skelett innerhalb des Körpers vorstellen, mit allen Muskeln, die daran befestigt sind, oder Sie können sich den Blutkreislauf in allen Einzelheiten vorstellen, oder die Arbeit des Verdauungssystems, oder die Aktivität der Drüsen und des Lymphsystems. Ich werde all dies hier nicht ausführlicher beschreiben, sondern möchte lediglich darauf hinweisen, daß Sie auch mit diesen Dingen arbeiten können, wenn Sie wollen. Wenn es Ihnen schwerfällt zu visualisieren, dann halten Sie sich einfach an die kinästhetische Information, die Sie empfangen, wenn Sie die Aufmerksamkeit auf diese Bereiche lenken.

Das eigene Skelett nachzeichnen

Verbringen Sie, ohne zuvor irgendwelche Anatomiebücher herangezogen zu haben, eine Ihrer Übungszeiten im Liegen damit, Ihr Skelett zu visualisieren. Stellen Sie sich, während Sie sich Ihren Körper vergegenwärtigen, einfach vor, wie Ihr Skelett von den Zehenspitzen bis zu den Fingerspitzen und bis zum Scheitelpunkt des Kopfes aussieht. Nachdem Sie wieder aufgestanden sind, können Sie das Skelett, so wie Sie es visualisiert haben, zeichnen. Vergleichen Sie Ihr inneres Bild in jedem Fall erst, nachdem Sie die Zeichnung davon angefertigt haben, mit der Abbildung auf Seite 144. Registrieren Sie auch, ob Sie sich beim Zeichnen bestimmter Teile besser gefühlt haben und ob Sie dazu tendieren, die Teile, die Sie falsch gezeichnet haben, zu vernachlässigen.

Aus der Rückenlage mit angewinkelten Beinen aufstehen

Auch beim Aufstehen aus der Rückenlage ist besondere Vorsicht geboten (siehe Abb. 2.9 bis 2.14). Während des Liegens haben Sie Ihrer Vorder- und Rückseite die Möglichkeit gegeben, sich zu verlängern und auszudehnen, und wenn Sie nun den Kopf heben und den Prozeß des Sich-Hinlegens beim Aufstehen

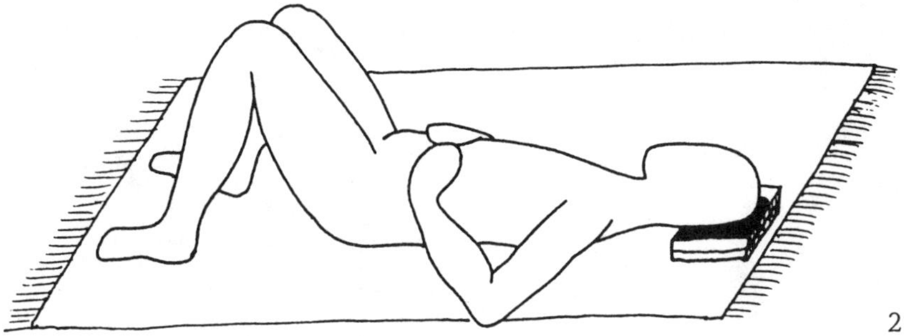

2.9

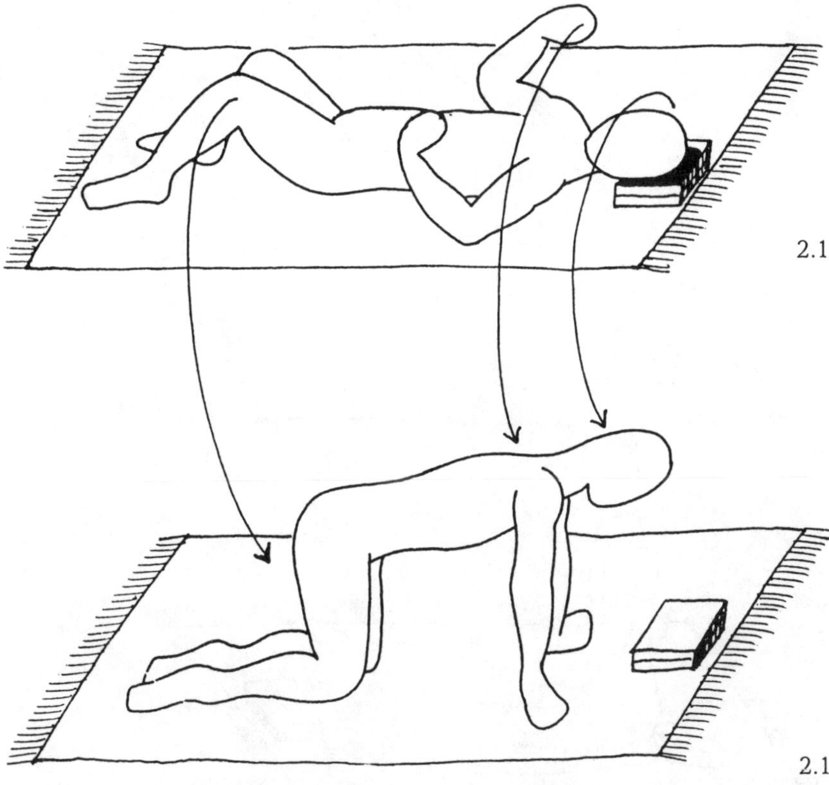

2.10

2.11

2.9-2.14 Aus der Rückenlage mit angewinkelten Beinen aufstehen

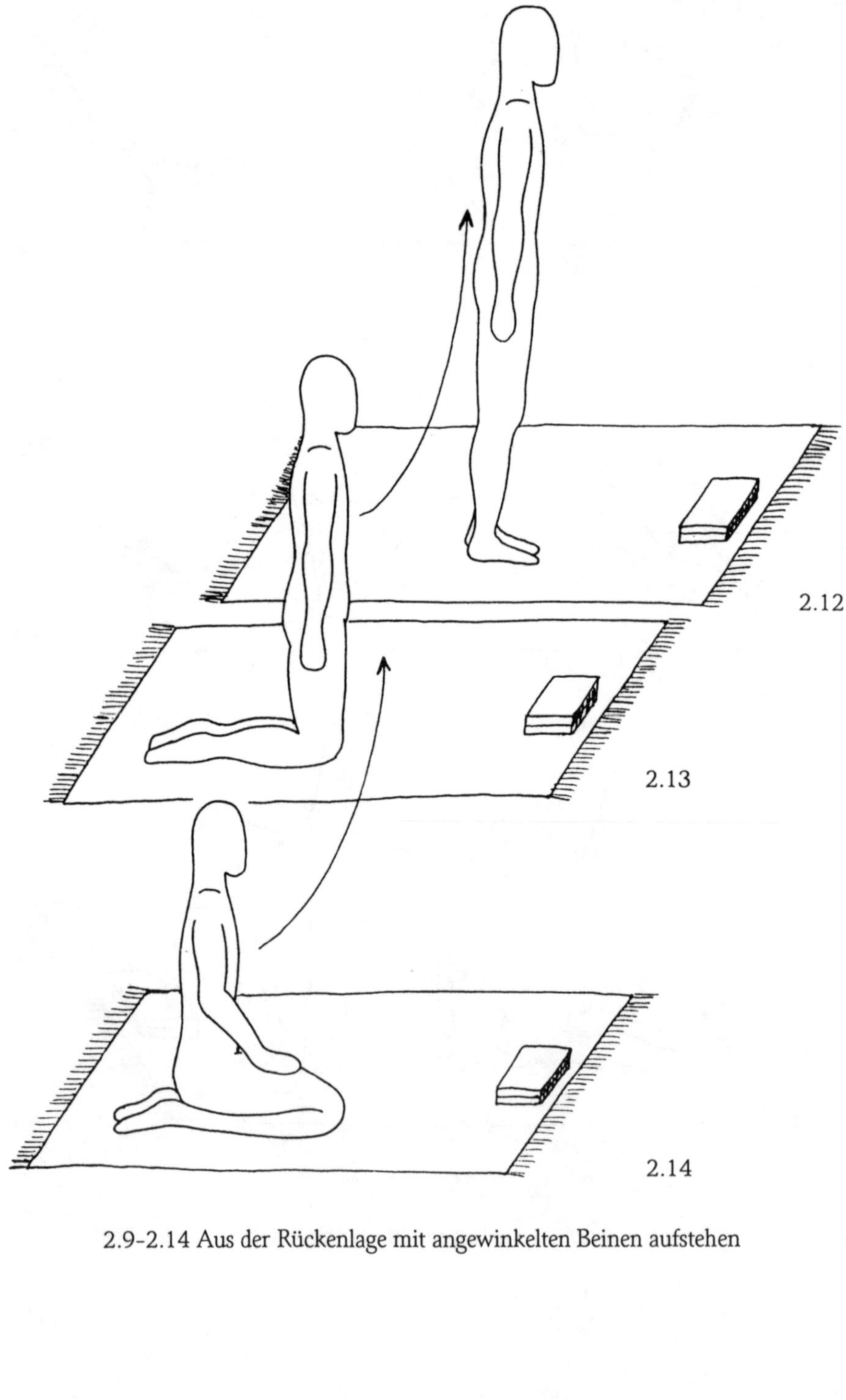

2.9-2.14 Aus der Rückenlage mit angewinkelten Beinen aufstehen

umkehren, spannen Sie die Muskeln auf der Vorderseite Ihres Körpers, die sich beim Liegen entspannt haben, wieder an. Um nun so aufzustehen, daß die positiven Veränderungen, zu denen es gekommen ist, möglichst weitgehend erhalten bleiben, sollten Sie sich am besten zur Seite rollen. Finden Sie zuerst heraus, zu welcher Seite Sie Ihren Rumpf rollen wollen, lassen Sie dann Ihren Kopf den Augen folgen und sich auf die Seite drehen, für die Sie sich entschieden haben, und lassen Sie erst danach den Körper Ihrem Kopf folgen und sich zu einer Seite rollen.

Achten Sie auf das Gefühl in Ihrem Rumpf, während Sie liegen, und versuchen Sie, jene Qualität aufrechtzuerhalten, während Sie sich auf die Seite rollen. Und gehen Sie dann mit Armen und Beinen in die Kriechposition. Wenn Sie wollen, können Sie nun ein paar Augenblicke lang im Raum umherkriechen, den Kontakt Ihrer Hände und Füße zum Boden spüren sowie den allmählichen Übergang Ihres Körpers von der Ruhestellung zur Bewegung. Richten Sie sich schließlich aus der Kriechposition auf, so daß Sie auf den Fersen sitzen, und bewegen Sie sich aus dieser Haltung aufwärts in die kniende Position – wobei Sie daran denken sollten, daß der Kopf die Führung übernimmt –, und stehen Sie schließlich aus dieser Position auf. Bleiben Sie sich auch weiterhin dessen bewußt, daß Ihre Vorder- und Rückseite auf angenehme Weise verlängert und erweitert worden sind, und denken Sie daran, daß das Gewicht, wenn Sie stehen, gleichmäßig zwischen der Innen- und Außenkante Ihrer Füße verteilt wird, wobei ein wenig mehr Gewicht auf den Fersen als auf dem Vorderfuß lasten sollte. Bleiben Sie dann ruhig einige Minuten lang stehen, und achten Sie darauf, wie Ihr Körper sich anfühlt – besonders Ihr vernachlässigter Rücken –, nachdem er sich eine halbe Stunde lang ausgeruht hat. Fangen Sie an, vorsichtig umherzugehen, und halten Sie dabei Ihr Gewahrsein weiterhin auf Ihren Körper gerichtet, während Sie sich allmählich wieder Ihren normalen Alltagsaktivitäten zuwenden. Wenn es Ihnen möglich ist, eine Art Tagebuch zu führen und die Dinge, die Sie im Liegen bemerken und erleben, aufzuschreiben, so wird Ihnen dies helfen, sich der Veränderungen bewußt zu bleiben, die in Ihnen stattfinden.

Ich möchte Ihnen empfehlen, sich zweimal am Tag oder öfter in dieser Position hinzulegen. Wenn Ihnen dies tagsüber nicht möglich ist, so tun Sie es, sobald Sie von der Arbeit nach Hause gekommen sind. Wenn Ihnen eventuelle abfällige Bemerkungen Ihrer Kollegen nichts ausmachen, können Sie sich auch an Ihrem Arbeitsplatz hinlegen. Es hat sich mittlerweile schon ein regelrechter »Trend« entwickelt, solche Dinge bei der Arbeit zu tun! Ich habe selbst beobachtet, daß jemand es während der Aufnahme eines Fernsehspiels getan hat, und als ich im Theater und beim Fernsehen arbeitete, habe ich selbst diese Übung, so oft ich konnte, hinter der Bühne ausgeführt. Es erscheint mir merkwürdig, daß es akzeptabel sein soll, während der Arbeit eine Pause zu machen, in der man Nervenstimulantien wie Tee oder Kaffee trinkt, die auf die längere Sicht nur müder machen, und daß es andererseits unakzeptabel sein soll, sich in der beschriebenen Weise mit aufgestützten Füßen hinzulegen, wodurch man sich wirklich ein wenig erholt und erfrischt. Menschen, die in wärmeren Ländern leben und in der Mitte des Tages eine Siesta halten, tun ihrem Körper wesentlich mehr Gutes als wir. Je öfter wir auf einfache und wirksame Hilfsmittel zurückgreifen, die unser Wohlbefinden fördern – so wie die Liegehaltung mit angewinkelten Beinen –, um so wirksamer ist dies. Doch wenn Sie sich dem Spott anderer ausgesetzt sehen, dann achten Sie auch in diesem Fall darauf, wie Sie das beeinflußt. Wenn Sie sich tapfer auf den Boden Ihres Büros legen und dabei einen riesigen Knoten im Bauch haben, und Ihr Geist bereitet sich schon ängstlich auf eine Rechtfertigung gegenüber den Kollegen vor, dann ist es eher unwahrscheinlich, daß sich das Liegen in irgendeiner Weise positiv auf Ihr Befinden auswirken wird. Wir alle sind einzigartig, und was für den einen Menschen leicht sein mag, kann für den anderen zur Qual werden. Der ganze Sinn und Zweck dessen, die Fähigkeit der Selbstbeobachtung zu entwikkeln, besteht darin, daß Sie Ihre individuellen und einzigartigen Reaktionen kennenlernen und akzeptieren, daß diese Reaktionen für Sie eine Wahrheit enthalten. Nur wenn Sie wirklich Ihren eigenen Ausgangspunkt verstehen, können Sie hoffen herauszufinden, welchen Schritt Sie als nächstes tun sollten.

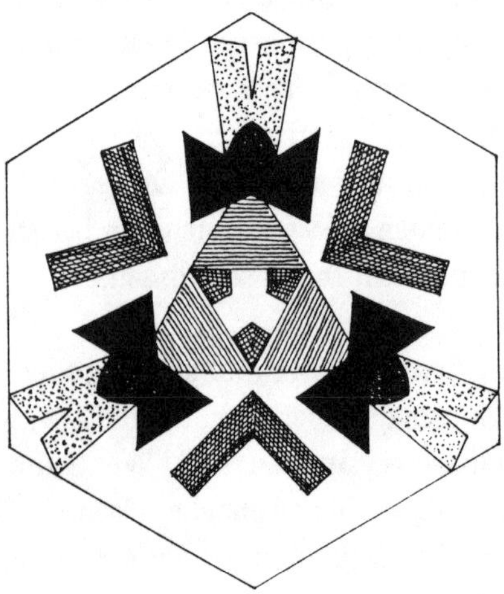

3 Die Evidenz der Sinne

Es scheint mir seltsam, daß der Mensch, obwohl er es im Laufe seiner zivilisatorischen Entwicklung als notwendig erachtet hat, die Möglichkeit dessen, was er »Geist«, »Seele« und »Körper« nennt, zu kultivieren, bis jetzt nicht als notwendig eingesehen hat, das Funktionieren der Sinnesvorgänge in befriedigenden Zuständen zu erhalten, mittels derer sich diese Möglichkeiten manifestieren. (FMA, GDS [UOS], S. 100)

In den ersten beiden Kapiteln haben Sie damit begonnen, Selbst-Gewahrsein zu entwickeln, indem Sie einige Ihrer Gewohnheiten beobachteten und sich einen Raum schufen, in welchem Sie halbausgestreckt auf dem Rücken liegen und Ihrem Geist und Körper Aufmerksamkeit schenken konnten. Unter Selbst-Gewahrsein verstehe ich ein Gewahrsein der vielen Aspekte unserer inneren Erfahrung, einschließlich Gedanken und Bildern, Emotionen und Empfindungen. In diesem Kapitel werde ich mich auf das Gewahrsein konzentrieren, das wir von unseren Empfindungen haben. Aristoteles hat uns das Konzept der fünf Sinne hinterlassen – des Tastens, Schmeckens, Riechens, Sehens und Hörens. Alle diese Sinne vermitteln uns Informationen über die Außenwelt. Er hat nichts über jene Sinne gesagt, die uns Informationen über unsere inneren Welten geben, und es ist interessant, daß man sich erst seit relativ kurzer Zeit mit der Erforschung dieser Sinne der inneren Wahrnehmung beschäftigt. Daß wir diesen Aspekt von uns lange vernachlässigt haben, spiegelt sich in der Art, wie wir Menschen der westlichen Welt seit langem unseren Körper mißbrauchen. Wir sind nicht mit unserem Körper in Kontakt, und dies hat zur Folge, daß heute breite Bevölkerungsschichten unter körperlichen Streßsymptomen wie Rückenschmerzen leiden. Wenn wir einen feineren sensorischen Empfangsapparat entwickelt hätten, hätten wir wahrscheinlich die Probleme vermeiden können, die uns heute in der komplexen, verschmutzten und streßverursachenden Umwelt, in der wir ums Überleben kämpfen, so sehr zu schaffen machen.

Die Anregung des sensorischen Gewahrseins durch Berührung

Setzen Sie sich bequem hin, und nehmen Sie Ihren linken Fuß in die Hand. Fangen Sie an, den Fuß und den Knöchel sehr, sehr sanft zu streicheln, als handle es sich um ein zartes Geschöpf, das viel Liebe und Aufmerksamkeit benötigt. Streichen Sie nach einer Weile fester über den Fuß. Schließlich sollen Sie den Fuß kräftig massieren und ihn in so vielen Richtungen um den Knöchel bewegen, wie Sie können. Zum Abschluß sollen Sie Fuß und Knöchel auch noch sehr kräftig schlagen. Wiederholen Sie die gesamte Sequenz mit dem Unterschenkel und dem Kniegelenk sowie mit dem Oberschenkel und dem Hüftgelenk. Nehmen Sie sich dabei genügend Zeit, und lassen Sie Ihrem linken Bein soviel Zuwendung zukommen, wie Sie können.

Stehen Sie anschließend auf, und versuchen Sie zu spüren, ob sich die beiden Beine unterschiedlich anfühlen. Gehen Sie langsam umher, und werden Sie sich darüber klar, wie sich die sensorische Information der beiden Beine voneinander unterscheidet. Wahrscheinlich wird dieser Unterschied so stark sein, daß Sie Ihrem rechten Bein die gleiche Behandlung zukommen lassen müssen wie zuvor dem linken, um das Gleichgewicht wiederherzustellen.

Durch Stimulation der Muskeln, der Haut und des Blutkreislaufs im linken Bein und indem Sie dem Bein durch die verschiedenen Arten von Massage ein großes Maß an geistiger und emotionaler Aufmerksamkeit haben zukommen lassen, haben Sie tatsächlich die Empfindungsfähigkeit jenes Körperteils angeregt und wiederbelebt. Anschließend können Sie feststellen, wie wenig aktiv das Empfinden normalerweise ist, indem Sie das rechte Bein zum Vergleich heranziehen, das sich wahrscheinlich ziemlich »tot« anfühlt. Wenn wir der sensorischen Information, die uns zur Verfügung steht, mehr Aufmerksamkeit schenken, wird unsere Körpererfahrung und damit auch unsere Erfahrung des Lebendigseins wesentlich reicher.

Um eine Vorstellung davon zu bekommen, wie wir unseren Körper benutzen, benutzen wir einen sechsten Sinn, über den wir alle verfügen. Dieser sechste Sinn wird auch kinästhetisches Gefühl genannt, und er ist ein wichtiger Bestandteil unseres Sensoriums. Kinästhetisch bedeutet »Empfinden muskulärer Anstrengung, die eine vom Willen gesteuerte Bewegung des Körpers begleitet«. Somit vermittelt uns unser kinästhetisches Gefühl ein Gewahrsein unserer Bewegungen.

Benutzen des kinästhetischen Gefühls

Lesen Sie die folgenden Instruktionen zunächst sorgfältig durch, und führen Sie sie anschließend aus.

Schließen Sie die Augen. Bewegen Sie dann einen Arm langsam über den Kopf, wobei die Hand vertikal aufwärts, zur Decke weist. Beobachten Sie die Empfindungen, die dabei auftreten und die es Ihnen ermöglichen, den Arm in eine bestimmte Position zu bewegen, ohne den Sehsinn zu Hilfe nehmen zu müssen. Öffnen Sie die Augen, und prüfen Sie, ob sich Ihr Arm in der Position befindet, die ich soeben beschrieben habe.

Schließen Sie die Augen dann wieder, und bewegen Sie den Arm nun zur Seite, so daß er mit der Schulter eine Linie bildet. Seien Sie sich auch diesmal der Empfindungen bewußt, die Sie dabei haben und die es Ihnen ermöglichen, den Arm in eine ganz bestimmte Position zu bringen, ohne dies zu sehen. Öffnen Sie dann die Augen, und stellen Sie fest, ob Ihr Arm sich wirklich in der von mir beschriebenen Position befindet.

Ihre Fähigkeit, Bewegung und Position Ihres Arms zu kennen, ohne ihn sehen zu müssen, beruht auf der Information des sechsten Sinns, des kinästhetischen Gefühls, aufgrund dessen wir alle möglichen Dinge über unseren Gebrauch wissen, ohne sehen zu müssen, was wir tun. Vielleicht haben Sie, als Sie den Arm mit geschlossenen Augen bewegten, bemerkt, wie ungewöhnlich es ist, diesen kinästhetischen Empfindungen, die doch für unsere Koordinationsfähigkeit und für unser Wohlbefinden so wichtig sind, in irgendeiner Form Aufmerksamkeit zu schenken. Es folgt die Beschreibung eines zweiten praktischen Experiments, das Ihnen Gelegenheit geben soll, dies noch weiter zu erforschen.

Lesen Sie die Übungsanweisungen zunächst sorgfältig durch, und führen Sie sie erst danach aus.

Schließen Sie die Augen, und bewegen Sie dann sehr langsam einen Arm auf und ab und zur Seite. Erforschen Sie auf diese Weise die Bewegung der Schultern, Ellbogen, Handgelenke und Finger, und widmen Sie den kinästhetischen Empfindungen, die die Bewegungen begleiten, Ihre volle Aufmerksamkeit. Verfahren Sie anschließend mit dem anderen Arm genauso. Erfahren Sie die dabei auftretenden Empfindungen so intensiv wie möglich. Bewegen Sie dann Ihren Kopf im Kreis, und spüren Sie die Bewegung des Kopfs auf dem Hals; verfahren Sie ebenso mit dem Rumpf Ihres Körpers, indem Sie ihn auf verschiedene Weise bewegen; und experimentieren Sie schließlich mit Bewegungen der Beine. Erfahren Sie die Empfindungen Ihres Körpers von innen her, führen Sie die Bewegungen sehr langsam aus, und erforschen Sie vorsichtig das Spektrum der Bewegungen, die Sie auszuführen vermögen.

Unser kinästhetisches Gewahrsein ist ein Gewahrsein bestimmter Empfindungen, die uns Informationen über unsere Haltung und über unsere Bewegungen geben. Dieser sechste Sinn vermag nicht alle unsere Empfindungen zu empfangen. So ist beispielsweise die Empfindung der Berührung – des aktiven Berührens ebenso wie des Berührtwerdens – eine eigenständige neurologische Funktion. Und auch unsere schmerzhaften und lustvollen Empfindungen werden nicht durch unseren kinästhetischen Sinn empfangen. Die Welt unserer Empfindungen ist reich und vielfältig, doch wird sie leider allgemein unterbewertet und zu wenig genutzt. Wir haben nicht einmal Wörter, um die feineren Unterschiede zwischen den verschiedenen Empfindungen zu beschreiben.*

Bei den Übungen in Kapitel 1 spielt stets das kinästhetische Gewahrsein eine Rolle sowie auch andere Arten von Selbst-Gewahrsein, so etwa das Gewahrsein der eigenen Gedanken und Gefühle und anderer Empfindungen. Fahren Sie fort, Ihren Gebrauch auf diese Weise zu untersuchen, jedoch nun mit dem erweiterten Verständnis, das Sie durch die Erforschung des kinästhetischen Gefühls in diesem Abschnitt gewonnen haben. Gestehen Sie es sich zu, das kinästhetische Gefühl bei allem, was Sie tun, so intensiv wie möglich zu erfahren.

Die Unzuverlässigkeit des sensorischen Gewahrseins

Je mehr Aufmerksamkeit wir der Art schenken, in der wir unseren Körper gebrauchen, indem wir es uns zugestehen, unsere vielen körperlichen Empfindungen zu erleben, um so stärker können wir unser Selbst-Gewahrsein verfeinern und unseren Gebrauch verbessern. Doch gibt es auf diesem Weg auch Gefahren

---

* Die Chinesen mit ihrer langen Tradition in der Behandlung von Krankheiten mit Hilfe von Akupunkturnadeln haben eine wesentlich höher entwickelte Sprache und Erfahrung hinsichtlich Empfindungen als wir. Chinesische Ärzte erwarten von ihren Patienten, daß diese die Art von Empfindungen beschreiben können, die sie haben, wenn die Akupunkturnadeln in ihren Körper eindringen, und es gibt im Chinesischen viele verschiedene Bedeutungsschattierungen, um Empfindungen zu beschreiben, die sich auf subtile Weise voneinander unterscheiden.

und Fallen, und die größte Gefahr ist die Tatsache, daß unser sensorisches Gewahrsein zu Beginn dieses Prozesses aufgrund der langen Vernachlässigung sehr unzulänglich und unzuverlässig ist. Es ist ein wenig so, als ob wir viele Jahre lang taub gewesen wären und dann unsere Hörfähigkeit allmählich wiedererlangen würden. Wir würden dann zuerst nur die lautesten und aufdringlichsten Geräusche hören, und es würde uns wahrscheinlich schwerfallen, unterschiedliche Geräusche klar voneinander zu trennen und zu unterscheiden; alles würde ein wenig verschwommen klingen. Erst im Laufe der Zeit, durch Versuch und Irrtum und im Idealfall mit Hilfe anderer Menschen, die klar hören können, wäre es uns möglich, wieder eine gute Hörfähigkeit zu entwickeln.

Wie akkurat sind Gefühle?

Lesen Sie die Übungsanweisungen zunächst sorgfältig durch, und führen Sie sie dann aus. Die Abbildungen auf Seite 57 sollen Ihnen die Haltungen veranschaulichen, die Sie während der Übung einnehmen sollen. Schauen Sie sich die Bilder also vor Beginn der Übung an. Für dieses Experiment benötigen Sie einen Spiegel, der die volle Länge Ihres Körpers hat. (Eine andere Möglichkeit ist, daß die Übung von zwei Menschen gemeinsam ausgeführt wird, die einander gegenüberstehen, wobei jeweils einer von beiden dem anderen das notwendige visuelle Feedback gibt.) Es ist wichtig, daß Sie, nachdem Sie die Augen wieder geöffnet haben, die Genauigkeit Ihrer Eindrücke überprüfen und daß Sie dabei sehr sorgfältig beobachten. Betrügen Sie sich nicht selbst, um »es richtig zu machen«.

1. Sie stehen in etwa 70 cm Abstand vor dem Spiegel. *Schließen Sie die Augen.* Setzen Sie Ihre Füße etwa 35 cm auseinander, und zwar so, daß sie genau parallel zueinander stehen. Stehen Sie auf entspannte Weise dem Spiegel zugewandt, wobei Ihr Kopf und Hals lotrecht auf den Schultern ruhen und Ihre Schultern so perfekt symmetrisch sind wie eben möglich. Ihre Augen bleiben geschlossen. Achten Sie darauf, ob Ihre Schultern sich völlig gerade und gleich hoch anfühlen oder nicht. Fühlt sich die eine von beiden höher, angespannter oder stärker nach vorn gezogen an als die andere? Fühlt sich Ihr Kopf so an, als würde er senkrecht nach oben streben, oder ist er zur einen oder zur anderen Seite gekippt? Kein Mensch ist wirklich exakt symmetrisch. Können Sie Unterschiede zwischen den beiden Seiten Ihres Körpers spüren? Stellen Sie fest, worin diese bestehen.

Bewegen Sie sich nicht, wenn Sie nun Ihre Augen öffnen, und prüfen Sie, ob Ihr Kopf wirklich gerade oder leicht gekippt oder zu einer Seite gedreht ist. Denken Sie daran, daß Sie nach sehr subtilen Diskrepanzen zu Ihren »gefühlten« Informationen Ausschau halten. Prüfen Sie, ob Ihre Schultern so sind, wie Sie sie gefühlt haben, als Ihre Augen geschlossen waren, oder ob die tatsächliche Position nicht genau die gleiche ist. Achten Sie darauf, ob Ihre Schultern oder Ihr Becken in irgendeiner Weise gedreht sind, so daß dadurch die gerade Ausrichtung Ihres Körpers im Verhältnis zum Spiegel beeinträchtigt wird. Und schauen Sie sich dann Ihre Füße an, um festzustellen, ob sie wirklich genau symmetrisch stehen oder nicht.

2. *Schließen Sie die Augen.* Bewegen Sie nun Ihre Arme seitwärts nach oben, bis sie sich in einer Linie mit Ihren Schultern befinden und genau parallel zum Spiegel ausgerichtet sind, symmetrisch zueinander. Stellen Sie fest, ob sich Ihre Arme gleich oder in irgendeiner Weise unterschiedlich anfühlen. Öffnen Sie die Augen, und prüfen Sie sorgfältig, ob Ihr Empfinden der Realität entspricht.

3. *Schließen Sie die Augen,* und beugen Sie die Arme an den Ellbogen, wobei die Oberarme sich in einer Linie mit den Schultern befinden, während die Unterarme genau vertikal ausgerichtet sind, beide Hände nach oben zur Decke weisen und symmetrisch zueinander ausgerichtet sind. Konzentrieren Sie Ihre Aufmerksamkeit auf Ihr sensorisches Empfinden, während Sie dies tun. Fühlt sich beispielsweise ein Arm steifer oder in irgendeiner Hinsicht anders an als der andere? Öffnen Sie nun die Augen, und überprüfen Sie Ihre tatsächliche Haltung auf Genauigkeit.

4. *Schließen Sie die Augen,* und bewegen Sie die Arme so, daß sie im Winkel von 45 Grad zum Boden weisen. Dabei sollen sie genau symmetrisch zueinander stehen. Sammeln Sie Ihre kinästhetische Information, öffnen Sie dann die Augen, und überprüfen Sie die Stimmigkeit Ihrer Eindrücke.

5. Führen Sie weitere, ähnliche Experimente mit sich selbst durch, und benutzen Sie dabei zusätzlich zu den Armen verschiedene andere Teile Ihres Körpers.

6. Setzen Sie sich bequem auf einen Stuhl oder Sessel vor den Spiegel. Schließen Sie nun die Augen, und fangen Sie an, Ihren Kopf so langsam wie möglich nach links zu bewegen. Der Kopf sollte sich so langsam bewegen wie der Minutenzeiger einer Uhr – d.h., so langsam, daß man die Bewegung mit bloßen Augen nicht mehr wahrnehmen kann. Finden Sie heraus, wie langsam Sie dies zu tun vermögen. Auch dies ist eine sehr nicht-habituelle Aktivität. Wenn Sie das Gefühl haben, daß Sie Ihren Kopf ein ziemliches Stück weit bewegt haben, und Sie haben eine Vorstellung davon, in welcher Position er

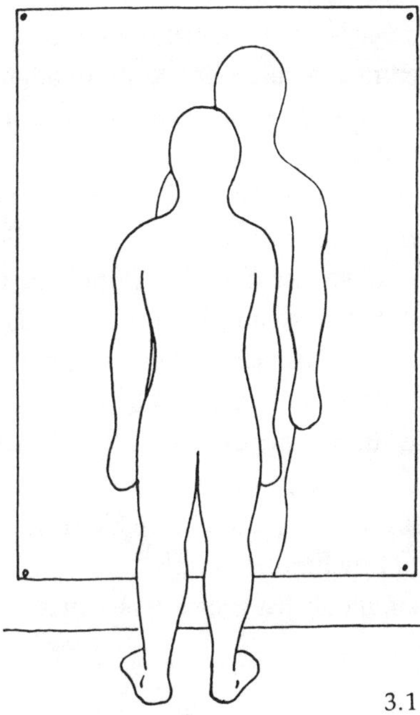

3.1

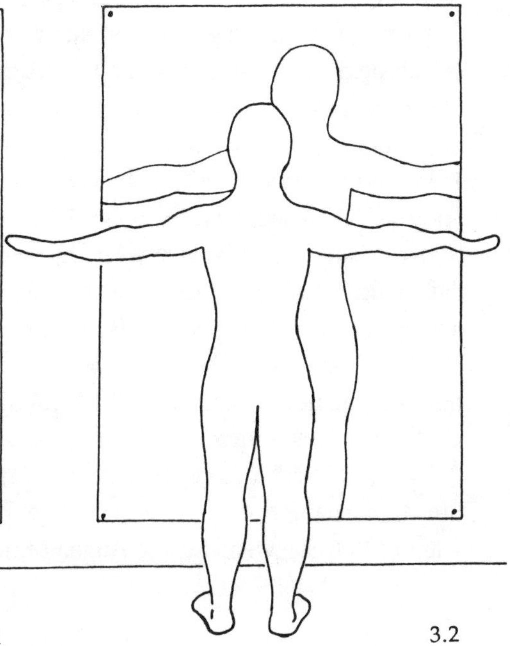

3.2

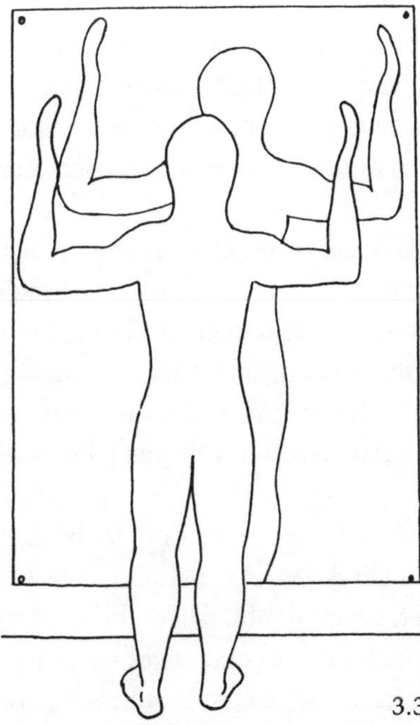

3.3

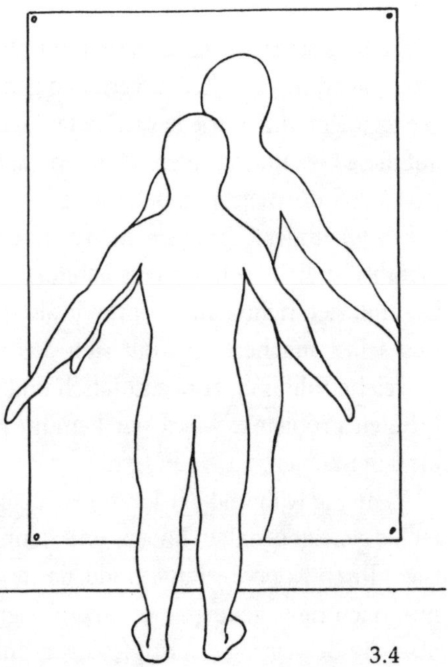

3.4

sich befindet, dann öffnen Sie die Augen und schauen nach, wie akkurat Ihre Schätzung war. Bewegen Sie nun den Kopf wieder zum Zentrum, und halten Sie an dem Punkt inne, den Sie für die zentrale Position des Kopfes halten. Stellen Sie anschließend fest, wie genau Ihre Schätzung war. Wiederholen Sie die Übung, indem Sie nun den Kopf zur rechten Seite bewegen.
7. Für dieses Experiment brauchen Sie zwei Waagen und einen Partner, der die Anzeige der Waagen für Sie abliest! Stellen Sie sich mit je einem Fuß auf die beiden Waagen, und verlagern Sie Ihr Gewicht so, daß Sie das Gefühl haben, daß es gleichmäßig auf beide Füße verteilt ist. Bitten Sie nun Ihren Partner, das angezeigte Gewicht auf beiden Skalen abzulesen. (Diese Übung erfordert mehr als nur das kinästhetische Gefühl, weil Sie zusätzlich die sensorische Information nutzen, die Sie durch den Druck auf die Fußsohlen erhalten. Doch gehört all dies zur Gesamtheit Ihres Sensoriums.)
8. Denken Sie sich nun selbst weitere Experimente aus, und führen Sie sie aus, um die Genauigkeit Ihrer sensorischen Wahrnehmung zu erkunden. Es ist wichtig, daß Sie, wenn Sie die Augen öffnen, möglichst genau beobachten.

Richtig ist falsch, und Falsch ist richtig

Aus den beschriebenen Übungen müßte klar geworden sein, daß Ihr sensorischer Apparat wahrscheinlich zuverlässig genug ist, um recht einfache, umkomplizierte Bewegungen mit zufriedenstellender Genauigkeit auszuführen, daß Sie sich jedoch auf diese Genauigkeit nicht mehr so gut verlassen können, wenn Sie präzisere und subtilere Informationen benötigen.

Ein wichtiger Grund für die relative Unzuverlässigkeit unseres kinästhetischen Gefühls ist die Macht unseres habituellen Verhaltens. Was habituell oder »normal« ist, fühlt sich richtig an. Wenn wir also gewohnheitsmäßig falschen Gebrauch von uns selbst machen, so fühlt sich das richtig für uns an, und alles, was davon abweicht, fühlt sich zunächst falsch und äußerst unangenehm an. Dies ist eines der größten Probleme, wenn wir bemüht sind, die Art, wie wir von uns selbst Gebrauch machen, zu verändern.

Wenn Sie während der letzten zwanzig Jahre Ihres Lebens Ihren Kopf leicht nach rechts geneigt gehalten haben, und dann kommt ein Alexander-Lehrer daher und rückt Ihren Kopf objektiv gerade, dann werden Sie das Gefühl haben, Ihr Kopf sei nun nach links geneigt. Der Grund hierfür ist, daß Ihr kinästhetisches Gefühl Sie über die Bewegung des Kopfes nach links informiert, was einer Abweichung von jener »Normal«-Position gleichkommt, von der Sie selbst glauben, daß sie sich

»genau in der Mitte« befindet. Ein anderes Beispiel betrifft die vielen Menschen, die sich von der Taille aufwärts zurücklehnen. Wenn diese Fehlhaltung von einem Alexander-Lehrer korrigiert wird, haben die Betroffenen das Gefühl, nun nach vorn geneigt zu stehen, obwohl sie tatsächlich zum ersten Mal seit vielen Jahren gerade stehen. Die veränderte Position fühlt sich für sie »falsch« an, obgleich es sich im Verhältnis zu der Position, die sich für sie »richtig« anfühlt, um eine Verbesserung handelt. Deshalb ist die Voraussetzung für Veränderung, oft, daß wir es uns zugestehen, das Gefühl zu haben, daß sich etwas, obgleich es »richtig« ist, für uns »falsch« anfühlt – und das ist sicherlich nicht leicht!

Alexander hat sich intensiv und lange Zeit mit der Unzulänglichkeit unseres sensorischen Gewahrseins beschäftigt, die er auf viele Arten beschrieb, wobei die wohl bekannteste Formulierung »Unzuverlässigkeit der sensorischen Beurteilung« ist. Er hat viele Beispiele dafür angeführt, wie Studenten durch ihre sensorischen Mechanismen irregeführt wurden. Einmal arbeitete er mit einem kleinen Mädchen, deren Wirbelsäule so stark verkrümmt war, daß sie nicht in der Lage war zu gehen. Nachdem Alexander mit seinen Händen an ihr gearbeitet hatte, gelang es ihm, den Körper des Kindes in einem Maße auszurichten, daß der Unterschied für die Eltern des Kindes erkennbar war. Als er mit seiner Arbeit fertig war, sagte das Mädchen zu seiner Mutter: »Mammi, er hat mich krumm gemacht.« Für dieses Kind war es die Norm, »krumm« zu sein, und genau dieser Zustand fühlte sich für das Mädchen »richtig« an. Alles, was davon abwich, fühlte sich falsch und »krumm« an. Wir alle leiden in mehr oder weniger starkem Maße unter diesem Paradox.

Es mag dem Leser nun vielleicht so erscheinen, als hätte ich das, was ich im ersten Kapitel in Aussicht gestellt habe – nämlich daß es möglich ist, daß wir uns unseres Gebrauchs bewußt werden –, in diesem Kapitel wieder zunichte gemacht, indem ich nun behaupte, daß dieses neu erforschte Gewahrsein zumindest fehlerhaft, wenn nicht gar völlig unbrauchbar ist. Leider kann ich Ihnen kein Allheilmittel für dieses Dilemma anbieten. Es ist eine von diesen schrecklichen Tatsachen, mit denen wir im Leben immer wieder konfrontiert werden. Wir müssen unser Selbst-Gewahrsein verfeinern, doch die Werkzeuge, mit deren Hilfe wir dies tun müssen, sind stumpf und bedürfen selbst der Verfeinerung.

Ein Alexander-Lehrer ist darin ausgebildet, uns zu helfen, die Zuverlässigkeit unserer sensorischen Wahrnehmung zu verbessern. Jeder Mensch macht auf eine andere Weise falschen Gebrauch von sich selbst, und ein Lehrer kann dem Schüler helfen, festzustellen, was nicht in Ordnung ist, und ihm dann zeigen, wie er dies korrigieren kann. Individuelle Aufmerksamkeit ist ein wichtiger Faktor. Sie ist das Äquivalent dazu, daß ein Tauber Hilfe von einem Menschen erhält, der gut hören kann, denn jeder Alexander-Lehrer hat während der drei Jahre seiner Ausbildung seinen eigenen sensorischen Apparat verfeinert, was bedeutet, daß seine sensorische Einschätzung wesentlich zuverlässiger ist, und dies befähigt ihn dazu, den Studenten beizubringen, ihren eigenen sensorischen Apparat und ihr Selbst-Gewahrsein im allgemeinen zu verfeinern.

Alexander hat diesen Prozeß ohne Hilfe eines Lehrers durchlaufen – ein Hinweis darauf, was für ein außergewöhnlicher Mensch er war. Er erkannte, daß seine eigene sensorische Wahrnehmung fehlerhaft war, und deshalb setzte er seinen Sehsinn ein. Mit Hilfe von Spiegeln beobachtete er sich sehr detailliert und entdeckte, was er bisher falsch gemacht hatte, daß seine Empfindungen und seine Beobachtungen oft nicht miteinander übereinstimmten und wie er lernen konnte, das Falsche zu lassen und das Richtige zu tun. Er fand auch heraus, daß sich auf diese Weise im Laufe der Zeit ein zuverlässiges sensorisches Gewahrsein entwickelte, weil sich das Richtige nach einiger Zeit ebenfalls »richtig« anfühlte. So überprüfte und korrigierte er sein kinästhetisches Gewahrsein mit Hilfe seines visuellen Gewahrseins. Er führte seine Experimente über viele Jahre fort. Wir werden uns später in diesem Buch noch eingehender damit beschäftigen.

Obgleich unsere sensorische Einschätzung oft unzuverlässig ist, möchte ich hier keineswegs dafür eintreten, daß wir uns nicht weiter um sie bemühen, und sie völlig ignorieren sollten. Sie ist das einzige, was wir haben! Unser sensorisches Einschätzungsvermögen entwickelt und verfeinert sich sehr langsam, doch kann dieser Prozeß äußerst faszinierend sein und sehr viel Freude bereiten. Wir sind wie Kreaturen, die aus einem langen Schlaf erwachen und die liebevoll und mit Respekt behandelt werden müssen, doch andererseits darf auch nicht außer acht gelassen werden, daß es uns infolge unseres langen Schlafs an wichtigen Fähigkeiten mangelt, die wir nun sorgfältig entwickeln müssen, wenn wir als Art überleben wollen.

> *Wir müssen den heutigen und den zukünftigen Kindern als Erziehungsgrundlage eine größtmögliche Kontrolle ihres kinästhetischen Systems bieten, so daß das beste Maß an »freiem Ausdruck« in jedem Lebensbereich und bei allen menschlichen Aktivitäten gewährleistet ist. Wir müssen die menschliche »Maschine« aufbauen, koordinieren und neu einstellen, so daß sie abgestimmt ist. (FMA, MSI)*[*]

---

[*] zitiert nach Alexander / Maisel (Hg.): *Die Grundlagen der F.M. Alexander-Technik*, a. a. O., S. 93.

4 Wie Muskeln arbeiten

Denn wenn bei einem Menschen Fehler in der Körperhaltung, im Gebrauch der muskulären Mechanismen und im Gleichgewicht bestehen, ist der so dokumentierte Zustand das Ergebnis übermäßiger Rigidität von Teilen der muskulären Mechanismen in Verbindung mit einer übermäßigen Erschlaffung anderer.

(FMA, MSI)

Heute kursieren viele Mißverständnisse darüber, was ein guter Muskeltonus sei. Manchmal werden Athleten als beispielhaft hinsichtlich ihrer körperlichen Gesundheit hingestellt, doch stehen dem die Beschwerden gegenüber, die sie oft im Alter bekommen. Bekanntlich fallen Jogger gelegentlich tot um! Man könnte also auch denken, es sei besser, einfach nur dazusitzen und zu meditieren, statt den Körper zu trainieren. Manche Leute betreiben Bodybuilding, weil sie glauben, je größer ihre Muskeln würden, um so besser sei dies für sie und um so fitter würden sie. Es grassieren viele falsche Vorstellungen darüber, was der optimale Zustand unserer Muskeln sei, was einen guten Muskeltonus ausmache, was ein Hypertonus (übermäßiger Tonus) und was ein Hypotonus (mangelnder Tonus) ist.

Wenn ein Mensch seine Möglichkeiten optimal nutzt, wenn er »guten Gebrauch von sich selbst macht«, so könnte man dies auf den einfachen Nenner bringen, daß er alles, was er tut, mit möglichst minimaler muskulärer Anstrengung tut. Unser Ziel ist, daß unsere Muskeln nur soviel Spannung haben, wie sie in einem bestimmten Augenblick benötigen, um ihre Aufgabe erfüllen zu können, nicht mehr und nicht weniger. »Maximale Leistung bei minimalem Aufwand von Muskelkraft« wäre eine mögliche Definition des effizientesten Gebrauchs des Körpers. Und falscher Gebrauch könnte definiert werden als ein Übermaß an Spannung oder als ein Übermaß an Ausdehnung der Muskeln – was bedeutet, daß die Muskeln zu fest, zu schlaff, zu kurz oder zu lang sind.

Die Alexander-Technik beschäftigt sich mit unserem Gebrauch, mit der Art, wie wir uns bewegen. Wenn eine Alexander-Lehrerin ihre Hände auf den Körper eines Studenten legt, dann ist einer der Faktoren, die sie auf diese Weise prüft, die Qualität der Muskulatur: ob sie zu fest oder zu schlaff ist, ob sie sich überaktiv oder ausgeglichen oder träge und kraftlos anfühlt. Unsere Muskeln erzeugen die Bewegung in unserem Körper; deshalb ist es wichtig, daß wir ein grundlegendes Verständnis von ihrer Funktion haben. Bevor wir uns jedoch mit der Funktion der Muskeln beschäftigen werden, muß ich darauf hinweisen, daß ich im Bereich der Anatomie lediglich eine Amateurin bin und daß ich die Muskelaktivität so einfach wie möglich erklären möchte, damit auch Leser, die keinerlei Vorkenntnisse auf dem Gebiet der Anatomie haben, zumindest die wichtigsten Zusammenhänge verstehen.

Muskeln sind elastische Gewebe, die aufgrund ihrer Fähigkeit, sich zu verkürzen und sich auszudehnen sowie sich anzuspannen und sich zu entspannen, alle Bewegungen des menschlichen Körpers ermöglichen. Es gibt zwei unterschiedliche Arten von Muskeln im Körper, die auch sehr unterschiedliche Funktionen erfüllen. Man bezeichnet sie als willkürliche und unwillkürliche Muskeln.

Die unwillkürlichen Muskeln

Viele unserer Muskeln kontrahieren und dehnen sich automatisch. Dazu gehören unter anderem der Herzmuskel*, die Muskeln, mit denen die Blutgefäße ausgekleidet sind, die Muskeln des Magens und der Därme und die Muskeln von Teilen des Auges. Ständig findet im Körper eine große Anzahl von Vorgängen statt, auf die wir nicht willentlich einwirken können. Wir bezeichnen diese Muskeln als unwillkürliche Muskulatur, weil sich ihre Funktion unserer bewußten Kontrolle entzieht. Was auch immer wir denken oder tun, unser Herz schlägt beständig weiter, das Blut zirkuliert, das Verdauungssystem fährt fort zu verdauen, unsere Augen passen sich an die Veränderungen des Lichts an und verändern ihren Fokus, und noch viele andere mysteriöse Vorgänge finden statt, ohne daß unser Bewußtsein irgendwelchen Einfluß darauf hat.

---

* Anatomen ordnen den Herzmuskel gewöhnlich einer separaten Kategorie zu, weil er zwar ein unwillkürlicher Muskel ist, sich jedoch von allen anderen unwillkürlichen Muskeln ein wenig unterscheidet. Weil unser Interesse hier in erster Linie den willkürlichen Muskeln gilt, habe ich das Herz der Einfachheit halber der Kategorie der unwillkürlichen Muskeln zugeordnet.

Die willkürliche Muskulatur oder die Skelettmuskeln

Die zweite Art von Muskeln wird als willkürliche Muskulatur bezeichnet, weil wir eine gewisse Kontrolle über ihre Funktion haben. Obgleich auch bei diesen Muskeln die Verlängerung automatisch erfolgt, kommt es bei ihnen nur dann zu Kontraktionen, wenn wir beschließen, etwas zu tun. Wir können unseren Körper dazu bringen, sich zu bewegen, doch sind wir nicht in der Lage, unser Verdauungssystem dazu zu bringen, Nahrung zu verdauen. F.M. Alexander behagte es jedoch nicht, diese Muskeln als willkürliche Muskeln zu bezeichnen, denn tatsächlich haben wir weitaus weniger bewußte Kontrolle über ihre Kontraktionen, als wir glauben, da sie von unseren Gewohnheiten beherrscht werden. Diese Art von Muskeln wird auch als Skelettmuskulatur bezeichnet, weil die Enden aller zu dieser Gruppe gehörenden Muskeln an den Knochen unseres Körpers befestigt sind. Unser Fleisch besteht aus Hunderten von Skelettmuskeln, von denen einige groß, andere klein sind. Die Alexander-Technik beschäftigt sich hauptsächlich mit dieser Art von Muskeln, und die Arbeit besteht darin, unsere bewußte Kontrolle über die Kontraktions- und Expansionstätigkeit dieser Muskeln zu verbessern. Wir arbeiten darauf hin, unnötige habituelle Kontraktionen zu unterbinden, in chronisch kontrahierten Muskeln die Expansion anzuregen und erschlaffte und überdehnte Muskeln zu revitalisieren.

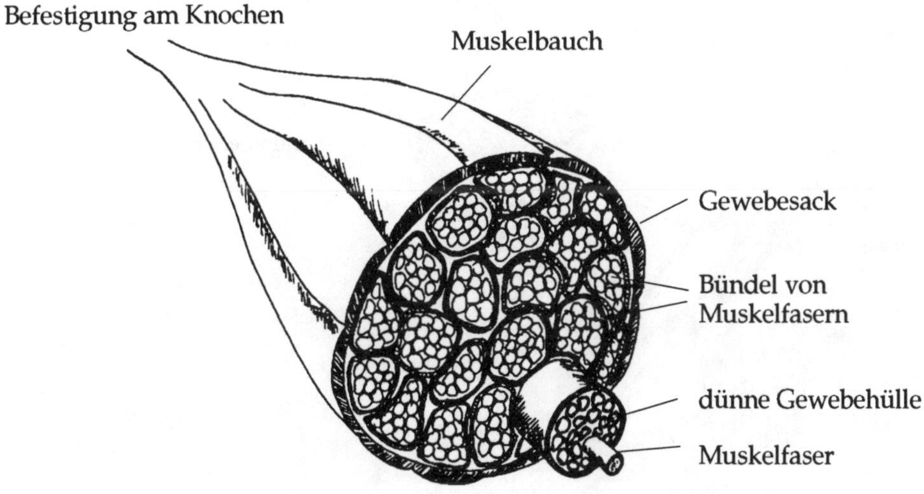

4.1 Querschnitt durch einen Muskelbauch

Jeder Skelettmuskel besteht aus unzähligen Muskelfasern, die langen elastischen Fäden ähneln. Jeder dieser Fäden oder Fasern ist von einer Schutzhaut umgeben. Die einzelnen Fasern werden durch eine weitere dünne Gewebeschicht zu Bündeln zusammengefaßt, und diese Bündel wiederum befinden sich alle zusammen in einem größeren Gewebesack. Dieses gesamte Gebilde schließlich bezeichnen wir als Muskel (siehe Abb. 4.1). Das eine Ende eines solchen Sacks ist mit einem Knochen verbunden, das andere ebenfalls, jedoch mit einem anderen. Wenn der Muskel kontrahiert, weil sich Tausende von einzelnen Muskelfasern kontrahieren, bewegen sich die angrenzenden Knochen im Verhältnis zueinander, was gewöhnlich zur Folge hat, daß ein Gelenk – beispielsweise ein Schultergelenk, ein Ellbogengelenk usw. – sich bewegt.

Wenn ein Muskel kontrahiert, wird er kürzer; wenn er sich dehnt, wird er länger. Wir sprechen deshalb auch davon, daß ein Muskel sich verkürzt oder verlängert. Die Aktivität des Muskels besteht darin, sich zu kontrahieren und dadurch im Gelenk eine Bewegung zu bewirken. Der Muskel wird dann kürzer und zieht die Knochen zueinander hin (siehe Abb. 4.2). Der gleiche Muskel wäre keinesfalls in der Lage, die beiden angrenzenden Knochen auseinanderzudrücken, indem er länger wird. Vielmehr können die Knochen sich nur dann voneinander entfernen, wenn andere Muskeln verkürzt werden.

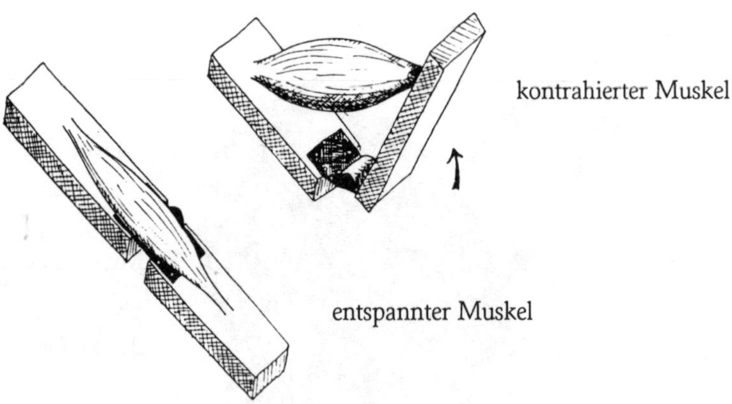

4.2 Durch die Kontraktion des Muskels bewegt sich das Gelenk

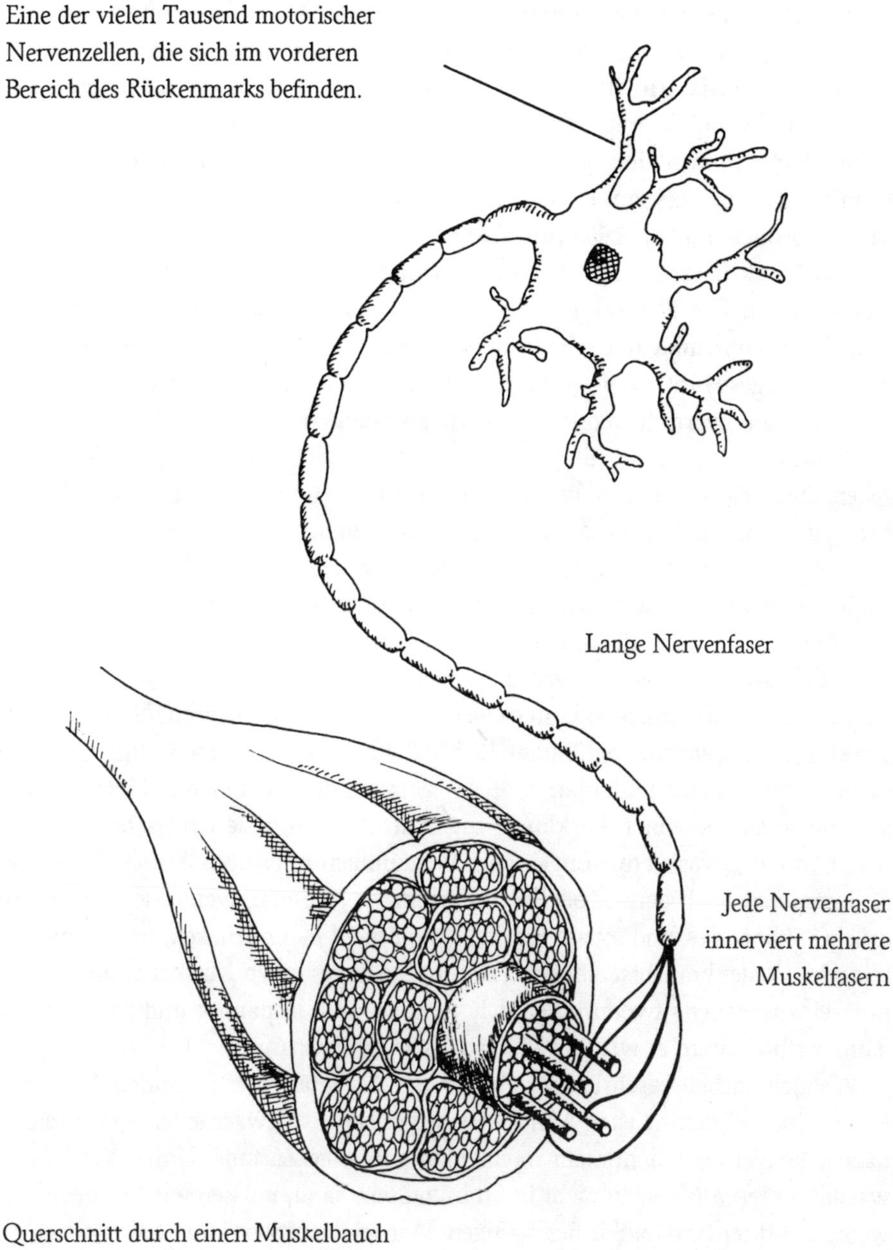

4.3 Eine motorische Einheit

Der Muskel kontrahiert aufgrund eines Reizes, der vom Nervensystem ausgeht. In dem zum zentralen Nervensystem gehörenden Rückenmark befinden sich Tausende von motorischen Nervenzellen. Jede dieser Nervenzellen ist durch eine lange Nervenfaser mit mehreren Muskelfasern verbunden (siehe Abb. 4.3).

Alle Muskelfasern, die mit einer Nervenzelle verbunden sind, reagieren gemeinsam, wenn ein Impuls durch die Nervenfaser geleitet wird. Die Reaktion ist eine kurze Kontraktion, wie ein Zucken. Wenn eine Muskelfaser kontrahiert, kann sie sich um bis zur Hälfte ihrer Länge verkürzen. Wenn Hunderte von Motoneuronen fünfzig Mal pro Sekunde einen Impuls übertragen und viele tausend Muskelfasern darauf reagieren, wird der Muskel als Ganzes angespannt und verkürzt. Die Kontraktion variiert je nachdem, wie viele Motoneuronen einen Impuls übermitteln. Deshalb kann der Muskel sehr angespannt und verkürzt, weniger angespannt oder weniger verkürzt sein, wobei je nach den vom Nervensystem übermittelten Impulsen viele Varianten möglich sind.

Wenn wir also beschließen, etwas zu tun, beispielsweise zu einem Regal zu gehen, einen Arm zu heben, um etwas in die Hand zu nehmen und es vom Regal herabzuholen, wird unser Beschluß, diese Bewegungen auszuführen, durch das Nervensystem an die Muskeln übermittelt. Wichtig ist hierbei, daß unsere Fähigkeit, unsere Muskeln durch Aktivität zu kontrollieren, darauf beschränkt ist, die Muskeln zu kontrahieren oder zu verkürzen. Wir können nichts *tun*, um Muskeln dazu zu bringen, länger zu werden.

Man könnte dies mit dem Unterschied zwischen einem Lichtschalter und einer Türklingel vergleichen. Bei einem Lichtschalter muß man etwas tun, um das Licht einzuschalten, und man muß etwas anderes tun, um das Licht wieder auszuschalten. Bei einer Türklingel tut man etwas, um sie einzuschalten, und man hört auf, etwas zu tun, um sie zum Verstummen zu bringen. Unsere Muskeln funktionieren nach dem Modell der Türklingel. Jedesmal, wenn Sie den Knopf drücken, klingelt es, und sobald Sie den Knopf nicht mehr drücken, hört es auf zu klingeln. Weiter brauchen Sie nichts zu tun. Einen gesunden Muskel braucht man nur »einzuschalten« (wodurch er sich verkürzt und anspannt), und sobald man damit aufhört, wird er wieder »ausgeschaltet« (er entspannt sich).

Was ich soeben beschrieben habe, ist die Aktivität eines gesunden Muskels. Leider sind bei den meisten Menschen, wenn sie das Erwachsenenalter erreicht haben, die Muskeln nicht mehr in einem so gesunden Zustand. Um zu verstehen, was mit unseren Muskeln nicht in Ordnung sein kann, müssen wir uns noch ein wenig mit ihrer Physiologie beschäftigen. Wie ich bereits erwähnt habe, bestehen Muskeln aus einem inneren und einem äußeren Teil. Die Muskelfaser, das Fleisch des Muskels, ist von einem äußeren Gewebesack umgeben (Abb. 4.4).

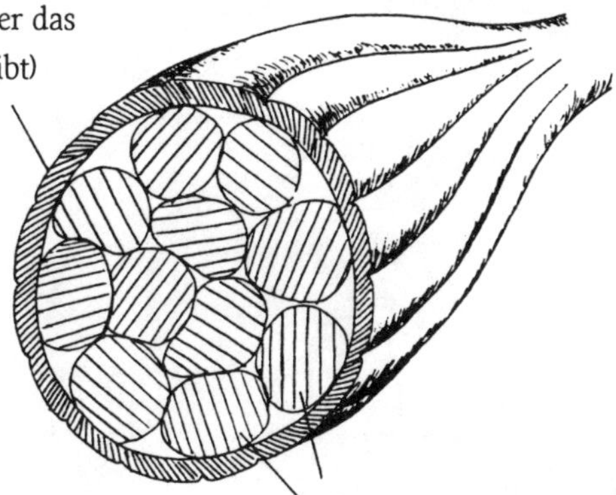

4.4 Innere und äußere Teile des Muskels

Das innere Muskelfleisch

Das Muskelfleisch ist der elastische Teil des Muskels, der kürzer oder länger werden und der angespannt oder entspannt werden kann. Durch diesen Teil des Muskels kann eine Bewegung entstehen. Viele Menschen halten Verkürzung und Anspannung eines Muskels für ein und dasselbe. Doch ist es durchaus möglich, einen Muskel anzuspannen, ohne daß es auch nur zur geringsten Bewegung kommt – also ohne daß es zu einer Verkürzung kommt. Ein Beispiel hierfür ist, daß jemand seinen Bizeps-Muskel anspannt, um seine Stärke zur Schau zu stellen. In diesem Fall wird der Muskel zwar tatsächlich angespannt, doch kommt es nicht zu einer Verkürzung. Das folgende Experiment soll dies verdeutlichen.

Verkürzung und Anspannung

Lassen Sie Ihren Arm auf entspannte Weise seitlich herabhängen. Legen Sie die Hand Ihres anderen Arms auf den Bizeps (siehe Abb. 4.5). Spüren Sie nun die Spannung, wenn Sie den Unterarm in die horizontale Position bringen, indem

Sie den Ellbogen beugen (Abb. 4.6). Suchen Sie nach einer Möglichkeit, wie Ihr Arm in dieser Position ruhen kann, und lassen Sie zu, daß der Muskel sich entspannt (Abb. 4.7).

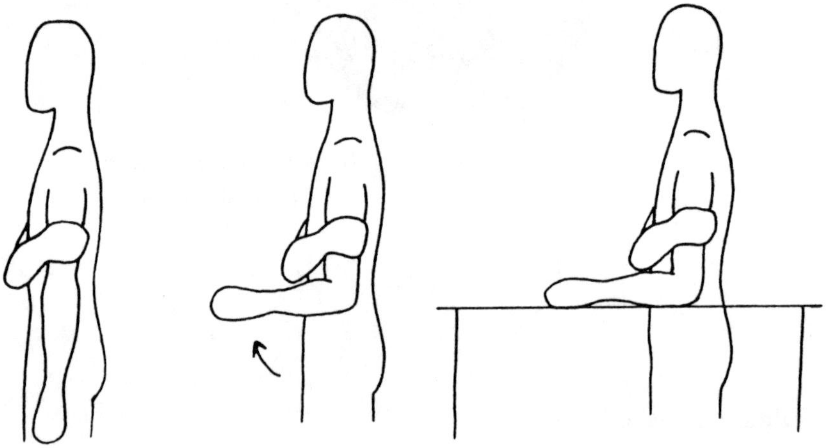

4.5 4.6 4.7

Auf diese Weise können Sie Ihren Arm bewegen, indem Sie die Bizeps-Muskeln verkürzen und anspannen, und dann können Sie den Bizeps-Muskel entspannen, obgleich sich der Muskel immer noch im verkürzten Zustand befindet.

Wiederholen Sie nun die obige Übung, und lassen Sie den Muskel diesmal so angestrengt wie möglich arbeiten, um den Unterarm zu heben, und halten Sie den Muskel so angespannt wie möglich, bevor Sie ihn wieder loslassen. Wiederholen Sie die Bewegung anschließend unter Aufwendung des absoluten Minimums an Muskelspannung für die gleiche Aktivität.

Ein Ziel der Alexander-Technik ist es, einen Spielraum im Muskelfleisch zu erzeugen, so daß die Muskeln nur das Minimum der notwendigen Anspannung und Verkürzung für jede Aktivität benötigen. Viele unter uns wenden in ihrem

Alltagsleben ein lächerlich großes Maß an Anspannung auf, um Handlungen auszuführen, die eigentlich nur einen sehr geringen Kraftaufwand erfordern. Ein gutes Beispiel hierfür ist das Schreiben mit der Hand. Wenn man bedenkt, wie leicht ein Stift oder ein Füllfederhalter ist und wie fein die Linien sind, die man damit zieht, so können die Verrenkungen, die Menschen oft mit ihrem ganzen Körper machen, wenn Sie etwas mit der Hand schreiben, ziemlich absurd erscheinen. Ein anderes Beispiel für diese Unverhältnismäßigkeit zwischen Aufwand und Wirkung ist oft zu beobachten, wenn Menschen ein Musikinstrument spielen. Bevor ich Unterricht in der Alexander-Technik nahm, hatte ich nach dem Üben auf dem Klavier jedesmal Schulterschmerzen. Nachdem ich gelernt hatte, meine Schultern zu entspannen, stellte ich fest, daß das Üben auf dem Klavier sogar wie eine feine Schultermassage wirkte und daß meine Schultern nach etwa fünfzehnminütigem Spielen oft infolge der Entspannung angenehm zu prickeln anfingen.

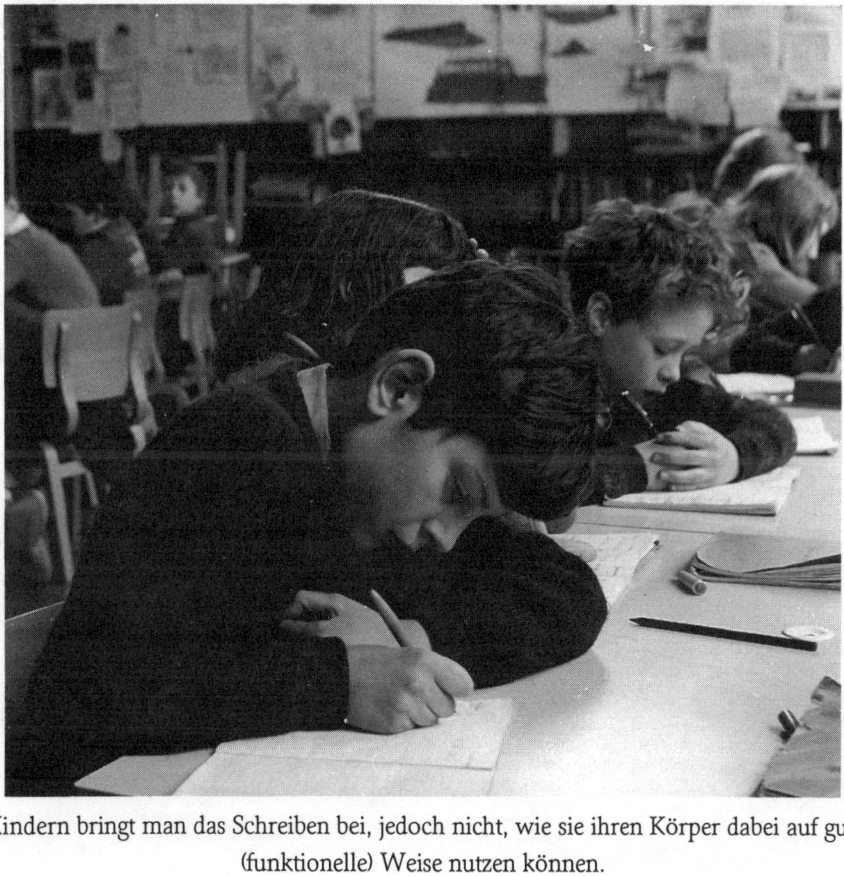

Kindern bringt man das Schreiben bei, jedoch nicht, wie sie ihren Körper dabei auf gute (funktionelle) Weise nutzen können.

Um also die Art zu verbessern, wie wir unseren Körper gebrauchen, müssen wir lernen, es dem Muskelgewebe zu ermöglichen, so entspannt wie möglich zu sein, ganz gleich, in welcher Situation wir uns befinden – ob wir beispielsweise im Garten umgraben, ob wir eine Rede halten, ob wir einen Brief schreiben oder ob wir uns hinlegen, um uns auszuruhen. Für jede dieser Tätigkeiten ist ein anderes Maß an Muskelspannung adäquat. Ein Problem, vor dem viele Menschen immer wieder stehen, ist, daß sie eine ziemlich anstrengende Tätigkeit ausführen, wie beispielsweise den Garten umzugraben, und daß sie danach nicht in der Lage sind, die von der Arbeit angespannten Muskeln wieder zu lockern, wenn sie sich einer anderen Aktivität zuwenden wie etwa zu essen oder ein Buch zu lesen. Für diese Aktivitäten ist jedoch das Maß an muskulärer Anspannung, das beim Graben benötigt wird, völlig inadäquat. Ein hohes Maß an muskulärer Spannung bauen wir oft auch auf, wenn wir uns in einer von emotionalem Streß geprägten Situation befinden und wenn wir große Angst haben. Es ist wichtig zu lernen, auch in solchen Situationen die Muskeln zu entspannen, denn wenn wir das nicht tun, wird die Angst habituell, und wir werden dann wahrscheinlich zu notorischen Schwarzsehern und Pessimisten, weil wir aufgrund der anhaltenden Muskelspannung permanent in einem Zustand der Angst verharren.

Der äußere Gewebesack, der den Muskel umgibt

Auch der äußere Gewebesack, der den Muskel umgibt (die Faszie), kann kürzer und länger werden, wenn das Muskelfleisch in ihm aktiv ist, doch hat er nicht die gleiche Elastizität wie das Muskelfleisch. Er ist eher formbar als elastisch, und er hat die Funktion, das Muskelfleisch zu stützen und zu schützen.

Wenn das Muskelfleisch chronisch verkürzt ist, wird auch das Fasziengewebe verkürzt, und irgendwann ist es dann nicht mehr in der Lage, sich zur vollen Länge des ursprünglichen gesunden Muskels auszudehnen. Das Fasziengewebe schrumpft so weit zusammen, daß es dem habituell verkürzten Muskelfleisch entspricht. Dadurch wird die Bewegungsfähigkeit eines Menschen sehr stark eingeschränkt.

Gesunde und kranke Muskeln

Eine ständige Neuanpassung der einzelnen Teile des Körpers, ohne daß es dabei zu übermäßiger physischer Anspannung kommt, ist sehr nützlich, wie die gute gesundheitliche Verfassung und die Langlebigkeit von Akrobaten zeigt. Es ist eine signifikante Tatsache, daß die Situation bei den Athleten genau entgegengesetzt ist. Dies zeigt, daß übermäßige muskuläre Anspannung der Gesundheit und Langlebigkeit nicht förderlich ist. (FMA, MSD)

Für die Gesundheit eines Muskels ist es wichtig, daß er ein großes Spektrum von Bewegungen erfährt, weil dadurch eine Verkürzung des ihn umgebenden Fasziengewebes verhindert wird. Außerdem ist wichtig, daß diese Bewegung mit einem Minimum an Verkürzung und einem Maximum an Entspannung im Muskelfleisch erfolgt. Wenn die Muskeln ständig übermäßig kontrahiert oder überdehnt und erschlafft sind, verliert das neuromuskuläre System seine Vitalität.

Ein gesunder Muskel ist in der Lage, sich bei Bedarf zu kontrahieren, und er entspannt sich, sobald dieser Bedarf nicht mehr besteht. Außerdem läßt er sich leicht verlängern, wenn er durch die Aktion (die Kontraktion) anderer Muskeln passiv gedehnt wird. Was ich hier hervorheben möchte, ist, daß unser Tun, unsere Aktivität das geeignete Mittel ist, um Muskelkontraktionen zu erzeugen, wogegen muskuläre Entspannung automatisch eintritt. Falls ein Muskel sich aus irgendwelchen Gründen nicht zu entspannen vermag, wird nichts, was wir *tun*, daran etwas ändern können. Um noch einmal zum Vergleich mit der Türklingel zurückzukehren: Bei einer Türklingel wäre die entsprechende Situation, daß der Klingelknopf steckenbleibt und die Klingel nicht mehr aufhört zu klingeln. Es gibt Möglichkeiten, bei chronisch verkürzten Muskeln eine Entspannung herbeizuführen, doch diese Methoden haben nicht das Geringste mit »Tun« gemeinsam.

Erforschen einiger Aktivitäten Ihrer Hand und Ihres Handgelenks

Ballen Sie Ihre Hand zur Faust zusammen. Sie haben mehrere Muskeln dazu veranlaßt, sich zu kontrahieren. Hören Sie nun auf, die Hand zusammenzuballen. Tun Sie aber auch nichts anderes wie beispielsweise die Hand öffnen. Hören Sie einfach auf, die Hand zusammenzuballen, und spüren Sie, wie die zuvor angespannten Muskeln sich entspannen. Wenn Sie nun Ihren Arm und

Ihre Hand herabhängen lassen, und Sie schwingen den Arm vorsichtig ein paar Sekunden lang herum, werden Sie einen Eindruck davon bekommen, wie sehr sich diese Muskeln infolge der Wirkung der Schwerkraft auf die Hand entspannen. Lassen Sie den Muskeln Zeit, sich zu entspannen, und beobachten Sie die bei diesem Prozeß auftretenden Empfindungen. Bei manchen Menschen ist die Hand währenddessen ziemlich geöffnet, bei anderen eher geschlossen. Letzteres zeigt ein gewisses Maß an chronischer Verkürzung dieser Muskeln an, was zur Folge hat, daß Sie nicht in der Lage sind, sie schnell und leicht zu dehnen und zu entspannen.

Wenn die Muskeln der geschlossenen Hand sich nicht automatisch lösen, sobald Sie den Arm und die Hand an der Seite Ihres Körpers herabhängen lassen, so beruht dies darauf, daß sie einer solch starken und anhaltenden Kontraktionsbelastung ausgesetzt waren, daß die Muskelkontraktion habituell geworden ist. Achten Sie einmal darauf, wie oft im Laufe eines Tages Sie die Faust ballen oder ob Sie viele Bewegungen mit starr zusammengekrümmten Fingern machen.

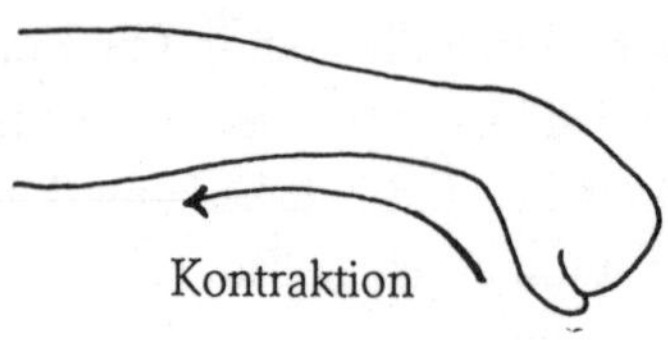

4.8

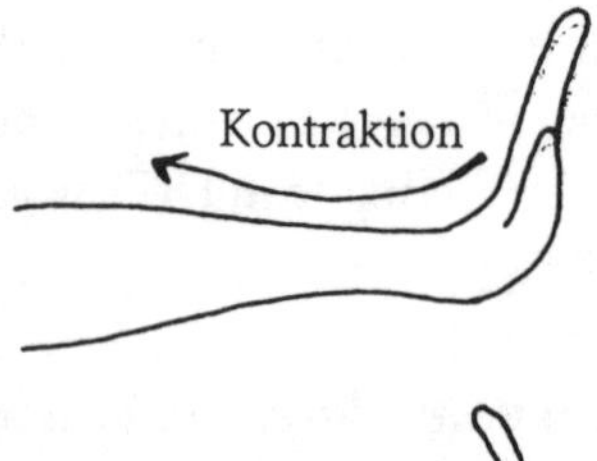

4.9

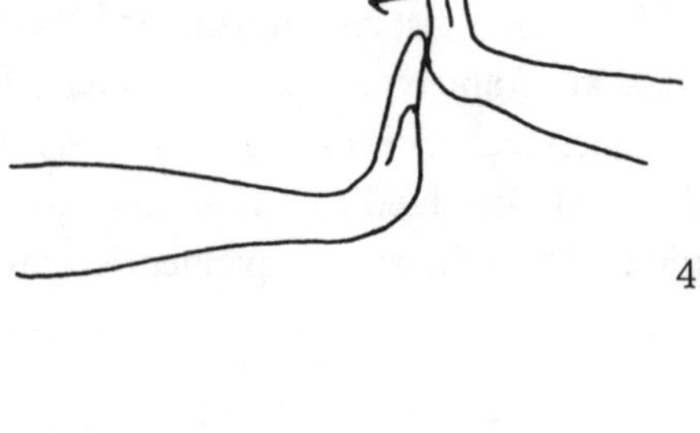

4.10

Biegen Sie nun die Hand nach hinten. Dazu müssen die entgegengesetzten Muskeln angespannt werden, wodurch die erste Muskelgruppe eine passive Dehnung erfährt (Abb. 4.8-4.10). Es müßte eigentlich möglich sein, die Hand so weit zurückzubiegen, daß sie fast im rechten Winkel zum Unterarm steht. Drücken Sie nun die Finger ein wenig nach hinten, so weit es geht, indem Sie mit der anderen Hand leichten Druck auf sie ausüben. Hören Sie schließlich auf, in dieser Weise Druck auszuüben, schauen Sie, in welche Position die Finger zurückkehren, und stellen Sie dann fest, wie sie reagieren, wenn Sie Arm und Hand wieder herabhängen lassen.

Wenn Sie die Finger bei zurückgebogener Hand geradehalten und dann loslassen, tritt kein Problem bei der Entspannung der Muskeln, die die Hand zurückgezogen hatten, auf, weil dies für die Hand keine habituelle Haltung oder Aktivität ist. Falls Sie nicht in der Lage waren, die Hand besonders weit zurückzubiegen, so liegt das höchstwahrscheinlich daran, daß Ihre chronisch verkürzten Muskeln dies nicht zulassen. Wenn die Muskeln auf diese Weise verkürzt werden, vermag nichts, was wir *tun* können, sie zu lockern. Deshalb können anstrengende Körperübungen bei einem Menschen, der keinen guten Muskeltonus hat, zu Muskelzerrungen und Überdehnung der Bänder führen, wie viele feststellen werden, wenn sie anfangen, irgendeine Art von Körpertraining zu praktizieren.

Muskelpaare stellen einen Zustand des Ausgleichs her

Wie Sie vielleicht anhand der obigen Übung festgestellt haben, haben wir eine Muskelgruppe, die die Hand zu einer Faust schließen kann, und eine andere Muskelgruppe, die die Hand öffnet. Außerdem benutzen wir die abwärtsziehende Schwerkraft, um Muskeln zu entspannen, beispielsweise wenn wir eine Hand herabhängen lassen.

Unsere Muskeln sind so im Körper angeordnet, daß jeder Muskel einen Gegenspieler hat: Eine Muskelgruppe führt eine bestimmte Aktivität aus – sie dreht beispielsweise den Arm nach innen –, eine andere ist für die entgegengesetzte Aktivität verantwortlich – sie dreht den Arm nach außen. Eine Muskelgruppe beugt das Bein am Kniegelenk, eine andere streckt es wieder. Die feinen Unterschiede in der Bewegung, die jeweils leicht veränderte Muskelbewegungen erfordern, machen dieses Wechselspiel zwischen verschiedenen Muskelgruppen zu einer hochkomplizierten Angelegenheit. Allgemein kann man jedoch sagen, daß unsere Muskeln in antagonistischen Gruppierungen organisiert sind.

Arbeit mit antagonistischen Muskelgruppen

Die folgenden Anweisungen sollten sehr vorsichtig ausgeführt werden. Sie sollen lediglich antagonistische Bewegungen veranschaulichen. Hören Sie sofort mit der jeweiligen Übung auf, wenn die dazu erforderlichen Bewegungen Schmerzen verursachen.

DER ARM

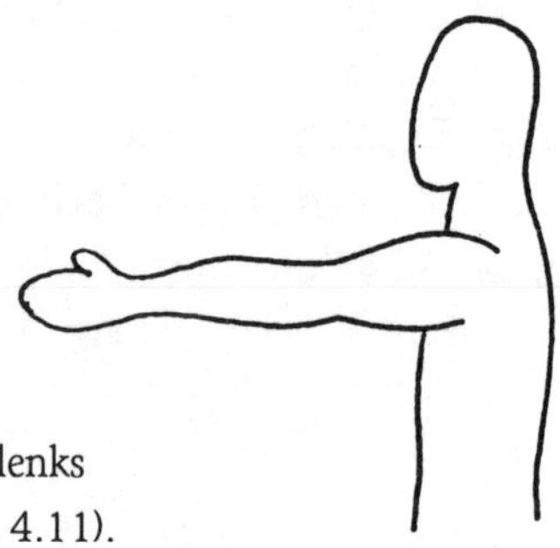

Halten Sie Ihren Arm ausgestreckt vor den Körper, so daß Sie die Bewegung der Hände, des Handgelenks und des Arms sehen können (Abb. 4.11).

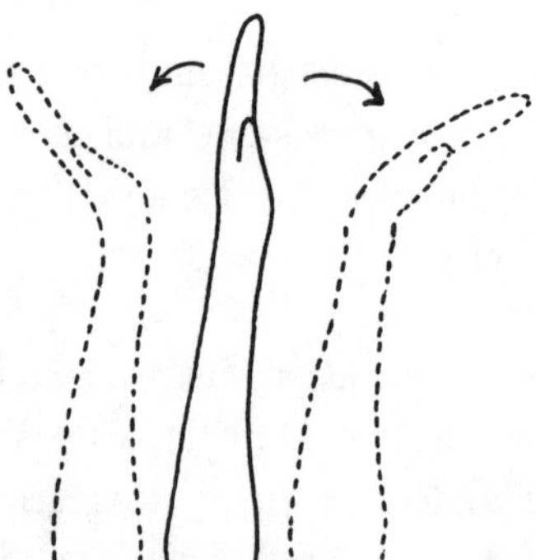

Beugen und strecken Sie das Handgelenk. (Abb. 4.12)

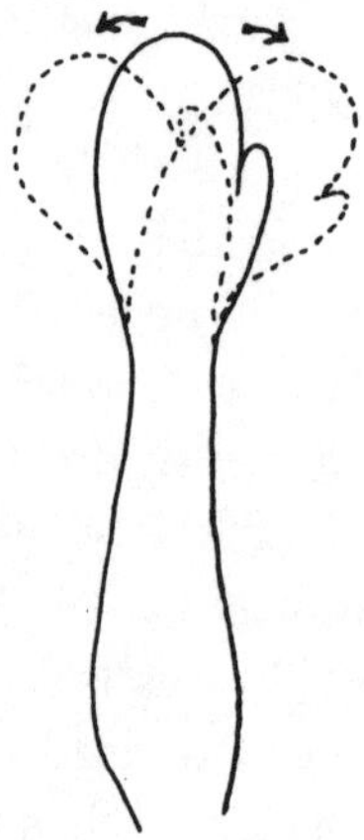

Bewegen Sie die Hand von einer Seite zur anderen (Abb. 4.13).

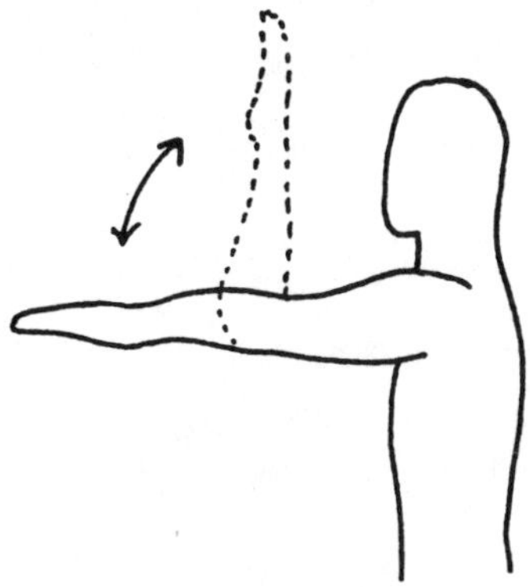

Bewegen Sie den Unterarm
vom Ellbogen aufwärts und
dann wieder abwärts (Abb. 4.14).

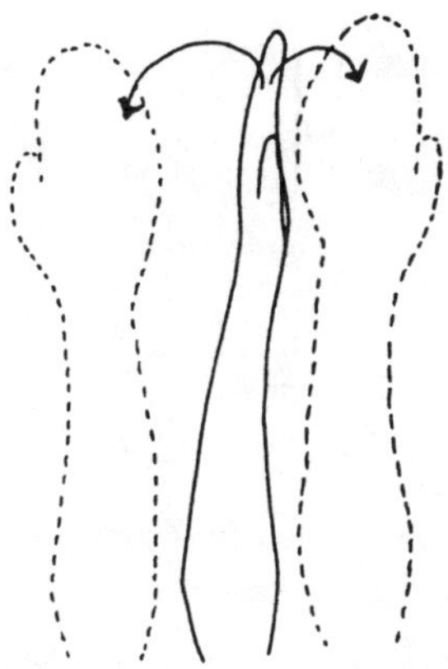

Drehen Sie den Unterarm
nach innen und anschließend
nach außen (Abb. 4.15).

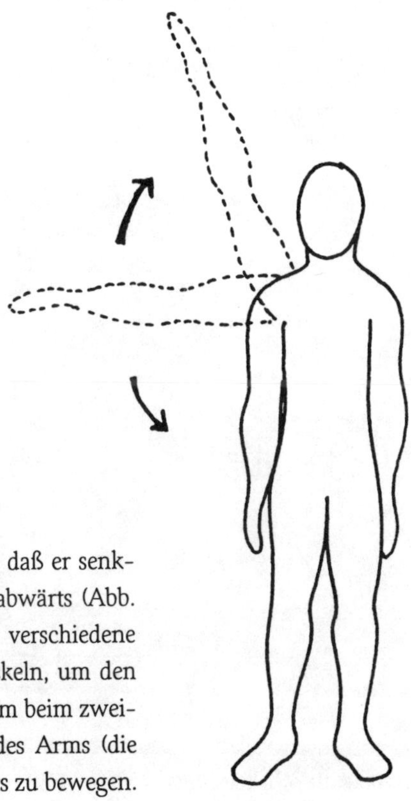

Bewegen Sie den ganzen Arm aufwärts, so daß er senkrecht über Ihrem Rumpf steht, und dann abwärts (Abb. 4.16). Führen Sie diese Übung auf zwei verschiedene Weisen aus. Benutzen Sie zuerst Ihre Muskeln, um den Arm herabzuführen, und lassen Sie den Arm beim zweiten Mal fallen, so daß Sie das Gewicht des Arms (die Schwerkraft) benutzen, um den Arm abwärts zu bewegen.

Drehen Sie den ganzen Arm von der Schulter aus nach innen und anschließend nach außen (Abb. 4.17).

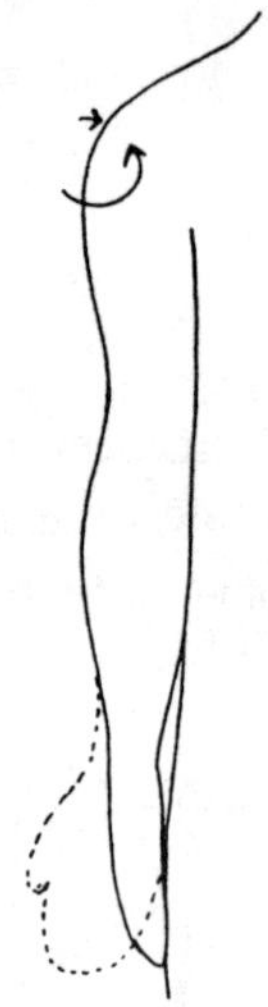

DIE WIRBELSÄULE

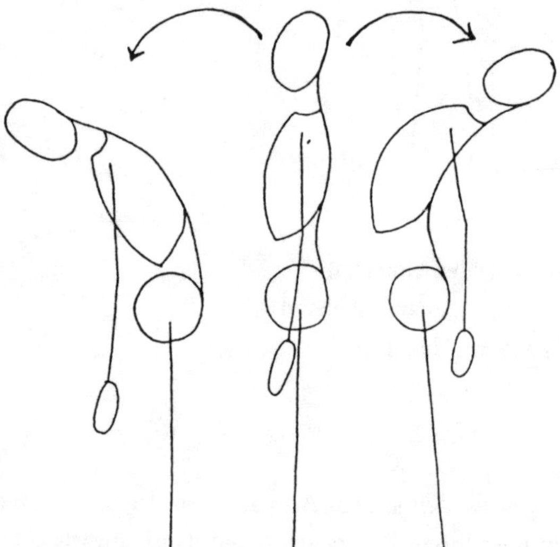

Beugen Sie die Wirbelsäule nach vorn und nach hinten (Abb. 4.18).

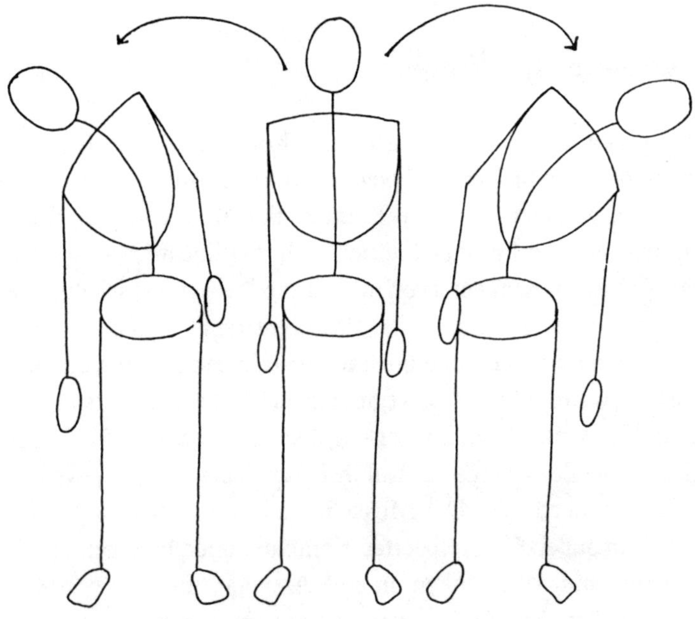

Beugen Sie die Wirbelsäule nach links und anschließend nach rechts (Abb. 4.19).

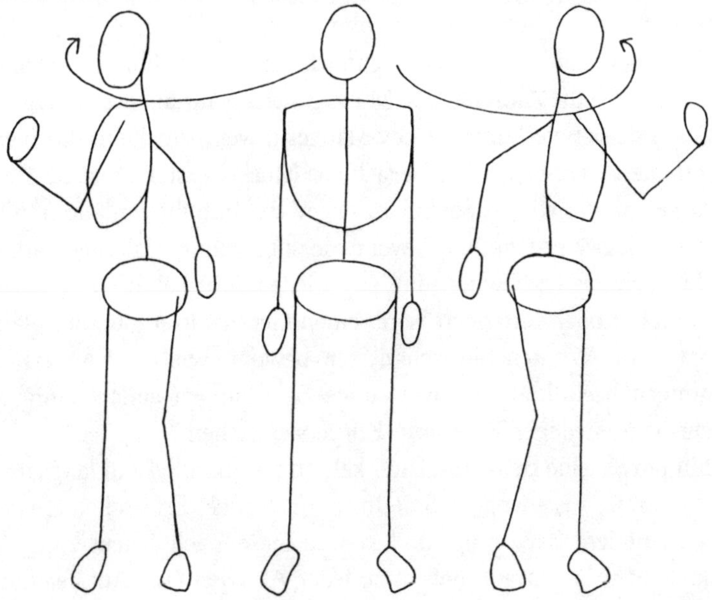

Drehen Sie Kopf und Körper zunächst im Uhrzeigersinn und anschließend im Gegenuhrzeigersinn, so daß die Wirbelsäule gedreht wird (Abb. 4.20).

Der ganze Körper

Bereiten Sie sich darauf vor, den gesamten Körper auf verschiedene Weise zu bewegen, und achten Sie darauf, wie diese unterschiedlichen Arten von Bewegungen in ihren verschiedenen Kombinationen alle unsere Bewegungen möglich machen. Beschränken Sie sich nicht auf lineare Bewegungen. Wenn sich unsere Muskeln vom embryonalen Zustand weiterentwickeln, wachsen sie spiralförmig, nicht in geraden Linien, und ebenso sind auch unsere Bewegungsmuster von Natur aus eher dreidimensional als linear. Es kann sehr einschränkend wirken, wenn wir uns Bewegung zweidimensional vorstellen; dadurch entsteht die Tendenz zu »militärisch-rigiden« Bewegungen. Natürlicher ist es, dreidimensionale Bewegungen auszuführen, zu denen es auch jeweils entgegengesetzte Bewegungen gibt. Die Muskeln sind sehr anpassungsfähig, und sie können sich in äußerst komplizierten Kombinationen bewegen, derer wir uns kaum bewußt sind. Wir denken an eine Aktivität, und wie von Zauberhand bewegen sich die Muskeln in einer bestimmten Kombination, wodurch die gewünschten Bewegungen mehr oder weniger perfekt ausgeführt werden.

Bewegen Sie sich sehr langsam, und versuchen Sie, sich all der Muskeln bewußt zu sein, die an den Bewegungen, die Sie ausführen, beteiligt sind. Visualisieren Sie die Aktivität der Muskelfasern während des Bewegungsprozesses, wie sie sich verkürzen und verlängern, wenn sie durch das Nervensystem stimuliert werden. Stellen Sie sich das Muskelfleisch mit seiner Elastizität und Stärke vor, das vom äußeren Fasziengewebe umhüllt wird. Spüren Sie, wie dieser Gewebesack gedehnt wird, wenn Sie ungewohnte Haltungen annehmen. Seien Sie sich dessen bewußt, daß es zu jedem Muskel, der auf diese Weise passiv gedehnt oder verlängert wird, einen Gegenspieler gibt, der gleichzeitig verkürzt wird. Werden Sie sich dessen bewußt, wie die Schwerkraft Ihre Bewegungen beeinflußt und wie einige Bewegungen einfach aufgrund des Gewichts verschiedener Teile Ihres Körpers entstehen.

Vollführen Sie eine Bewegung, und kehren Sie anschließend langsam wieder in eine zentrale, ausgewogene Standposition zurück. Erforschen Sie anschließend eine andere Bewegung, und kehren Sie danach erneut zum Zentrum zurück. Achten Sie darauf, daß es zu jeder Aktivität eine Ausgleichsaktivität gibt. Eine Bewegung nach außen wird durch eine Bewegung nach innen ausgeglichen; eine Drehung in eine Richtung wird durch eine Drehung in die Gegenrichtung ausgeglichen. Versuchen Sie festzustellen, wie viele verschiedene

Paare von Muskelaktivitäten Sie entdecken können. Bewegen Sie sich bei dieser Untersuchung sehr langsam, und versuchen Sie, sich bewußt zu machen, welche Muskeln dabei eine Rolle spielen. Sie werden wahrscheinlich feststellen, daß einige Aktivitäten leichter auszuführen sind als die ihnen entgegengesetzten, und auf diese Weise können Sie sich bestimmte Ungleichgewichtszustände zu Bewußtsein bringen. Diese können für Sie persönlich typisch sein (beispielsweise könnte es sein, daß es Ihnen leichter fällt, die linke Seite zu beugen als die rechte Seite), oder es kann sich um einen eher allgemein verbreiteten Ungleichgewichtszustand handeln, beispielsweise daß die Wirbelsäule häufiger nach vorn als nach hinten gebogen ist. Bewegen Sie Ihren ganzen Körper, und erforschen Sie alle Bewegungsmöglichkeiten Ihrer Beine und Arme, des Kopfs, des Halses und Nackens sowie des Rumpfes.

Der Anti-Schwerkraft-Mechanismus

Unsere Muskeln sind so organisiert, daß durch ihr Zusammenwirken mit ihren Gegenspielern ein Gleichgewichtszustand entsteht. Der zweite wichtige Faktor, der bei der Schaffung eines Gleichgewichts eine Rolle spielt, ist die Wirkung der Schwerkraft. Wir stellen uns die Schwerkraft gewöhnlich als eine abwärtsgerichtete Kraft vor, die uns zusammendrückt, und das ist leider auch nur zu oft der Fall. Doch gibt es abgesehen davon auch Reflexe und Mechanismen in der Körperstruktur, die die abwärtsgerichtete Tendenz der Schwerkraft nutzen können, um den Körper in der Aufwärtsrichtung zu verlängern und zu stärken. Ein offensichtliches Beispiel hierfür sind unsere Füße. Der Druck unseres Körpergewichts nach unten, der durch unsere Füße verläuft, erzeugt eine ebensostarke entgegengesetzte, aufwärtsgerichtete Kraft, die durch unseren Körper hindurchgeht. Diese können wir benutzen, um die Stabilität unserer aufrechten Haltung zu erhalten.

Der wichtigste dieser Mechanismen wirkt in den Muskeln, die die Nackenwirbel mit dem Kopf verbinden. Deren primäre Funktion ist es, den Kopf auf der Wirbelsäule zu balancieren, weil er aufgrund der Schwerkraft von Natur aus nach vorn fällt. Wenn Sie alle Nackenmuskeln entspannen, fällt der Kopf nach vorn auf die Brust, was eine Dehnung und Verlängerung der Nackenmuskeln zur Folge hat (Abb. 4.21). Es ist möglich, eine Situation zu schaffen, in welcher der Kopf auf dem Hals »balanciert«; dies bewirkt, daß die Halsmuskeln ganz leicht gedehnt werden. Dabei wird das Gewicht des Kopfs durch winzige Bewegungen der Halsmuskulatur gehalten, was zur Folge hat, daß jede winzige Veränderung der Position des Kopfs auf der Wirbelsäule die Hals- und Rückenmuskulatur ganz leicht massiert.

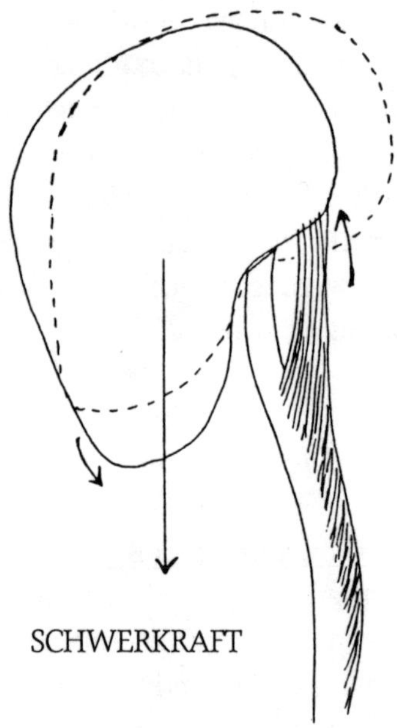

4.21 Wenn die Nackenmuskeln sich entspannen, fällt der Kopf nach vorn

So können wir die Schwerkraft benutzen, um den Tonus und die Flexibilität dieser Muskeln zu stärken. Diese feinen Lockerungen lösen ihrerseits andere Anti-Schwerkraft-Reflexe im gesamten Körper aus, und diese Mechanismen sind von grundlegender Bedeutung für das Gleichgewicht des gesamten Körpers. Da bei den meisten Menschen diese Mechanismen in schwerwiegender Weise gestört sind, ist der vielleicht wichtigste Teil des Lernprozesses in der Alexander-Technik, die einwandfreie Funktion dieser feinen Mechanismen zu restaurieren. Ich werde zu diesem Thema mehr im Kapitel »Die primäre Freiheit« sagen.

Wir halten in der Körpermuskulatur nach einer Qualität des antagonistischen Fließens Ausschau, die sich in einer ausgeglichenen Muskulatur als Vitalität des Gewebes manifestiert, da sich die Muskelgruppen gegenseitig durch große und sehr feine Anpassungen im Gleichgewicht halten. In der vorigen Übung haben Sie Ihren Körper große Bewegungen vollführen lassen, durch die es in einer bestimmten

Muskelgruppe zu starken Verlängerungen und in anderen zu starken Verkürzungen gekommen ist. Doch selbst jetzt, während Sie relativ ruhig dasitzen und dieses Buch lesen, befinden sich Ihre Muskeln in einem Zustand des Wechselspiels, durch welches ein allgemeines Gleichgewicht aufrechterhalten wird. Jede Bewegung Ihres Kopfes erfordert in der Hals- und Rumpfmuskulatur winzige Anpassungen. Wenn sich die Muskeln im Zustand des Gleichgewichts befinden, und es besteht ein guter antagonistischer Fluß zwischen einander entgegengesetzten Muskelgruppen im gesamten Körper, so hat der Körper einen guten Muskeltonus. Dies wird körperlich als ein Gefühl des Wohlbefindens, des inneren Gleichgewichts und der allgemeinen Vitalität erfahren.

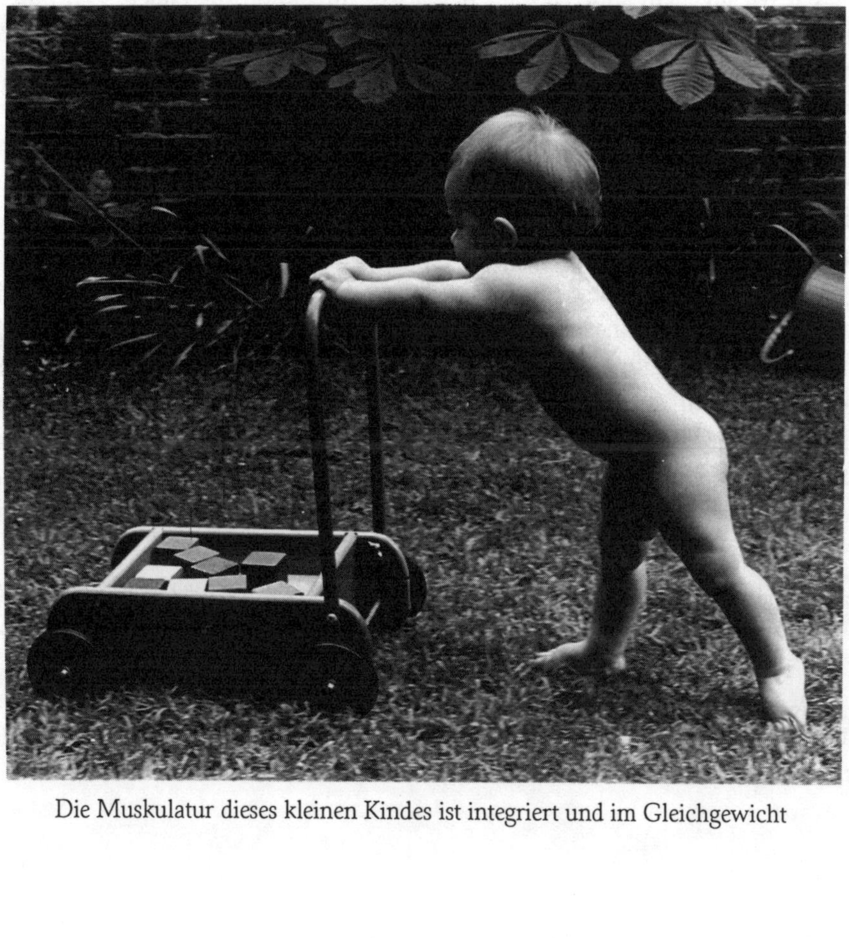

Die Muskulatur dieses kleinen Kindes ist integriert und im Gleichgewicht

Muskuläre Ungleichgewichtszustände

Ungleichgewichtszustände entstehen auf zwei verschiedene Weisen. Manchmal wird eine Muskelgruppe chronisch verkürzt, und die entgegengesetzte hat die Tendenz zu erschlaffen. Es kann aber auch sein, daß alle Muskeln zu stark angespannt und kontrahiert sind – eine allgemeine Verfestigung, die zur Folge hat, daß die äußeren Muskelumhüllungen starr werden und die Bewegungsfähigkeit immer stärker eingeschränkt wird. Wenn das Muskelgewebe chronisch verkürzt ist, liegt das Problem nie in den Muskelfasern, sondern im Nervensystem. Aus bestimmten Gründen senden wir Impulse zur Verkürzung der Muskeln in einem wesentlich stärkeren Maße aus, als tatsächlich nötig wäre. Unser Finger befindet sich ständig am Knopf der Türklingel, und um diesen Zustand zu verändern, müssen wir uns dem anderen Ende dieser Kettenreaktion zuwenden. Wir müssen das Problem im Geist angehen, nicht im Körper. Oder, genauer gesagt, wir müssen uns damit beschäftigen, auf welche Weise unser Geisteszustand die körperlichen Probleme erzeugt, denn wie die Experimente, die Alexander gemacht hat, zeigen, ist es aufgrund der Einheit, die Muskeln und Nervensystem bilden, unmöglich, Geist und Körper getrennt zu betrachten. Sie sind die beiden Seiten der gleichen Münze oder der gleichen psychophysischen Einheit, wie Alexander es formuliert hat.

Wenn ein Mensch ohne Rückenstütze sitzt oder wenn er auf ausgewogene Weise steht, erfordert schon eine leichte Kopfbewegung winzige Anpassungen in der Hals- und Rumpfmuskulatur, damit der Körper seine Position beibehalten kann. Wenn die Muskeln auf der Vorder- und Rückseite des Körpers sich im Zustand des Gleichgewichts befinden, wirken solche Anpassungen wie eine sehr sanfte Körperübung, die die Muskelaktivität und den Muskeltonus erhält (Abb. 4.22). Wirken die Muskeln jedoch nicht auf ausgewogene Weise zusammen, so kann dies ermüden.

Wenn ein Mensch beim Sitzen in sich zusammensinkt, vermag sein Körper diese feinen Anpassungen nicht mehr vorzunehmen. Die Muskeln, die das Becken mit den Rippen und mit dem Schlüsselbein verbinden, sind dauerhaft kontrahiert, wohingegen die Muskeln des Rückens erschlaffen oder überdehnt sind. Wenn diese Situation chronisch wird, entstehen eine schwache Rückenmuskulatur und runde Schultern (siehe Abb. 4.23).

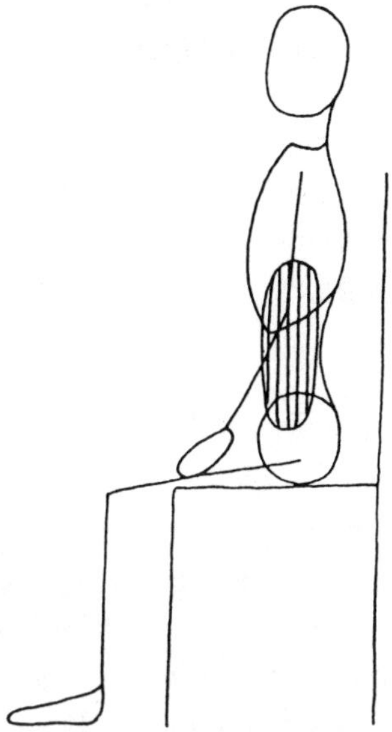

4.22 Selbstsichere Sitzhaltung

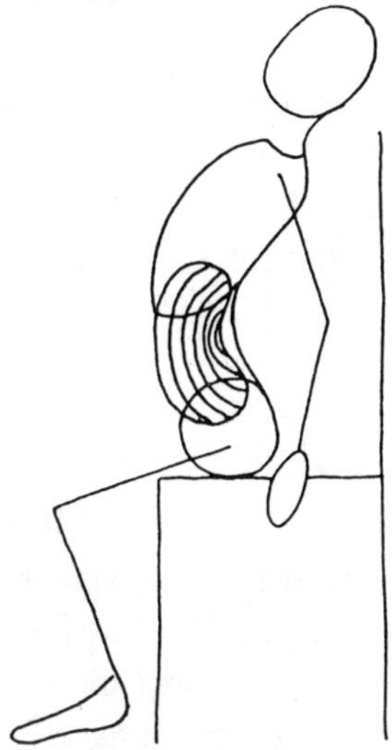

4.24 Starres »Geradesitzen«

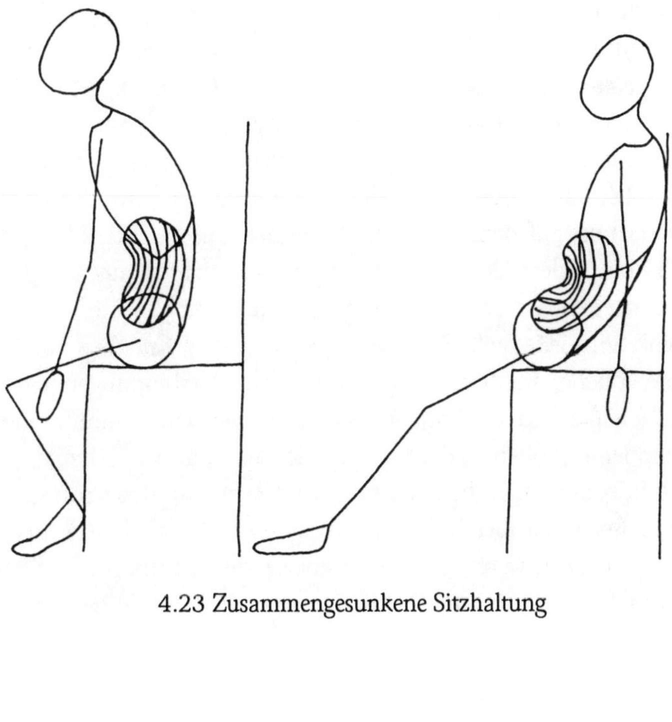

4.23 Zusammengesunkene Sitzhaltung

Wenn dieses In-Sich-Zusammensinken bei einer Person Gewohnheit geworden ist, so ist sie nicht in der Lage, die Bauchmuskulatur zu verlängern und zu entspannen, weil das Muskelgewebe durch die dauernde Verkürzung kontrakt geworden ist.

Die umgekehrte Situation tritt ein, wenn ein Mensch sich sehr darum bemüht, »gerade zu sitzen«. In solchen Fällen entsteht ein Ungleichgewichtszustand, weil die Rückenmuskeln unverhältnismäßig stark kontrahiert werden und weil die Spannung im gesamten Körper zu groß ist (Abb. 4.24).

Das kinästhetische Gefühl

Bisher haben wir uns damit beschäftigt, wie im Körper eine Bewegung entsteht – mit dem Muskel- und Nervensystem. Dieses System erklärt, wie Bewegungen zustandekommen. Um das Bild abzurunden, müssen wir verstehen, wie Gehirn und Nervensystem über diese Bewegung informiert werden, wie das kinästhetische Gefühl entsteht. Außer der Stimulation und Hemmung der Bewegung durch die Motoneuronen gibt es noch ein Feedback-System, so daß Gehirn und Nervensystem ständig über die Aktivität des Körpers informiert werden und jeweils die Reiz-Hemmungs-Mechanismen dementsprechend anpassen können.

Ebenso wie sich in jeder Muskelfaser Nervenendigungen befinden, die Stimuli vom Nervensystem empfangen, gibt es auch Nervenendigungen, die sensorische Information zum zentralen Nervensystem übermitteln. Diese werden sensorische Rezeptoren genannt, und sie befinden sich in den Gelenken, Muskeln und Sehnen. Sie reagieren auf jede Bewegung, Dehnung oder Kontraktion, indem sie diese Information an die sensorischen Nervenzellen weiterleiten, die sich im Rückenmark befinden. Von dort wird die Information zum Gehirn übermittelt. Der Mechanismus, auf dem die Funktion dieser sensorischen Neuronen beruht, ist ziemlich kompliziert, doch für unsere Zwecke reicht es aus, das grundlegende Prinzip zu verstehen, auf dem ihre Funktion beruht (Abb. 4.25).

Als Gelenk wird jede Stelle bezeichnet, an dem zwei Knochen aufeinandertreffen. Körperbereiche, in denen sich viele solche Verbindungen befinden, sind Hals, Handgelenke und Fußknöchel. Zwischen den vielen empfindlichen Halswirbeln befinden sich viele Gelenke. Je größer die Zahl der Gelenke, um so mehr sensorische Information steht potentiell zur Verfügung. Insbesondere der Halsbereich ist äußerst sensibel für jede Bewegung im restlichen Körper, falls die Muskulatur in diesem Bereich nicht zu angespannt ist und die Gelenke erstarrt und nicht in der Lage sind, sensibel und empfindlich auf Bewegungen von Kopf

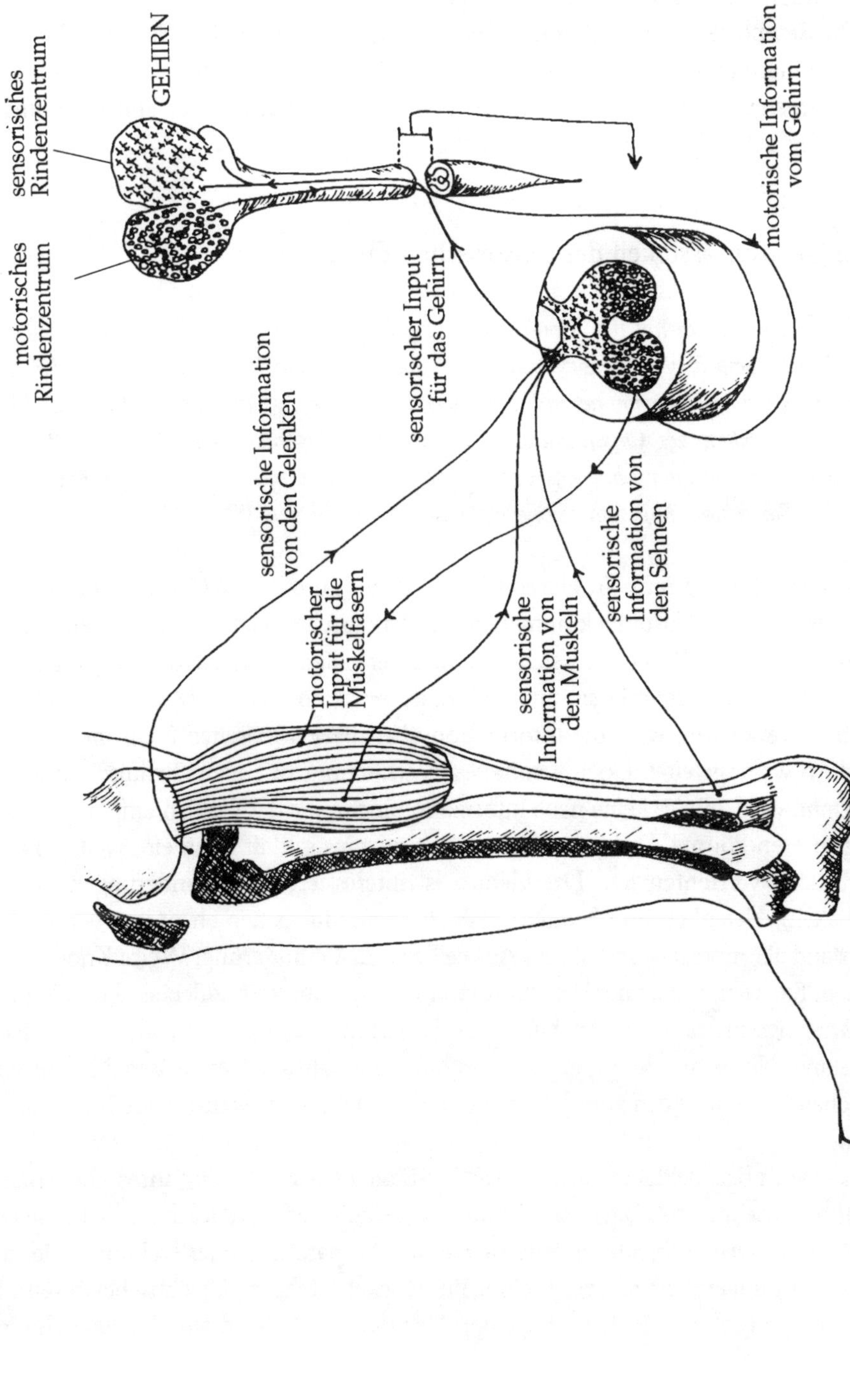

4.25 Motorische und sensorische Feedback-Systeme

und Körper zu reagieren. Wenn der Halsbereich erstarrt ist, so empfangen wir wesentlich weniger sensorische Informationen.

Die Rezeptoren in den Gelenken, Sehnen und Muskeln bilden die Grundlage für unser kinästhetisches Gefühl. Außerdem verfügen wir über einen Gleichgewichtsmechanismus, der sich im Innenohr befindet, und auch dieser spielt für unser kinästhetisches Gewahrsein eine wichtige Rolle.

Die Unzuverlässigkeit der sensorischen Einschätzung

> *Doch wie ist es mit der Monotonie im psychophysischen Selbst der menschlichen Kreatur bestellt, eine Monotonie, die durch das allmähliche Schwinden jener Empfindungen entsteht, die mit neuen Erfahrungen einhergehen, welche das Wachstum und die Mobilität des Organismus seit seiner Geburt begleiten? Dies ist in der Tat Monotonie in ihrer schädlichsten Form, denn sie ist verbunden mit einer zunehmenden Stagnation im gesamten psychophysischen Organismus.* (FMA, CCC)

Ich hoffe, daß Sie nun ein klareres Bild von der Funktionsweise der Muskeln im Körper und vom Zustandekommen des kinästhetischen Gefühls gewonnen haben. Deshalb wird es Ihnen nun sicherlich leichter fallen zu verstehen, warum dieses Empfinden so unzuverlässig und fehlerhaft sein kann. Wenn Muskeln anfangen, sich zu verkürzen, wird die Information über die sensorischen Neuronen an das Gehirn weitergeleitet. Doch wenn diese Verkürzung zu einem chronisch fixierten Zustand wird, gibt es keine neue Information mehr, die das Gehirn empfangen und registrieren könnte. Der sensorische Mechanismus schläft dann ein, weil er keine Arbeit zu verrichten hat. Das Gehirn ist interessiert an Veränderungen in den Muskeln, Gelenken und Sehnen; deshalb empfindet es den chronisch verkürzten Zustand als »normal« und als ein Ausbleiben von Veränderung. Wenn Knochen in einem fixierten, unharmonischen Zustand miteinander verbunden sind und keinen Bewegungsspielraum mehr haben, registriert das Gehirn dies als »normalen« Zustand. Nur wenn Bewegung und Veränderung stattfindet, erwachen die neurologischen Verbindungen zum Leben und übermitteln dem Gehirn neue Informationen.

Gewöhnlich beklagen sich Alexander-Studenten zu Anfang ihres Unterrichts darüber, wie merkwürdig es sich anfühlt, wenn die verkürzten Muskeln anfangen, sich zu lockern. Subjektiv mögen sie dies als Anspannung oder Dehnung oder als irgendein anderes neuartiges Gefühl im Muskel erfahren. Objektiv bewirken die Veränderungen im Muskel infolge der Alexander-Arbeit jedoch, daß dem Gehirn neues sensorisches Feedback übermittelt wird. Die sensorischen Mechanismen erwachen wieder, und das kann sich anfangs sehr merkwürdig anfühlen. Sie spüren die Muskeln nun plötzlich, wohingegen sie sie zuvor überhaupt nicht gespürt hatten, obgleich sie sehr angespannt und verkürzt waren. Die Alexander-Arbeit kann Unmengen von neuen Informationen produzieren, die sehr angenehm sein, aber auch als so merkwürdig empfunden werden können, daß die Studenten Schwierigkeiten haben, sie alle zu assimilieren, insbesondere weil diese Informationen zunächst nicht zuverlässig sind.

Um auf ein Beispiel zurückzukommen, das ich schon in einem früheren Kapitel angeführt habe: Wenn die Beweglichkeit der Halswirbel untereinander nachgelassen hat und die Muskeln so stark kontrahiert sind, daß der Hals chronisch leicht nach rechts geneigt ist, gewöhnt sich das Gehirn an diesen Zustand, und diese Position wird fortan als »richtig« empfunden. Wird diese Haltung korrigiert, so erhält das Gehirn eine Information über eine Bewegung des Halses nach links. Das braucht keineswegs zu bedeuten, daß der Hals nun nach links geneigt ist. Vielmehr fühlt sich dies für die Betreffenden wahrscheinlich nur so an, weil der Hals aus seiner Erstarrung in einer leicht rechtslastigen Position befreit worden ist und sich infolgedessen die Muskeln im Halsbereich ein wenig merkwürdig anfühlen, weil sie sich gerade erst zu lockern beginnen.

Wenn eine Studentin sich länger mit der Alexander-Technik beschäftigt, werden die Fixierungen und chronischen Verkürzungen der Muskulatur im Laufe der Zeit immer geringer werden. Die Muskeln können sich freier und auf eine harmonischere Weise bewegen, die Gelenke erlangen mehr Beweglichkeit, und die Wahrscheinlichkeit, daß sie in Ungleichgewichtszuständen erstarren, wird geringer. Die Folge von alldem ist, daß die Information der Rezeptoren reichhaltiger und lebendiger und allmählich auch zuverlässiger wird, bis schließlich das, was sich *richtig anfühlt,* auch tatsächlich *richtig ist.* Nur durch diesen allmählichen Veränderungsprozeß kann das sensorische System seine volle Funktionsfähigkeit wiedererlangen.

Wenn der sensorische Mechanismus sensibilisiert wird, verändert sich die Art, wie ein Mensch sich selbst erfährt, in starkem Maße. Er oder sie hat dann das Gefühl, stärker mit dem eigenen Körper in Kontakt und lebendiger zu sein. Die Sensibilität wird gesteigert, und dies hat zur Folge, daß die betreffende Person, wenn sie etwas tut, was ihren Körper unter Anspannung setzt, dies schon früh merkt und die Situation verändern kann, bevor sie sich zu einem schwerwiegenden Problem entwickelt. Wenn sie beispielsweise in sich zusammensinken würde, so würde sie sich in dieser Position innerhalb kürzester Zeit unwohl fühlen. Der Bauchbereich würde sich unangenehm zusammengedrückt anfühlen, und der Rücken auseinandergezerrt.

Viele Menschen wenden sich der Alexander-Technik zu, weil sie unter Rückenschmerzen leiden. Wenn die Ursache solcher Schmerzen ein falscher Gebrauch des eigenen Körpers ist, so verschwinden diese Schmerzen im Laufe der Arbeit, sobald die Betroffenen gelernt haben, die Möglichkeiten des eigenen Körpers auf eine funktionalere Weise zu nutzen. Machen sie jedoch erneut auf falsche Weise Gebrauch von ihren Möglichkeiten, werden sie vielleicht bei Aktivitäten, die den Rücken belasten – wie Umgraben im Garten –, wenn sie diese nicht vorsichtig ausführen, frühzeitig Warnsignale vom Rücken empfangen, weil ihr sensorischer Mechanismus zuverlässiger geworden ist. Dieser wird die betreffende Aktivität dann als Anspannung erleben, und wenn sie dies spüren, wissen sie, daß sie sich um einen besseren Gebrauch ihrer selbst bemühen oder die Tätigkeit, die das Problem hervorruft, beenden müssen. Wenn die Arbeit ihres sensorischen Apparats zuverlässiger geworden ist und sie sich ihrer selbst bewußter sind, werden sie solche frühen Warnsignale nicht ignorieren, und dadurch werden viele Schmerzen erst gar nicht entstehen.

Körper-Geist-Einheit

Aus der vorangegangenen anatomischen Erklärung des neuromuskulären Systems müßte klar geworden sein, daß es unmöglich ist, etwas über Muskeln auszusagen, ohne das Nervensystem mit einzubeziehen. Die motorische Einheit, die aus der Nervenfaser und dem von ihr innervierten Bündel von Muskelfasern besteht, umfaßt neurologische und physiologische Tatsachen. Und dies gilt auch für die sensorische Einheit, die aus dem Rezeptor und den sensorischen Neuronen besteht. Sie sind untrennbare Teile eines Ganzen und bilden die Grundlage für die Anschauung, daß wir Geist und Körper heute nicht mehr auf die Weise voneinander trennen können, wie ein Teil der Menschheit es Tausende von Jahren lang versucht hat. Unsere gesamte Kultur, unsere Sprache und unsere Wahrnehmungsgewohnheiten werden von Annahmen Platos und seiner Vorgänger beeinflußt, die besagen, daß Geist und Körper separate Einheiten sind. Heute setzt sich in vielen Bereichen – von der theoretischen Physik bis hin zur Psychoanalyse – zunehmend die Erkenntnis durch, daß diese Postulate nicht mehr aufrechtzuerhalten sind und daß wir ein ganzheitlicheres Verständnis unserer selbst und des Universums entwickeln müssen. Alexander war einer der ersten, die diesen inneren Widerspruch erkannt haben, der alle Bereiche unserer westlichen Gesellschaft beeinflußt, und er hat als einer der ersten angefangen, das Konzept der »psychophysischen Einheit« zu entwickeln, der absoluten Untrennbarkeit von Geist und Körper.

Ich will damit keineswegs sagen, daß das Nervensystem das exakte Äquivalent des Geistes ist, sondern lediglich, daß unsere Gedanken unsere Muskeln und unsere Muskeln unsere Gedanken auf eine sehr tiefgreifende und wirkungsvolle Weise beeinflussen. Praktisch bedeutet dies, daß in dem Augenblick, in dem Sie denken, Sie fühlen sich angespannt, Ihre Muskeln reagieren, indem sie sich noch stärker zusammenziehen; umgekehrt lockert sich Ihre Schultermuskulatur und verringert ihre Kontraktion, wenn Sie visualisieren, daß Ihre Schultern sich entspannen. Außerdem bedeutet dies, daß es auch zu einer entsprechenden »Lockerung« auf geistiger Ebene kommt, wenn Ihr Körper sich beispielsweise im Verlauf einer Alexander-Behandlung lockert. Einer der häufigsten Kommentare von Studenten der Alexander-Methode ist, daß sie sich aufgrund der Arbeit geistig und emotional ruhiger fühlen, und diese Aussage steht in direkter Beziehung zum Grad der Muskelspannung in ihrem Körper.

Die starke Verbindung zwischen Geist und Körper zu sehen ist relativ offensichtlich, wenn wir uns Extrembeispiele vor Augen führen. Bei einem Menschen, der sich viele Sorgen macht und der geistig und emotional überaktiv ist, treten gewöhnlich auch starke Muskelspannungen im Körper auf, wohingegen bei einem sehr deprimierten, erschöpften Menschen die Muskeln eher zum Erschlaffen tendieren. Zwischen diesen beiden Extremen gibt es ein ganzes Kaleidoskop faszinierender Varianten, doch das Grundthema ist immer das gleiche. Wir können unseren Körper als Manifestation unserer Psyche verstehen und unsere Psyche als Manifestation unseres Körpers. Beide sind Ausdrucksformen des Selbst, der ganzen Person.

Wenn wir die Einheit von Geist und Körper akzeptieren, so folgt daraus, daß wir die Verantwortung für das, was wir denken, übernehmen müssen, dafür, wie wir unseren Geist ebenso wie auch unseren Körper benutzen, denn unsere Gedanken wirken ununterbrochen auf unseren Körper ein und umgekehrt. In den letzten Jahren sind viele Untersuchungen zu diesem Thema durchgeführt worden, solche, in denen Krankheiten wie Krebs mit bestimmten geistigen und emotionalen Einstellungen in Verbindung gebracht wurden, bis hin zu Untersuchungen im Bereich des Sports, bei denen Athleten entdeckten, daß sie ihre Leistungsfähigkeit ebensogut durch die Vorstellung einer Leistungssteigerung verbessern konnten wie durch ein tatsächliches körperliches Training.* Das bedeutet, daß wir die Muskulatur unseres

---

* Dies funktioniert natürlich nicht, wenn die betreffenden Athleten *niemals* körperlich trainieren, weil dann die äußere Muskelumhüllung nicht durch die tatsächliche körperliche Bewegung gedehnt wird und sich deshalb um das darin befindliche Muskelfleisch zusammenzieht. Der Denkprozeß hat Einfluß auf das Muskelfleisch, wie bereits weiter oben erklärt wurde.

Körpers gesund erhalten können, indem wir an gesunde Bewegung denken. Und dies ist ein Teil dessen, was man durch die Alexander-Technik lernt. Die Qualität unserer geistigen Aufmerksamkeit kann jede Aktivität in unserem Leben unterstützen oder behindern, und somit beeinflußt sie auch auf grundlegende Weise unsere Lebensqualität.

Gedankliche Arbeit zur Lockerung der Muskeln

Legen Sie sich mit angewinkelten Beinen auf den Rücken, also in die in Kapitel zwei ausführlich beschriebene Liegeposition. Wenn Sie sich bereits durch regelmäßiges Üben an diese Haltung gewöhnt haben, haben Sie wahrscheinlich schon eine Menge Information über sich selbst gesammelt. Wir können diese Arbeit nun fortführen, indem wir mit Hilfe unseres Geistes konstruktive Veränderungen in unserem Körper zuwege zu bringen und so die positive Wirkung des Liegens in dieser Lage zu unterstützen versuchen.

Verbringen Sie zuerst ein paar Minuten oder soviel Zeit, wie Sie benötigen, damit, sich in einen Zustand des ruhigen Lauschens zu versetzen, und beobachten Sie sich selbst, während Sie in den Zustand der Stille eintreten. Wenn Sie wollen, können Sie einen Bodyscan durchführen; Sie können die Aufmerksamkeit aber auch auf den Kontakt Ihres Rückens mit dem Boden richten. Lassen Sie sich Zeit, sich in einen rezeptiven Zustand zu versetzen, in dem Ihr Geist in der Lage ist, zuzuhören und zu beobachten. Dadurch kommt es im ganzen Körper zu Entspannungsreaktionen, die sich beobachten lassen.

Stellen Sie sich Ihren Körper wie einen See bei Regen vor. All die vielen Regentropfen sind Ihre Gedanken, die die Wasseroberfläche aufwühlen. Stellen Sie sich vor, daß der Regen allmählich aufhört und die Regentropfen weniger werden, während Ihr Geist sich beruhigt und die Hektik der Gedanken allmählich abebbt. Schließlich sendet noch ein einziger Tropfen, nachdem er auf die Wasseroberfläche gefallen ist, seine Wellen aus. Wenn Ihr Geist ruhig geworden ist, kann ein einziger Gedanke Ihren Körper auf diese klare und machtvolle Weise beeinflussen.

Wenn ein Teil Ihres Geistes ruhig ist und beobachtet, können Sie sich mit einem anderen Teil Ihres Geistes Gedanken über Ihren Körper machen und Entspannungsreaktionen damit hervorrufen. Dies können Sie auf zwei Arten: indem Sie im Geiste mit sich selbst sprechen oder indem Sie visualisieren, daß die Entspannungsreaktionen eintreten. Wenn es Ihnen schwerfällt zu visualisieren, sollten Sie mit verbalen Suggestionen statt mit visuellen arbeiten.

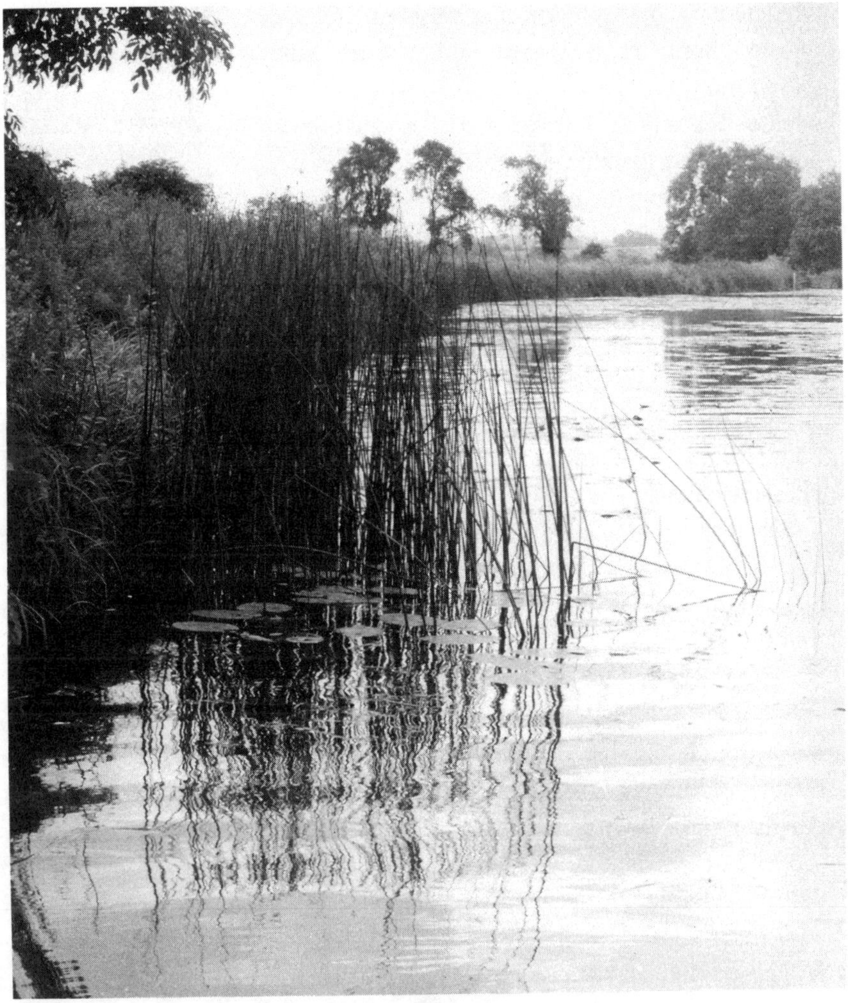

Lassen Sie den Geist still werden wie ein See

Beginnen Sie mit Kopf und Hals. Sagen Sie zu sich selbst, daß alle Muskeln, die mit Ihrem Schädel verbunden sind, sich in einem entspannten und ausgeglichenen Zustand befinden. Bewegen Sie sich auf diese Weise an Kopf und Gesicht entlang, und sagen Sie zu sich selbst, wie weich und entspannt dieser ganze Bereich wird. Es folgen einige Vorschläge für solche Suggestionen:

Mein Unterkiefer ist locker und entspannt.
Meine Ohren sind entspannt, und auch der ganze Bereich um sie herum ist entspannt.
Meine Augen sind entspannt, tief innen und an der Oberfläche; und die Augenlider entspannen sich ebenfalls.
Meine Wangen, meine Nase, meine Augenbrauen, meine Stirn, der ganze Bereich um den Scheitel meines Kopfes, der Hinterkopf, alle diese Bereiche werden weich und entspannt.

Visualisieren Sie all diese Veränderungen, während Sie sich selbst sagen, daß die Veränderungen eintreten. Versetzen Sie sich in Ihre Mundhöhle, denken Sie an Entspannungsreaktionen, die in der Zunge und im Zungenboden auftreten könnten, und begeben Sie sich dann auf die gleiche Weise in den Kehl- und Halsbereich.

Visualisieren Sie, daß die Halswirbel und all die Muskeln, die an Hals und Kopf befestigt sind, sich entspannen und ein wenig länger werden. Suggerieren Sie, daß Ihr Hals entspannt ist. Stellen Sie sich vor, daß der Nacken sehr weich und flexibel ist und daß er durch die Position Ihres Kopfes auf den Büchern sanft gestreckt und verlängert wird.

Sagen Sie sich, daß die ganze Wirbelsäule sich entspannt und länger wird. Visualisieren Sie, daß sich die Krümmungen Ihrer Wirbelsäule aus dem zusammengedrückten Zustand lösen, den sie hat, wenn Sie stehen oder sitzen, und daß die Zwischenwirbelscheiben die Körperflüssigkeit aufsaugen und dadurch größer und schwammartiger werden. Da diese Scheiben 25 Prozent der Länge der Wirbelsäule ausmachen, wird die Wirbelsäule länger, wenn erstere sich ausdehnen. Alle Muskeln, die an der Wirbelsäule befestigt sind, werden ebenfalls länger und entspannen sich. Stellen Sie sich vor, daß Ihr Bauch weich und entspannt wird, daß der gesamte Rumpf Ihres Körpers auf Ihre positive Aufmerksamkeit reagiert.

Stellen Sie sich vor und sagen Sie zu sich selbst, daß Ihr Rücken sich in alle Richtungen ausdehnt, daß er sich auf dem Boden ausbreitet, und daß sich Ihre Brust entspannt und öffnet, während der Rücken weiter wird. Stellen Sie sich die Muskeln vor, und visualisieren Sie, daß das Muskelfleisch sich lockert und es durch die geistige Aufmerksamkeit, die Sie ihm schenken, vitalisiert wird.

Lenken Sie Ihre Aufmerksamkeit nun auf die Schultern. Visualisieren Sie, daß alle Muskeln zwischen Hals und Schultern sich entspannen und länger werden, so daß die Schultern sich nach außen ausdehnen können. Wichtig ist, daß Sie nichts *tun*, denn dies ist eine rein mentale Übung. Suggerieren Sie, daß sich die Muskeln unter Ihren Achselhöhlen entspannen, so daß Ihre Oberarme sich vom Brustkorb lösen, wodurch die Rippen mehr Bewegungsfreiheit erhalten und Sie freier atmen können; visualisieren Sie, daß die Schultergelenke, die Stellen, wo die Oberarme beginnen, frei und locker sind, so daß der gesamte Organismus sich noch stärker weitet. Suggerieren Sie, daß die Muskeln in Ihren Armen und Händen sich lockern, und visualisieren Sie Entspannungsreaktionen in den Muskeln, Ellbogen, Handgelenken und Fingergelenken.

Richten Sie Ihre Aufmerksamkeit nun auf Beine und Becken. Stellen Sie sich vor, daß der Beckengürtel des Körpers frei und entspannt ist und daß alle Muskeln im Bereich der Hüftgelenke sich entspannen. Betrachten Sie die Beine als die beiden nach oben verlaufenden Schenkel eines Dreiecks, dessen Basis der Boden bildet, so daß Füße und Rücken die Seiten des Dreiecks stützen (Abb. 4.26). Stellen Sie sich vor, daß diese beiden Seiten, Ihr Ober- und Unterschenkel, länger werden, während sich Muskeln und Gelenke entspannen, und visualisieren Sie, daß sich die Knie aufwärts zur Decke bewegen, während dieser Entspannungsprozeß stattfindet. Stellen Sie sich vor, daß Schnüre an Ihren Knien befestigt sind, die Ihre Beine sanft nach oben ziehen und es den Hüften, Fußknöcheln und Beinmuskeln ermöglichen, sich zu verlängern und zu entspannen.

Entwickeln Sie selbst Ideen bezüglich weiterer Entspannungsmöglichkeiten, und experimentieren Sie damit. Während Sie auf diese Weise arbeiten, soll der beobachtende Teil Ihres Geistes unentwegt die Veränderungen verfolgen, die eintreten, während Sie Ihrem Körper diese positive Aufmerksamkeit zukommen lassen.

Wenn Sie sich aus der Rückenlage mit angewinkelten Beinen erheben, so achten Sie darauf, ob sich, während Sie sich vorsichtig wieder zu bewegen anfangen, in Ihrem Geist und Körper irgendwelche Veränderungen bemerkbar machen. Zeichnen Sie alle interessanten Entdeckungen, die Sie machen, oder Veränderungen, die Sie feststellen, in Ihrem Notizbuch auf.

Geistige Arbeit zur Aktivierung der Muskeln

In der vorigen Übung ging es darum, die kontrahierten Muskeln und Gelenke zu entspannen und zu verlängern, und die Alexander-Technik legt großen Wert auf diese Art von Entspannungsarbeit. Doch kann man auch noch auf ganz andere Weise geistig an den Muskeln arbeiten, und damit sind Methoden gemeint, deren Wirksamkeit Athleten entdeckt haben. Um den Unterschied zwischen diesen Methoden selbst zu erfahren, können Sie gelegentlich einmal damit experimentieren, auf eine völlig andere Weise als zuvor zu denken. Nachdem Sie eine Zeitlang in Rückenlage mit angewinkelten Beinen gelegen, sich selbst beobachtet und mit Lockerungsgedanken gearbeitet haben, verändern Sie Ihren Denkprozeß wie folgt.

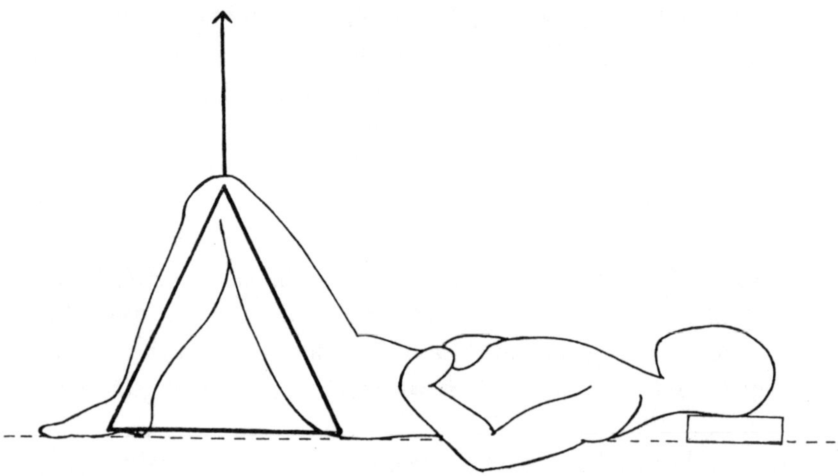

4.26 Betrachten Sie die Beine als die beiden Seiten eines gleichschenkligen Dreiecks, wobei der Boden die Basis des Dreiecks bildet. Richten Sie die Knie zur Decke aus.

Stellen Sie sich vor, Sie würden an einem sonnigen Tag einen wunderschönen Spaziergang auf dem Lande unternehmen. Visualisieren Sie, daß Ihre Beine auf dem Weg einherschreiten und daß Ihre Arme seitlich an Ihrem Körper entlangschwingen. Genießen Sie das Gefühl der Bewegung in Ihrem Körper. Weil Sie es so sehr genießen, Ihre Arme schwingen zu lassen, können Sie sie eine Zeitlang im Kreis herumschwingen lassen. Spüren Sie die angenehme Kreisbewegung an den Schultergelenken, durch welche die Brustmuskulatur sanft gedehnt wird, wenn einer der Arme sich in seiner Kreisbewegung nach hinten bewegt. Beschließen Sie nun, ein wenig zu laufen, und gehen Sie allmählich zum Laufen über, wobei Sie visualisieren, daß Ihr Körper sich leicht und frei fließend bewegt. Genießen Sie die körperlichen Empfindungen, die Sie mit dieser lockeren Art zu laufen assoziieren. Nun wird Ihnen recht warm, und zum Glück befindet sich ein See oder Fluß in der Nähe, der genau die richtige Temperatur zum Schwimmen hat. Visualisieren und erfahren Sie, wie Ihr Körper durch das Wasser schwimmt, die Bewegungen der Arme und Beine, und wie Ihr ganzer Körper sich leicht durch die Flüssigkeit bewegt, die Sie umgibt. Schwimmen Sie auf dem Rücken und auf dem Bauch, und schwimmen Sie auf so viele unterschiedliche Arten, wie Sie können. Wenn Sie das Gewässer verlassen, taucht wie von Zauberhand ein Handtuch vor Ihnen auf, mit dem Sie sich abtrocknen, und weil Sie sich so gut fühlen, vollführen Sie einen kleinen Tanz, um Ihre Freude zum Ausdruck zu bringen.

Wahrscheinlich werden Sie sich nach dieser Übung ziemlich erschöpft fühlen! Menschen, deren Körper nicht besonders gut trainiert ist und die zur Lethargie tendieren, werden von dieser Übung mehr profitieren als Menschen, die gern und regelmäßig ihren Körper trainieren. Wenn Sie sich erschöpft fühlen, ist es für Sie vielleicht leichter, jeweils nur eine der beschriebenen Aktivitäten auszuführen und zu erfahren, wie sich das Visualisieren derselben auf Ihren Körper auswirkt. Für Menschen, die zu Überaktivität und Anspannung tendieren, ist es wahrscheinlich nützlicher, die Entspannungsvorgänge in den Muskeln und Gelenken zu visualisieren, während sie mit angewinkelten Beinen auf dem Rücken liegen, und ganz generell ist dies der Schwerpunkt, mit dem wir in der Alexander-Technik arbeiten.

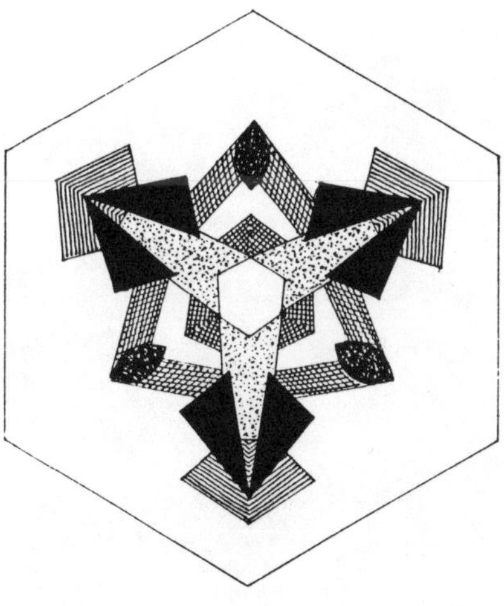

5 Alexanders Experimente

In diesem Kapitel werde ich auf möglichst einfache Weise einige der Experimente beschreiben, die F.M. Alexander durchführte und die ihn zu jenen Entdeckungen über den richtigen und den falschen Gebrauch führten, welche die Grundlage seiner Technik darstellen.

Alexander benutzte drei Spiegel für seine Beobachtungen: einen für die Vorderansicht und zwei für die Seitenansichten. Wenn Sie zwei lange Spiegel haben und diese so aufstellen, daß Sie außer Ihrer Vorderansicht auch Ihr eigenes Profil gut sehen können, so ist das völlig ausreichend. Notfalls reicht auch ein einziger langer Spiegel und zusätzlich ein Handspiegel. Wenn Sie keinen Spiegel in voller Körperlänge haben, können Sie auch mit einem Spiegel in halber Länge arbeiten, da Sie Ihre Aufmerksamkeit ohnehin größtenteils auf Kopf und Hals richten werden.

Wie Sie Ihre Stimme gebrauchen

Sie stehen mit geschlossenen Augen vor dem Spiegel. Versuchen Sie sich mittels Ihres sensorischen Empfindens ein Bild von sich selbst zu machen – von der Stellung Ihrer Füße, davon, ob Ihre Schultern sich auf einer Linie befinden oder nicht, ob Sie Ihren Kopf gerade oder leicht geneigt halten. Öffnen Sie nun die Augen, und prüfen Sie, wie akkurat Ihre kinästhetische Information ist.

Es ist wichtig, daß Sie sich so genau wie möglich beobachten. Stellen Sie sich so hin, daß Ihre Füße hüftweit voneinander entfernt sind und Sie dem Spiegel zugewandt sind. Fangen Sie dann an, mit dem Spiegel zu sprechen, als würden Sie sich mit einem Freund unterhalten. Erzählen Sie Ihrem Spiegelbild, was Sie heute oder morgen zu tun beabsichtigen, was Sie zum Frühstück gegessen haben oder was Sie sich am liebsten zum Essen kochen. Sprechen Sie über irgend etwas; es sollte intellektuell nicht zu anspruchsvoll sein! Entscheidend ist, daß Sie sich beim Sprechen beobachten – Sie können also nichts von einem

Zettel ablesen. Später können Sie versuchen, über ein anspruchsvolleres Thema zu sprechen, und feststellen, ob dadurch andere muskuläre Muster angesprochen werden.

Beobachten Sie, was in Ihrem Gesicht, im Hals- und im Schulterbereich vor sich geht, während Sie sprechen. Achten Sie auf die Bewegungen des Unterkiefers und darauf, ob Sie andere Gesichtsmuskeln arbeiten sehen können. Achten Sie auf jede Bewegung des Kopfes beim Sprechen und auf jede Bewegung der Schultern. Fühlen Sie sich irgendwo angespannt, wenn Sie sprechen? Sprechen Sie einen Satz oder zwei, und beobachten Sie sich dabei; schweigen Sie anschließend, beobachten Sie sich auch dabei, und stellen Sie den visuellen und kinästhetischen Unterschied zwischen beiden Zuständen fest.

Wiederholen Sie dies, während Sie sich in der Seitenansicht betrachten. Achten Sie auf alle eventuellen Bewegungen Ihres Kopfes. Schauen Sie sich auch den Unterkiefer von der Seite an sowie die Stellung von Unterkiefer und Hals, so wie sie in der Profilansicht erscheinen. Stellen Sie fest, welche Muskeln sich anspannen, wenn Sie sprechen, und ob diese Anspannung angemessen ist oder ob Sie der Meinung sind, daß einige Muskeln zu angespannt sind. Viele Menschen halten ihren Unterkiefer ständig zu angespannt, und dies wird deutlicher sichtbar, wenn sie sprechen und wenn sie wieder aufhören zu sprechen. (Diese Übung kann man sehr gut mit einem Partner zusammen ausführen, wobei die andere Person Sie beobachtet und so Ihre Selbstbeobachtung ergänzt. Dadurch wird es möglich, die verschiedenen Arten von Anspannung miteinander zu vergleichen, die bei verschiedenen Menschen beim Sprechen auftreten.)

Wiederholen Sie nun alle diese Experimente in Vorder- und Seitenansicht, doch sprechen Sie diesmal mit sehr lauter Stimme, als ob Sie auf der Bühne stehen und zu Hunderten von Zuhörern sprechen würden. Achten Sie darauf, welche Unterschiede auftreten, je nachdem, ob Sie leise oder laut sprechen.

F.M. Alexander bemerkte, als er ähnliche Experimente durchführte, daß er seinen Kopf zurück und nach unten zog, wenn er laut sprach. Später stellte er fest, daß er auch beim Sprechen in normaler Lautstärke den Kopf nach hinten und nach unten zog, wobei die Bewegung jedoch subtiler und weniger deutlich war. Deshalb fiel sie ihm erst auf, nachdem er sich eingehend beim lauten Sprechen beobachtet hatte. Gleichzeitig mit dem Zurückziehen des Kopfes zog er auch die Atemluft ein, da der Kehlkopfbereich durch das Zurückziehen des Kopfes zusammengedrückt wurde.

Wiederholen Sie nun die Übung, und schauen Sie, ob Sie auch bei sich eine Tendenz feststellen können, den Kopf zurück- und nach unten zu ziehen, bevor Sie laut zu sprechen anfangen, und ob Sie auch ansonsten noch irgend etwas beobachten. Kopfbewegungen können Sie an Bewegungen des Haars im Nacken erkennen. Jede Bewegung des Haars beruht auf einer Bewegung des Kopfes. Wahrscheinlich werden Sie feststellen, daß auch Sie die Tendenz haben, den Kopf nach hinten und nach unten zu ziehen. Eine andere Möglichkeit zu beobachten, was beim lauten Sprechen mit Ihrem Kopf und Hals geschieht, besteht darin, eine Hand auf den Nacken zu legen, sie sanft auf Nacken und Hinterkopf ruhen zu lassen und dann den eigenen Namen zu rufen. Spüren Sie mit Ihrer Hand, was in der Nacken- und Kopfmuskulatur vor sich geht, wenn Sie schreien. Wahrscheinlich werden Sie eine Anspannung der Nackenmuskeln feststellen. Wenn Sie sich Ihres habituellen Gebrauchs beim Schreien und lauten Sprechen bewußt geworden sind, dann versuchen Sie herauszufinden, ob beim normalen Sprechen die gleichen Verhaltensweisen in subtilerer Form auftreten.

Nachdem Sie die Beziehung zwischen Kopf und Hals beim Sprechen beobachtet haben, können Sie sich damit beschäftigen, was unterdessen mit dem Rest Ihres Körpers vor sich geht. Beobachten Sie, was mit Ihren Schultern und Armen geschieht, mit Ihrer Brust, Ihrem Rücken, Ihrem Bauch, Ihren Beinen und Füßen. Sprechen Sie zunächst leise und später so laut, wie Sie können.

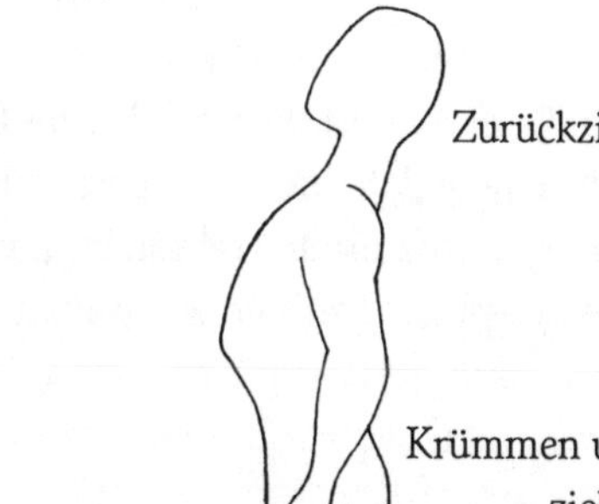

5.1

Als F.M. Alexander diese Experimente durchführte, bemerkte er, daß er seine Brust anhob und seinen Rücken durchbog und zusammenzog (siehe Abb. 5.1). Diese Details des falschen Gebrauchs traten klar hervor, wenn er laut sprach, und sie traten auch auf, wenn er in normaler Lautstärke sprach, allerdings dann weniger auffällig. Außerdem benutzte er seine Beine, Füße und Zehen so, daß dadurch übertriebene Muskelspannungen entstanden und sein Gleichgewicht gestört wurde. Das Anheben der Brust und das Zusammenziehen des Rückens waren Bestandteile eines Gesamtmusters, für welches das Zurückziehen des Kopfes und das Schnappen nach Luft kennzeichnend waren. Diese Tendenzen sind sehr verbreitet, und wahrscheinlich werden Sie sie auch bei sich selbst finden. Doch benutzen wir nicht alle auf genau die gleiche Weise unseren Körper dysfunktional. Beispielsweise haben manche Menschen die Tendenz, die Schultern zurückzuziehen, während andere sie nach vorn ziehen. Obgleich fast alle Menschen den Kopf nach hinten ziehen, ist das Gesamtmuster des Mißbrauchs bei jedem Menschen anders. Verbringen Sie ein wenig Zeit damit, Ihre eigenen Gewohnheiten zu untersuchen, und machen Sie sich Notizen darüber, was Sie dabei entdecken.

Als Alexander diese Entdeckungen über sich selbst machte, glaubte er zunächst, daß dies sein ganz persönliches Problem sei und daß die meisten anderen Menschen keine derartigen Beschwerden hätten. Als er später anfing, andere Menschen nach seiner Methode zu unterrichten, wurde ihm klar, daß praktisch jeder Mensch dazu tendiert, den Kopf zurückzuziehen, wenn er eine relativ einfache Aktivität ausführen muß, und daß das Zurückziehen des Kopfes die allgemein verbreitetste Art von falschem Gebrauch ist. Er fand dies im Laufe seiner langjährigen Arbeit an sich selbst und durch die Behandlung anderer Menschen heraus. Den Kopf zurückzuziehen ist der primäre falsche Gebrauch, aus dem sich alle übrigen Arten falschen Gebrauchs ergeben. Deshalb kann man, indem man diesen primären falschen Gebrauch unterbindet, auch andere, sekundäre Formen des falschen Gebrauchs unterbinden.

Die Unzuverlässigkeit sensorischer Beurteilungen

Wie Sie wahrscheinlich bereits erwartet haben, befaßte sich Alexander als nächstes damit, wie man sprechen kann, ohne den Kopf zurückzuziehen. Er stellte fest, daß dies gar nicht so leicht war.

Versuchen Sie einmal, laut zu sprechen, ohne den Kopf zurückzuziehen. Versuchen Sie dies zunächst ohne Zuhilfenahme eines Spiegels, indem Sie lediglich Ihr kinästhetisches Gewahrsein benutzen. Wenn Sie glauben, es sei

Ihnen gelungen, den Kopf nicht zurückzuziehen – wenn es sich »richtig« anfühlt –, dann schauen Sie in den Spiegel, und stellen Sie fest, ob Ihr Empfinden der Wahrheit entspricht oder nicht.

Versuchen Sie, nachdem Sie Ihren Sehsinn benutzt haben, zu spüren, wie sich Ihr Hinterkopf und Nacken anfühlen, indem Sie Ihre Hand leicht darauf ruhen lassen und dann laut sprechen.

Als Alexander an diesem Punkt angelangt war, entdeckte er, was wir im vorangegangenen Kapitel ausführlich besprochen haben, nämlich daß er sich auf seine Empfindungen über »richtig« und »falsch« nicht verlassen konnte. Selbst wenn er glaubte, seine Haltung sei nun »richtig«, stellte er durch anschließende genaue Beobachtung fest, daß er immer noch den Kopf zurückzog. Er fing an, sich der Macht der Gewohnheit bewußt zu werden sowie auch dessen, wie wenig bewußte Kontrolle wir über unsere Bewegungen haben, wenn wir versuchen, eine habituelle Art der Bewegung zu verändern. Dies war eine ungeheuer wichtige Entdeckung. Welche Implikationen sie hat und wie Alexander dieses Dilemma löste, damit werden wir uns in den folgenden Kapiteln beschäftigen.

Sitzen und Stehen

Wenn Sie schon einmal Einzelunterricht von einem Alexander-Lehrer erhalten haben, so haben Sie in diesem Unterricht aller Wahrscheinlichkeit die einfachen Bewegungen des Sich-Hinsetzens auf einen Stuhl und des Wieder-Aufstehens geübt. Der Grund, weshalb Alexander-Lehrer gerne und viel an diesen Bewegungen arbeiten, ist, daß Sich-Hinsetzen und Aufstehen Alltagsaktivitäten sind, bei denen wir uns meist sehr dysfunktional bewegen. Deshalb kann die Arbeit gerade an diesen Bewegungen dem Schüler helfen, sich in sehr starkem Maße zu verändern.

Stellen Sie einen Stuhl vor einen Spiegel. Stellen Sie sich anschließend vor den Stuhl, so daß Sie sich auf den Stuhl setzen können, ohne die Füße von der Stelle zu bewegen. Beobachten Sie sich beim Stehen, und setzen Sie sich dann hin. Achten Sie, während Sie noch stehen, auf die Position des Kopfes in Relation zum Körper. Um beurteilen zu können, ob Sie Ihren Kopf beim Hinsetzen aus dieser Position zurückgezogen haben, müssen Sie darauf achten, ob Sie nun mehr von der Vorderseite Ihres Halses sehen und ob Ihr Kinn leicht angehoben ist. Wenn Sie diese Anzeichen feststellen, so bedeutet dies, daß Sie den Kopf leicht nach hinten ziehen. Stehen Sie anschließend wieder auf, und beobachten Sie erneut Kopf und Hals. Achten Sie auch darauf, was Sie mit Ihrem Gesäß, mit Ihren Beinen und insbesondere mit Ihren Knien machen sowie mit den Armen, den Schultern, der Brust und dem Rumpf Ihres Körpers. Stellen Sie detaillierte Beobachtungen an, ähnlich, wie Sie es bei den vorangegangenen Übungen gemacht haben.

Danach sollen Sie sich selbst in Seitenansicht beobachten. Auch hier liefern Bewegungen der Haare die zuverlässigsten Hinweise auf Bewegungen des Kopfes. Wenn das Haar im Nacken oder auf dem Rücken sich bewegt, während Sie sitzen oder stehen, so zeigt dies an, daß Sie den Kopf zurückziehen. In dieser Position läßt sich leichter beobachten, was mit Ihrer Wirbelsäule geschieht, wenn Sie sich hinsetzen. Krümmt sie sich, und wenn ja, wie? Entwickeln Sie ein Bild von Ihrem Gebrauch bei dieser Bewegung.

Versuchen Sie noch einmal festzustellen, ob Sie sich hinsetzen können, ohne den Kopf zurückzuziehen. Nehmen Sie dabei zunächst nicht den Spiegel zur Hilfe. Stellen Sie fest, wann es sich so anfühlt, als ob Sie den Kopf *nicht* nach rückwärts und nach unten ziehen würden. Wenn es sich »richtig« anfühlt, dann überprüfen Sie Ihr Gefühl mit Hilfe des Spiegels. Wenn es so aussieht, als würden Sie den Kopf nicht zurückziehen, dann legen Sie, während Sie sitzen, Ihre Hand auf Nacken und Hinterkopf, und spüren Sie, ob die Nackenmuskeln sich anspannen, wenn Sie sich hinsetzen. (Abb. 5.2)

Stellen Sie zusätzlich zu den Beobachtungen, die Sie über Ihren körperlichen Gebrauch anstellen, fest, wie sich das Beobachten mental auf Sie auswirkt. Fällt es Ihnen schwer, mit einem Spiegel zu arbeiten? Geht es Ihnen darum, es »richtig« zu machen, oder sind Sie lediglich neugierig, wie Sie von sich selbst Gebrauch machen? Werden Sie sich Ihrer mentalen Einstellungen bezüglich der Ausführung dieser Experimente bewußt.

Zur Ausführung dieser Experimente ist ein sehr feines Beobachtungsvermögen erforderlich. Die meisten Menschen ziehen ihren Kopf zurück, wenn auch oft fast unmerklich. Falls Sie diese Arten des Mißbrauchs nicht bei sich selbst feststellen können, möchte ich Ihnen raten, mit einer anderen Person zusammenzuarbeiten oder – das wäre noch besser – einen Alexander-Lehrer zu bitten, Sie darauf hinzuweisen. Manchmal versucht ein Student, das Zurückziehen des Kopfs zu unterbinden, indem er den Hals sehr rigide fixiert. Dadurch entstehen starke Muskelspannungen, und außerdem werden die Nackenmuskeln auf eine andere Weise verkürzt und angespannt, was letztlich auf das Gleiche hinausläuft, als würde man den Kopf zurückziehen. Wenn Sie eine Hand auf Nacken und Hinterkopf legen, können Sie diese Anspannung der Muskulatur feststellen.

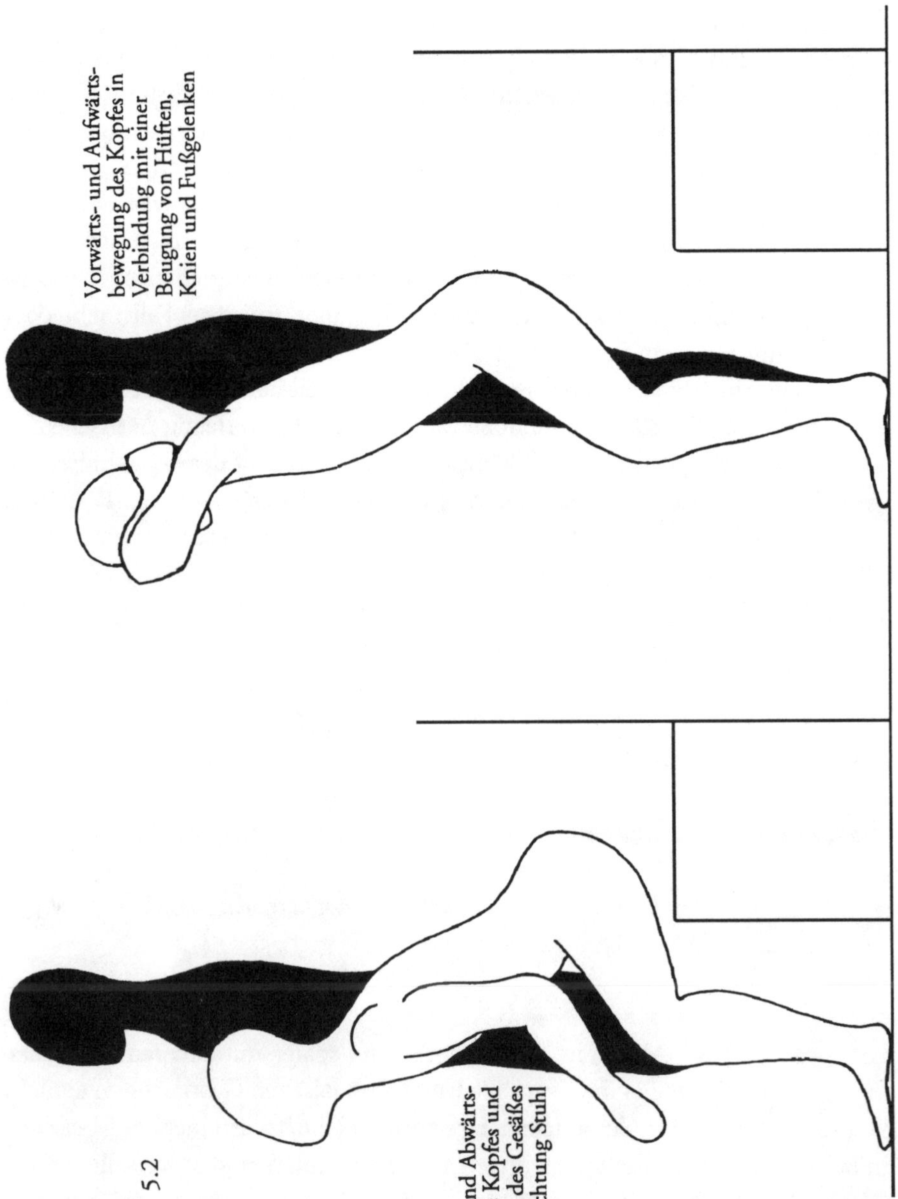
Vorwärts- und Aufwärtsbewegung des Kopfes in Verbindung mit einer Beugung von Hüften, Knien und Fußgelenken
Zurück- und Abwärtsziehen des Kopfes und Ausstrecken des Gesäßes in Richtung Stuhl

5.2

Obgleich bei diesen Experimenten stets in irgendeiner Weise der »Versuch, es richtig zu machen« im Spiel ist, sollte man sie am besten als nützliche Beobachtungen verstehen, so daß nicht die gesamte Spannung, welche der »Versuch, es richtig zu machen« impliziert, in Ihre Aktivität einfließt. Es geht uns in erster Linie darum herauszufinden, was wir falsch machen, nicht darum, wie wir es richtig machen können. Wenn wir uns nicht völlig darüber im klaren sind, was wir falsch machen, können wir auch nicht herausfinden, was wir tun müßten, um diesen falschen Gebrauch zu verändern. Ich habe Sie gebeten zu versuchen, es richtig zu machen, weil mir klar ist, daß ein solches Bemühen in jedem Fall mehr oder weniger zum Scheitern verurteilt ist. Alexander versuchte, es richtig zu machen, und erkannte die Vergeblichkeit seines Bemühens, weil habitueller Gebrauch sein Verhalten wesentlich stärker beeinflußte, als sein Versuch, es richtig zu machen, es jemals tun konnte, denn letzterer kämpfte gegen die Macht der Gewohnheit an. Sein Versuch, es richtig zu machen, führte lediglich zu einer anderen Form von Anspannung bei der Aktivität. Vielleicht haben Sie dies auch selbst schon einmal beobachtet.

Alexanders Lösungen

Vom Fühlen zum Denken

Menschen tun bei ihrem Versuch, es richtig zu machen, nicht das, was sie als falsch empfinden. (FMA, UCL)

Die Art, wie F.M. Alexander mit Spiegeln und später mit anderen Menschen arbeitete, ermöglichte es ihm, verschiedene Arten falschen Gebrauchs zu entdekken, die miteinander in Zusammenhang stehen und die bei den meisten Menschen in der westlichen Zivilisation zu finden sind. Die primäre und universelle Art des falschen Gebrauchs ist die Tendenz, den Kopf zurück- und abwärts zu ziehen, was eine Verkürzung des Rückens zur Folge hat. Bei jedem Menschen ist das Gesamtbild der Dysfunktion ein anderes, doch stellte Alexander fest, daß dies der wichtigste Faktor falschen »Tuns« ist, des habituellen falschen Gebrauchs, der in Reaktion auf einen Stimulus auftritt, beispielsweise auf den Stimulus laut zu sprechen oder sich auf einen Stuhl zu setzen oder auf den Stimulus eines lauten Geräuschs wie etwa der Türklingel – ganz einfach auf *den Stimulus*, auf welche Weise auch immer *zu reagieren*. Alexander stellte fest, daß dieses Abwärts- und Zurückziehen des Kopfes bei allen Untersuchten zu einem festen Muster falschen Gebrauchs geworden war. Wenn dieses Muster der Anspannung und Diskoordination durch ein Zusammenwirken von Kopf, Hals und Rücken ersetzt werden könnte, die es der Wirbelsäule ermöglichen würde, sich zu strecken, und dem Rücken, sich zu verlängern, dann würde es dadurch zu einer allgemeinen Verbesserung des Gebrauchs des Selbst kommen, was wiederum eine Verbesserung der allgemeinen Funktion zur Folge hätte.

Alexander verbrachte viele Jahre damit, sehr akribisch an sich selbst zu arbeiten, um herauszufinden, was von dem, was er tat, seine funktionellen Probleme verursachte. Er betonte immer wieder, daß die einzige Möglichkeit, Veränderungen zu bewirken, darin bestünde, daß wir herausfänden, was wir falsch machten. Er entdeckte, daß er nicht nur falschen Gebrauch von sich selbst machte, sondern daß die sensorische Information, durch die er den falschen Gebrauch zu korrigieren gehofft hatte, ebenfalls unzulänglich war. Deshalb konnte er sich nicht auf sie verlassen und hatte somit auch keine Möglichkeit, auf dieser Grundlage die erwünschten Veränderungen zustande zu bringen. Er verbrachte viel Zeit damit, das zu tun, was er für richtig hielt, nur um immer und immer wieder feststellen zu müssen, daß sein habitueller falscher Gebrauch letztendlich doch die Oberhand behielt. Sobald er an die Aktivität des Rezitierens auch nur dachte, verfiel sein Nervensystem wieder in seine alte habituelle Reaktionsweise, und sein Versuch, eine neue Reaktionsweise zu entwickeln, war damit zunächst zum Scheitern verurteilt. Infolge seiner wiederholten Mißerfolge fing er an, den Grund für die falsche sensorische Einschätzung zu verstehen, denn obgleich er das Gefühl hatte, es richtig zu machen, erkannte er durch sorgfältige Beobachtung im Spiegel, daß er es nach wie vor falsch machte.

Er mußte also eine andere Möglichkeit finden, seinen Gebrauch zu verändern, und dies führte ihn zur nächsten wichtigen Entdeckung, die den Grundstein seiner Methode bildet.

Mittel und Zwecke

Schließlich beschloß er, anstatt weiterhin zu versuchen, es »richtig« zu machen, sich fortan darauf zu konzentrieren, es nicht mehr falsch zu machen. Statt also zu versuchen zu rezitieren, ohne den Kopf zurückzuziehen, konzentrierte er seine gesamte Aufmerksamkeit darauf, seinen Kopf nicht zurückzuziehen, und er *ver-*

suchte nicht einmal, zu rezitieren. Diese subtile Veränderung seiner Vorgehensweise ist von zentraler Bedeutung für seine Methode. Durch sie wird der Schwerpunkt auf den Prozeß der Veränderung gelegt; es geht also nicht mehr in erster Linie um konkrete Resultate. Alexander nannte dies »die Aufmerksamkeit auf die `Mittel-wodurch` richten«, statt sich auf das Erreichen eines angestrebten Ziels zu fixieren.

Außerdem wurde ihm klar, daß er eine Möglichkeit zur Veränderung finden mußte, die sich nicht auf seine sensorischen Mechanismen stützte. Deshalb fing er an, statt zu versuchen, das »Richtige« zu tun, damit zu experimentieren, das »Richtige« zu denken und nichts zu tun. Durch diese Vorgehensweise wurde ihm klar, daß Geist und Körper untrennbar sind bzw., so wie er es zu nennen pflegte, die Realität der »psychophysischen Einheit« bilden. Durch Denken adäquater Gedanken kam es zu Veränderungen in der Muskulatur. Biofeedback-Geräte, die den Grad der Muskelspannung im Körper messen, haben mittlerweile jene Entdeckungen physikalisch bestätigt, die Alexander machte, indem er sein Selbst-Gewahrsein entwickelte.

Bei seinen anfänglichen Experimenten hatte Alexander versucht, den Kopf nicht mehr nach unten und hinten zu ziehen, sondern nach vorn und nach oben. Doch damit war er nicht zu befriedigenden Ergebnissen gekommen. Jetzt *dachte* er einfach, sein Kopf solle sich vorwärts und aufwärts bewegen, und er solle sich *nicht* zurück und nach unten bewegen, und er tat nichts weiter, als im Spiegel zu überprüfen, ob dies den falschen Gebrauch tatsächlich verhinderte. Immer wenn ihm der Gedanke kam zu rezitieren, entschied er einfach, es nicht zu tun, um nicht den alten, falschen Gebrauch erneut zu stimulieren, und dies bezeichnete er als »Hemmen« (*inhibition*). Er setzte diesen Prozeß des Neinsagens, sobald der alte Impuls rezitieren zu wollen, auftauchte, über lange Zeit fort und dachte jedesmal gleichzeitig Gedanken, die verhinderten, daß die alten Formen des Mißbrauchs erneut aktiviert wurden. Auf diese Weise wurde die alte habituelle Reaktion auf den Impuls zu rezitieren allmählich schwächer und verlor an Bedeutung, und es gelang ihm, den verbesserten Gebrauch über längere Zeiträume aufrechtzuerhalten. Schließlich war er in der Lage, den alten falschen Gebrauch auch dann zu unterbinden, wenn er etwas tat wie Sich-Hinsetzen, Rezitieren oder Stehenbleiben, und dabei den neuen, verbesserten Gebrauch aufrechtzuerhalten, wobei der Schwerpunkt darauf lag, *wie* er die jeweilige Aktivität ausführte, nicht auf dem Ziel, die betreffende Aktivität ausgeführt zu haben.

Es ist erstaunlich, mit welch akribischer Aufmerksamkeit bezüglich der subtilen Äußerungen seines Geistes und seines Körpers und mit wieviel Geduld Alexander sich diesem Problem näherte. Indem er nichts tat, sich weigerte, auf einen habituellen Stimulus zu reagieren und Gedanken produzierte, die die Veränderung seines Gebrauchs unterstützten, intervenierte er praktisch gegen die starken instinktiven Reaktionen des Nervensystems. Dies tat er, ohne über ein tieferes und umfassenderes Verständnis der Anatomie und Physiologie zu verfügen. Er wußte nicht, warum seine Experimente aus wissenschaftlicher Sicht tatsächlich die Reaktionen des Nervensystems zu verändern vermochten. Dennoch wurde ihm durch seine Beobachtungen und Experimente klar, daß er etwas sehr Wichtiges über die Funktionsweise des menschlichen Organismus herausgefunden hatte sowie auch darüber, wie man von einer instinktiven oder habituellen Reaktion zu einer Reaktionsweise überwechseln konnte, die der Kontrolle und Steuerung des Bewußtseins unterlag.

Das erste Buch, das Alexander geschrieben hat, trägt den Titel *Man's Supreme Inheritance.* Unser menschliches Erbe ist genau diese Fähigkeit, vom instinktiven und habituellen Gebrauch unseres Organismus zu einer Art des Gebrauchs überzuwechseln, die vom bewußten Gewahrsein gesteuert wird. In seinem zweiten Buch, *Constructive Conscious Control of the Individual,* hat er sich ebenfalls mit diesem Thema beschäftigt. Mit Hilfe unseres Bewußtseins können wir auf einer sehr grundlegenden Ebene echte Veränderungen erreichen, und zwar zunächst hinsichtlich der Art, wie wir den psychophysischen Organismus gebrauchen, und später in allen anderen Bereichen, in denen wir mit bewußtem Gewahrsein und Wahlfreiheit – also nicht nur von unseren Gewohnheiten bestimmt – zu agieren wünschen.

Vom Denken zum Fühlen

> *Die Lücke zwischen der instinktiven und der bewußten Kontrolle des Selbst muß überbrückt werden. Und was noch wichtiger ist: Die Voraussetzung für jeden Schritt in diesem Prozeß ist die Wiederherstellung der Zuverlässigkeit der menschlichen Sinneswahrnehmung, ohne die ein Mensch Erfahrung nicht so registrieren kann, daß er ihre Stimmigkeit überprüfen kann.* (FMA, CCC)

Man könnte meinen, daß Alexander durch den Wechsel von der habituellen zur bewußten Kontrolle die Rolle der sensorischen Empfindungen völlig ausgeschaltet hätte. Doch das war nicht so. Er verstand seine Arbeit als eine Umerziehung des psychophysischen Mechanismus, die dazu führen sollte, daß die Empfindungen wieder zuverlässige Informationen zu liefern imstande seien. Ein entwickeltes

Gewahrsein der eigenen sensorischen Mechanismen war absolut notwendig für den Prozeß der Veränderung. Schließlich hätte er nicht einmal wissen können, daß die Information seiner Sinne unzuverlässig war, wenn er jene Information nicht erhalten und sie dann mit seiner visuellen Information verglichen hätte.

Im Prozeß des Wechsels vom altgewohnten Gebrauch zum neuen verbesserten Gebrauch gab Alexander seinem Körper die Möglichkeit, etwas sehr Neuartiges und Unbekanntes zu empfinden: Er ermöglichte es ihm zu erleben, daß sich der Kopf vorwärts und aufwärts bewegte und daß sich der Rücken verlängerte und weitete. Dies ist die Erfahrung, die ein Alexander-Lehrer seinen Studenten vermittelt. Weil dieses Gefühl so ungewohnt ist, kann es sich zu Anfang unangenehm und irgendwie »falsch« anfühlen. Doch wenn der Körper sich an die Veränderungen gewöhnt hat, wird das Neuartige an dieser veränderten Haltung allmählich vertrauter. Ist dieser Punkt erreicht, so wird die sensorische Information zuverlässiger, denn wenn ein guter Gebrauch des Selbst anfängt, sich vertraut anzufühlen, fühlt er sich allmählich auch *richtig an.* Wir können dann der Information unserer Sinne wieder trauen und es dem Denken und Fühlen gestatten, harmonisch zusammenzuwirken.

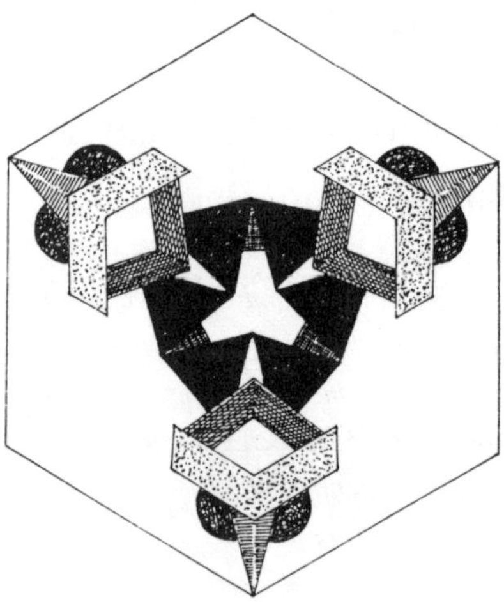

6 Die primäre Freiheit

[Ich entdeckte], daß ein bestimmter Gebrauch meines Kopfes in Beziehung zu meinem Hals und ein Gebrauch meines Kopfes und Halses wiederum in Beziehung zum Rumpf und zu anderen Teilen des Organismus eine Gebrauchsweise des Selbst als Ganzes *gewährleistet, die die besten Voraussetzungen zur Funktionsverbesserung der verschiedenen Mechanismen, Organe und Systeme schafft. Ich stellte fest, daß dieser Gebrauch der Körperteile, angefangen mit dem Gebrauch des Kopfes in Beziehung zum Hals, in der Praxis eine Primärsteuerung (primary control) des Mechanismus* als Ganzes *darstellt, die auch eine Steuerung* im Vorgang *durch den gesamten Organismus beinhaltet. Wenn ich die Anwendung der Primärsteuerung meiner Gebrauchsweise störte, war damit auch immer eine Verschlechterung meiner allgemeinen Funktionen verbunden. (FMA, UCL)**

Alexander entdeckte, daß Menschen generell den Kopf zurückziehen, und zwar oft so stark, daß bei vielen Menschen die Muskeln, die den Kopf zurückziehen, chronisch verkürzt sind und sich nicht mehr auf natürliche Weise entspannen können. Alexander entwickelte eine Methode, diesen habituellen Mißbrauch zu unterbinden. Außer diesem primären falschen Gebrauch entdeckte er viele andere damit verbundene Arten des falschen Gebrauchs des Körpers, die von Mensch zu Mensch unterschiedlich waren. Doch muß man zuerst und vor allem verstehen, wie der Kopf auf dem Hals sitzt, und deshalb werden wir uns in diesem Kapitel mit der Anatomie dieser Beziehung beschäftigen.

---

* zitiert nach Alexander/Maisel, a. a. O., S. 127.

Das Gewicht des Kopfes spüren

Legen Sie sich mit angewinkelten Beinen auf den Rücken, und entspannen Sie sich. Seien Sie sich insbesondere der Schwere des Kopfes bewußt, der auf den Büchern ruht. Wenn Sie sich entspannt genug fühlen, dann heben Sie den Kopf von den Büchern. Tun Sie dies so langsam wie eben möglich, als ob Sie nur ein Minimum an Kraft zur Verfügung hätten, um diese Bewegung auszuführen. Wenn Sie dies sehr langsam tun, spüren Sie möglicherweise jeden Muskel, der am Heben des Kopfes beteiligt ist, und vielleicht spüren Sie dann auch, wieviel Kraft erforderlich ist, um den Kopf zu heben, weil er so schwer ist. Wiederholen Sie diese Übung nicht, denn sie setzt die Muskeln an der Vorderseite des Halses einer starken unerwünschten muskulären Kontraktion aus, die wir ganz sicher nicht fördern wollen.

Wenn Sie mit einem Partner zusammenarbeiten, kann sich jeweils einer von Ihnen hinlegen, während der/die andere den Kopf der liegenden Person vorsichtig anhebt. Wenn Sie dies zu schnell und gedankenlos tun, wird die liegende Person das Anspannen der Muskeln auf der Vorderseite des Halses nicht verhindern können, was bedeutet, daß sie ihren Kopf selbst hebt und Sie keinen korrekten Eindruck vom Gewicht des Kopfes erhalten.

Das Gewicht des Kopfes beträgt ungefähr 5-6 kg. Der Kopf ist ein sehr schwerer Teil unseres Körpers. Wenn Sie das nächste Mal einkaufen gehen, sollten Sie einmal versuchen, einen 5-Kilo-Sack Kartoffeln zu heben, damit Sie einen Eindruck davon erhalten, wie schwer Ihr Kopf ist. Der Kopf balanciert auf der Spitze der Wirbelsäule, auf jenem Punkt, der als Atlanto-okzipital-Verbindung bezeichnet wird. Der Kopf ist so mit der Wirbelsäule verbunden, daß das Zentrum der Schwerkraft des Kopfes sich vor dem Drehpunkt des Schädels auf dem obersten Wirbel befindet (siehe Abb. 6.1). Deshalb hat der Kopf ständig die Tendenz, nach vorn zu fallen. Daß er dies nicht tut, verhindern die Muskeln, die den Hinterkopf mit anderen Teilen des Skeletts verbinden. Wenn jemand im Sitzen einschläft, fällt sein Kopf nach vorne, weil sich diese Muskeln, die Kopf und Skelett miteinander verbinden, entspannen. Wir sagen dann, der Betreffende sei »eingenickt«, und genau das ist es, was der Kopf tut, wenn wir in dieser Position einschlafen. Im Wachzustand jedoch sind wir uns der Muskeln, die den Kopf in seiner Position halten, nicht bewußt, weil diese Aktivität dann völlig automatisch und habituell vonstatten geht.

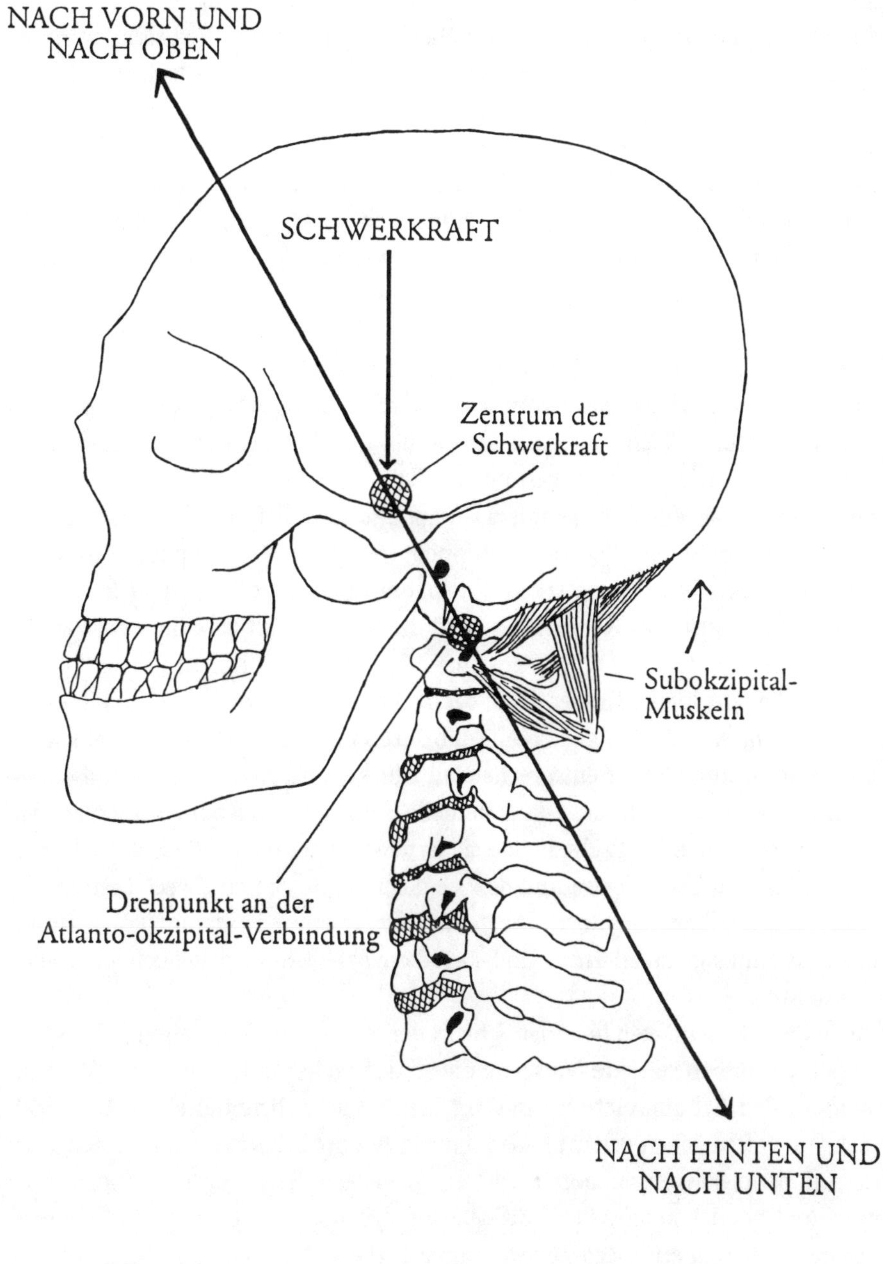

6.1 Die anatomische Beziehung zwischen Kopf und Hals

Die Muskeln, die den Schädel mit dem restlichen Körper verbinden, bestehen aus mehreren Schichten. Die tiefe, innere Schicht bildet eine Gruppe kleiner, feiner Muskeln, die den Schädel mit den ersten beiden Wirbeln der Wirbelsäule verbinden, und diese werden als Subokzipitalmuskeln bezeichnet (was bedeutet, daß sie unter dem Hinterhauptsknochen liegen). Die Funktion dieser Muskeln besteht darin, den Kopf auf der Wirbelsäule zu balancieren. Der erste Halswirbel ist so mit dem Schädel verbunden, daß der Kopf sich ein kleines Stück sanft auf und ab bewegen kann, und der zweite Wirbel ermöglicht es dem Kopf, sich ein wenig zu drehen. Den Kopf stärker auf und ab zu bewegen oder ihn stärker zu drehen erfordert eine stärkere Bewegung anderer Halswirbel. Wenn das Gewicht des Kopfes durch die sanften Bewegungen der Subokzipitalmuskeln balanciert wird, so fördert dies eine Verlängerung aller Muskeln in Nacken und Rücken. Jedesmal wenn der Kopf sich leicht nach vorn neigt, werden die Subokzipitalmuskeln leicht gedehnt, und das gleiche gilt auch für die übrigen Muskeln des Halses und des Rückens. Diese leichte Verlängerung der Hals- und Rückenmuskulatur bewirkt Entspannungsreaktionen im gesamten Rumpf und stimuliert andere Anti-Schwerkraft-Reflexe im Körper, lockert die Rippen, so daß der Atemapparat mobilisiert wird, und ermöglicht eine stärkere Entspannung und Verlängerung in der gesamten Muskulatur des Körpers. So wird die Schwerkraft zu einem Faktor, der stärkend und verlängernd auf die gesamte Muskulatur des Körpers einwirkt.

Wenn Sie sehr kleine Kinder dabei beobachten, wie sie zu stehen und dann zu gehen lernen, werden Sie bemerken, daß ihre Hals- und Rückenmuskeln noch nicht so stark sind wie die entsprechenden Muskeln bei Erwachsenen; außerdem haben Kinder auch noch nicht die habituelle Tendenz, den Kopf zurückzuziehen. Bei ihnen kann man beobachten, daß sie lernen, das schwere Gewicht des Kopfes auf dem Hals zu balancieren, und daß sie dazu die für diesen Zweck bestimmten Subokzipitalmuskeln benutzen. Ihr ganzer Organismus ist darauf konzentriert, diese neue Fähigkeit zu erlernen. Und eben diese Fähigkeit müssen auch wir wieder neu erlernen.

In den Muskelschichten über der Schicht der feinen Subokzipitalmuskeln befinden sich wesentlich stärkere Muskeln, die an den weiter unten liegenden Wirbeln sowie an den Schulterblättern und am Schlüsselbein befestigt sind (Abb. 6.2). Nachdem wir zu gehen gelernt haben, fangen wir an, schwierigere Aktivitäten zu erlernen, beispielsweise zu laufen, schwere Gegenstände zu tragen, auf Stühlen zu sitzen und wieder aufzustehen. Sie alle fordern unserem Kopf große Balance-Leistungen ab, und erfordern sie den Einsatz stärkerer Muskeln. Bei so anstrengenden Aktivitäten haben wir stets die Tendenz, den Kopf zurückzuziehen, indem wir diese größeren und stärkeren Muskeln verkürzen und anspannen.

Wie Sie die Aufmerksamkeit auf das Gewicht des Kopfes richten

Nehmen Sie ein schweres Buch zur Hand, legen Sie es auf Ihren Kopf, und halten Sie es sanft mit einer Hand fest. Bleiben Sie ruhig stehen, und achten Sie darauf, wie es sich auf Ihren Körper auswirkt, daß Sie dieses Gewicht auf Ihrem Kopf haben. Gehen Sie dann langsam umher, und spüren Sie, wie Sie das Buch auf Ihrem Kopf balancieren und wie es Ihren Gebrauch beeinflußt, daß Sie dieses Gewicht bei Ihren Bewegungen berücksichtigen müssen. Experimentieren Sie damit, daß Sie Ihre stützende Hand wegnehmen, aber geben Sie dabei acht, ob Sie sich in der Vorstellung des »Erfolghabenwollens« verfangen. Wichtig ist zu beobachten, wie es sich anfühlt, daß Sie Ihre Aufmerksamkeit darauf gerichtet halten, ein Gewicht auf dem Kopf zu balancieren. Auf diese Weise können wir der Erfahrung des Gehenlernens, die wir in unserer Kindheit gemacht haben, sehr nahe kommen. Achten Sie darauf, wie jeder Muskel an der Aufrechterhaltung des Gleichgewichts beteiligt ist. (Ich empfehle dies nicht als regelmäßige Übung, so wie manche »Schulen für gute Haltung« es tun! Ich möchte Ihnen lediglich Gelegenheit geben, zu erfahren, wie es sich anfühlt, ein wenig mehr Gewicht auf dem Kopf zu tragen.)

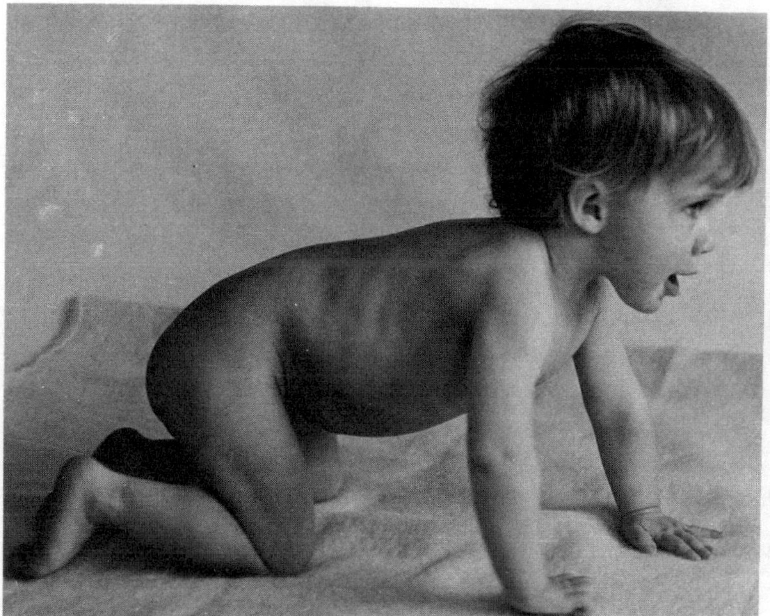

Wenn ein Kind gehen lernt ...

Stellen Sie sich nun vor, Sie hätten ein paar dicke Gurte und würden dieses schwere Buch mit Gurten an Ihrem Kopf befestigen, die unter Ihren Armen und zwischen Ihren Beinen hindurchgehen, so daß es nicht herunterfallen kann. Dadurch können Sie nun ohne jene gesteigerte Aufmerksamkeit mit dem Buch auf dem Kopf herumgehen, und auf sehr ähnliche Weise führen die Menschen normalerweise ihre alltäglichen Bewegungen aus.

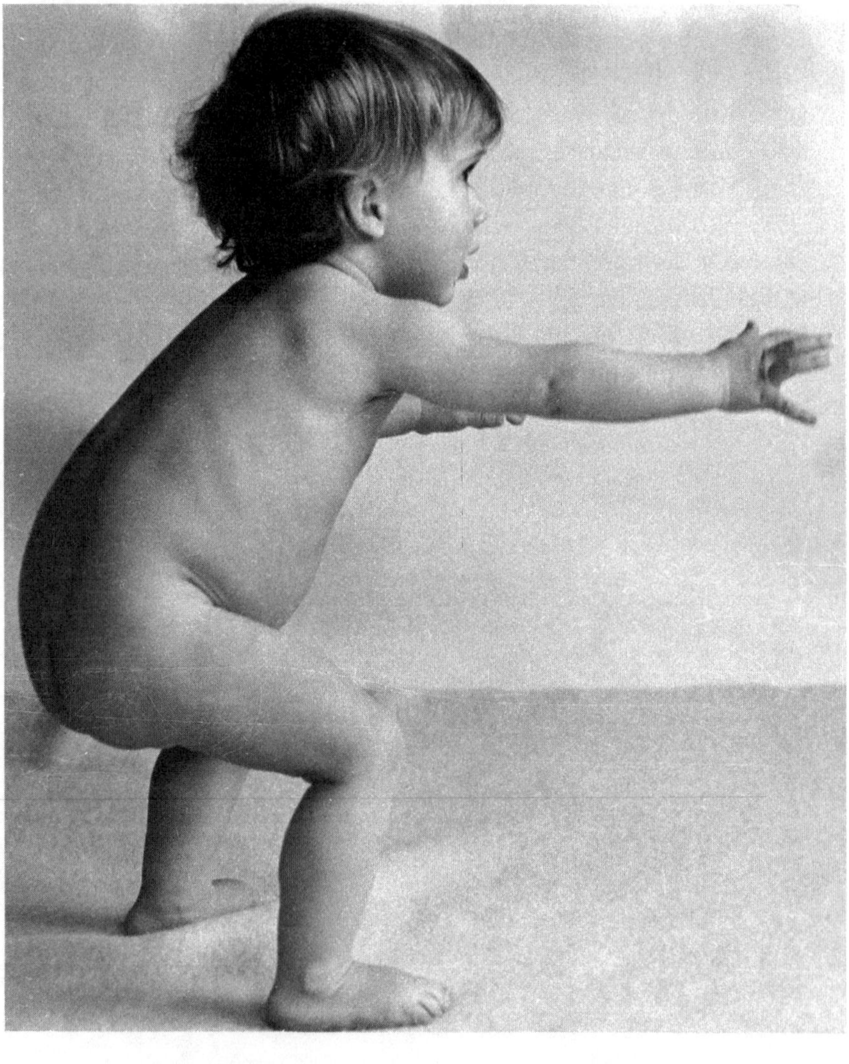

konzentriert sich sein ganzer Organismus darauf ...

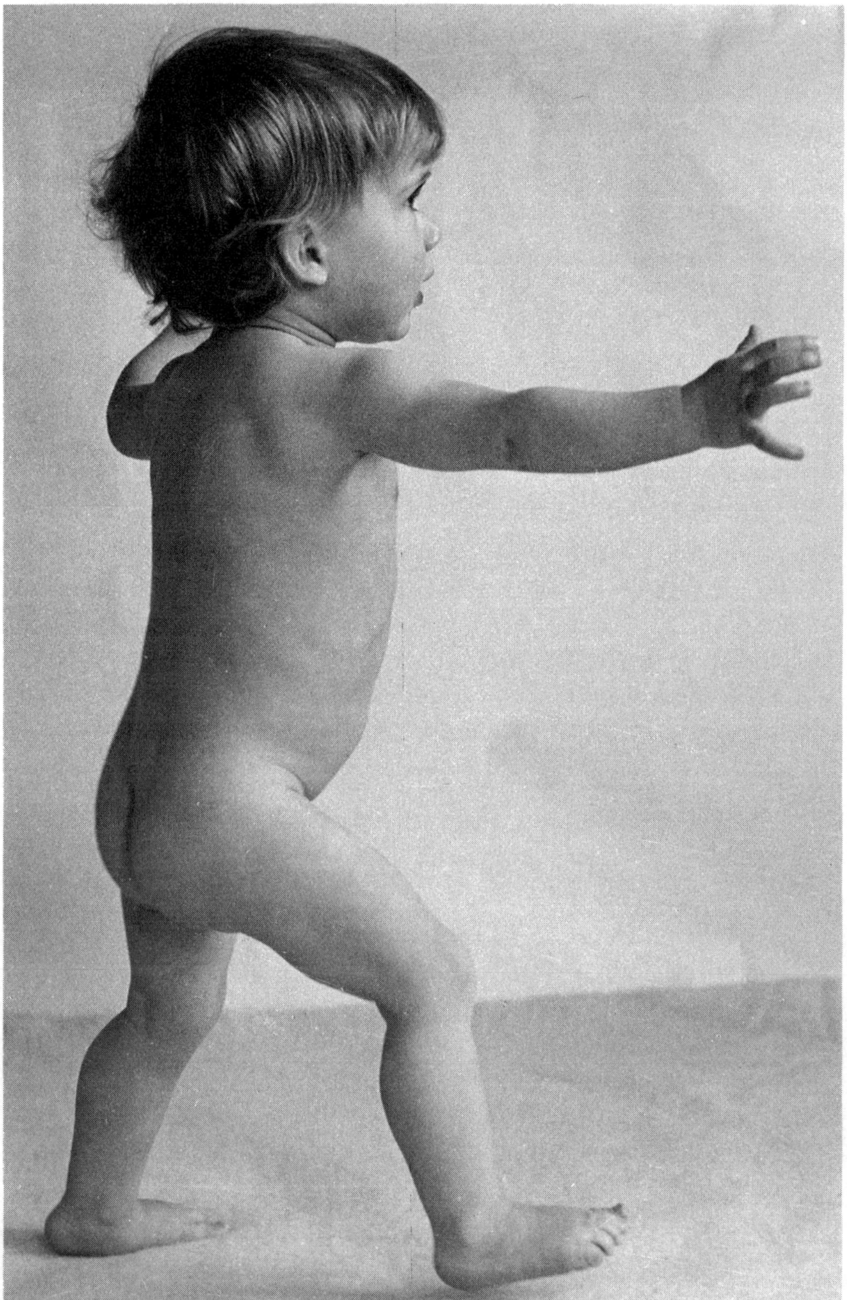

das schwere Gewicht des Kopfes auf der Wirbelsäule zu balancieren.

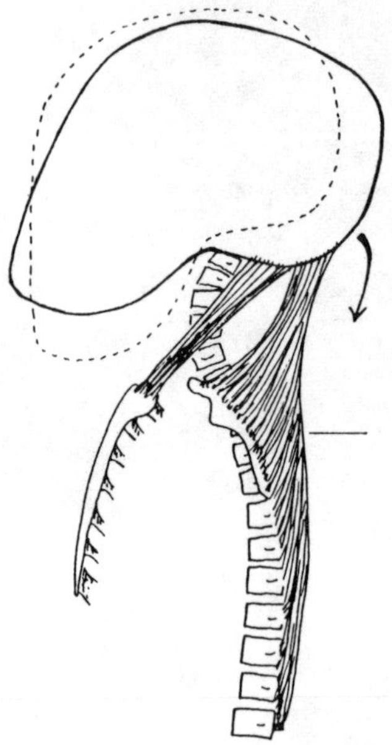

6.2 Stärkere Muskeln kontrahieren, um den Kopf nach hinten und nach unten zu ziehen

Den Kopf auf dem Körper zu fixieren, indem man die größeren Muskeln des Halses und Rückens verkürzt, entspricht dem Befestigen des Buches am Kopf im obigen Experiment (Abb. 6.3). Und dies ist ein Beispiel dafür, wie die meisten Menschen ständig Gebrauch von ihrem Körper machen. Das schwere Gewicht des Buches repräsentiert das schwere Gewicht des Kopfes, etwas, das für uns so »normal« geworden ist, daß es am Körper »festgeschnürt« wird, ohne daß wir noch länger darüber nachdenken. Es mag möglich sein, Dinge schneller zu tun, wenn der Kopf durch die großen Muskeln des Halses und Rückens »festgeschnürt« ist, doch ist dies für Ihr Gesamtbefinden weniger gut, als wenn Sie Ihre Aufmerksamkeit auf das Balancieren des Kopfes richten und die Bewegungen des Körpers durch die Aufmerksamkeit, die auf den Kopf gerichtet ist, koordiniert und integriert werden. Den Kopf am Körper gleichsam »festzubinden« führt dazu, daß die Verbindungen im Halsbereich und in den Muskeln fixiert werden, was die Motilität und Bewegungsfreiheit von Kopf und Hals einschränkt. Dadurch wiederum wird die Stimulation der sensorischen Neuronen sowie die Information, die dem Nervensystem darüber zur Verfügung steht, was im Körper vor sich geht, verringert.

Die Schreckreaktion

Setzen Sie sich entspannt und bequem hin. Legen Sie eine Hand sanft in den Nacken. Bitten Sie nun einen Freund, eine Tür zuzuschlagen oder ohne Vorwarnung laut zu brüllen. Es könnte sein, daß Sie den Kopf in Vorahnung des bevorstehenden unangenehmen Erlebnisses zurückziehen. Vielleicht gelingt es Ihnen aber auch, die Schreckreaktion zu verhindern, wenn der Lärm auftritt. Falls Sie jedoch nicht daran denken, diese Reaktion zu verhindern, werden Sie feststellen, daß die Muskeln in Ihrem Nacken sich anspannen.

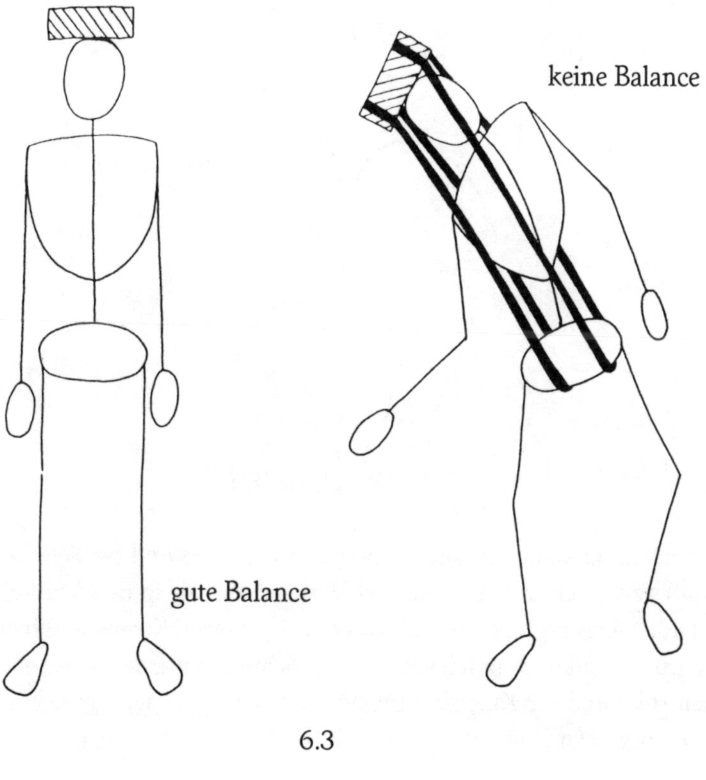

6.3

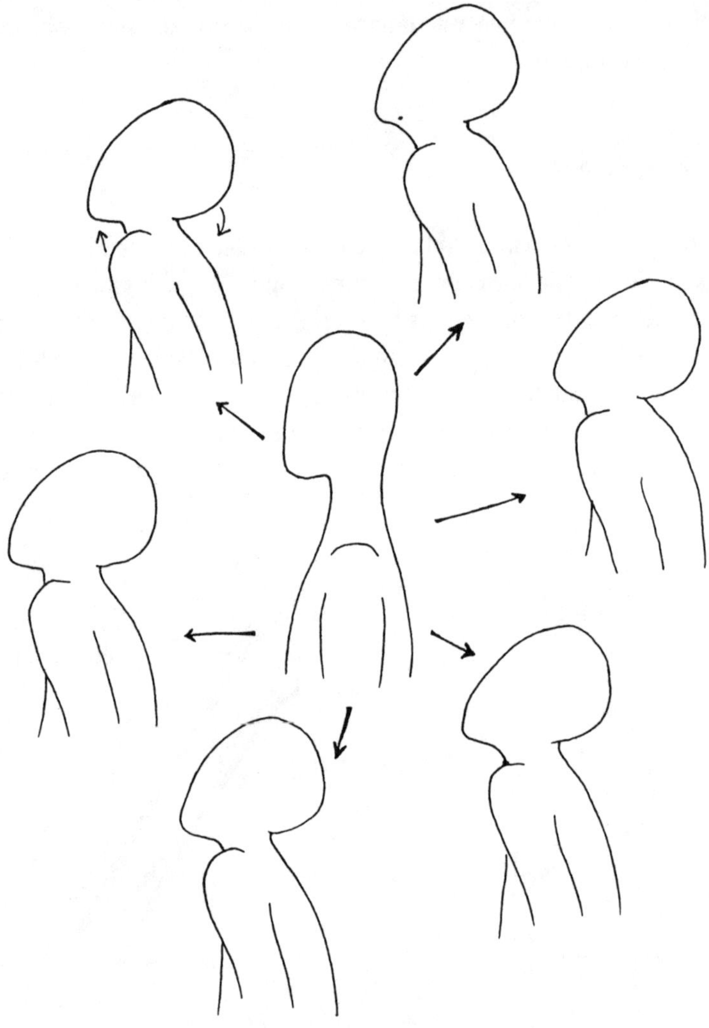

6.4 Der Schreck-Reflex

Eine der Reflexreaktionen des Körpers tritt bei Streß und bei Schocks auf. Dabei kommt es zu einer Anspannung und Verkürzung, die in den Muskeln des Kopf- und Halsbereichs beginnt und sich von dort im ganzen Körper ausbreitet. Der Kopf wird zurück- und nach unten gezogen, die Schultern werden angehoben, die Arme werden steif, und die Knie sind gebeugt. Immer wenn wir geringeren Streßbelastungen ausgesetzt sind, etwa einem plötzlichen Lärm wie dem Zuschlagen einer

Tür, reagieren wir reflexhaft auf diese Weise. Und natürlich gilt: Je größer der Streß, um so wahrscheinlicher ist, daß dies passiert. Wir reagieren also auf körperlichen und emotionalen Streß, indem wir unseren Kopf zurück- und nach unten ziehen. Es ist so, als wollten wir den schweren Kopf so nahe wie möglich an den Drehpunkt heranziehen, da der Kopf dadurch mechanisch stabiler und »sicherer« wird, wenn wir uns erschrecken oder wenn wir etwas tun müssen, das eine mechanische Belastung für die Stabilität unserer Struktur ist.

Wenn wir den Kopf nach hinten und unten ziehen – infolge von emotionalem oder körperlichem Streß –, wird die Wirbelsäule zusammengedrückt, weil die Muskeln auf der Vorder- und Rückseite des Körpers angespannt werden. All dies stört die Koordination im Körper und führt zu jener Verkürzung und Einengung des Rückens, die Alexander beschrieben hat. Gelingt es uns nicht, diese Abwärtstendenz zu unterbinden, werden die dabei aktiven Muskeln chronisch kontrahiert.

Werden die starken und kräftigen Nackenmuskeln chronisch kontrahiert, so werden die feinen Subokzipitalmuskeln zwangsläufig ebenfalls verkürzt, so daß sie nicht mehr in der Lage sind, den Kopf richtig auf der Wirbelsäule zu balancieren, selbst wenn der Körper sich in einem Zustand relativer Ruhe befindet, beispielsweise im Sitzen oder Stehen. Die Folge ist, daß der Kopf nicht nur zurückgezogen, sondern außerdem in dieser zurückgezogenen Position fixiert wird, weil die Muskeln kontrahiert sind und sich nicht zu entspannen vermögen. Man kann den Alterungsprozeß recht gut demonstrieren, wenn man ihn aus diesem Blickwinkel betrachtet (Abb. 6.5).

Primärkontrolle

> *Die Entdeckung einer zentralen Kontrolle, die alle anderen Reaktionen bedingt, bringt den bedingenden Faktor unter bewußte Führung und befähigt den einzelnen, von seinem eigenen Potential Besitz zu ergreifen. Sie verwandelt den bedingten Reflex von einem Prinzip der äußeren Versklavung in ein Mittel zur Erlangung der vitalen Freiheit.*
>
> *Prof. J. Dewey**

Um diese Probleme zu beseitigen, müssen wir lernen, die starken Muskeln im Hals- und Rückenbereich zu entspannen und es den Subokzipitalmuskeln zu ermöglichen, ihre schwierige Arbeit, den Kopf auf der Wirbelsäule zu balancieren,

---

* zitiert nach Alexander/Maisel, a. a. O., S. 141.

6.5 Der Alterungsprozeß

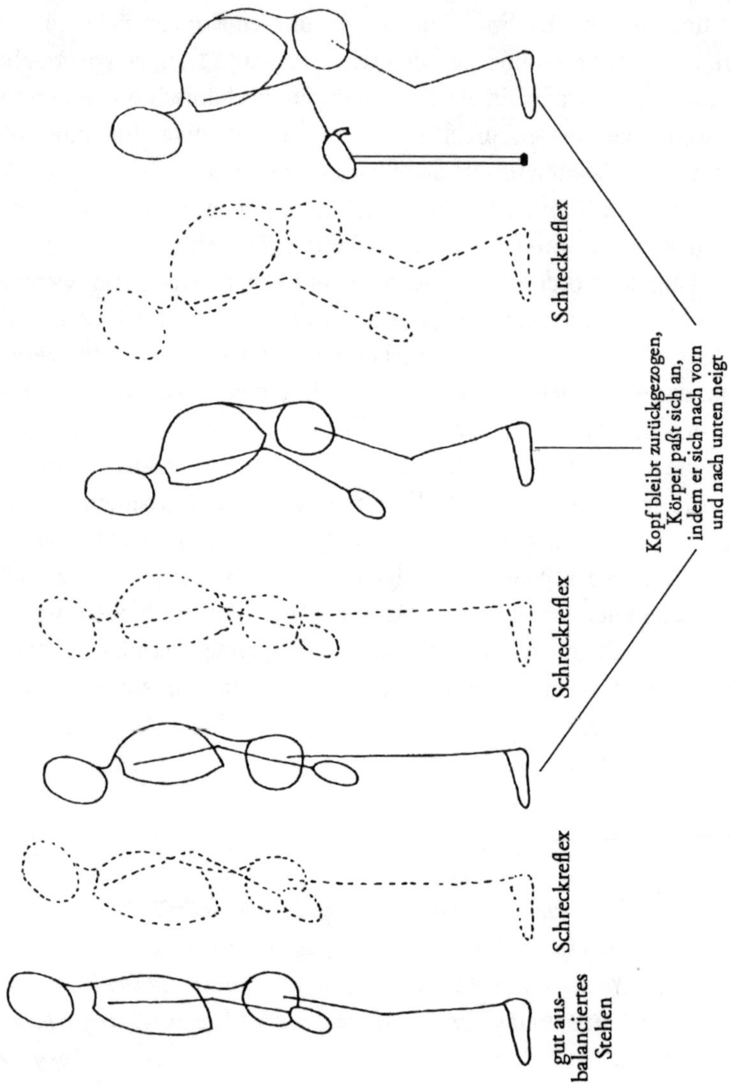

zu verrichten. Das Liegen in halbausgestreckter Rückenlage ist eine gute Möglichkeit, diesen Prozeß zu unterstützen. Der Kontakt des Rückens mit dem Boden und die sanfte Dehnung des Halses, zu der es kommt, weil der Kopf auf einem Bücherstapel ruht, fördert die Entspannung der Hals- und Rückenmuskeln. Außerdem müssen wir lernen, wenn wir aufrecht stehen oder uns bewegen, mit einem Minimum an notwendigen Spannungen in diesen Muskeln auszukommen. Wenn wir lernen, wie wir dies bewerkstelligen können, so lernen wir dadurch, die Primärkontrolle über den Gebrauch des Selbst zu verbessern. Dies ist die Fähigkeit, die Alexander-Lehrer ihren Schülern vermitteln.

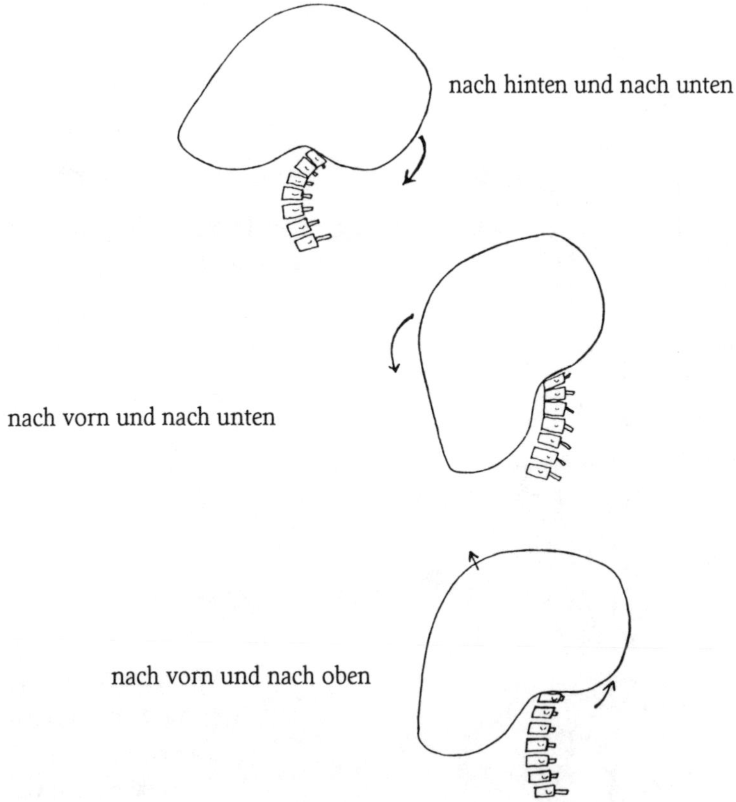

6.6 Drei Richtungen des Kopfes

Um der Tendenz, den Kopf zurück- und nach unten zu ziehen, entgegenzuwirken, experimentierte Alexander damit, den Kopf bewußt nach vorn zu bewegen. Er stellte fest, daß dies tatsächlich hilfreich war. Doch wenn man den Kopf *zu weit* nach vorn streckte, so bewegte er sich vorwärts und abwärts, was zu einem ebensolchen Abwärtsdruck im Kehlkopf führte, als würde der Kopf zurückgezogen. (Abb. 6.6) Er entdeckte, daß ein bestimmtes dynamisches Arrangement zwischen Kopf, Hals und Rücken dem gesamten Rumpf ein Maximum an Freiheit gab, daß es dadurch außerdem zu einer Verlängerung und Weitung im gesamten Rückenbereich kam und daß diese Beziehung allen anderen, was den Gebrauch des Körpers betrifft, voranging. Deshalb folgerte er, damit die Primärkontrolle ihre Funktion erfüllen könne, müsse der Kopf sich nach vorn und aufwärts bewegen, so daß der Rücken verlängert und geweitet würde.

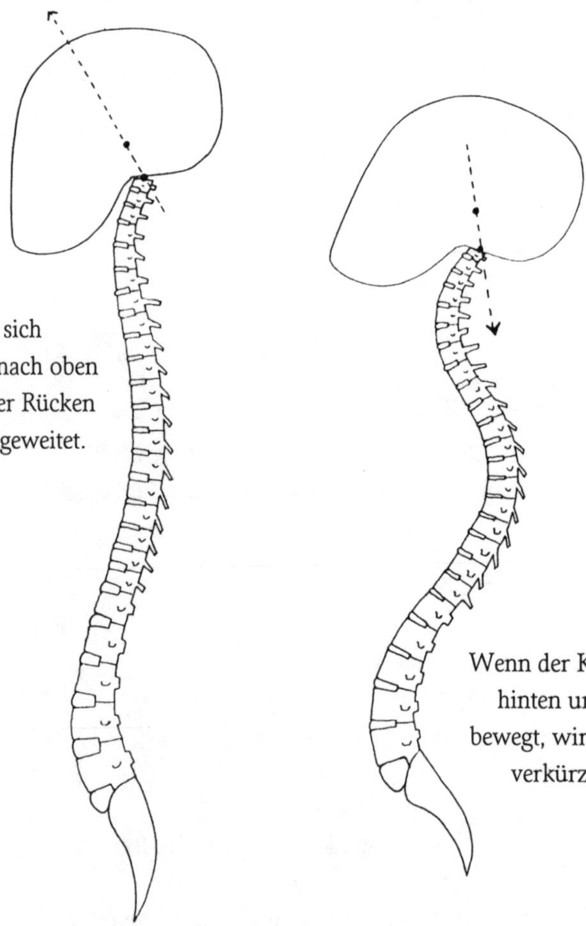

6.7

Wenn Sie sich das Diagramm von Kopf und Hals anschauen (Abb. 6.1), werden Sie die Mechanik von Alexanders Entdeckungen erkennen. Die Linie, die das Zentrum der Schwerkraft des Kopfes mit dem Drehpunkt (der Atlanto-okzipital-Verbindung) verbindet, bestimmt die Richtung »nach hinten und nach unten«, wenn wir den Kopf zurückziehen, oder die entgegengesetzte Richtung »nach vorn und nach oben«, wenn wir jene reflexhafte Reaktion verhindern und das Zentrum der Schwerkraft des Kopfes vom Drehpunkt *weg* verlagern. Wenn der Kopf sich nach vorn und nach oben bewegt – also in die Richtung, die derjenigen, daß der Kopf nach hinten und nach unten gezogen wird, genau entgegengesetzt ist –, entsteht eine nach mechanischen Gesichtspunkten vorteilhafte Situation. Wenn der Kopf korrekt ausgerichtet ist, werden die Muskeln des gesamten Rumpfes – und damit auch die Wirbelsäule – verlängert, statt zusammengepreßt zu werden, wie es durch das reflexhafte Zurückziehen des Kopfes geschieht (Abb. 6.7).

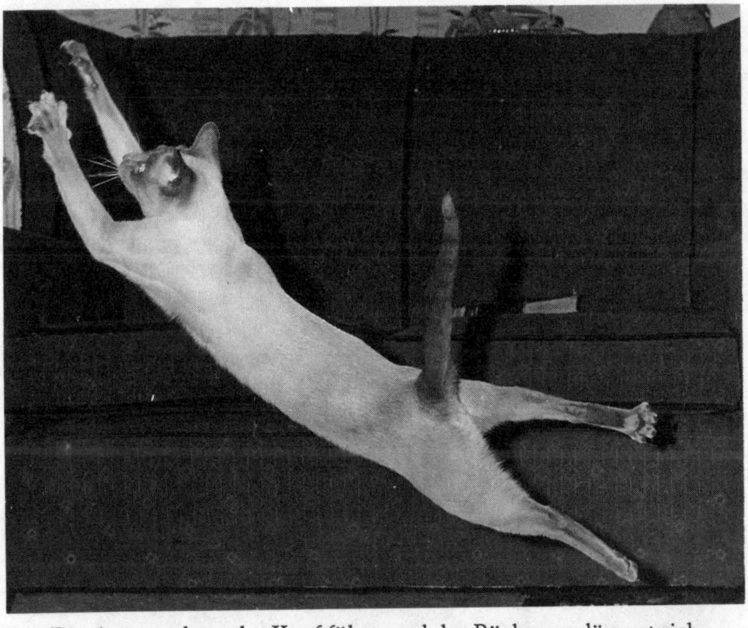

Die Augen sehen, der Kopf führt, und der Rücken verlängert sich, wenn diese Katze aktiv wird.

Wenn der Kopf sich durch eine nach vorn und nach oben gerichtete Bewegung entspannt, werden alle Entspannungsmechanismen im gesamten Körper stimuliert, und der Körper bewegt sich auf eine koordinierte und integrierte Weise als ein Ganzes, wobei der Kopf die Führung übernimmt.

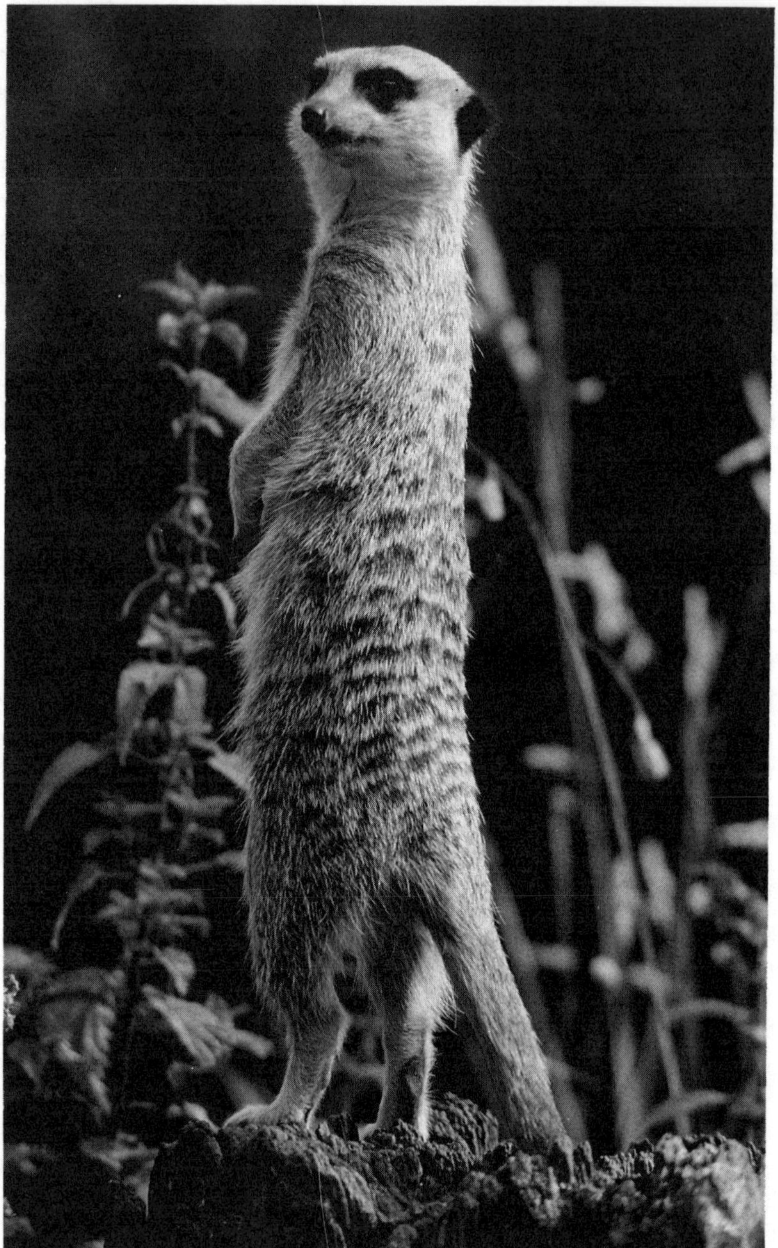

Das Erdmännchen muß potentielle Feinde frühzeitig entdecken. Deshalb richtet es seinen Kopf so hoch wie möglich empor, wodurch seine Wirbelsäule verlängert wird.

Bei allen Wirbeltieren ist der Kopf der primäre Organisator jeder Bewegung. Dies kann man bei vierbeinigen Tieren sehr gut beobachten. Eine Katze oder ein Hund folgen ihrer Nase, ihren Augen oder ihren Ohren. Der Kopf bewegt sich infolge eines sensorischen Reizes, und der Körper organisiert sich um die Bewegung des Kopfes herum, in der horizontalen Ebene. Bei Vierbeinern ist gut zu erkennen, daß die Wirbelsäule hinter dem Kopf hergezogen wird. Wir Menschen bewegen uns in der horizontalen Ebene vorwärts, und wir müssen zudem noch die Wirbelsäule in der vertikalen Ebene nach oben verlängern. Dies ist eine wesentlich komplexere Aufgabe, und die meisten Erwachsenen haben die Fähigkeit verloren, sie zufriedenstellend zu bewältigen.

Wenn die Primärkontrolle bei einem Menschen gut funktioniert, findet in der gesamten Geist/Körper-Einheit permanent eine integrierende und spannungslösende Aktivität statt, die gewöhnlich als ein Gefühl der Verlängerung und Ausdehnung im Rumpf und der allgemeinen »Aufwärtsbewegung« erlebt wird. Dies ist die Essenz eines guten Gebrauchs. Die Bewegungen werden sicherer, leichter und freier. Was das Funktionieren der Primärkontrolle verhindert, ist, daß wir in ihre natürliche Funktionsweise eingreifen. Wir stören sie auf die Arten, die wir in diesem Kapitel untersucht haben, nämlich indem wir den Kopf zurück und nach unten ziehen, den Rücken verkürzen und verengen oder indem wir zulassen, daß eine Reflexreaktion wie das Schreckmuster in unserem Körper zu einem »fixierten« Zustand wird. Indem wir uns von diesen Störungen befreien, entdecken wir unsere natürliche Fähigkeit eines guten Gebrauchs. Wenn die Primärkontrolle störungsfrei funktioniert, gewinnt die Bewegungsfähigkeit größtmögliche Leichtigkeit. Der Kopf wird dann frei auf der Wirbelsäule balanciert, und Geist und Körper erfreuen sich gleichzeitig eines Gefühls der Freiheit und Flexibilität. So ermöglicht die Primärkontrolle die primäre Freiheit des Körpers.

Um die Freiheit des Denkens und Handelns wiederzugewinnen, müssen wir zu den grundlegenden Dingen des Lebens zurückkehren. Wir müssen neu lernen, richtig zu atmen, zu sitzen, zu stehen, zu gehen und zu sprechen. Wir müssen dies mit der gleichen hundertprozentigen Aufmerksamkeit tun wie ein Baby, jedoch mit den konzeptuellen Fähigkeiten eines Erwachsenen. So durchleben wir einen Prozeß der Wiedergeburt, ein Neuerlernen der Grundlagen und ein Verlernen der Störungen, die wir aus unseren habituellen Reaktionsmustern zu beseitigen beschließen.

Die Führungsrolle des Kopfes

Bei der Geburt des Menschen wird normalerweise zuerst der Kopf durch den Geburtskanal gestoßen; ihm folgt der zappelnde Körper. Das Leben fängt mit Bewegung an, zuerst als Embryo und später als neugeborenes Baby. Ganz am Anfang unseres Lebens erfahren wir die Vorrangstellung des Kopfes bei der Organisation unserer Bewegung. Nach der Geburt ist die nächste neue Aktivität, daß Luft in die Lunge gezogen wird, und dabei kann es zum ersten Gebrauch der Stimme kommen. Sich bewegen, atmen und die Stimme zu benutzen waren allesamt Elemente von Alexanders Unterricht. Da die Alexander-Technik lehrt, diese einfachen und grundlegenden Aktivitäten des menschlichen Lebens leicht und frei auszuführen, liefert sie ein starkes Fundament, auf welchem sich andere Aktivitäten entwickeln können. Es handelt sich dabei nicht um ein starkes Fundament im Sinne von etwas Schwerem und Festem, sondern um etwas, das absolut grundlegend für jeden Aspekt des Lebens ist und das auf alles andere, was wir tun, übertragen werden kann.

Die Bedeutung des Kopfes als Organisator aller unserer Bewegungen entdeckte Alexander in seiner praktischen Arbeit an sich selbst und mit seinen Schülern. Gleichzeitig wurde dies auch von G.E. Coghill entdeckt, einem Biologen, der sich mit der Erforschung tierischer Organismen befaßte. Im gesamten Tierreich sind Beweise für diese Anschauung zu finden. Wenn wir an alle unsere Bewegungen mit der Fähigkeit herangehen, die Primärkontrolle ohne Störung auszuüben, wobei der Kopf die Führung übernimmt und der Rücken verlängert und geweitet wird, können alle unsere Bewegungen zu einer Quelle der Erfüllung und Bereicherung für uns werden.

Der atmende Mensch

> *Wenn die Teile des Körpers sich im Zustand perfekter Koordination befinden, so wie es mein System fordert, ist die Atmung ein untergeordneter Vorgang, der quasi von selbst vonstatten geht.* (FMA, MSI)

Als Alexander entdeckte, wie er das gute Funktionieren der Primärkontrolle in seinem Organismus erreichen konnte, und als er dadurch lernte, seine individuellen Störungen und Muster falschen Gebrauchs aufzulösen, stellte er fest, daß seine Probleme mit der Stimme und mit den Atemorganen von selbst verschwanden. Er war fortan in der Lage, über lange Zeit zu rezitieren, ohne heiser zu werden, und er schnappte auch nicht mehr beim Atmen durch den Mund nach Luft, sondern konnte ohne Mühe durch die Nase atmen. Sein Atemvolumen wurde größer, und er hatte geistig und körperlich mehr Energie und Vitalität. Als Alexander schon ziemlich alt war, fragte ein kleiner Junge, der ihn sah, seine Mutter: »Wer ist dieser junge Mann mit den grauen Haaren?« Er bewegte sich während seines ganzen Lebens frei und geschmeidig; man sah bei ihm nicht jene Bewegungen, die gewöhnlich das Alter kennzeichnen. Alexander wurde durch seine eigene Erfahrung klar, daß er der Menschheit etwas äußerst Bemerkenswertes anzubieten hatte.

Die Folge einer Verlängerung der Wirbelsäule ist, daß alle Muskeln, die an der Wirbelsäule befestigt sind, eine sanfte Dehnung erfahren, und daß die Zwischenwirbelscheiben sich ausdehnen und regenerieren können. Dies führt zu einer zusätzlichen Verlängerung, so daß es zu einem Lockerungsprozeß im gesamten Rumpf kommt. Durch die Verlängerung der Wirbelsäule wird der Brustkorb geweitet, was wiederum eine freiere Bewegung der Rippen beim Atmen ermöglicht. Die Bewegung der Rippen bewirkt eine sanfte Massage aller mit ihnen verbundenen Muskeln, und wenn diese Muskeln verlängert werden und sich entspannen, kommt es zu einer Verlängerung und Weitung im gesamten Rumpf. Unter diesen veränderten Bedingungen verbessert sich die Atmung auf natürliche Weise (Abb. 6.8).

Als Alexander anfing, seine Methode anderen zu vermitteln, wurde er als »der Atem-Mann« bekannt. Einer der Gründe dafür war, daß sein eigener Atmungsmechanismus bestens koordiniert war, ein anderer, daß er sich zu Beginn seiner Lehrtätigkeit sehr stark auf die Umerziehung des Atmungsmechanismus konzentrierte.

Heute sind viele verschiedene Atemtechniken bekannt. Manche wurden speziell für Schauspieler und Sänger entwickelt, während es bei anderen stärker um Entspannung und »Tiefenatmung« geht. Alexanders Vorstellungen von der Atmung stimmen mit seinen Vorstellungen über Aktivitäten jeder Art überein. Wenn wir aufhören, das Falsche zu tun, wird das Richtige anfangen, »sich selbst zu tun«. Atemübungen und Methoden, die sich speziell mit der Atmung beschäftigen, können die natürliche Fähigkeit des Organismus, »geatmet zu werden«, behindern. Atmen sollte nicht als etwas verstanden werden, das wir »tun«, sondern als ein Teil des »Seins«, das sich auf adäquate Weise entfaltet, wenn wir lernen, mit uns selbst richtig umzugehen. Wenn ein Mensch innehält und sich selbst Direktiven erteilt, ist interessanterweise eines der häufigsten Resultate eine natürliche Vertiefung der Atmung. Dies ist einfach die Folge einer Verbesserung der Primärkontrolle. Alexander-Lehrer arbeiten mit ihren Studenten daran, von sich selbst besser

Gebrauch zu machen, und ein Aspekt der daraus resultierenden besseren Funktionsweise ist eine Verbesserung des Atemmechanismus, eine größere Bewegungsfreiheit des Brustkorbs und des Zwerchfells und eine Entspannung der Muskeln des Kehlkopfs, die es ermöglicht, die Stimme frei und gleichzeitig kontrolliert zu benutzen.

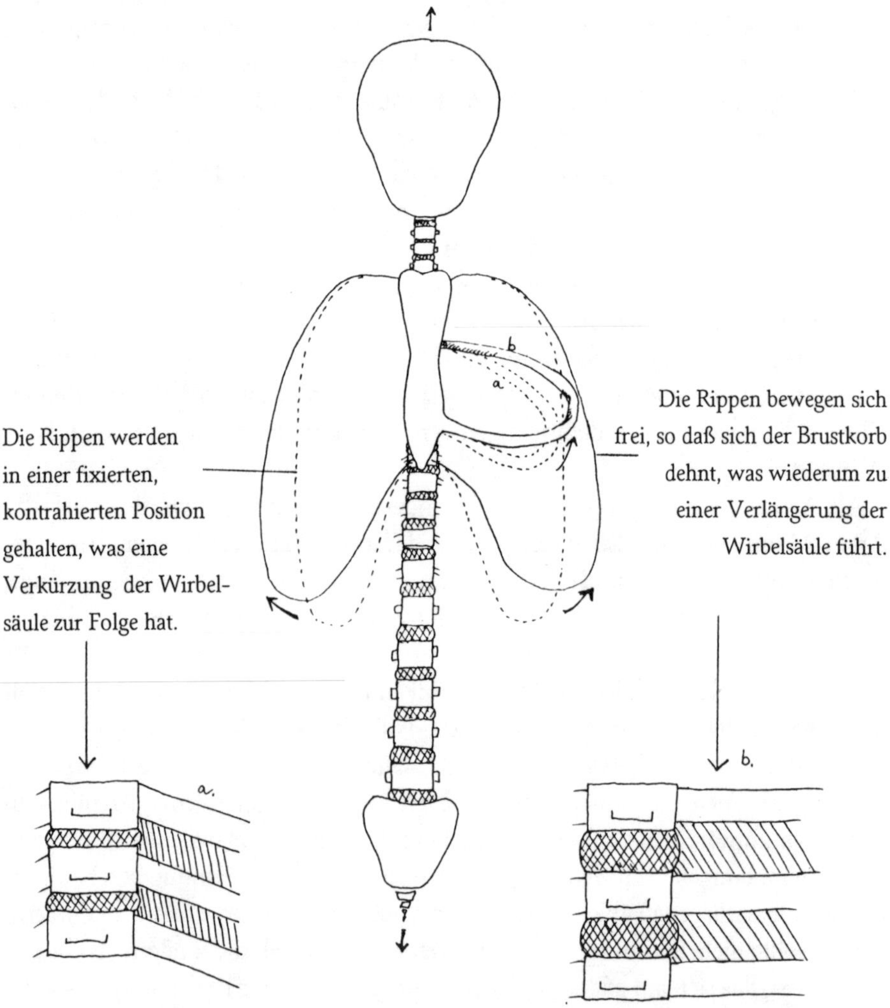

Verkürzte Wirbelsäule und kontrahierter Brustkorb

Verlängerte Wirbelsäule und gedehnter, frei beweglicher Brustkorb

6.8 Weitung des Brustkorbes

Der Gebrauch der Stimme

Wenn sich der Gebrauch der gesamten Person verändert, so verändert sich auch der Klang der Stimme. Ebenso wie unsere Bewegungen ist auch unsere Stimme ein Ausdruck unseres gesamten Seins. Wenn die Muskeln des Kehlkopfs sich entspannen und die Atmung freier wird, spiegeln die Klänge, die wir produzieren, diese Veränderungen; sie sind dann voller und wirken integrierter. Dies bezieht sich auf das Sprechen ebenso wie auf das Singen, und der Einsatz dieser Technik bei der Ausbildung von Schauspielern und Sängern hat zu erheblichen Verbesserungen der stimmlichen Qualitäten geführt.

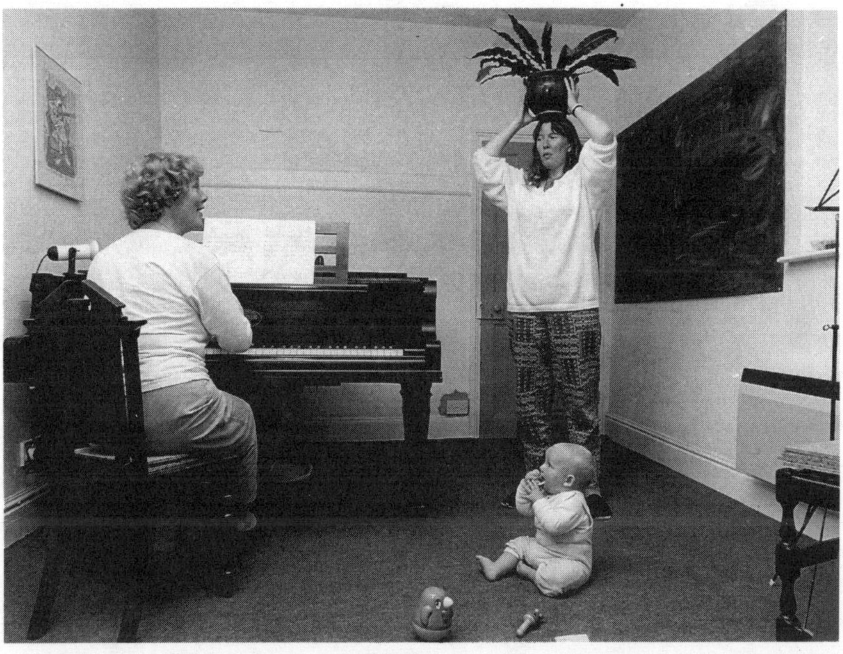

Um jene Balance des Kopfs beizubehalten, über die ihr Baby auf natürliche Weise verfügt, experimentiert die singende Schülerin damit, daß sie eine Pflanze auf ihrem Kopf balanciert.

Die subtile Beziehung zwischen Kopf, Hals und Rücken kann die Funktionsweise des Körpers in seiner Gesamtheit entweder verbessern oder – bei einer dysfunktionalen Beziehung – behindern. Bei den meisten Menschen unserer Zeit ist es um diese Beziehung, d.h. um die Primärkontrolle, nicht gut bestellt, was zur Folge hat, daß ihr Gebrauch ständig einer guten Funktionsweise entgegenwirkt.

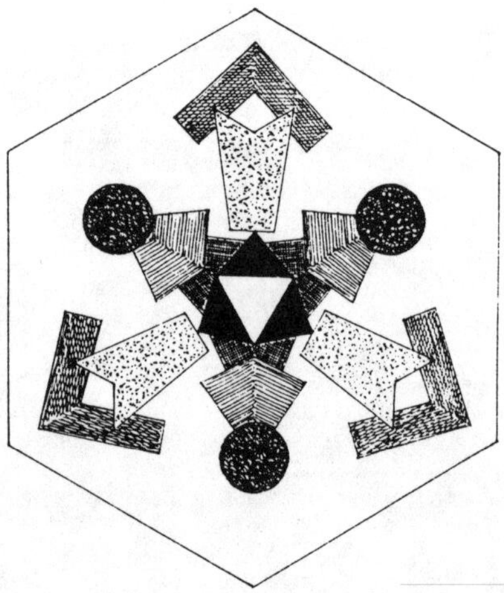

7 Die Macht des Denkens

Deshalb sollte die Zusammenarbeit von Lehrer und Schüler so vonstatten gehen, daß der Schüler zunächst lernt, sich selbst daran zu hindern, die falschen Dinge zu tun, die die Mängel oder Schäden bei ihm verursacht haben, und daß er dann in einer zweiten Phase des Prozesses lernt, die betreffenden mentalen und physischen Mechanismen auf korrekte Weise zu benutzen. (FMA, MSI)

Alexander experimentierte, bis er herausfand, was die optimale Beziehung zwischen Kopf und Hals war. Doch als er versuchte, diesen neugefundenen Zustand der Balance beim Rezitieren oder bei Bewegungen aufrechtzuerhalten, stellte er fest, daß die Macht der Gewohnheit erneut die Herrschaft übernahm und sich die alten Abläufe des falschen Gebrauchs wieder einstellten. Er mußte ein Mittel finden, das es ihm ermöglichte, auch beim Sprechen und bei Bewegungen die Primärkontrolle aufrechtzuerhalten und dadurch den Gebrauch des Selbst zu verbessern. Schließlich fand er heraus, daß sich dieses Dilemma lösen ließ, indem er die Denkprozesse des Innehaltens (des Hemmens) und des Ausrichtens mittels des Erteilens von Direktiven miteinander verband.

Durch Gedanken Veränderungen zu bewirken ist eine sehr wirksame Methode, die sich heute großer Beliebtheit erfreut. Es gibt viele Systeme, die damit arbeiten, beispielsweise das positive Denken, die Arbeit mit Affirmationen, die kreative Visualisation und die Selbsthypnose, und sie alle können erstaunliche Wirkungen hervorbringen. Alexander war solchen Methoden gegenüber sehr skeptisch, weil er der Ansicht war, daß sie auf unzutreffenden sensorischen Erfahrungen aufbauten und nicht auf die Entwicklung einer bewußten Kontrolle hinarbeiteten. Dennoch hat seine Methode mentaler Beeinflussung gewisse Ähnlichkeiten mit anderen Systemen, insofern ihnen allen die Erkenntnis gemeinsam ist, daß das Denken bestimmter Gedanken ein äußerst starkes und wirksames Mittel ist, Veränderungen im ganzen Menschen zu bewirken, insofern dadurch dem habituellen, reaktiven Verhalten entgegengewirkt wird.

In einer wichtigen Hinsicht jedoch unterscheidet sich seine Methode von anderen: Sie beruht auf dem Prozeß des Hemmens (*inhibition*). Das Hemmen habitueller Reaktionen geht dem Erteilen von Direktiven oder Anweisungen voran, und eben diese Anweisungen sind es, die anderen Formen positiven Denkens ähneln. Alexanders Methode bestand in einem doppelten Angriff auf seine habituellen Reaktionen. Zunächst unterband er den Drang, irgend etwas zu »tun«. Dadurch hinderte er das Nervensystem daran, in eine automatische Reaktion zu verfallen. Anschließend gab er sich dann selbst Anweisungen, die eine positive Alternative zum habituellen falschen Gebrauch beinhalteten. Durch die stetige Ausführung dieser beiden Handlungen in Verbindung miteinander wurde eine fundamentale Veränderung möglich.

Hemmung *(inhibition)*

Hemmung ist ein physiologischer Prozeß, der bei allen Tieren zu finden ist. Es handelt sich dabei um die Fähigkeit des Organismus, auf einen Stimulus *nicht* zu reagieren. Unser Nervensystem arbeitet in der Form, daß auf einen Reiz eine Reaktion erfolgt. Die neuralen Botschaften werden über die Motoneuronen an die Muskeln übermittelt, und es gibt nur zwei mögliche Botschaften, die sie übermitteln können: Erregung und Hemmung. Die Muskeln empfangen ununterbrochen erregende und hemmende Botschaften, doch nur wenn sich der Erregungsimpuls zu einer bestimmten Stärke aufbaut, kommt es zu einer muskulären Aktivität. Unser Nervensystem wird ständig mit Reizen bombardiert, und wenn es uns nicht möglich wäre, Reaktionen auf all diese Reize zu hemmen, wäre unser Verhalten völlig unkoordiniert. Spastizität ist ein Beispiel dafür, daß die inhibitorische Reaktion in einem Nervensystem zu gering ist; die Folge ist dann, daß die Muskulatur zu unkoordinierten und unkontrollierten Reaktionen neigt. Im Normalfall herrschen im Nervensystem die inhibitorischen (hemmenden) Reaktionen auf Reize vor, und nur wenn die exzitatorischen (erregenden) Impulse sehr stark werden, weichen die inhibitorischen ihnen.

Die physiologische Funktion der Hemmung besteht darin, dem betreffenden Lebewesen eine koordinierte und integrierte Reaktion auf einen Reiz (Stimulus) zu ermöglichen. Die exzitatorische Reaktion auf jeden Reiz erzeugt Spannung und führt zu einer Verkürzung der Muskeln, insbesondere derjenigen, die den Kopf mit dem Hals verbinden. Dies gilt für Tiere ebenso wie für Menschen. Die inhibitorische Reaktion bewirkt eine Verlängerung und Stärkung der Muskulatur und insbesondere der Muskeln im Hals-Kopf-Bereich. Somit bewirkt die Hemmung als ein unbewußter physiologischer Prozeß eine Lösung und Verlängerung der Halsmuskeln und eine Verbesserung der Primärkontrolle.

Alexander kam zu der Ansicht, daß das Nervensystem der zivilisierten Menschen während der letzten hundert Jahre in wesentlich stärkerem Maß Erregungsimpulsen ausgesetzt ist, als während vieler vorangegangener Jahrtausende, in denen sich die Menschheit in einem viel langsameren Tempo veränderte. Darin sah er auch den Grund dafür, daß unsere natürlichen inhibitorischen Mechanismen angesichts der erheblichen vermehrten neuralen Erregungsimpulse nicht mehr in adäquatem Maße in der Lage sind, uns ein koordiniertes und integriertes Verhalten zu ermöglichen. Um dieser Situation entgegenzuwirken und wieder zu einem Gleichgewicht zu finden, müssen wir unseren inhibitorischen Mechanismus der Kontrolle durch das Bewußtsein unterwerfen und auf diese Weise die natürliche Lockerungs- und Verlängerungsreaktion in der Kopf- und Halsmuskulatur und damit im gesamten Körper unterstützen. Auf diese Weise können wir unserem Nervensystem helfen, seine Funktion besser zu erfüllen. Einen Reiz zu hemmen bedeutet einfach, daß man nicht darauf antwortet – daß man weder reagiert noch sich einer Reaktion widersetzt, weil das ebenfalls eine Form der Reaktion wäre.

Hemmen in diesem Sinne sollte zu einem Bestandteil unseres bewußten Denkprozesses werden. Es gibt Zeiten von starkem Streß und übermäßiger Erregung, in denen das bewußte Hemmen besonders wichtig ist, doch im Idealfall sollte es zu einer bewußten Gewohnheit entwickelt werden, die unser gesamtes Verhalten beeinflußt. Manchmal besteht es in einer kurzen Pause bei der Vorbereitung zum Handeln. In anderen Fällen kann es eine Reaktion auf eine unerwünschte Aufforderung sein. Statt automatisch zu reagieren, sagen wir dann vielleicht: »Ich möchte mir etwas Zeit nehmen, um darüber nachzudenken.« Auf diese Weise können wir dann eine längere inhibitorische Pause entstehen lassen, bevor wir auf einen Stimulus reagieren. Das Liegen in Rückenlage mit angewinkelten Beinen ist ein Akt des Hemmens. Durch diese Haltung verlassen wir unsere habituelle Situation und schaffen einen Raum, in dem Lockerungsreaktionen möglich werden und in dem die inhibitorischen Mechanismen sich wieder normalisieren können; sie ist besonders vorteilhaft für solche Lockerungsreaktionen. Hemmen, so wie es hier verstanden wird, sollte jedoch nicht verwechselt werden mit jener repressiven Fixierung, die Freud »Hemmung« genannt hat. Vielmehr ist das, was hier gemeint ist, seinem Wesen nach ein lösender Mechanismus, eine physiologische Funktion, die den Muskeltonus des Körpers verbessert und die es Geist und Körper ermöglicht, seine bewußte kreative Aktivität zu steigern.

Wenn der Gebrauch die Grundlage der Alexander-Technik ist, so ist das Hemmen der Dreh- und Angelpunkt des Ganzen. Ohne das Hemmen ist es praktisch unmöglich, das eigene habituelle Verhalten dauerhaft zu verändern. Wenn wir lernen, unser habituelles Verhalten bewußt zu unterbinden – also zu hemmen –, so gibt uns dies die Möglichkeit, uns von der Sklaverei unseres neuromuskulären Reaktionssystems zu befreien. Wir können dann anfangen, aufgrund von Entscheidungen statt aus reiner Gewohnheit heraus zu handeln. Das ist der Grund, weshalb Alexander der Meinung war, seine Methode sei von großer Bedeutung für die Evolution des Menschen. Sie gibt dem Menschen die Möglichkeit, sein Schicksal selbst zu bestimmen. Denn wenn wir in der Lage sind, »nein« zu jenen habituellen mentalen und muskulären Reaktionen zu sagen, die unsere Koordination und unsere funktionelle Integration stören, werden wir vielleicht irgendwann die Kontrolle über jene desintegrativen, destruktiven und negativen Muster erlangen, die ein habitueller Bestandteil des sozialen Mechanismus sind und die uns unerbittlich in die Zerstörung des Planeten hineintreiben.

Übungen zur Entwicklung des bewußten Hemmens

Alltagsaktivitäten

Wählen Sie eine Ihrer habituellen Aktivitäten, beispielsweise die Art, wie Sie sich hinsetzen, und üben Sie einen Tag lang, einen Augenblick innezuhalten, bevor Sie die betreffende Aktivität ausführen. Denken Sie einen Tag lang daran, jedesmal, bevor Sie sich hinsetzen, einen Augenblick innezuhalten und zu warten, bis sich alles beruhigt hat, und setzen Sie sich erst dann. Beschließen Sie einfach, sich einen Augenblick lang *nicht* hinzusetzen. Finden Sie heraus, wie leicht es Ihnen fällt, dies zu tun, und achten Sie darauf, was für eine Wirkung es auf Sie hat. An einem anderen Tag können Sie beschließen innezuhalten, bevor Sie vom Stuhl aufstehen, und an wieder einem anderen, daß Sie innehalten, bevor Sie zu sprechen anfangen. Experimentieren Sie mit mehreren solcher Aktivitäten, um mehr über ihre eigenen habituellen Reaktionen herauszufinden. In der Alexander-Technik spielt das bewußte Hemmen von habituellen Verhaltensweisen eine wichtige Rolle, und es ist ziemlich schwierig, die Fähigkeit zu entwickeln, dies zu tun. Wählen Sie zunächst jeweils eine einfache Alltagsaktivität, an der Sie diese Methode erproben wollen. Vielleicht werden Sie feststellen, daß das wirklich Spaß machen kann.

Geräusche

Legen Sie eine Liste aller Geräusche an, denen Sie im Laufe eines normalen Tages ausgesetzt sind – beispielsweise das Klingeln des Telefons, Verkehrslärm,

Radio und Fernsehen, Stimmen anderer Menschen, Maschinengeräusche. Erinnern Sie sich nacheinander an all diese Geräusche, und stellen Sie fest, wie Sie körperlich, geistig und emotional darauf reagieren. Die Reaktionen können sehr subtil sein, beispielsweise eine ganz leicht erhöhte Spannung im Schulterbereich, sie können aber auch sehr deutlich sein, beispielsweise wenn Sie beim Klingeln des Telefons sofort aufspringen. Machen Sie sich Notizen darüber, welche Geräusche Ihr psychophysisches Gleichgewicht am stärksten stören. Wenn Sie jene Geräusche das nächste Mal hören, sollten Sie versuchen, sich aller dabei auftretenden neuromuskulären Reaktionen bewußt zu werden, so daß Sie klar vor Augen haben, wie das Geräusch auf Sie wirkt. Nachdem diese Voraussetzung erfüllt ist, können Sie anfangen, das bewußte Hemmen zu üben. Fordern Sie Ihr Nervensystem auf, nicht zu reagieren oder seine habituelle Reaktion zu unterlassen.

»Solltes«

Erinnern Sie sich an Situationen in Ihrem Leben, in denen Sie Druck empfunden haben, etwas zu »tun«. An Situationen, in denen Sie zu sich selbst gesagt haben: »Ich *sollte* dies eigentlich wirklich tun, aber ich *möchte* es nicht.« Achten Sie auf sämtliche sensorischen Reaktionen, die mit diesem inneren Konflikt einhergehen. Experimentieren Sie damit, »nein« zu dem Druck zu sagen und einen Raum zu kreieren, in dem Sie sich die Situation in einer ruhigeren Verfassung anschauen und zu einer durchdachten Reaktion kommen können. Achten Sie auf die sensorischen Veränderungen, die in Ihrem Körper infolge des Neinsagens auftreten, selbst wenn Sie dies nur in Ihrer Vorstellung tun.*

* Unsere emotionalen Reaktionen sind sehr kompliziert, und hier stiften die unterschiedliche Verwendung des Begriffs »Hemmung« durch Alexander und Freud die größte Verwirrung. Ich werde mich im zweiten Teil dieses Buches mit der Thematik der Hemmung im Zusammenhang mit emotionalen Reaktionen beschäftigen.

Ausrichtung und Direktiven

> *Eine weitere Schwierigkeit, in die sich Schüler selbst bringen, steht mit dem Erteilen von Handlungsanweisungen oder Direktiven in Zusammenhang. Sie äußern sich manchmal, als ob es etwas Merkwürdiges und Neuartiges für sie sei, sich selbst Anweisungen zu geben. Dabei vergessen sie völlig, daß sie dies unbewußt seit ihren ersten Lebenstagen tun, denn andernfalls wären sie nicht in der Lage, ohne fremde Hilfe aufzustehen, und noch viel weniger, sich umherzubewegen.* (FMA, CCC)

Hemmung ist die Fähigkeit innezuhalten, bevor man auf einen Reiz reagiert. Es ist die Fähigkeit, nein zu sagen, auch wenn alle unsere geistigen, körperlichen oder emotionalen Gewohnheiten uns dazu drängen, aktiv zu werden. Es ist die Fähigkeit, einen Raum zu schaffen, so daß die Reaktion nicht einem automatischen habituellen Muster zu entsprechen braucht. Und in diesen leeren Raum, in dem Ihr Nervensystem muskuläre, geistige und emotionale Spannungen losläßt, plazierte Alexander seine »Direktiven« (*directions*).

Diese »Direktiven« sind keineswegs etwas, das Alexander sich selbst ausgedacht hatte. Er erkannte, daß wir unsere Handlungen ständig steuern, daß wir uns die Anweisungen zum Handeln jedoch automatisch geben – wir uns also nicht einmal dessen bewußt sind, daß wir dies tun. Jedesmal, wenn wir uns bewegen, »dirigiert« unser Geist, welche Bewegungen wir machen werden. Wir beschließen mental, zu sitzen, zu stehen, zu gehen oder zu sprechen, und dann setzen wir diese geistige Entscheidung in die Tat um. Verglichen mit den detaillierten Instruktionen, die Alexander entwickelte und die er »Direktiven« nannte, sind die Handlungsanweisungen, die wir uns normalerweise unbewußt geben, sehr vage. Doch beide Arten von Anweisungen basieren auf dem gleichen Prinzip, nämlich dem, daß unser Geist unseren Körper instruiert, bevor es zu einer willkürlichen Bewegung kommt.

Alexander entwickelte Direktiven für den Gebrauch seines Körpers, die es – wie er durch Experimente und Überlegungen herausfand – dem Körper ermöglichten, seine Funktionen besser zu erfüllen. Die Direktiven werden gegeben, um dem habituellen falschen Gebrauch entgegenzuwirken. So war die erste Direktive, die er gab, daß »der Hals frei sei« – einfach, um jede unnötige Muskelanspannung im Halsbereich zu lösen. Die zweite Direktive lautete, daß »der Kopf sich nach vorn und nach oben bewegen« sollte – was das genaue Gegenteil der habituellen Tendenz ist, den Kopf nach hinten und nach unten zu ziehen. Und die dritte Direktive, die Alexander entwickelte, war, daß »der Rücken sich verlängern und weiten« sollte, was der Tendenz zur Verkürzung und Verengung des Rückens entgegen wirken sollte. Die Direktiven sind keine neuartigen Aktivitäten, die sich von den gewohnten grundsätzlich unterscheiden, sondern Gegenaktivitäten zu habituellen Verhaltensweisen, die für den Betreffenden nachteilig sind. Durch die Direktiven werden die inhibitorischen (hemmenden) Mechanismen verstärkt, die die gleichen Zustände herbeiführen würden. Die Direktiven dienen dazu, jenen Prozeß der bewußten Hemmung zu unterstützen. Letztendlich sind die Direktiven eine Form neuronaler Hemmung.

Alexander beharrte auch darauf, daß die Direktiven alle zueinander in Beziehung stünden, daß es sich dabei keineswegs um jeweils separate Instruktionen handele. Seiner Vorstellung nach sollte der Alexander-Schüler sie »alle zusammen, eine nach der anderen« erteilen. Deshalb werden die primären Direktiven gewöhnlich in Form der folgenden Aneinanderreihung von Anweisungen formuliert:

> ***Lockere den Hals, und lasse zu, daß der Kopf sich nach vorn und nach oben bewegt, so daß der Rücken länger und weiter wird.***

Alexander kam zur Formulierung dieser Direktiven, indem er darüber nachdachte, wie man den wichtigsten Faktoren des falschen Gebrauchs entgegenwirken könne. Diese Direktiven fördern das bestmögliche Funktionieren der Primärkontrolle. Außerdem benutzte Alexander noch andere Direktiven, die sich auf andere Teile des Körpers bezogen, beispielsweise auf die Arme oder Knie, und er entwickelte auch Direktiven, die sich auf die spezifischen Muster falschen Gebrauchs bezogen, die er bei einzelnen Schülern vorfand. Doch sollten die letzteren beiden Gruppen niemals eine wichtigere Rolle spielen als die primären Direktiven. Kopf und Hals müssen in einer guten Beziehung zueinander bleiben, während die übrigen Direktiven gegeben werden. Alle Direktiven sollten als eine Einheit betrachtet werden, wobei die drei primären Direktiven den übrigen vorangehen, so wie der Kopf den Körper führt. Der Körper ist ein Ganzes, keine Sammlung von Einzelteilen, und jede Veränderung in einem Teil des Körpers wirkt sich auch auf den Rest aus. Dieses Konzept der Einheit und Ganzheit ist von grundlegender Bedeutung, und wenn wir über den Gebrauch des Selbst sprechen, meinen wir das ganze Selbst, denn die Art, wie wir einen Teil des Körpers bewegen, beispielsweise einen Arm oder ein Bein, beeinflußt die ganze Person und sollte als eine Aktivität der ganzen Person angesehen werden. Deshalb wird jede Bewegung des Körpers durch die Primärkontrolle und dadurch, wie gut dieselbe funktioniert, beeinflußt.

Ebenso wie das Hemmen und Innehalten ist auch das Erteilen von Direktiven ein gedanklicher Prozeß. Eine Direktive ist eine Vorbereitung auf das Tun und eine

Weise, in der das Tun stattfinden kann. Es ist ein geistiger Akt des Wünschens, Wollens oder Befehlens. Manchmal nannte Alexander seine Direktiven auch »Befehle«. Es sind Anweisungen an das Nervensystem, doch weil sie nicht dazu dienen, Muskelverkürzungen zu bewirken, sondern Muskelverlängerungen, kann man sie nicht als »Tun« *(»doings«)* bezeichnen, wie ich im Kapitel »Wie Muskeln arbeiten« erklärt habe. Es handelt sich dabei nicht um Übungen, es sei denn, man versteht sie als geistige Übungen. Doch wenn man daran anschließend etwas »tut« – das heißt, wenn man sich bewegt oder in irgendeiner Weise aktiv ist –, fährt man immer noch fort auszurichten *(to direct)*, und sofern das alte habituelle »Tun« nicht wieder die Kontrolle übernimmt, spricht man davon, daß man sich nun »mit Ausrichtung« *(with direction)* bewegt, und das ist der Anfang eines verbesserten Gebrauchs.

Dem Spiegelbild Direktiven geben

Stellen Sie sich vor den Spiegel – oder benutzen Sie wenn möglich zwei Spiegel, damit Sie sich auch gut in Seitenansicht sehen. Stellen Sie sich so, daß Ihre Füße schulterbreit voneinander entfernt sind und das Gewicht gleichmäßig auf der Innen- und Außenkante des Fußes verteilt ist, jedoch etwas mehr Gewicht auf der Ferse lastet als auf dem Fußballen.

Beginnen Sie, indem Sie pausieren, innehalten, hemmen und es Ihrem Nervensystem ermöglichen, sich zu beruhigen. Schauen Sie einfach Ihr Bild im Spiegel an. Treten Sie in Kontakt mit Ihrem sensorischen Gewahrsein dessen, wie Ihr Körper sich in dieser Position fühlt. Werden Sie sich so genau wie möglich aller Dinge gewahr, die auf sensorischer Ebene vor sich gehen. Achten Sie darauf, welche Gedanken und Gefühle auftauchen, während Sie sich im Spiegel beobachten. Wenn diese Gedanken und Gefühle Ihr Gleichgewicht stören, dann pausieren Sie, und halten Sie erneut inne. Lassen Sie die Information kommen und gehen, und lassen Sie sich dadurch nicht in Erregung versetzen. Vielleicht wird es einige Zeit dauern, bis Sie dies lernen. Denken Sie daran, daß Sie nichts »tun« sollen. Sie arbeiten lediglich mit Ihren Gedanken.

Schauen Sie sich, wenn Sie sich ruhig und zentriert fühlen, das Bild im Spiegel an, und denken Sie die Direktiven, die Sie dem Spiegelbild geben wollen. Auf diese Weise können Sie verhindern, daß das Erteilen von Direktiven zu einem »Tun« wird.

Denken Sie bezogen auf das Bild im Spiegel, daß Sie wollen, daß der Hals des Bildes locker wird und daß der Kopf sich entspannt nach vorn und nach oben bewegt. Denken Sie daran, daß der Zweck des Erteilens von Direktiven darin besteht, die muskuläre Entspannung und die Verlängerung der Muskeln zu fördern. Wenn Sie versuchen, die Direktiven zu »tun« (also aktiv auszuführen), erzeugen Sie Muskelverkürzungen und Spannungen, also das genaue Gegenteil dessen, was Sie anstreben.

Beobachten Sie das Bild im Spiegel. Möglicherweise werden Sie staunen, wie es sich auf sehr subtile Weise verändert.

Sagen Sie nun dem Bild, daß sich sein Kopf lockern und nach vorn und oben bewegen soll, so daß der Rücken länger und weiter wird. Stellen Sie sich vor, daß dieser Prozeß der Verlängerung und Weitung in Ihrer Wirbelsäule, in Ihren Rippen und in Ihrem ganzen Körper stattfindet. Achten Sie auch hier wieder darauf, daß es interessante subtile Veränderungen hervorrufen kann, wenn Sie dies denken und dem Spiegelbild entsprechende Anweisungen geben. Sollten Sie nichts Derartiges bemerken, so ist das auch in Ordnung. Entscheidend ist, daß Sie nicht versuchen, Veränderungen zu bewirken, indem Sie irgend etwas mit Ihrem Körper *tun*. Sie senden dem Körper mit Hilfe des Spiegelbildes richtungsgebende Anweisungen.

Fahren Sie auf diese Weise eine Zeitlang mit dem Hemmen und mit dem Erteilen der primären Direktiven fort, und beobachten Sie, wie das Spiegelbild, nacheinander und doch gleichzeitig, durch die drei primären Direktiven hindurchgeht. Vermeiden Sie es, den Körper in einer fixierten Haltung erstarren zu lassen. Wenn Sie das Gefühl haben, daß dies eintritt, dann gehen Sie ein wenig im Zimmer umher, bevor Sie zum Spiegel zurückkehren und mit der Arbeit des Hemmens und des Erteilens von Direktiven fortfahren.

Sie haben nun mit den wichtigsten Direktiven experimentiert, die Alexander seinen Schülern beibrachte, um eine Verbesserung der Primärkontrolle zu bewirken. Diese Direktiven stellen eine positive Alternative zu den grundlegenden Mustern des falschen Gebrauchs dar, in die wir verfallen. Viele Menschen verstehen nicht, daß die Direktiven eine Möglichkeit darstellen, habituellem falschem Gebrauch entgegenzuwirken; deshalb verfallen sie beim Versuch, dieselben auszuführen, erneut ins »Tun«, was nur eine Verkürzung der dabei involvierten Muskeln zur Folge hat. Oft glauben Schüler, sie würden Direktiven erteilen, verfallen jedoch tatsächlich in einen fixierten, rigiden Zustand, der ihre »Vorstellung« davon verkörpert, was das Erteilen von Direktiven beinhaltet. Wenn man ohne Hilfe an sich arbeitet, ist es sehr schwer, nicht in diese Falle zu gehen. Genau deshalb empfehle ich allen, die noch nie mit einem Alexander-Lehrer gearbeitet haben, immer wieder, sich einen solchen Lehrer zu suchen, damit dieser überprüft, was Sie tun, während Sie

Direktiven erteilen. Außerdem kann ein solcher Lehrer Ihnen auch helfen, ihre eigenen Wahrnehmungen von dem, was geschieht, besser zu verstehen.

Wenn Sie schon einmal mit einem Alexander-Lehrer gearbeitet haben, haben Sie wahrscheinlich nicht nur mit den hier aufgeführten Direktiven, sondern außerdem auch mit vielen anderen gearbeitet. Jeder Lehrer ist anders, und das gleiche gilt auch für den Schüler. Dieses Thema detaillierter zu behandeln würde über den für dieses Buch gesteckten Rahmen hinausgehen.

Wahl

Hemmung und das Erteilen von Direktiven in Aktivität umsetzen – wenn wir uns dafür entscheiden

Denkaktivität in Form von Hemmen und des Erteilens von Direktiven ermöglicht es uns, die automatische Aktivität der Gewohnheit zu überwinden. Die bewußte Kontrolle des Gebrauchs des Selbst ermöglicht eine Wahlfreiheit, die wir bisher hatten. Wenn wir habituelle Reaktionen bewußt hemmen, schaffen wir einen Raum, in dem Wahlfreiheit überhaupt erst möglich wird. Alexander bezog diese Möglichkeit zu wählen in seine Experimente mit dem Rezitieren ein, und dieses neue Element brachte ihm schließlich den entscheidenden Erfolg. Dabei wandte er die folgende Methode an.

1. Hemme die habituelle Reaktion auf den Reiz (dh. in diesem Fall zu rezitieren).
2. Erteile neue Direktiven, alle zusammen, eine nach der anderen.
3. Fahre fort, das alte Verhalten und die alte Vorbereitung auf die betreffende Aktivität zu hemmen, bis du das Gefühl hast, daß die neuen Direktiven gründlich und klar durchdacht sind.
4. Fahre fort, den Stimulus, rezitieren zu wollen, zu hemmen, und entscheide dich in dem so entstehenden Raum, ob du:
   a) rezitieren willst,
   b) etwas völlig anderes als Rezitieren tun willst, beispielsweise eine Hand heben, oder ob du
   c) nichts tun willst.

Indem Alexander in diesem Augenblick eine Wahlmöglichkeit schuf, gelang es ihm, seine Tendenz zur Zielfixiertheit zu unterbinden. Für welche der drei Optionen er sich auch entscheiden mochte, zunächst einmal entschied er sich dafür, bei allem, was er tun würde, seinen guten Gebrauch aufrechtzuerhalten. Im Mittelpunkt seiner Aufmerksamkeit stand nun nicht mehr das Bemühen, sein Ziel zu erreichen, sondern die Absicht, beim Versuch, das Ziel zu erreichen, in jedem Fall mit dem adäquaten Gebrauch der geeigneten Mittel fortzufahren. Dadurch wurde es ihm im Laufe der Zeit möglich, erfolgreich zu rezitieren *und* seinen verbesserten Gebrauch weiterhin aufrechtzuerhalten. Er war nun also in der Lage, die Direktiven in sein Handeln einzubeziehen.

Indem Alexander automatische Reaktionen des Nervensystems bis zum letztmöglichen Augenblick unterband, während er gleichzeitig bis zum letzten Moment und über diesen hinaus Direktiven erteilte, gelang es ihm, seinen Gebrauch positiv zu verändern. Dies war eine lange und mühsame Arbeit, doch der Lohn all dieser Mühe war dementsprechend groß, denn er erlernte so, sein Nervensystem in einem Maße zu kontrollieren, wie es den Menschen der westlichen Welt bis zu jenem Zeitpunkt unbekannt war. Infolge dieser Kontrollfähigkeit entwickelte er ein größeres Maß an geistiger und körperlicher Freiheit in Verbindung mit der Möglichkeit, auf einer sehr grundlegenden Ebene wirklich zwischen Alternativen wählen zu können. Nachdem Alexander dies erreicht hatte, konnte er diese Freiheit auch anderen vermitteln. Und viele, die von ihm selbst und den in seiner Methode ausgebildeten Lehrern unterrichtet worden sind, haben erkannt, daß die in diesem Unterricht vermittelten Fähigkeiten sehr weitreichende Auswirkungen haben können. Die Welt, in der wir leben, ist generell zu geschäftig, und es gibt in ihr zu viele exzitatorische Reize. Wir sind beherrscht vom Tun, und unser Kontakt zum Sein ist gestört. Die Fähigkeit des Hemmens ermöglicht es uns, mit unserer Seins-Natur in Kontakt zu treten, innezuhalten und zu überprüfen, was wir tun, denken und fühlen. Innezuhalten bringt uns zurück in unser Zentrum, so daß unsere Handlungen wieder jenem ruhigen, ausgeglichenen Zentrum in uns entspringen, nicht einer nervösen, erregten Reaktion auf Äußere Stimuli. Von dort aus bringen uns die durch die Direktiven bewirkte Ausrichtung und die neu entstehenden Wahlmöglichkeiten wieder zum Handeln zurück, diesmal jedoch mit der Möglichkeit, es mit einem neuen, verbesserten Gebrauch des Selbst zu tun.

Konstruktive bewußte Kontrolle

Ebenso wie unsere Bewegungen adäquater sind, wenn unser Kopf sie führt, sollte auch unser Verstand, unser bewußtes Gewahrsein, unser Handeln lenken. Die Informationen, die uns unsere Sinne liefern, sind von absoluter Wichtigkeit für eine gute Funktionsweise und für die persönliche Integration, doch obgleich wir die Informationen der Sinne für unsere Entscheidungen nutzen, trifft diese Entscheidungen doch letztendlich unser Verstand. Dabei handelt es sich nicht um eine Art geistige Diktatur, wobei der Verstand die sensorischen Aspekte unter Umständen völlig übergeht, sondern um ein kooperatives System, in dem die beiden erwähnten Aspekte des Selbst wichtige Rollen spielen. Wenn wir innehalten, geben wir uns die Möglichkeit, das, was auf sensorischer Ebene geschieht, wirklich gründlich zu beurteilen. Nachdem wir dies getan haben, können wir uns dafür entscheiden, das, was nicht hilfreich ist, zu unterbinden, und das, was hilfreich ist, weiterzuverfolgen. So wie der Kopf den Körper leitet, wägt das Bewußtsein die wertvolle Information der körperlichen und emotionalen Empfindungen ab und bildet sich aufgrund seiner Einschätzung ein Urteil darüber. Auf diese Weise kommt es zu einer zunehmenden Integration des Selbst. Jeder Aspekt des Selbst spielt eine wichtige Rolle im Leben des Menschen und trägt zum vollständigen Ausdruck der ganzen Person bei. Die Fähigkeit menschlicher Wesen, von instinktiv-habituellem Verhalten zur bewußten Kontrolle des Verhaltens überzuwechseln, hielt Alexander für einen wichtigen Schritt in unserer evolutionären Entwicklung. Da wir aber in einer Gesellschaft leben, die dazu tendiert, Gefühle zu unterdrücken, kann es schwierig sein, eine kooperative Beziehung zwischen unserer Gefühlsnatur und unserem Verstand herzustellen. Mit dieser Thematik werde ich mich im zweiten Teil dieses Buches ausführlicher beschäftigen.

Erteilen der Direktiven in halbausgestreckter Rückenlage

Legen Sie sich mit angewinkelten Beinen auf den Rücken, und lassen Sie sich in jenen ruhigen Raum des Zuhörens hinübergleiten, der eine Form des Innehaltens und Hemmens ist. Beobachten Sie sich zunächst einige Minuten, und stellen Sie Kontakt zur Information Ihrer sensorischen Mechanismen her.

Wenn Sie sich geistig und körperlich ruhig fühlen, können Sie dazu übergehen, die primären Direktiven zu denken:

1. Denken Sie, daß Sie wollen, daß Ihr Hals locker ist.
Sagen Sie zu sich selbst, daß Ihr Hals locker ist, und benutzen Sie alle visuellen Vorstellungen, mit denen wir in Kapitel 4 dieses Buches gearbeitet haben, um die Aufmerksamkeit und Energie hinsichtlich dieser Direktive zu stärken. Stellen Sie sich vor, daß sich die Atlanto-okzipital-Verbindung, die Halswirbel, die Subokzipitalmuskeln, die größeren Muskeln und der Kehlkopf entspannen und es dem Hals ermöglichen, sich frei zu bewegen.

2. Denken Sie, daß Ihr Hals gelockert ist und sich Ihr Kopf deshalb »nach vorn und nach außen« bewegt.
Da Sie mit Ihrem Kopf auf Büchern liegen und sofern die Zahl der Bücher Ihnen einen »Vorwärts«-Stimulus gibt, wird die Verlängerung, zu der es in dieser Position kommt, als Bewegung des Kopfes nach außen und weg vom Körper erlebt.

3. Denken Sie, daß Ihr Hals gelockert ist und Ihr Kopf sich nach vorn und nach außen bewegt, daß Ihr Rücken länger und weiter wird.
Visualisieren Sie, daß alle Wirbel der Wirbelsäule sich lockern, daß die Zwischenwirbelscheiben dicker werden und sich mit Flüssigkeit füllen und daß die Muskeln der Wirbelsäule länger werden. Visualisieren Sie die Verlängerung der Wirbelsäule und die Auswirkungen, die dies auf die Zwischenräume zwischen den Rippen hat, welche sich nun freier bewegen können, was wiederum zu einer Weitung im gesamten Rumpf führt.

4. Lassen Sie den Hals locker, und lassen Sie zu, daß sich Ihr Kopf nach vorn und nach außen bewegt, so daß der Rücken länger und weiter wird, und lassen Sie diese Weitung auf Ihre Oberarme übergreifen.
Diese Direktive ermöglicht eine Weitung im Schulterbereich, auf der vorderen und auf der rückwärtigen Körperseite. Wenn Sie sich Abbildung 7.1 anschauen, sehen Sie, daß die Schultergelenke der Punkt am Skelett sind, wo die Arme mit dem Rumpf verbunden sind. Wenn die beiden Oberarme sich voneinander entfernen, so kommt es dadurch zu einer Weitung des Brustkorbs, des Oberrückens und des Unterarmbereichs. Diese Direktive trägt sehr stark zur Befreiung der Atmung bei, da die Rippen durch sie wesentlich mehr Bewegungsspielraum erhalten.

5. Lockern Sie den Hals, und lassen Sie zu, daß sich der Kopf nach vorn und nach außen bewegt, so daß der Rücken länger und weiter wird und diese Weitung auch die Oberarme einbezieht; und bewegen Sie schließlich die Knie vorwärts und vom Körper weg.
Weil Sie mit angewinkelten Knien auf dem Rücken liegen, wobei dieselben hüftweit voneinander entfernt sind, ist die beste Möglichkeit, mit dieser Direktive zu arbeiten, die Knie in Richtung Decke auszurichten. So wie die letzte Direktive eine Weitung und Lösung des Schulterbereichs ermöglichte, führt diese zu einer Weitung und Lockerung des Beckenbereichs. Die Ausrichtung der Knie nach oben zur Decke hin wirkt unter anderem lösend auf

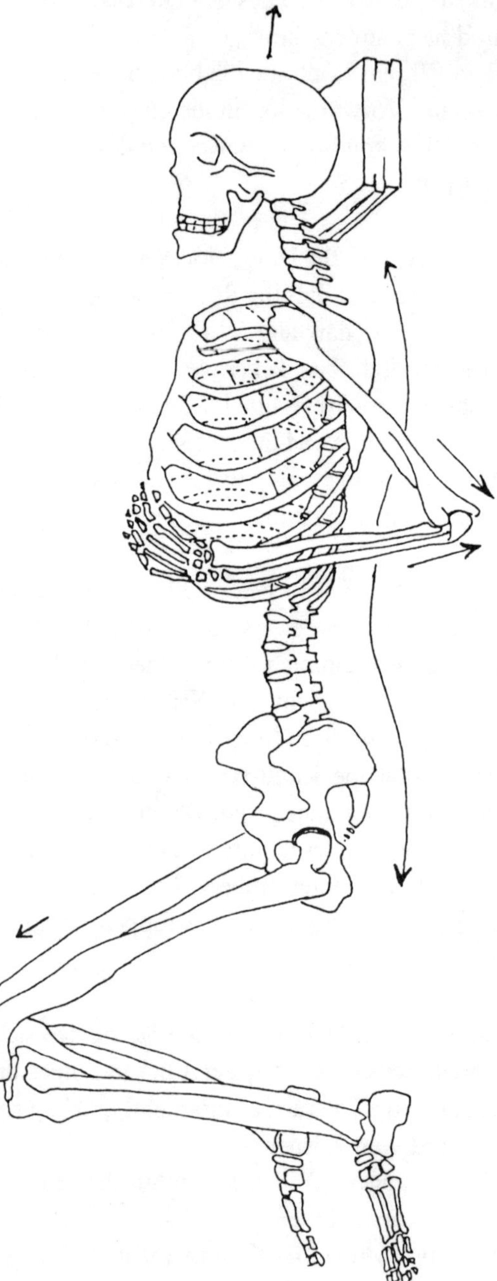

7.1 Skelett in halbausgestreckter Rückenlage. Die Pfeile zeigen die durch die Direktiven bewirkten Ausrichtungen an.

alle Spannungen in den Hüftgelenken und führt zur Verlängerung der Muskeln in den Ober- und Unterschenkeln. Eine Auswirkung dieser Direktive ist, daß es infolge der Lockerungen in den Beinen auch im Zwerchfell zu einer Lockerung kommt, was wiederum zur Folge hat, daß die Atmung sich wieder freier entfalten kann.

Diese fünf Direktiven beziehen den gesamten Körper ein. Es sind positive Vorschläge, wie zusätzlich zur Verlängerung, Weitung und Lösung von Kopf, Hals und Rücken in Verbindung miteinander auch Arme und Beine mit dem Rumpf integriert werden können.

Wenn Sie wollen, können Sie, nachdem Sie wieder aufgestanden sind, vor einen Spiegel treten und sich selbst weiter diese fünf Direktiven erteilen – »alle zusammen und eine nach der anderen«, wie Alexander zu sagen pflegte. Auf diese Weise können Sie daran arbeiten, den alten habituellen Gebrauch zu hemmen und einen verbesserten Gebrauch des Selbst im Stehen zu fördern.

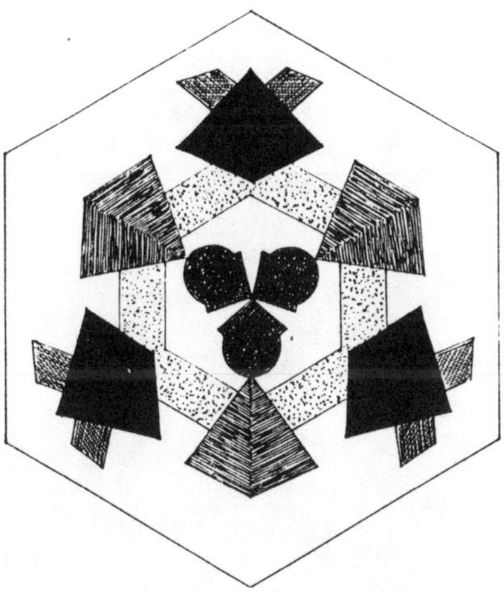

8 Eingreifen

Indem wir uns bei allem, was wir tun, durch Anwendung der Primärkontrolle am Prinzip des bewußten hemmenden Eingreifens orientieren, können wir unsere gewöhnlichen Alltagsaktivitäten im umfassendsten Sinne zu einem Mittel der psychophysischen Entwicklung machen. (FMA, UCL)

Die Schönheit der Alexander-Technik liegt darin, daß sie das Beste zweier Welten miteinander verbindet. Sie ermöglicht die »Rückkehr zur Anmut«, zur Koordination des Organismus in Verbindung mit einem zuverlässigen sensorischen Mechanismus, und außerdem eine Weiterentwicklung auf bewußte Kontrolle hin, wodurch wir einen zunehmend harmonischen und integrierten Zustand erreichen. Wenn wir unsere Fähigkeit, Vorgänge mit Hilfe unseres Bewußtseins zu steuern, nutzen können, um all die Störfaktoren auszuschalten, durch die wir unsere schlechte Haltung und unseren falschen Gebrauch entwickelt haben, werden sich natürliche Grazie und ein verbesserter Gebrauch sowie eine anmutige Bewegungs- und Lebensweise entwickeln. Dies ist die kostbare Perle, die die Alexander-Technik uns schenken kann: daß wir durch Ver-lernen lernen, daß wir durch »Ent-tun« (*un-doing*) tun. Die Essenz dieser Methode ist, daß das Richtige »sich selbst tut«, wenn wir nur aufhören, das Falsche zu tun.

Um unseren Gebrauch zu verbessern, brauchen wir nichts zu »tun«. Wir müssen vielmehr lernen, die Dinge, die unserer natürlichen Fähigkeit zum guten Gebrauch unserer Möglichkeiten im Wege stehen, zu »ent-tun« – zu unterlassen. Unsere Gewohnheiten verursachen die Störungen. Weil wir gewohnheitsmäßig den Kopf zurückziehen, sind bestimmte Muskeln im Hals- und Rückenbereich chronisch verkürzt und angespannt. Wir müssen lernen, diese unnötigen Muskelverspannungen zu lösen. Wir wissen, wie wir sie erzeugen – nämlich indem wir Dinge »tun«, und zwar konkret dadurch, daß wir unseren Kopf zurückziehen. Wenn wir lernen, unser Nervensystem zu hemmen und zu steuern, so wird es uns dadurch möglich, Kontrolle über den Teil unserer Muskeln zu erlangen, die für das »Ent-tun«

zuständig sind, so daß sie sich entspannen können; und wenn sie sich entspannen, kann die Primärkontrolle ihre Funktion besser erfüllen.

Zielfixiertheit und die »Mittel-wodurch«

> *Häufig hören wir, daß die Ursache unserer Schwierigkeiten größtenteils auf der ständig wachsenden Komplexität der Anforderungen des Lebens auf der derzeitigen Entwicklungsstufe der Zivilisation beruht. Wesentlich zutreffender wäre es zu sagen, daß die meisten unserer Schwierigkeiten dadurch entstehen, daß wir das recht primitive Prinzip der »Zielfixiertheit« auf fast alle Bereiche unseres Alltagslebens anwenden, um jenen Anforderungen des Lebens gerecht werden zu können. Die Folge hiervon ist, daß wir in uns einen permanenten Streß- und Spannungszustand entwikkeln.* (FMA, CCC)

Wir versuchen, die meisten Dinge mit Hilfe der Gewohnheit der Zielstrebigkeit zu bewältigen. Zielstrebigkeit bedeutet nichts anderes, als *direkt* auf ein bestimmtes Ziel hinzuarbeiten, ohne dem Weg, auf dem wir das Ziel erreichen wollen, allzuviel Aufmerksamkeit zu schenken. Diese Gewohnheit ist ein so wichtiger Bestandteil unserer Erfahrungen, in unser aller persönlichem Leben ebenso wie in der Welt, die uns umgibt, daß es fast unmöglich ist, sich vorzustellen, was es bedeuten würde, wenn wir ohne dieses Element auskommen müßten. »Der Zweck heiligt die Mittel« ist ein Ausspruch, den man in unserer Zeit häufig hört. Alexanders Version hiervon würde lauten: »Kümmere dich um die Mittel, dann werden die Ziele schon für sich selbst sorgen.«

Zielfixiertheit muß verstanden werden als Gegensatz zum Konzept der »Mittel-wodurch«. Mit dem Augenmerk auf den Mitteln-wodurch zu handeln bedeutet, daß das primäre Ziel ist, bei allem, was wir tun, den guten Gebrauch und eine gute Primärkontrolle aufrechtzuerhalten. Somit nähern wir uns unseren Zielen *indirekt*, indem wir unsere Aufmerksamkeit zuerst und vor allem darauf richten, *wie* wir agieren. Wenn wir beim Handeln die Aufmerksamkeit auf die Mittel-wodurch konzentrieren, ist alles, was wir tun, unserer Gesundheit und unserem Wohlergehen zuträglich, und dadurch sind wir möglicherweise letztlich wesentlich erfolgreicher im Erreichen unserer Ziele, weil wir uns eine durchdachte Vorgehensweise und die angemessenen Mittel zu eigen machen.

Der Schlüssel dazu, sich auf die Mittel-wodurch und deshalb nicht auf das Ziel selbst zu konzentrieren, ist das Hemmen. Nur durch ununterbrochenes Hemmen der vielen mentalen und körperlichen Gewohnheiten, die einem guten Gebrauch zuwiderlaufen, können wir die Zielstrebigkeit unterbinden und bei allem, was wir tun, von einem guten Gebrauch unserer Möglichkeiten ausgehen. Die Fixierung auf das Ziel kann viele Formen annehmen, die alle Gewohnheiten des Geistes und des Körpers sind, welche den guten Gebrauch verhindern.

Tun

Wir ziehen fast ständig unseren Kopf zurück, und wir machen auch noch auf viele andere Weisen falschen Gebrauch von unseren Möglichkeiten, um etwas zu tun. Alle unsere alltäglichen Aktivitäten wie Sitzen, Stehen, Gehen, Schreiben, Sprechen, Singen usw. führen wir auf eine Weise aus, die den guten Gebrauch stört, sofern wir unsere Aufmerksamkeit nicht darauf richten, *wie* wir all dies tun, statt uns einfach nur dafür zu interessieren, daß wir sie »hinter uns bringen«. Selbst wenn wir dies intellektuell verstehen, bedeutet das noch nicht, daß wir uns in irgendeiner Hinsicht besser verhalten, denn zu lernen, die Gewohnheiten der Zielstrebigkeit zu unterbinden, ist ein langer und mühsamer Prozeß. Dennoch haben wir die Möglichkeit, uns zu verändern. Sobald wir lernen zu erkennen, was wir falsch machen, können wir entweder auf die Mittel-wodurch achten oder mit unserer gewohnten zielorientierten Art des Handelns fortfahren.

Alexander verbrachte viel Zeit damit, vor dem Spiegel zu stehen und zunächst sein eigenes Verhalten zu hemmen. Später ging er dann dazu über, sich selbst Anweisungen (Direktiven) zu geben und an das Rezitieren zu denken. Wenn er an das Rezitieren dachte, konnte er die unterschiedlichsten »neuromuskulären Vorbereitungen« beobachten – so traten in diesem Stadium seiner Arbeit die alten habituellen Reaktionsmuster zutage. Dies war seine Zielfixiertheit – sein Drang zu rezitieren, im Gegensatz zu dem Bestreben, bei den Mitteln-wodurch der neuen Anweisungen, die er sich selbst gab, zu bleiben. Indem er zu all den neuromuskulären Reaktionen »nein« sagte, die die Gedanken an das Rezitieren stimulierten, beseitigte er die Störungen, die einen besseren Gebrauch seiner eigenen Möglichkeiten verhinderten.

Wenn ein Student sich selbst Anweisungen gibt, ist es oft so, daß er diese »tut«. Das heißt, daß er, statt die alten Gewohnheiten zu hemmen und einfach an die neue Direktive zu denken, versucht, etwas zu erzwingen. Beispielsweise versucht er dann, die Schultern zu weiten, indem er die entsprechenden Muskeln bewegt. Wenn der Student darauf fixiert ist, auf der Vorderseite des Körpers weite Schultern zu haben, spannt er die Schulterblätter auf der Rückseite des Körpers an, so daß die Vorderseite den Anschein einer Weitung erweckt. Möchte er hingegen den Eindruck erwecken, daß die Schultern von hinten gesehen sehr breit wirken, so spannt er den Brustbereich an und zieht ihn zusammen, während er den Rücken nach hinten streckt, um den Eindruck zu erwecken, daß dieser breiter ist. Daß sich der Kopf nach vorn und nach oben bewegt, kann man durch einen sanften Druck erreichen – und so gibt es noch viele Tricks. Alle diese Versuche zu »tun« behindern einen verbesserten Gebrauch des Selbst. Die Direktiven können nicht »getan« werden, weil sie ihrer Natur nach eine Art sind, Muskelverspannungen zu »enttun« – zu lösen; das erneute Tun stört den Prozeß der muskulären Lösung und verstärkt nur die bereits bestehenden Muskelspannungen.

Fixieren

Oft, wenn ein Student eine gute Erfahrung gemacht hat und er diese nicht wieder verlieren möchte, verspannen sich die Muskeln um den Bereich herum, der sich eine Weile gut angefühlt hat. Der zuvor wundervoll gelockerte Hals wird nun steif und starr; die Position ist mehr oder weniger noch die gleiche, doch ist die Qualität der Lockerung und die zeitweilige Verlängerung wieder völlig verlorengegangen. Oder nehmen wir an, der Lehrer hat eine Verlängerung und Weitung des Rückens bewirkt, die der Student aufrechterhalten möchte; deshalb legt er eine »muskuläre Schraubzwinge« an, was natürlich genau das Gegenteil vom dem ist, was er eigentlich bezweckt. Dieses »Festhalten« oder »Fixieren« ist eine andere Form der Zielfixiertheit.

Wir reagieren oft auf Streß, indem wir ein muskuläres Muster so fixieren, daß die beteiligten Muskeln nicht mehr in der Lage sind, sich zu entspannen. Das gilt insbesondere für die Atmung. Wenn wir »die Luft anhalten«, halten wir tatsächlich unter anderem unseren Brustkorb und unser Zwerchfell fest. Fixierungen entstehen, wenn wir uns unsicher fühlen. Unsere Muskeln halten dann fest. Sie verfallen in eine Fixierung. Veränderungen können äußerst beängstigend sein, und manchmal reagieren wir auf sie, indem wir unseren Körper so starr wie möglich zu halten versuchen. Wenn wir lernen, die Tendenz zur Fixierung zu hemmen und geistig und körperlich flexibler zu werden, wird es uns möglich, leichter mit den unvermeidlichen Veränderungen des Lebens zu fließen.

Wir fixieren unsere Muskeln oft, wenn wir in einer bestimmten Haltung verweilen wollen, doch sind derartige Fixierungen überflüssig. Dabei wird durch eine Vergrößerung der Muskelspannung eine bestimmte Haltung eingenommen, was das Gegenteil des Prinzips der größtmöglichen Wirkung bei minimalem Aufwand ist. Manchmal versucht ein Schüler, das automatische Zurückziehen des Kopfes zu unterbinden, indem er denselben starr in einer Position fixiert, von der er glaubt, daß sie »nach vorn und nach oben« gerichtet sei. Dadurch entstehen jedoch schädliche Spannungen in der Halsmuskulatur, die die Primärkontrolle stören. Alexander-Lehrer verwehren sich dagegen, wenn gesagt wird, ihre Arbeit ziele darauf, die Haltung zu verbessern, denn schon das Wort Haltung allein erweckt den Eindruck, daß es um eine fixierte Position gehe, und es schwingen Fixiertheit und Starrheit darin mit. Genau das sind jedoch all die Dinge, *gegen* die unsere Arbeit gerichtet ist.

Feste Vorstellungen können den Veränderungsprozeß in ungeheurem Maße behindern. Wenn ein Mensch eine Überzeugung bezüglich dessen hat, was für ihn ganz persönlich richtig ist, kann es sehr schwierig sein, ihm eine Erfahrung zu ermöglichen, die jener fixierten Erwartung widerspricht. Unsere Denkgewohnheiten behindern unseren guten Gebrauch ebensosehr, wie unser unbewußtes habituelles Verhalten dies tut. Alexander war der Meinung, daß beide die größten Stolpersteine seien:

> *Gewisse feste Vorstellungen liegen fast bei jedem Schüler vor: Zum Beispiel eine feste Vorstellung darüber, welches der richtige und welches der falsche Weg ist, sich als Schüler an die Arbeit zu machen; feste Vorstellungen über die Notwendigkeit der Konzentration, sollen die Bemühungen von Lehrer und Schüler von Erfolg gekrönt sein; eine feste Vorstellung (im Unterbewußtsein begründet), daß ein Schüler unterwiesen werden sollte,* etwas zu tun, *um einen Mangel zu beheben, statt als erstes Prinzip unterwiesen zu werden,* wie verhindert werden kann *(Inhibition),* das Falsche überhaupt erst zu tun. ... *Ich zögere keinen Augenblick mit der Feststellung, daß die festen Vorstellungen und Konzepte des Schülers die hauptsächlichen Gründe seiner Schwierigkeiten sind.* (FMA, CCC)*

Emotionale Einstellungen

Schüler der Alexander-Technik werden immer wieder mit ihrer Tendenz zur Zielfixiertheit konfrontiert, die sich unter vielen unterschiedlichen Verkleidungen verbergen kann. Dem Lehrer gefallen zu wollen, es richtig machen zu wollen oder Angst davor zu haben, es falsch zu machen, sind sehr starke Störfaktoren. Das Gefühl der Angst fügt der Situation eine völlig neue Schicht von Spannungen

---

* zitiert nach Alexander/Maisel, a. a. O., S. 38 ff.

hinzu und behindert die Primärkontrolle. Die Angstreflexe im Körper werden stimuliert, wodurch es zu einer Verkürzung der Muskeln im Halsbereich und auch im ganzen übrigen Körper kommt. Alexander sagte: »Mir ist völlig gleich, ob Sie es richtig machen oder nicht. Sobald es Ihnen gleichgültig ist, ob Sie Recht haben oder nicht, verschwindet das Hindernis auf der Stelle.«

Es ist sehr schwierig, sich *nicht* auf das Erreichen von Zielen zu fixieren, denn wir alle streben Ergebnisse an. Niemand möchte das Gefühl haben, Zeit zu vergeuden. Es geht mir hier auch keineswegs darum, dafür einzutreten, daß wir *keine* Ergebnisse erreichen sollten. Zwecke oder Ziele sind ein sehr wichtiger Bestandteil des Lebens, aber dem Anstreben von Zielen muß eine Hingabe an den Augenblick gegenüberstehen, ein Leben in der Gegenwart. Wahrscheinlich kennen wir alle Menschen, die nicht in der Lage sind innezuhalten, weil sie so viel zu tun haben. Sie organisieren ihr gesamtes Leben um sichtbare Ergebnisse herum und lassen nie Raum dafür, einfach nur dazusein. Die Qualität des Lebens dieser Menschen ist oft entsetzlich, doch sind sie so wenig in Kontakt mit sich selbst und ihren Bedürfnissen, daß sie ihren erbärmlichen Zustand gewöhnlich erst bemerken, wenn eine Krise eintritt, entweder durch eine Krankheit oder durch Schwierigkeiten im Privatleben, die dadurch entstehen, daß ihre nächsten Bezugspersonen diese völlig auf Ziele ausgerichtete Lebensweise nicht mehr zu ertragen vermögen. Man kann auf der sozialen Wertskala nicht viele »Punkte machen«, indem man das Leben im Hier und Jetzt genießt, doch diejenigen, die es geschafft haben, jenem »Ratten-Rennen« zu entkommen, und die gelernt haben, sich um die Mittel-wodurch des Lebens zu kümmern, wissen, daß das bloße Sein seine eigenen Belohnungen bereithält. Es ist keineswegs so, daß Menschen, die sich für das Primat des Seins entschieden haben, keine Ziele mehr hätten, sondern ein fester Bestandteil ihrer Ziele ist, daß der Weg zu denselben erfüllend sein und das Leben bereichern muß, statt es zu zerstören.

Zielfixiertheit ist der große Bösewicht im Alexander-Drama, der immer wieder auftaucht, in immer subtilerer Form, und wir gestalten nach diesem Prinzip nicht nur unser Privatleben, sondern auch die soziale und politische Welt betreibt ihre Geschäfte auf diese Weise; es handelt sich also um eine tief verwurzelte Verhaltensgewohnheit unserer gesamten Kultur. Um des Ziels des Profits willen sind Kriege geführt, Regenwälder abgeholzt und Flüsse und Meere verschmutzt worden. Im Gegensatz dazu versucht das Alexander-Prinzip, eine völlig neue Art des Seins zu ermöglichen, bei der an erster Stelle steht, *wie* wir etwas tun, und das Ziel unseres Tuns diesem Wie untergeordnet ist.

Es gibt Behinderungen des guten Gebrauchs, die man nicht der Zielfixiertheit anlasten kann, weil sie auf keinerlei Intentionen zurückzuführen sind, beispielsweise wenn wir unseren Kopf reflexhaft zurückziehen, so wie ich es im Zusammenhang mit dem Schreckreflexmuster beschrieben habe. Prinzipiell ist das meist kein schwerwiegendes Problem, weil der Reflex auftritt und sich später wieder löst, so daß die Muskelverkürzung nur eine zeitweilige Erscheinung ist. Das Problem ist jedoch, daß diese Reflexreaktion bei vielen Menschen habituell und dadurch zu einem fixierten Zustand geworden ist. Durch Hemmen und das Erteilen von Direktiven über längere Zeit ist es möglich, diese Reflexreaktion wieder aufzuheben, so daß sich die Halsmuskeln wieder entspannen und die Primärkontrolle nicht mehr gestört wird. Hat sich dieser Zustand jedoch verfestigt, so dauert es einige Zeit, bis die Muskeln sich wieder lockern.

Es gibt noch andere Störungen des guten Gebrauchs, die sich nicht immer ausschließlich durch Anwendung von Methoden der Alexander-Technik beseitigen lassen. Manchmal werden geistige, emotionale und physische traumatische Erfahrungen der Vergangenheit in die Struktur des Körpers eingeschlossen, die sich nicht ohne die Hilfe von Spezialisten in diesem Bereich auflösen lassen. Es gibt auch noch viele andere Probleme – beispielsweise solche, die infolge von bestimmten Ernährungsgewohnheiten oder von Krankheiten auftreten –, die nicht ausschließlich auf falschen Gebrauch zurückzuführen sind. Auch diese bedürfen der besonderen Aufmerksamkeit. Oft lassen sich alte Traumata durch kontinuierliche Arbeit mit der Alexander-Technik auflösen, jedoch nicht immer. In letzteren Fällen empfehle ich den Betroffenen, sich einen guten Psychotherapeuten zu suchen. Die Alexander-Technik bewirkt eine allgemeine Veränderung des Zustandes eines Menschen. Dadurch verschwinden viele spezifische Probleme von selbst. Doch setzt diese Art der Arbeit nicht speziell bei der Beseitigung spezifischer Probleme an.

Hemmen der Störfaktoren

Man kann Störungen der Primärkontrolle beseitigen, indem man sie hemmt. Sobald Ihr Bewußtsein in der Lage ist, eine Störung zu erkennen, können Sie sie auch hemmen. Möglicherweise benötigen Sie die Hilfe eines Lehrers, der Ihnen erklärt, auf welche Weise Sie sich selbst behindern, und der Ihnen hilft, Ihr Selbst-Gewahrsein zu entwickeln. Doch sind alle Menschen in der Lage, einige ihrer Gewohnheiten ohne Hilfe eines Lehrers zu beobachten. Wenn ein Mensch an der Entwicklung seines Selbst-Gewahrseins arbeitet, so offenbart sich ihm Schicht für Schicht der Störfaktoren. Deshalb sind die Möglichkeiten, Verbesserungen zu bewirken, unbegrenzt.

In der nun folgenden Übung haben Sie wieder die Gelegenheit, an sich selbst auf die Weise zu arbeiten, wie Alexander es getan hat, jedoch diesmal mit einem klareren Bild von all den Störungen, die Sie möglicherweise hemmen müssen.

Stellen Sie sich vor den Spiegel, schauen Sie sich Ihr Spiegelbild an, und halten Sie inne. Hemmen Sie alle exzitatorischen Reize, derer Sie sich bewußt sind, körperliche, emotionale und mentale.

Hemmen Sie die Tendenz, den Kopf nach hinten und nach unten zu ziehen.

Hemmen Sie die Tendenz, das Stehen zu einem »Tun« zu machen. Stehen Sie einfach. Hemmen Sie die Tendenz, sich in der stehenden Position zu »fixieren«. Stellen Sie sich vor, daß Sie sehr weich und flexibel sind.

Erteilen Sie dem Bild im Spiegel die Direktiven, »den Hals zu lockern und es dem Kopf zu ermöglichen, sich in einer Weise nach vorn und nach oben zu bewegen, die den Rücken länger und weiter werden läßt.«

Hemmen Sie die Tendenz, die Direktiven zu »tun« oder zu »fixieren«. Wenn Sie das Gefühl haben, sich zu fixieren, und Sie sind nicht in der Lage, diese Fixierung durch Hemmen aufzulösen, sollten Sie vielleicht ein wenig im Raum umhergehen, bevor Sie sich wieder dem Spiegel zuwenden und von vorn beginnen. Hemmen Sie das Verlangen, »es richtig zu machen«.

Hemmen Sie die Angst vor dem »Ausprobieren«.

Hemmen Sie alle urteilenden inneren Stimmen, die Ihnen sagen, daß Sie der geborene Versager sind und Ihren Hals nicht einmal dann lockern könnten, wenn Ihnen sechs Alexander-Lehrer gleichzeitig dabei helfen würden.

Hemmen Sie alle anderen abträglichen Gedanken und körperlichen Störfaktoren.

Geben Sie erneut Ihre Anweisungen.

Hemmen Sie alle anderen Gedanken oder Gefühle oder Muskelreaktionen, die den freien Fluß der neuen Direktiven behindern.

Denken Sie nun darüber nach, einen oder zwei Sätze zu Ihrem Spiegelbild zu sagen.

Achten Sie auf alle neuromuskulären Reaktionen, die auftreten, wenn Sie sich vorstellen, daß Sie etwas sagen wollen. Beobachten Sie diese so detailliert wie möglich, sowohl kinästhetisch als auch visuell.

Sagen Sie zu sich selbst, daß Sie nicht sprechen werden.

Hemmen Sie die reaktiven Gedanken, Gefühle, Fixierungen und Aktivitäten, die auftreten, wenn Sie beschließen zu sprechen.

Stehen Sie wieder einfach nur vor dem Spiegel, schauen Sie, erteilen Sie Direktiven, und hemmen Sie alle geistigen und körperlichen Störfaktoren.

Denken Sie darüber nach, einen Satz oder zwei zu sprechen, und hemmen Sie alle störenden Reaktionen auf diese Vorstellung.

Fahren Sie fort, den Stimulus zu sprechen zu hemmen, und entscheiden Sie, was Sie als nächstes tun wollen:

a) rezitieren,
b) eine Hand heben,
c) nichts tun.

Fahren Sie mit dem Hemmen fort, und geben Sie Anweisungen, während Sie überlegen, für welche Alternative Sie sich entscheiden wollen.

Ganz gleich, wie Ihre Entscheidung ausfällt, Ihr Hauptanliegen ist, bei den korrekten Mitteln-wodurch zu bleiben, so daß Sie, wenn Sie sich bewegen oder wenn Sie sprechen, dies »mit Ausrichtung« tun. Beobachten Sie sich sorgfältig, um festzustellen, ob die alten Gewohnheiten wiederauftauchen. Und so weiter...

Diese Übung dürfte Ihnen einen Eindruck davon geben, wie langsam und geduldig Alexander an seinem Stimmproblem gearbeitet hat:

> *Über lange Zeiträume – Tage, Wochen und manchmal Monate hindurch – erteilte ich mir vor dem Spiegel die neuen Direktiven, ohne zu versuchen, sie in die »Tat« umzusetzen.* (FMA, GDS)

Es ist bezeichnend, daß er seine Technik durch sorgfältige Selbstbeobachtung vor dem Spiegel entwickelte, denn Spiegel rufen viele exzitatorische Reaktionen und Angstreflexe hervor, und wenn man auf jene Stimuli nicht reagieren will, muß man ein Meister in der Kunst des Hemmens sein – und genau das brachte Alexander sich selbst bei. Schließlich gibt es keine intensivere Art, sich körperlich mit sich selbst zu konfrontieren, als in den Spiegel zu schauen. Im zweiten Teil dieses Buches finden Sie noch weitere Übungen mit dem Spiegel, die sich mit den Reaktionen befassen, welche bei dieser subtilen Art der Selbstbeobachtung auftreten.

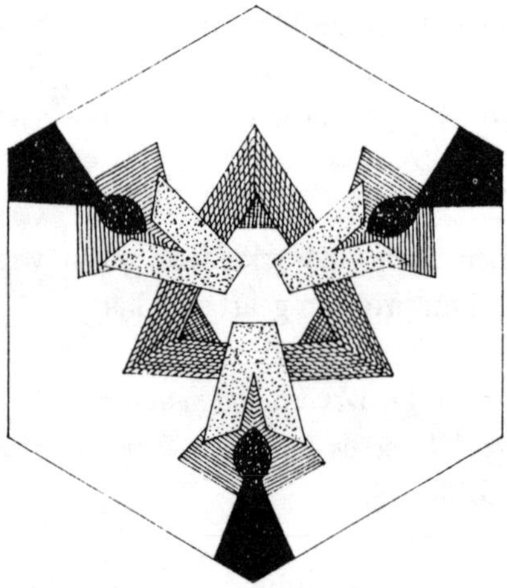

9 Die Arbeit mit einem Lehrer

Ich bin nicht daran interessiert, auf welche spezielle Weise sich die Fehler eines Menschen manifestieren. Ich tue bei jedem das gleiche, ob er nun mit Plattfüßen oder mit nervösen Störungen zu mir kommt. Ich helfe ihm, seine Primärkontrolle wieder zu aktivieren. Wenn dies erreicht ist, ist das Gesamtmuster des Betreffenden optimal, und infolgedessen erreichen auch sein Gebrauch und seine Funktionsweise das Optimum des Möglichen. (FMA)

Bisher habe ich in diesem Buch beschrieben, wie Alexander durch Arbeit an sich selbst die Prinzipien seiner Methode entdeckte und entwickelte. Soweit mir bekannt ist, ist er der einzige Mensch, der die Technik auf diese Weise erlernt hat. Die meisten Menschen erlernen sie durch Zusammenarbeit mit einem ausgebildeten Alexander-Lehrer. Diese Art zu lernen ist wesentlich leichter und erfordert erheblich weniger Zeit, und es ist auch diejenige, die Alexander selbst empfohlen hat. Ein wichtiger Teil des Lernprozesses besteht darin, die Experimente zu erproben, die Alexander selbst durchführte, so wie ich es in diesem Buch beschrieben habe. Doch seine Methoden ohne Hilfe eines Lehrers anzuwenden würde ein ungeheures Maß an Hingabe und Ausdauer erfordern, Eigenschaften, die Alexander selbst sicherlich besaß.

Als Alexander anfing, mit Schülern zu arbeiten, und als er ihnen seine Technik vermittelte, *sagte* er seinen Schülern, was sie tun sollten, was sie denken sollten usw. Wenn er mit ihnen an Bewegungen arbeitete, führte er sie mit seinen Händen. Dabei stellte sich heraus, daß seine Schüler wesentlich mehr durch diese Führung und den Kontakt mit seinen Händen lernten als durch die verbalen Instruktionen, die er ihnen gab. Weil Alexander geduldig über viele Jahre daran gearbeitet hatte, seinen eigenen Organismus in einen Zustand des Gleichgewichts und der Koordination zu bringen, vermochten seine Hände koordinierende Signale an das Nervensystem des Schülers zu übermitteln, Signale, die die Hemmung, die Lockerung und eine gute Ausrichtung förderten und auf diese Weise eine Verbesserung der Primärkontrolle des Schülers bewirkten. Indem er einfach seine Hände auf den Körper des Schülers legte und gleichzeitig seine eigene Primärkontrolle und seinen guten Gebrauch aufrechterhielt, entspannte sich die Halsmuskulatur des Schülers, der Kopf bewegte sich nach vorn und nach oben, und der Rücken verlängerte und weitete sich. Außerdem konnte Alexander mit seinen Händen spüren, was in der Muskulatur des Schülers vor sich ging, wo dieser sich verspannte oder fixierte oder auf irgendeine andere Weise störend aktiv wurde. Deshalb verlegte er sich darauf, zu unterrichten, indem er seine Hände benutzte, um dem Schüler eine völlig neuartige Erfahrung vom störungsfreien Funktionieren der Primärkontrolle zu vermitteln. Anfangs war diese Erfahrung gewöhnlich nur sehr kurz; im besten Fall hielt sie über den Zeitraum der Unterrichtssitzung an. Doch allmählich lernte der Schüler dann, die neue Art des Gebrauchs länger aufrechtzuerhalten, bis er dies schließlich auch konnte, wenn Alexander nicht anwesend war. Später erlernten auch andere von Alexander diese Methode, indem sie sehr sorgfältig drei Jahre lang an ihrer eigenen Koordination und an ihrem Gebrauch arbeiteten, bis ihr eigener Gebrauch sehr gut war und ihre sensorischen Mechanismen wieder zuverlässig arbeiteten, so daß auch sie ihre Hände auf diese Weise benutzen konnten.

Die Prinzipien der Alexander-Technik durch die Zusammenarbeit mit einem Lehrer zu erlernen ist eine wesentlich zuverlässigere und effektivere Methode, als dies alleine zu versuchen, denn wenn man alleine an diesen Dingen arbeitet, kann man nur mit Hilfe eines Spiegels herausfinden, wann man etwas korrekt macht und wann die Primärkontrolle durch Störfaktoren behindert wird. Auf die Gefühle darüber, was richtig und was falsch ist, ist kein Verlaß, weil diese so lange trügerisch sind, wie der Gebrauch unzulänglich ist. Deshalb muß man bei der Arbeit ohne Lehrer über eine hochentwickelte Beobachtungsfähigkeit verfügen, um auch die winzigsten und subtilsten Bewegungen zu entdecken, die den guten Gebrauch behindern. Die Alexander-Lehrerin ist darin ausgebildet, jene sehr subtilen Veränderungen zu sehen und mit den Händen zu »hören«, und außerdem darin, dem Schüler die Erfahrung einer besseren Koordination zu vermitteln. Auf diese Weise kann sie dem Schüler helfen, die neurophysiologischen Veränderungen zu erfahren, die mit einem verbesserten Gebrauch des Selbst einhergehen. Trotzdem müssen wir dankbar dafür sein, daß Alexander bereit war, seinen langwierigen Prozeß der Umerzieheung im Gebrauch des Selbst ohne Hilfe eines Experten durchzustehen, denn andernfalls hätte er seine Technik niemals entwickeln und sie deshalb auch nie anderen weitervermitteln können.

Die meisten englischen Alexander-Lehrer lehren die Alexander-Technik im Einzelunterricht in einer Serie von Unterrichtsstunden. Im Durchschnitt benötigt

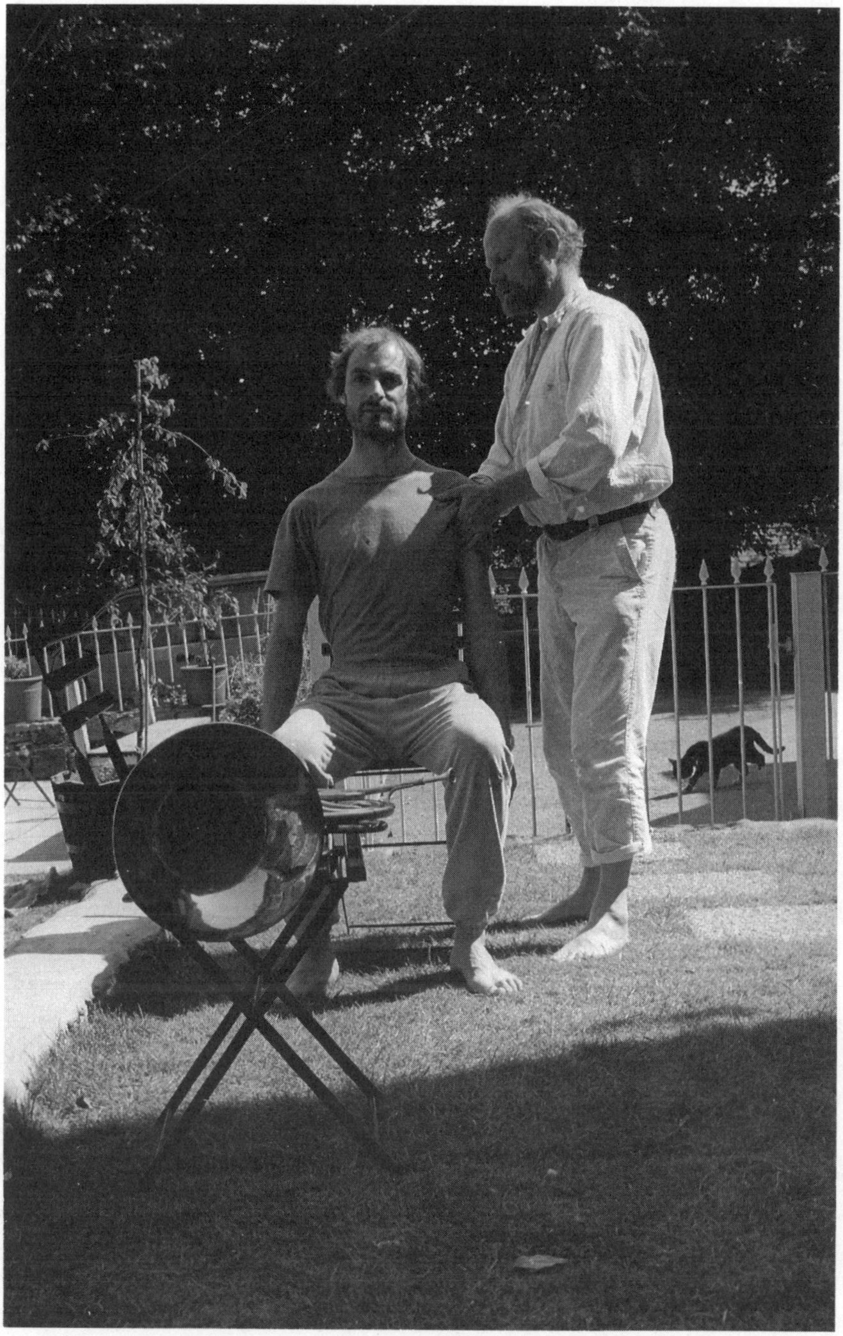

Bevor der Schüler den guten Gebrauch beim Spielen des Horns erlernt, lernt er erst einmal gut zu sitzen.

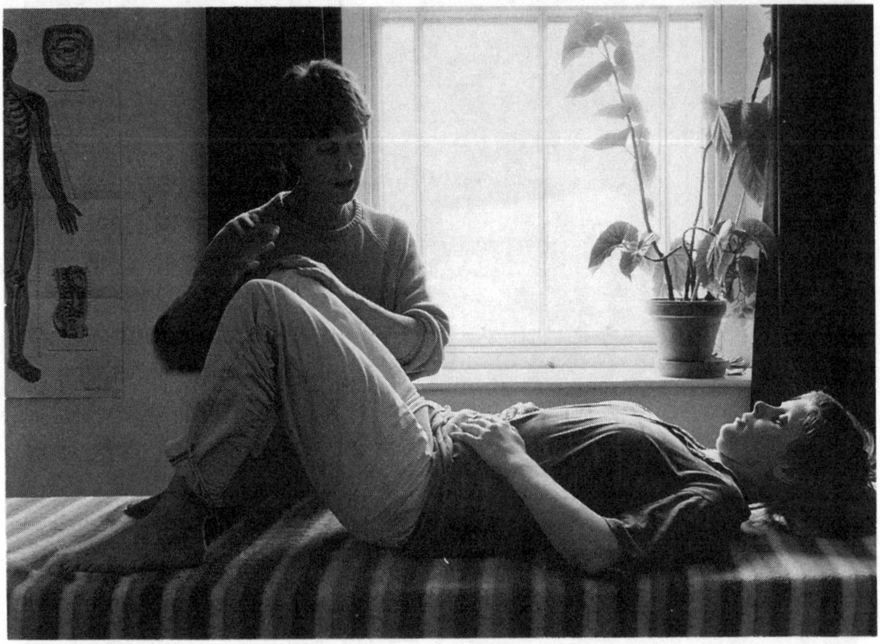

Arbeit mit einer Schülerin in Rückenlage mit angewinkelten Beinen

ein Schüler mindestens zwanzig bis dreißig Lektionen, um unabhängig vom Lehrer ein gewisses Niveau guten Gebrauchs aufrecherhalten zu können. Manche Lehrer geben nicht nur Einzelunterricht, sondern unterrichten auch Gruppen, und einige lehren – hauptsächlich in Amerika – ausschließlich in Gruppen. Beide Arten des Unterrichts haben Vor- und Nachteile. Eine Gruppensituation hilft den Schülern, ihr visuelles Gewahrsein zu entwickeln und zu verfeinern, weil sie einander beobachten können. Außerdem fällt es ihnen in der Gruppe wesentlich leichter, die Probleme zu verstehen, die wir alle mit unseren geistigen und körperlichen Gewohnheiten haben, sowie andere Probleme, die bei jedem Menschen unterschiedlich sind. Beispielsweise tendieren wir alle dazu, den Kopf zurückzuziehen, doch ziehen wir nicht alle die Schultern nach vorne. Mental haben wir alle Schwierigkeiten damit, Reize zu hemmen, doch manche Menschen sind besorgter als andere, ob sie etwas richtig oder falsch machen. In einer Gruppe kann man über Ähnlichkeiten und Unterschiede sprechen, und dies kann zu einem umfassenderen Verständnis unserer Störfaktoren sowie der allgemeinen Prinzipien der Alexander-Technik führen. Der Nachteil der Gruppenarbeit ist, daß der Lehrer sich in der Gruppe nicht so stark um den Einzelnen kümmern kann wie im

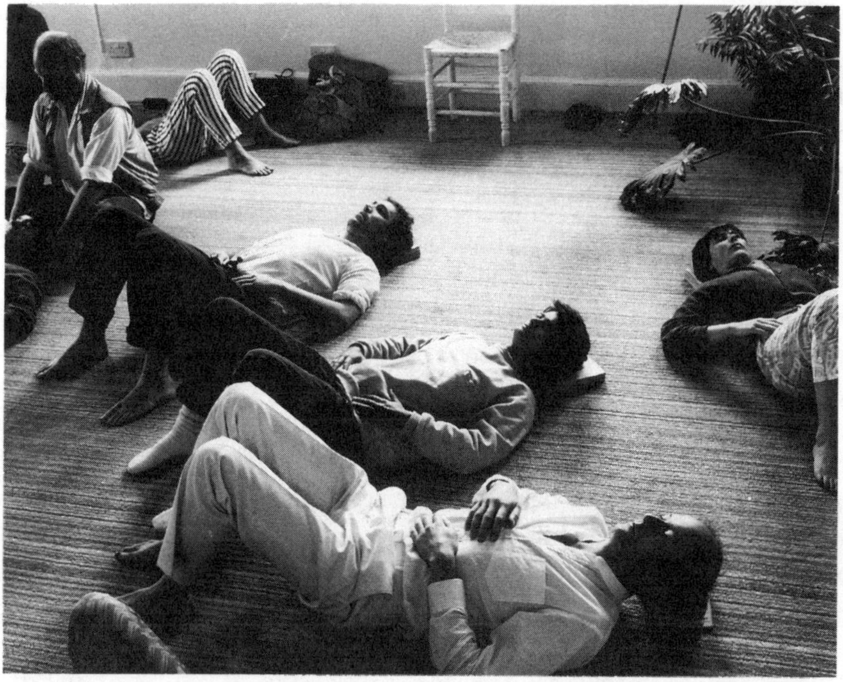

Gruppenarbeit in Rückenlage und Kriechübung

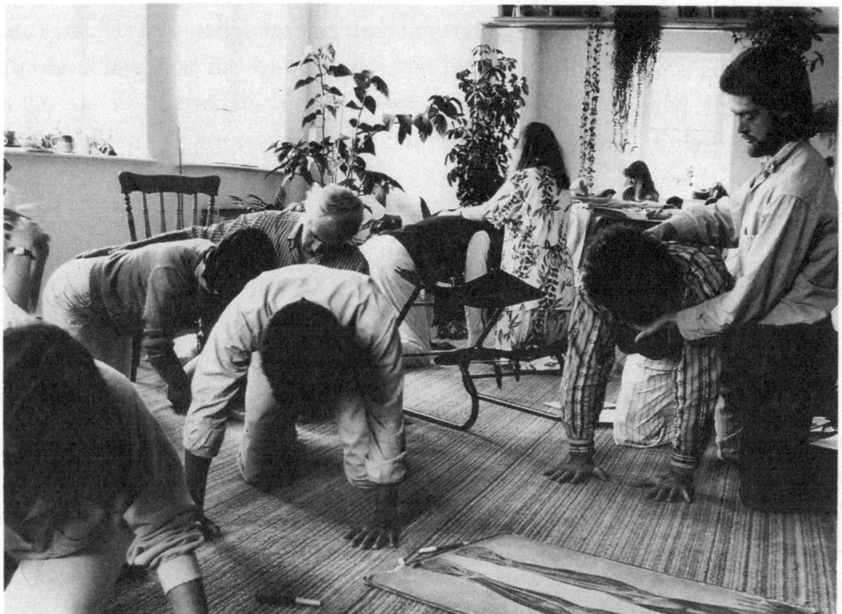

Einzelunterricht, und das ist wichtig, damit dem Schüler Veränderungen in seinem Gebrauch klar werden. Wenn eine Lehrerin Einzelunterricht erteilt, kann es sein, daß sie in einer Unterrichtsstunde die Schülerin bittet, sich mit angewinkelten Beinen in Rückenlage auf einen Tisch zu legen, und daß sie dann an der Auflösung übermäßiger Muskelkontraktionen arbeitet. Bei einem anderen Schüler oder in einer anderen Unterrichtsstunde arbeitet sie vielleicht am Übergang vom Stehen zum Sitzen. Möglicherweise verbringt sie dabei viel Zeit mit detaillierten Anweisungen, die bei einem anderen Schüler nicht angebracht wären. Wir alle sind auf unsere Weise einzigartig, obgleich wir alle bestimmte Arten des falschen Gebrauchs gemeinsam haben. Bei dem einen kann es wichtig sein, gleichzeitig am Rücken und an der Lockerung des Unterkiefers zu arbeiten; bei einem anderen ist es wichtiger, an der Lösung von Verspannungen in den Knien oder in den Zehen zu arbeiten. Obgleich der Zweck der Arbeit stets der gleiche ist, nämlich die Primärkontrolle zu verbessern, erfordert jeder einzelne Schüler eine andere Vorgehensweise, und es ist schwierig, diesem Umstand in einer Gruppensituation gerecht zu werden. Eine Kombination von Gruppen- und Einzelarbeit wäre die ideale Lösung zum Erlernen der Technik, aber es ist nicht jedem möglich, eine solche Situation für sich zu schaffen.

Was ein Schüler im Laufe der Alexander-Arbeit erlebt, ist von Person zu Person sehr unterschiedlich. Manche Menschen fühlen sich von Beginn der Arbeit an lebendiger, leichter und freier, während andere sich anfänglich eher schwer und erschöpft fühlen und nach dem Unterricht früh zu Bett gehen und sich ausruhen wollen. Wieder andere spüren generell nicht viel und fragen sich, was das Ganze überhaupt soll. Manche reagieren sehr emotional auf die Arbeit; sie erzeugt bei ihnen abwechselnd Gefühle der Trauer und des Glücks. Einige empfinden in der ersten Unterrichtsstunde sehr viel, andere kaum etwas. Bei manchen verschwinden die Schmerzen sehr schnell, wogegen andere durch den Unterricht am ganzen Körper Schmerzen bekommen. Manche haben das Gefühl, zu wachsen und ungeheuer stark zu werden, während andere sich schwach und verletzlich fühlen. Es kann für einen Schüler äußerst verwirrend sein, daß viele Veränderungen auftreten, obgleich die Lehrerin praktisch nichts zu tun scheint. Das Nervensystem des Schülers assimiliert infolge des sanften Kontakts mit der Hand der Lehrerin eine Menge neuer Information. Eine Alexander-Lehrerin manipuliert nicht in der Art, wie ein Osteopath oder ein Masseur es tut. Sie legt einfach ihre Hände auf den Körper des Schülers, hemmt und erteilt Direktiven mit ihrem Geist, und diese Signale werden durch ihre Hände übermittelt. Wenn sie an der Bewegungsfähigkeit arbeitet, geleitet sie den Schüler auf eine Weise durch die Bewegung, die weder ihrer eigenen Primärkontrolle noch derjenigen des Schülers widerspricht.

Wahrscheinlich die erste Erfahrung, die die meisten Schüler machen, ist die der Hemmung – allerdings kann es sein, daß ihnen nicht klar ist, worum es sich da handelt. Ihr System beruhigt sich, und die Schülerin fühlt sich zentrierter und weniger erregbar. Später spürt sie vielleicht die Direktiven, die in ihrem Körper wirken, und sie hat das Gefühl, daß sie »nach oben strebt«, während ihr Hals sich löst und die Primärkontrolle besser zu funktionieren beginnt. Dieser Aufwärtsfluß ist im gesamten Körper zu spüren, und er erzeugt ein Gefühl der Leichtigkeit und Freiheit. Meist wird er von unerwartet entspannenden Atemzügen begleitet, wenn sich der Bereich des Brustkorbs öffnet und der Atemmechanismus zu stärkerer Aktivität angeregt wird, was wiederum den Rumpf weitet. Doch erleben die meisten Schüler dieses leichte Nach-oben-Streben, das ein typisches Kennzeichen der Alexander-Technik ist, nur über einen kurzen Zeitraum. Im weiteren Verlauf der Sitzungen kommt es dann jedoch durch die Erfahrung der Hemmung und der Direktiven, die im Körper wirksam werden, zu einer kontinuierlicheren Verbesserung der Primärkontrolle, und die Schüler sind dann in der Lage, diesen Zustand über längere Zeit ohne Hilfe aufrechtzuerhalten. Gewöhnlich werden Verbesserungen der Funktionsweise erkennbar, Schmerzen verschwinden, und es treten Verbesserungen in den Bereichungen der Haltung und Bewegung ein.

Wenn Sie mit einem Alexander-Lehrer zusammenarbeiten oder am Anfang einer solchen Arbeit stehen, ist der beste Rat, den ich Ihnen geben kann, keinerlei Erwartungen darüber aufbauen, welche Auswirkungen dieser Unterricht auf Sie haben wird, sondern einfach sehr interessiert und neugierig darauf zu sein, was dabei geschehen wird. Sie sind dabei, sich auf einen Prozeß einzulassen, in dessen Verlauf Sie sich auf eine sehr neuartige Weise kennenlernen werden, und eines der ersten Dinge, die sie dabei bemerken werden, ist, wie Sie auf die Lektionen reagieren. Es ist der Mühe wert, sich ein Notizbuch zuzulegen und die Beobachtungen, die Sie machen, aufzuschreiben. Die Auswirkungen einer Alexander-Sitzung können mehrere Stunden nach der Sitzung oder in manchen Fällen sogar ein paar Tage lang anhalten. Es ist interessant, die Unterschiede zwischen früheren und späteren Sitzungen zu vergleichen. Versuchen Sie auch, Ihre Reaktionen in verschiedene Kategorien einzuordnen.

Empfindungen:	Körperliche Empfindungen, die Sie während und nach Ihrer Sitzung haben (z.B. Empfindungen in den Beinen / Kopfschmerzen verschwinden usw.).
Emotionen:	Beobachten Sie, wie Sie emotional auf die Alexander-Arbeit reagieren (z.B. Glücksgefühle, Traurigkeit, Zynismus, Gereiztheit, Selbstsicherheit, Gefühl des inneren Friedens).

Gedanken: Achten Sie auf Gedanken und Bilder, die Sie während und nach der Sitzung haben.

Seien Sie nicht beunruhigt, wenn Sie sich kaum an irgendwelche Reaktionen erinnern können – und wenn es Sie dennoch aus der Fassung bringt, so machen Sie sich *darüber* eine Notiz. Was denken Sie über sich selbst, das Sie aus der Fassung bringt? Alles, was Sie bemerken, hilft Ihnen, Ihr Selbst-Gewahrsein zu entwickeln. Jeder Mensch ist anders, und es gibt keine »einzig richtige« Art, auf den Unterricht zu reagieren. Indem Sie die Entscheidung treffen, Ihren Gebrauch zu verbessern, lernen Sie, sich auf die bestmögliche Weise um sich selbst zu kümmern. Deshalb ist es in jedem Fall hilfreich, wenn Sie Ihre Reaktionen auf liebevolle Weise beobachten. Wenn Sie sich nach einer Sitzung müde fühlen, dann akzeptieren Sie die hilfreiche Information, die Ihr Körper Ihnen gibt, und gestehen Sie es sich zu, sich auszuruhen.

Guten Gebrauch von sich selbst zu machen kann man nicht über Nacht lernen. Eine Alexander-Lehrerin hilft Ihnen zu sehen, worin Ihr habitueller falscher Gebrauch besteht, und sie wird Ihnen auch helfen zu erfahren, wie Sie auch ohne denselben auskommen können. Sie wird Ihnen beibringen, die Störfaktoren zu hemmen, die den falschen Gebrauch verursachen, und sie wird Ihnen Anweisungen geben, durch die sich ein neuer, besserer Gebrauch entwickeln kann. Wenn Sie zu verstehen beginnen, auf welche Arten Sie Ihre Möglichkeiten falsch benutzen, und wenn Sie anfangen, diese Arten des falschen Gebrauchs zu unterbinden (zu hemmen) und Direktiven für einen neuen, verbesserten Gebrauch zu erteilen, so wechseln Sie nicht augenblicklich vom falschen Gebrauch zum guten Gebrauch über. Vielmehr ist dies der Anfang einer langwierigen, gründlichen Arbeit der Verbesserung und Verfeinerung. Ich hoffe, daß die Arbeit mit diesem Buch Ihnen bei diesem Prozeß helfen wird. Anfangs benötigen Sie die Hilfe der Lehrerin, weil diese die Primärkontrolle für Sie aufrechterhält. Doch später werden Sie feststellen, daß Sie in der Lage sind, diesen verbesserten Zustand selbständig aufrechtzuerhalten und ihn in vielfältiger Weise geistig und körperlich auf Ihr Alltagsleben anzuwenden. Schließlich werden Sie in der Lage sein, ohne Hilfe einer Lehrerin die Verantwortung dafür zu übernehmen, daß Sie einen guten Gebrauch von sich selbst machen. Wenn Sie diesen Punkt erreicht haben, haben Sie sich die Alexander-Technik zu eigen gemacht; sie ist dann zu einem lebendigen Bestandteil Ihres Alltagslebens geworden, und ich hoffe, daß Sie Ihr Leben ebensosehr bereichern wird, wie sie mein eigenes bereichert hat. Alexander sah mit Freude dem Tag entgegen, an dem die Alexander-Lehrer überflüssig werden würden – dem Zeitpunkt, zu dem alle Menschen gelernt hätten, guten Gebrauch von ihren eigenen Möglichkeiten zu machen und diese Fähigkeit fortan ihren Kindern im Rahmen der Erziehung weitergeben würden:

> *Ich wünsche mir, daß solche Lehrer wie ich eines Tages überflüssig werden. Meine Rolle in der derzeitigen Ökonomie leitet sich aus dem Mißverständnis der Ursachen unserer heutigen körperlichen Schwierigkeiten her. Wenn diese Unfähigkeit einmal beseitigt sein wird, haben die spezialisierten Praktiker keine Funktion mehr; sie sind dann nicht mehr von Nutzen. Dies mag ein Zukunftstraum sein, doch die Anfänge für seine Verwirklichung sind nun geschaffen. Jeder Mann, jede Frau und jedes Kind hat die Möglichkeit, zur körperlichen Vollkommenheit zu gelangen; es liegt an jedem Einzelnen, dies durch eigene Einsicht und persönliche Bemühung zu erreichen.*
> (FMA, MSI)

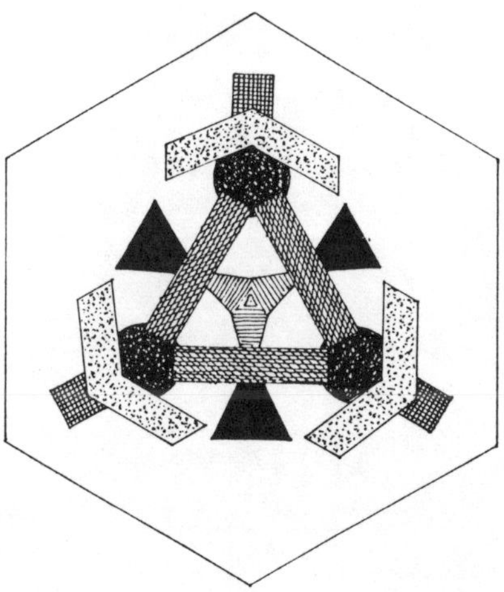

10 Grundlagen des Lebens

Wenn erst einmal ein guter Teil dieser neuen Generation richtig koordiniert ist, dann können wir zum ersten Mal zuversichtlich sein, daß Männer und Frauen in der Zukunft auf ihren eigenen Beinen werden stehen können, ausgerüstet mit einem befriedigenden psychophysischen Gleichgewicht, die den Widrigkeiten und Ungewißheiten des Lebens nicht mehr mit Furcht, Verwirrung und Unzufriedenheit gegenüberstehen werden, sondern mit Bereitschaft, Selbstvertrauen und Zufriedenheit.

John Dewey (Einleitung zu CCC)*

Die Alexander-Technik mit ihrer Mischung aus Einfachheit und subtiler Komplexität bietet der Menschheit in einer Situation, die sich rapide verschlechtert, eine Heilmethode an. Diese Methode empfiehlt, daß wir uns damit beschäftigen, *wie* wir Dinge tun, und sie zeigt uns, daß es eine Möglichkeit gibt, alle Handlungen so auszuführen, daß sie unser Leben bereichern und es wirklich wunderbar (engl.: de*light*ful) machen. Die Methode ist einfach, und sie wirkt sofort, und doch ist sie auch tiefgründig und in ihren Implikationen weitreichend. Es handelt sich dabei zwar nicht um ein Heilmittel, das man nur zu schlucken und bei dem man dann nur noch auf die wunderbare Heilung zu warten braucht. Vielmehr erfordert diese Heilmethode, daß wir Zeit und Aufmerksamkeit aufbringen und uns die Mühe machen, die Grundlagen des Lebens neu zu erlernen. Ein Student der Alexander-Technik sagte einmal: »Oh, ich verstehe, das bedeutet, das Urteil lautet auf lebenslänglich!« Die Alexander-Methode zu erlernen ist zwar eine ziemlich aufwendige Angelegenheit, aber dafür erfüllt diese Methode wirklich den Zweck, und die Belohnung für all die Mühe ist unermeßlich, nicht nur für den Einzelnen, sondern auch für die Menschheit als Ganzes.

---

* zitiert nach Alexander/Maisel, a. a. O., S. 138.

Alexander verbrachte den größten Teil seines langen Lebens damit, anderen diese Technik beizubringen und die Welt über den Wert seiner Entdeckungen zu informieren. Als junger Mann hatte ihn ein Ausspruch von Shakespeare inspiriert:

> *Was für ein großartiges Werk ist der Mensch! Wie vornehm an Vernunft! Wie unerschöpflich an Fähigkeiten! An Form und Bewegung, wie ausdrucksvoll und bewundernswert! An Handlungen wie ein Engel! An Vorstellungskraft, wie sehr wie ein Gott! Die Schönheit der Welt! Das Vorbild der Tiere!*
>
> (Hamlet, II,2, zitiert nach GDS, S. 33)

Später, als Alexander herausfand, in welchem Maße wir uns selbst mißbrauchen, wie unzuverlässig die Einschätzung unserer Sinneswahrnehmung ist und in welchem Maße wir von unseren unbewußten Gewohnheiten beherrscht werden, dachte er erneut über das obige Zitat nach. Dann schrieb er:

> *Denn was könnte weniger »edel an Vernunft«, weniger »unerschöpflich an Möglichkeiten« sein als der Mensch. Denn trotz aller seiner wunderbaren Möglichkeiten verfällt er so beharrlich einem derart irrtümlichen Gebrauch seiner selbst und verschlechtert so den Standard seines Funktionierens, so daß sich damit diese schadhaften Zustände trotz aller entgegengesetzten Bemühungen nur noch zu verschlimmern drohen?* (GDS, S. 34)

Ich erinnere mich an eine Geschichte über einen spirituell weit fortgeschrittenen Swami, der unser Land einmal besuchte und viele Yoga-Lehrer bei der Ausführung ihrer Yoga-Übungen beobachtete. Danach sagte er: »Warum lernt ihr nicht, etwas Einfaches zu tun wie gut zu sitzen oder zu stehen?«

Wenn wir lernen, die grundlegenden Dinge in unserem Leben gut zu tun, jene einfachen Aktivitäten wie Bewegung, Atmung, Sprechen, um wieviel größer ist dann unser Potential, in komplexeren und kreativeren Aktivitäten, die sich aus diesen grundlegenden Dingen heraus entwickeln, erfolgreich zu sein. Alexanders Lehren ermöglichen der Menschheit die Rückkehr zu Shakespeares Vision. Dies ist das Geschenk der Alexander-Technik an uns; die Möglichkeit eines reicheren Erlebens in allen Lebensbereichen.

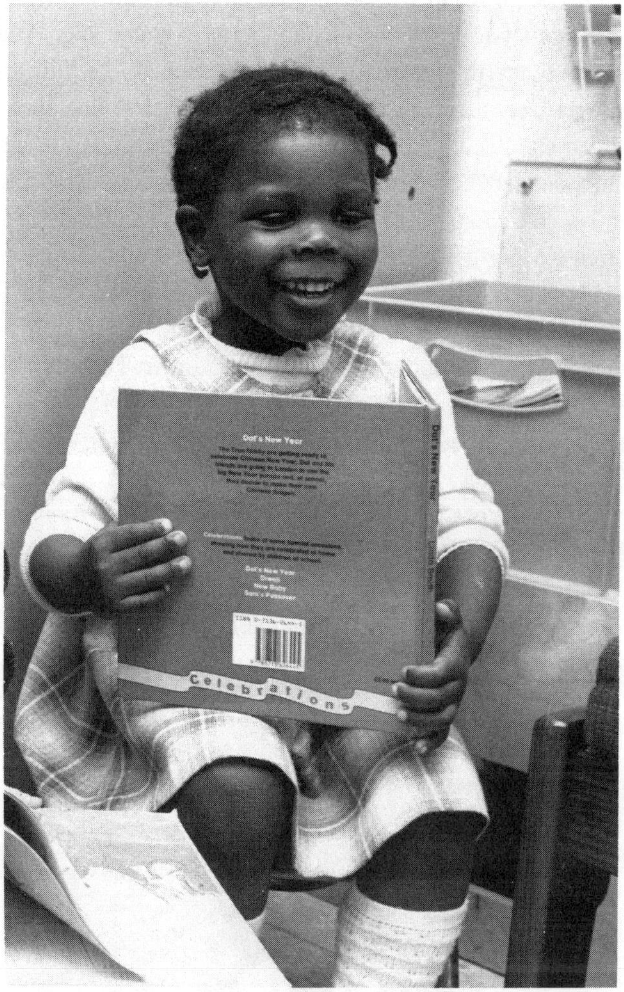

»Warum lernt ihr nicht, etwas Einfaches zu tun, wie gut zu sitzen oder zu stehen?«

Die Auswirkung der Alexander-Technik auf das Leben

Was auch immer Sie tun mögen, die Alexander-Technik kann Ihnen helfen, die Qualität Ihres Lebens zu verbessern. Sie kann Ihnen helfen zu lernen, wie man besser und gelockerter sitzt, steht, sich bewegt, schreibt, Auto fährt, denkt und fühlt. Die Alexander-Technik ist eine grundlegende Orientierung im Leben, und sie erwacht zum Leben, wenn wir sie in unserem Alltag anwenden. Sie weist uns sowohl im geistigen wie im körperlichen Bereich einen Weg, und außerdem ermöglicht sie Veränderungen in allen Lebensbereichen. Sie hilft uns nicht nur, Probleme unseres Gebrauchs zu lösen, sondern sie liefert uns auch die »Mittel, wodurch« wir unseren Gebrauch verändern können, indem sie uns ein sorgfältiges Vorgehen lehrt, das letztlich die Kunst der Veränderung ausmacht. Diese Vorgehensweisen lassen sich auf wesentlich mehr Bereiche anwenden als nur darauf, wie wir unseren Körper gebrauchen, und mit diesen anderen Anwendungsmöglichkeiten befaßt sich der zweite Teil dieses Buches. Um den ersten Teil abschließend noch einmal zusammenzufassen, folgt auf der nächsten Seite ein schematischer Überblick über die Grundkonzepte der Alexander-Technik.

> *Die Aneignung der bewußten Steuerung und Kontrolle (das höchste Erbe der Menschheit) müssen folgen, und auf diese Weise wird sich ein Geschlecht von Männern und Frauen entwickeln, die ihre Vorfahren in allen bekannten Bereichen übertreffen und in neue Bereiche vordringen werden, von denen die große Mehrheit der zivilisierten Völker unserer Zeit nicht einmal träumt. Die Welt wird dann innerhalb eines Jahrhunderts größere Fortschritte in ihrer Evolution zu einer echten Zivilisation hin machen als in den letzten drei Jahrhunderten zusammen.* (FMA, MSI)

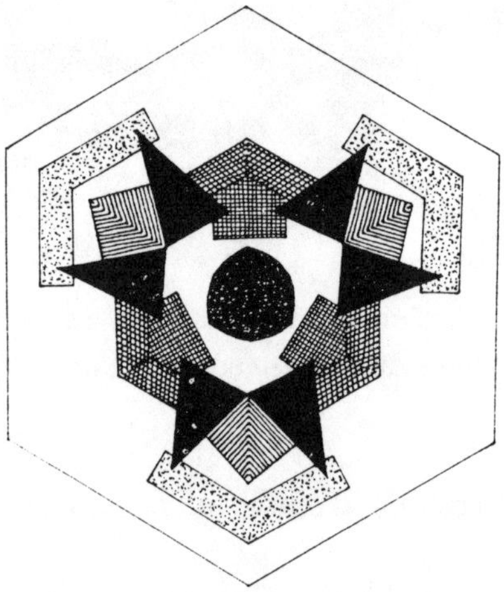

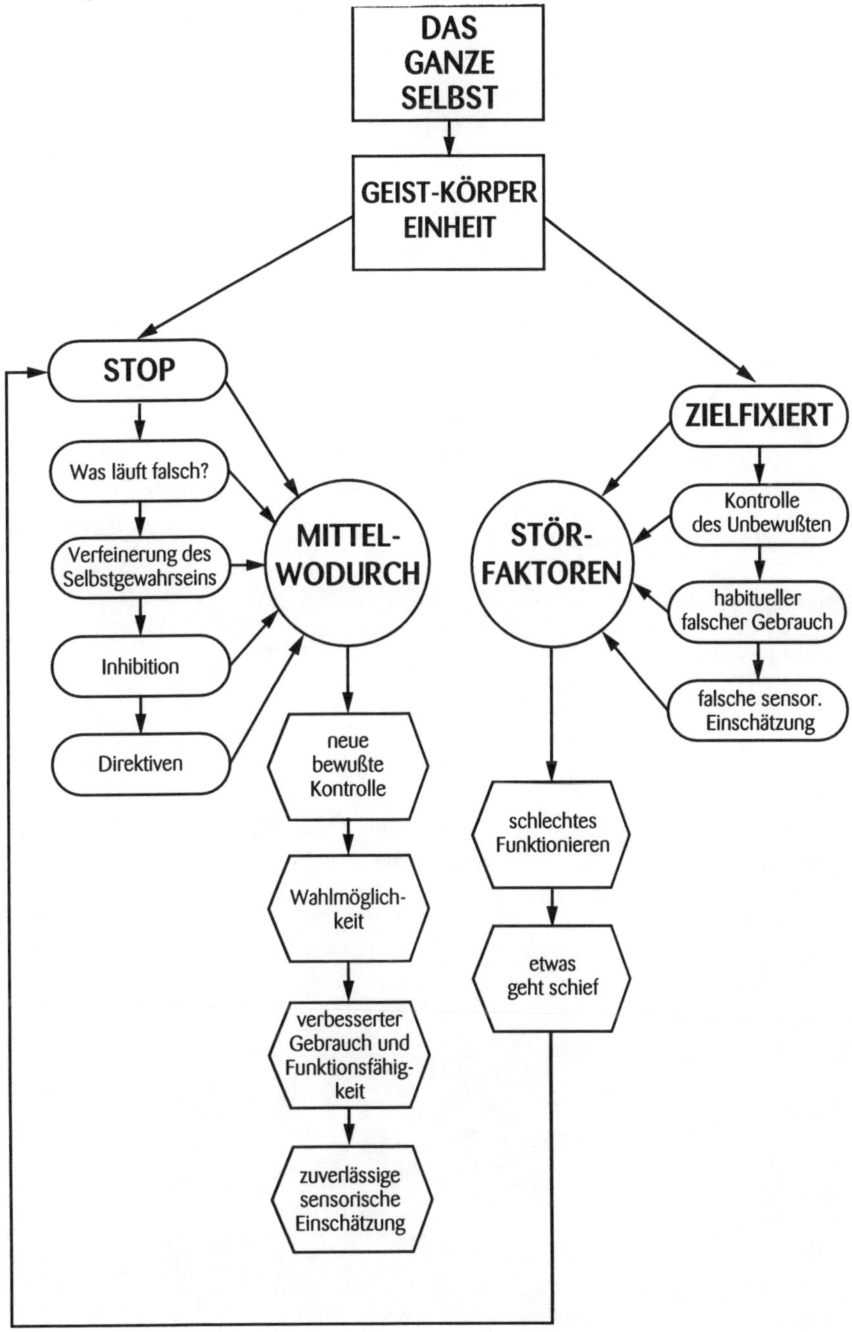

Grundlegende Konzepte der Alexander-Technik

TEIL II

WEITERENTWICKLUNGEN

Sich die Technik zu eigen machen

Beim Studium aller großen Systeme und Theorien kommt ein Zeitpunkt, zu dem der Student die Ideen des betreffenden Systems verstanden hat, sie aber als etwas erlebt, das außerhalb von ihm selbst existiert; und dann kommt der Zeitpunkt, zu dem man die Ideen und Prinzipien verinnerlicht hat. Sie werden dann integriert und zu einem Bestandteil des alltäglichen Verständnisses. Wenn dieser Punkt erreicht ist, fängt das System an, zu wachsen und sich auszudehnen, während der Student es auf andere Lebensbereiche anwendet.

Die Alexander-Technik kann eine Grundlage für alle menschlichen Aktivitäten sein. Sie kann allem zugrundeliegen, was wir tun, jeder Entscheidung, die wir treffen, und jeder unserer Aktivitäten. Andererseits kann man sie auch nur in einem sehr begrenzten Bereich anwenden, und viele Menschen wenden sie auch tatsächlich nur auf den Gebrauch des Körpers und auf ihre Bewegungen an.

Die Alexander-Technik basiert auf Prinzipien, aus denen sich eine sehr wirksame Methode entwickelt hat, die es uns ermöglicht, unser Leben auf von uns gewünschte Weisen zu verändern. Und dies wiederum gibt uns die Möglichkeit, unser Leben so zu leben, wie wir es wollen, indem wir Wahlfreiheit und bewußtes Gewahrsein zur Grundlage unseres Handelns machen, statt uns von Gewohnheiten und unbewußten Antrieben beherrschen zu lassen. Wir können die Prinzipien der Alexander-Technik auf viele Bereiche des Lebens anwenden, beispielsweise auf unseren Beruf, auf unser Privat- und Gefühlsleben, auf unsere allgemeine geistige Einstellung sowie auch auf unser spirituelles Verständnis.

Die gleiche Theorie läßt sich auf eine Vielzahl von unterschiedlichen Weisen verstehen und erklären, weil sie mit dem Leben der Person, die sie sich zueigen gemacht hat, in eine Wechselwirkung tritt, und weil sie in Beziehung zu dieser speziellen Person jeweils eine spezielle Charakteristik entwickelt. Jeder neue Blickwinkel erzeugt aus den immer gleichen grundlegenden Bestandteilen ein neues, jeweils einzigartiges Bild. Die Anwendung und Weiterentwicklung der ursprünglichen Ideen ist ein natürlicher Prozeß, durch den diese Ideen produktiv und lebendig bleiben.

Als Alexander anfing, Lehrer in seiner Technik auszubilden, verwehrte er sich dagegen, daß irgend jemand ihn zu kopieren versuchte. Er selbst hatte praktisch nichts durch bewußtes Imitieren erlernt, und er bezweifelte, ob Imitation ein echter Lernprozeß sein könnte. Seine Schüler sollten ihre eigenen Entdeckungen machen und selbst Dinge ausprobieren, genauso wie er es gemacht hatte, so daß jeder neue Lehrer seine völlig eigene Vorgehensweise und seine besondere Art, mit den Prinzipien zu arbeiten, entwickeln würde.

Im ersten Teil dieses Buches habe ich die Grundbausteine beschrieben, die einzelnen Elemente, aus denen die Alexander-Technik besteht. Ich habe dies auf eine Weise versucht, die sich für mich persönlich und für meine Studenten als die hilfreichste erwiesen hat. Im zweiten Teil des Buches werde ich diese Ideen weiterentwickeln und einige andere hinzufügen, die meinen persönlichen Interessen entspringen und Anwendungen der Alexander-Technik sind.

Alexander war seiner Zeit weit voraus, aber natürlich war er trotzdem »ein Mensch seiner Zeit«. Viele der Themen, die ich im zweiten Teil dieses Buches behandeln werde, klingen in Alexanders eigenen Schriften bestenfalls am Rande an. Ihm ging es zunächst einmal um die Grundlagen des Lebens. Er war der Ansicht, wenn es bei einem Menschen um den Gebrauch des Selbst und die sensorische Einschätzung schlecht bestellt sei, müsse auch alles andere im Leben des Betreffenden durch diese Funktionsstörungen beeinträchtigt werden, und diese Argumentation halte ich für völlig richtig.

> *Bis zu einem bestimmten Punkt sympathisiere ich mit allen, die in den Bereichen des Körperlichen, Mentalen und Spirituellen arbeiten, denn ich glaube, »daß es mehr Dinge zwischen Himmel und Erde gibt, als unsere Philosophie sich träumen läßt.« Doch bin ich immer der Meinung gewesen, daß es die erste Pflicht jedes Menschen ist, jene Potentiale zu verstehen und zu entwickeln, die im Bereich seiner Aktivitäten hier auf Erden liegen.* (FMA, CCC)

Alexander war offenbar der Meinung, daß alle emotionalen Probleme und nervösen Störungen sich auflösen, wenn man daran arbeitet, die Primärkontrolle eines Menschen durch Hemmung und durch einen optimaleren Gebrauch des Selbst zu verbessern. Leider legt dies eine Verwechslung zwischen dem Begriff »Hemmung« in dem Sinne, wie Alexander ihn benutzte, und »Hemmung« im Sinne einer Unterdrückung, so wie Freud ihn verstand, nahe. In den Kapiteln 11 und 12 werde ich unser emotionales und geistiges Leben aus der Sicht der Alexander-Technik untersuchen. Dies ist nicht als Kritik an Alexanders Ideen zu diesen Themen zu verstehen, die offensichtlich stark von den Einstellungen seiner Zeit beeinflußt waren, sondern als Weiterentwicklung seiner Prinzipien, angewandt auf diese Themenkomplexe.

In den Kapiteln 13 bis 16 werde ich unsere energetische und feinstoffliche Natur erforschen. Unsere Erfahrungen im Bereich des Feinstofflichen sind *per definitionem* eine Folge veränderter Bewußtseinszustände. Weil Alexander so großen Wert auf »bewußte Kontrolle« legte, war er allen veränderten Bewußtseinszuständen gegenüber sehr kritisch eingestellt, so beispielsweise den Trance-Zuständen, die in der Hypnose auftreten können. Er kritisierte sogar kreatives Zeichnen und Malen, weil es seiner Meinung nach das »nutzlose Träumen« förderte. Aufgrund des heutigen Erkenntnisstandes bezüglich der Funktionsweise des Gehirns und infolge des dadurch entstandenen Interesses an der Bedeutung der Trance und veränderter Bewußtseinszustände haben Wissenschaftler und Erzieher die Bedeutung des »nutzlosen Träumens« erkannt, das man heute in weiten Kreisen für einen notwendigen Bestandteil einer ausgewogenen geistigen Aktivität hält. Ich will damit keineswegs sagen, daß Alexanders Konzept der »bewußten Kontrolle« damit ungültig geworden ist, sondern vielmehr, daß man es im Lichte neuer Informationen, die heute verfügbare sind, einer Überprüfung unterziehen sollte.

Eine Woche vor seinem Tode sagte Alexander zu einem seiner Assistenten, daß die Arbeit, mit der sie gemeinsam begonnen hätten, bisher nur die Eierschale angeritzt habe. Ihm war klar, welches Potential in seiner Technik verborgen lag, und ihm war auch klar, daß dieses Potential entwickelt werden mußte. Ich hoffe, mit den folgenden Kapiteln etwas zur Entwicklung dieses Potentials beisteuern zu können.

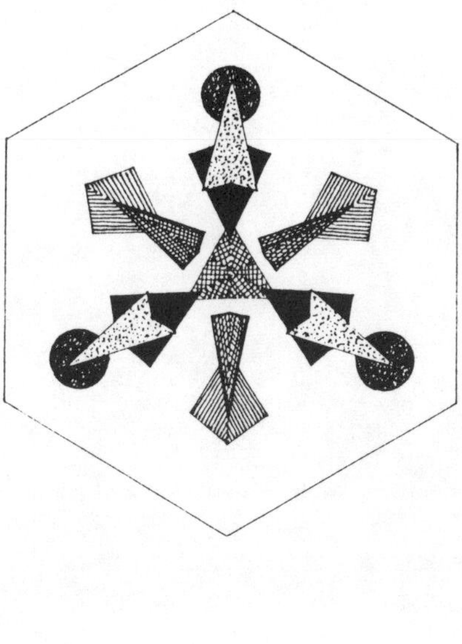

11 Der emotionale Körper

Unsere Gefühle sind ein so vielfältiger und komplexer Aspekt unserer Seinsnatur, daß es schon allein ein Buch füllen würde, sich intensiv damit zu befassen, wie sie sich in unserem Geist und unserem Körper manifestieren. Es gibt viele unterschiedliche Theorien über die menschliche Psyche und darüber, wie wir unsere Gefühle verstehen können. Ich habe nicht vor, irgendeine dieser Sichtweisen zu beschreiben und sie mit anderen zu vergleichen. Allerdings werde ich gelegentlich eine oder zwei Theorien erwähnen, um meine eigene Sicht zu verdeutlichen. In allen diesen Theorien findet sich die Überzeugung, daß innere Konflikte zwischen verschiedenen Aspekten von uns entstehen, von welchen einige bewußt und andere unbewußt wirken. Die Theorien schlagen verschiedene Verfahrensweisen zur Arbeit an diesen Konflikten vor, die letztlich alle bewirken sollen, daß wir unser Leben auf eine umfassendere und befriedigendere Weise erfahren können. Die Konflikte spiegeln sich in unserem Körper, in der Muskulatur, in den inneren Organen und im Nervensystem, und sie stören den freien Fluß der Energie im ganzen Körper. Ich will versuchen, in diesem Kapitel zu beschreiben, wie die Prinzipien der Alexander-Technik uns helfen können, unsere Emotionen und inneren Konflikte besser zu verstehen und zu integrieren, und wie sie unser Selbst-Gewahrsein und unser Wachstum in bezug auf diese Aspekte fördern können.

Kulturelle Gewohnheiten

Viele Menschen der westlichen Gesellschaft haben große Schwierigkeiten, ihre Gefühle zu erforschen. Besonders gilt dies für die Engländer mit ihrer Tradition der »steifen Oberlippe«, die ein Symbol für das Leugnen emotionaler Erfahrungen und des Ausdrucks von Gefühlen ist. Es ist wichtig, daß wir uns unserer »kulturellen Gewohnheiten« ebenso bewußt sind wie unserer individuellen Gewohnheiten, denn es gibt Gesellschaften, deren Heimat gar nicht weit von England entfernt ist, in denen das Gefühlsleben weniger stark unterdrückt wird. Und auch in England hätte man vor nicht einmal zweihundert Jahren schlecht über einen Menschen mit einem »Pokerface« gedacht: ein Gesicht, das keinerlei Gefühlsregungen erkennen läßt. In früheren Zeiten wäre dies als ein Zeichen für einen sehr schlechten Charakter und für einen gefährlichen Menschen gedeutet worden, dem nicht zu trauen war. Hingegen galt es damals als völlig normal, daß ein Mann seine Trauer durch Tränen zum Ausdruck brachte. Moden ändern sich! Die heutige »Große Jungen weinen nicht«-Mentalität ist eine relativ neue kulturelle Gewohnheit oder Mode.

In Irland, einem Nachbarland Großbritanniens, erlauben die kulturellen Normen ein wesentlich größeres Maß an emotionalem Ausdruck, und in romanischen Ländern wie Italien und Spanien gesteht man dem freien Fluß der Gefühle ohnehin generell wesentlich mehr Raum zu. Die westliche Gesellschaft des zwanzigsten Jahrhunderts bewertet generell alles Mentale und Intellektuelle wesentlich höher als Gefühle. Stellen Sie sich eine Mutter vor, die von ihrem Kind sagt: »Mein Kind ist sehr intellektuell.« Wahrscheinlich schwingt bei einer solchen Äußerung eine Portion Stolz mit, wohingegen man bei einer Mutter, die sagt, »Mein Kind ist sehr emotional«, möglicherweise eine Art Entschuldigung oder gar einen Anflug von Schuldgefühlen heraushören wird. Dennoch sind Gefühle ein absolut unverzichtbarer Bestandteil unseres Seins. Um das vorige Beispiel anführen zu können, mußte ich auf die emotionale Qualität in den Stimmen der beiden Mütter hinweisen – im einen Fall auf den Anflug von Stolz, im anderen auf die Tendenz, sich zu entschuldigen. Wir können unmöglich verhindern, daß wir in unserem Leben Gefühle erfahren, und trotzdem versuchen wir Bewohner der westlichen Welt oft, genau diesen Eindruck zu erwecken.

Ebenso gilt es in unserer Gesellschaft als prestigefördernd, groß und stark zu sein, und es wird als problematisch angesehen, wenn jemand empfindlich und sensibel ist. Ich erinnere mich noch gut daran, daß meine Lehrer, als ich meine Ausbildung in der Alexander-Technik begann, mich dafür lobten, daß ich so sensibel sei. Das erstaunte mich damals zutiefst. Man hatte mir nämlich bis zu diesem Zeitpunkt immer wieder vorgehalten, ich sei zu empfindlich, und Sensibilität war für mich infolge dessen ein Teil von mir, den ich zu verbergen und zu verändern versuchte. Ich wollte hart sein! Doch nun war »Sensibilität« plötzlich von Wert. In bestimmten Zusammenhängen werden unsere Fähigkeiten zu Belastungen. Weil wir sie nicht auf kreative Weise nutzen, werden sie destruktiv. Viele Menschen gestehen sich kaum zu, ihre Gefühle zu erfahren, ganz zu schweigen davon, sie zum Ausdruck zu bringen. Sie gestehen sich nicht zu, ihre Gefühle frei zum Ausdruck zu bringen, weil sie Angst haben, die ungeheuer starke Welle unterdrückter emotionaler Energie könnte sie überwältigen. Andererseits gibt es auch Menschen, die Sklaven ihrer Gefühle sind. Sie sind nicht in der Lage, rational zu denken, und laufen Gefahr, sich sehr destruktiv zu verhalten. Irgendwann in unserem Leben haben wir wahrscheinlich alle schon einmal erlebt, daß wir zum einen oder zum anderen dieser beiden Extreme tendierten. Sich zu verlieben ist eine der wenigen von der Gesellschaft akzeptieren Arten, die emotionale »Katze« aus dem »Sack« der Repression zu lassen, und wenn das passiert, legen Menschen oft die merkwürdigsten und wundervollsten Verhaltensweisen an den Tag.

Weil unsere Gesellschaft die Gefühle entwertet hat und weil wir dem Intellekt eine so wichtige Rolle zuschreiben, kann es leicht passieren, daß wir unsere emotionale Erfahrung von unserem Denken abspalten. Das kann auf zwei Weisen geschehen. Wir können unsere Gefühle unterdrücken und einfach »denken«, daß wir überhaupt keine Gefühle haben; in diesem Fall sitzen wir fest auf jeder aufwallenden Emotion und versuchen, unser Leben auf »vernünftige« oder »rationale« Weise zu gestalten. Oder wir »agieren unsere Emotionen aus«, wir identifizieren uns völlig mit ihnen und erlauben es ihnen, uns zu beherrschen; in diesem Fall kann es sein, daß ziemlich triviale Anlässe extreme Gefühle in uns auslösen oder wir uns äußerst »unvernünftig« verhalten. Wir lassen uns entweder vom Denken oder von den Gefühlen beherrschen, oder wir springen von der einen zur anderen Möglichkeit und kreieren unsere individuelle Variante zwischen diesen beiden Hauptmöglichkeiten. So wie für uns alle ganz bestimmte Arten des falschen Gebrauchs unseres Körpers typisch sind, wir jedoch gewisse grundlegende Arten des falschen Gebrauchs mit allen Menschen gemeinsam haben, sind bei uns allen auch die emotionalen Gewohnheiten und Muster einerseits sehr unterschiedlich, andererseits von bestimmten, uns allen gemeinsamen Tendenzen geprägt.

Viele Probleme beginnen in der frühen Kindheit, einer Zeit, in der es für die meisten Kinder eine »normale« Erfahrung ist, daß sie aufgefordert werden, ihren Gefühlsausdruck zu unterdrücken. Vereinfacht gesagt, bedeutet dies: Wenn ein Kind »emotional wird« (womit gewöhnlich verbunden ist, daß es ziemlich laut wird), wird es oft aufgefordert, damit aufzuhören, manchmal sogar bedroht, oder es wird aufgefordert, »vernünftig« zu sein (zu denken, statt zu fühlen). Durch Unterdrückung der emotionalen Energie wird das Kind in seinem Körper eingeschlossen, es wird in seine Muskelverspannungen eingesperrt. Und im Laufe der Zeit lernt es, sich selbst zu sagen, daß es »ruhig« oder »vernünftig« sein muß, womit es die Forderungen seiner Eltern internalisiert und den Fluß seiner eigenen emotionalen Erlebnisse unterdrückt hat. Wenn Menschen sich »übertrieben« emotional verhalten, sind sie gewöhnlich mit der riesigen Quelle unterdrückter emotionaler Energie in Kontakt gekommen, die auf die frühe Kindheit und noch darüber hinaus zurückgeht.* Emotionale Exzesse sind die andere Seite der Medaille der emotionalen Unterdrückung. Beides sind Extremreaktionen, und größtenteils sind sie Folgen unserer Konditionierung.

Somit scheinen also unser Verstand und unsere Gefühle sich die meiste Zeit über im Konflikt zu befinden, und viele Menschen sind sich dessen nicht einmal bewußt, weil die Gefühle sich in den Untergrund des Unbewußten (in den Bereich, der sich unserem Bewußtsein entzieht) zurückgezogen haben. Von dort aus können sie sich in Form von Träumen, Ängsten, Neurosen, Depressionen oder körperlichen Krankheiten äußern, wozu auch jene Schmerzen oder emotionalen Spannungszustände zählen können, deretwegen sich viele Menschen der Alexander-Technik zuwenden.

Doch da wir uns auf ein Neues Zeitalter zubewegen, verändern sich die in unserer Gesellschaft akzeptierten kulturellen Werte allmählich. Die Gesellschaft, in der wir leben, ist sehr stark aus dem Gleichgewicht geraten, weil sie die Bedeutung bestimmter Werte überbetont hat, unter anderem die überragende Rolle des Intellekts und der körperlichen Stärke, wohingegen sie alles Emotionale und Intuitive in seinem Wert herabgesetzt hat. Die Atombombe ist ein gigantisches Symbol für diese ganze Tendenz; sie wurde von einem hochentwickelten Intellekt geschaffen, und sie verkörpert sozusagen den Gipfel physischer Stärke. Wir sind heute so »intelligent«, daß wir unseren eigenen Planeten in die Luft sprengen können. (Interessant ist, daß Dinge, wenn sie bis zum äußersten Extrem getrieben worden sind, ihre Qualität verändern. Man kann die Atombombe zwar einerseits als Produkt höchster Intelligenz ansehen, doch ist sie andererseits auch ein Symbol abgrundtiefer Dummheit.) Die kreativen Aspekte der Stärke und Intelligenz sind destruktiv geworden, weil sie aus dem Gleichgewicht geraten sind.

Würden wir in einer Welt leben, in der man Emotionen einen hohen Wert beimessen würde, so wäre der Schrecken des atomaren Holocaust, der emotionale Inhalt, den die Atombombe symbolisiert, allen emotional so stark präsent und dieser Inhalt wäre so wichtig, daß die Atom- und die Wasserstoffbombe niemals entwickelt worden wären. Auf der ganzen Welt gibt es Menschen, die sich dieser Ungleichgewichtszustände allmählich bewußt werden. Im politischen Bereich bemühen sich die Friedensbewegung, die Frauenbewegung, die Umweltbewegung und andere Bürgerbewegungen darum, eine Veränderung im Sinne ihrer Ziele zu

---

* Es gilt mittlerweile als erwiesen, daß die emotionale Konditionierung bereits im Mutterleib beginnt, und es gibt sogar Anschauungen, denen zufolge unsere emotionalen Muster sich noch früher, nämlich in früheren Inkarnationen, entwickeln und dann durch die Erfahrungen in der frühen Kindheit verstärkt werden.

bewirken. Die intellektuelle Welt beschäftigt sich mit diesen Ungleichgewichtszuständen in der Philosophie, in der Wissenschaft und in vielen anderen Bereichen. Und die »Human Potential«-Bewegung, jene Bewegung, die sich die Förderung des inneren Wachstums zum Ziel gesetzt hat, bietet den Menschen die Möglichkeit, sich als Individuen und gleichzeitig als Teile des Ganzen zu sehen und sich wieder in einen harmonischen Zustand zu bringen, indem sie ihren Gefühlen, ihren Intuitionen und ihrer Sensibilität mehr Aufmerksamkeit schenken und versuchen, das Gleichgewicht zwischen diesen Aspekten und ihrer Rationalität wiederherzustellen.

Nach erlernten Gewohnheiten Ausschau halten

Ich erinnere mich, in Nancy Fridays Buch *Wie meine Mutter* eine köstliche Geschichte über eine junge Frau gelesen zu haben, die gerade geheiratet hatte. Eines Tages kochte sie eine Lammkeule. Bevor sie sie in den Backofen schob, hackte sie ein Stück des Beins ab und legte die beiden so entstandenen Stücke dann nebeneinander in die Bratpfanne.

»Warum machst du das?« fragte ihr Ehemann sie.

»Ich weiß es nicht. So hat meine Mutter es auch immer gemacht«, antwortete sie.

Daraufhin fragte der Mann seine Schwiegermutter, warum sie den untersten Teil einer Lammkeule vor dem Braten abschnitte.

»Ich weiß es nicht. Meine Mutter hat es auch immer so gemacht«, antwortete die Schwiegermutter.

Da die Großmutter noch lebte, konnte diese berichten, warum sie mit dieser Tradition begonnen hatte. Als der junge Mann sie danach fragte, antwortete sie: »Weil meine Bratpfanne sehr klein ist. Wenn ich die Keule nicht durchschneiden würde, würde sie nicht hineinpassen.«

Wir lernen bewußt und unbewußt ungeheuer viel von unseren Eltern. Das gilt auch für unsere emotionalen Gewohnheiten und für unsere Persönlichkeit. Oft lernen wir eine emotionale Gewohnheit durch unbewußte Nachahmung unseres Vaters, unserer Mutter, unseres Bruders oder unserer Schwester, und manchmal hat die Person, von der wir das betreffende Verhalten erlernt haben, es selbst von ihren eigenen Eltern erlernt – und manchmal gehen solche Traditionen noch viel weiter zurück. Doch heute können wir uns größere emotionale »Bratpfannen« leisten, und manche Gewohnheiten, die wir auf diese Weise erlernt haben, sind in unserer Zeit einfach nicht mehr sinnvoll.

Schreiben Sie drei Eigenschaften Ihrer Mutter auf, die Sie mögen, und drei, die Sie nicht mögen. Machen Sie es genauso mit Eigenschaften Ihres Vaters, und wenn Sie wollen, auch mit Eigenschaften Ihrer Brüder und Schwestern und aller Menschen, denen Sie in Ihrer Kindheit nahe waren.

Schreiben Sie anschließend drei Eigenschaften, die Sie mögen, und drei, die Sie nicht mögen, von Menschen auf, die Ihnen heute nahestehen (Partner, Kinder, Freunde).

Diese Informationen können Sie nun auf Muster hin untersuchen. Gibt es Verhaltensgewohnheiten darunter, die Sie angefangen von Ihren Eltern bis hin zu Ihren Kindern beobachten können? Wie viele der Eigenschaften, die Sie an anderen mögen bzw. nicht mögen, finden Sie auch bei sich selbst wieder?

Emotionale Panzerung

Weil Geist, Körper und Emotionen unerschiedliche Ausdrucksformen des Selbst, des Ganzen sind, kann man sie nicht voneinander trennen, und unsere Versuche, die Emotionen abzuspalten, müssen sich in irgendeiner Form auch auf Körper und Geist auswirken. Eine einfache Beschreibung eines unserer Lernprozesse besagt, daß die emotionalen Erfahrungen, die wir in unserem Leben machen, eine Reflex-Prägung in den Muskeln verursachen. Demzufolge speichern unsere Muskeln die neuralen Reaktionen, die der Körper durch emotionale Erfahrungen erlernt hat. Auf dieser Ebene entspricht unser Nervensystem dem vieler Tiere. Ein gutes Erlebnis erzeugt eine »positive« Prägung in der Muskulatur, ein schlechtes eine »negative«. Und es gibt einen Reflex-Mechanismus, der uns nahelegt, gute Erlebnisse zu wiederholen und schlechte zu vermeiden.

Das ist in Ordnung für Tiere, die nicht logisch zu denken vermögen, aber bei Menschen kann dies zu Konflikten führen. Aufgrund unserer Fähigkeit, logisch zu denken, und aufgrund unseres Bewußtseins kann ein Konflikt zwischen dem bewußten Denken (»Ich sollte davor keine Angst haben«) und der unbewußten Reflex-Reaktion (»Ich habe davor schreckliche Angst«) sich zu einer Neurose entwickeln. Häufig wird Menschen, die eine unangenehme Erfahrung gemacht haben, indem sie beispielsweise von einem Fahrrad gefallen sind, geraten, sich sofort wieder auf ein Fahrrad zu setzen, damit sich in ihrem Körper keine generelle Angst vor dem Fahrradfahren einprägt. Sofortiges Wiederholen des Verhaltens, das zu dem Unfall geführt hatte, wirkt einer Einprägung des negativen Erlebnisses in die Muskulatur, zu der es ansonsten aufgrund des Ereignisses kommen würde, entgegen. Viele Menschen sind sich darüber im klaren, daß sie irrationale Ängste haben, die völlig unsinnig sind. Diese Ängste sind in die Muskulatur und in das Nervensystem eingebettet, und sie werden durch das Unbewußte aktiviert.

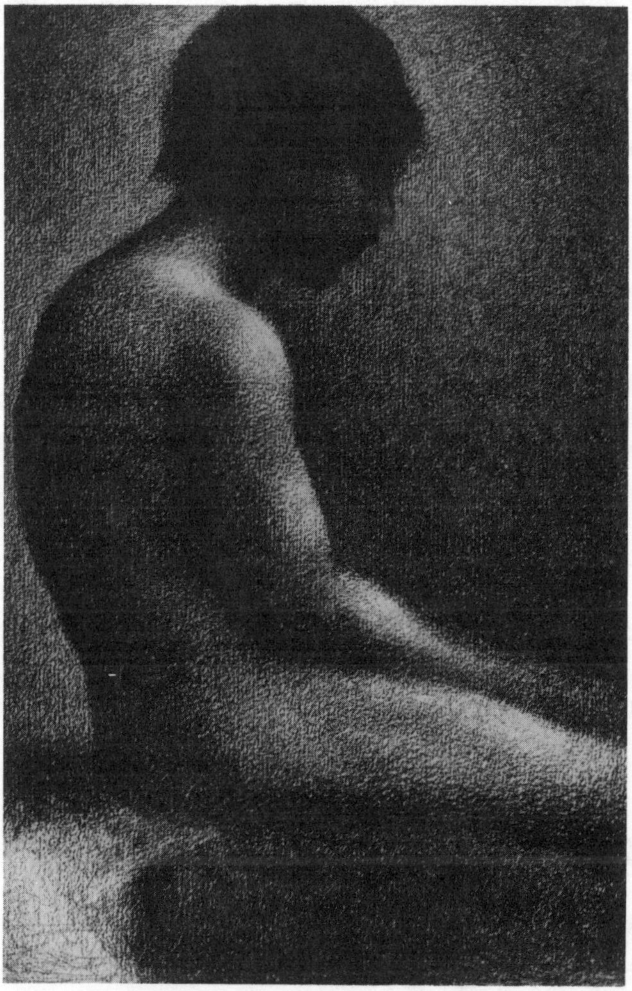

Unsere Muskeln speichern die neuralen Reaktionen, die der Körper durch emotionale Erfahrungen erlernt hat.

Wilhelm Reich hat dieses Konzept in seiner Theorie der emotionalen Panzerung entwickelt. Er entdeckte, daß die negativen Erfahrungen eines Menschen – wenn man es ihnen nicht ermöglicht, vollständig zum Ausdruck zu kommen und sich dadurch aufzulösen – die Muskulatur desjenigen in eine permanente

Abwehrhaltung versetzen, die die Betreffenden oft unbewußt von frühester Kindheit an erlernt haben. Durch Arbeit am Körper kann diese Panzerung und Prägung aufgelöst werden. Die Auflösung kann in Form einer Freisetzung negativer Emotionen geschehen, durch Wiedererleben und Ausdruck derselben oder durch ein Er-Innern und Wieder-zu-eigen-machen der ursprünglichen Situation, durch welche die Angst und die Panzerung entstanden sind – also indem man dieselben dem Bewußtsein wieder zugänglich macht, wodurch es zu einer Auflösung des Konfliktes zwischen dem rationalen Denken und dem emotionalen Reflex kommt.

Die Art, wie wir unseren Körper benutzen und wie wir uns bewegen, wie wir unsere Haltung anpassen, spiegelt die unaufgelösten emotionalen Traumata unserer Vergangenheit und den habituellen emotionalen Gebrauch, den wir seit unserer Kindheit erlernt haben. In meiner Arbeit mit Schauspielschülern hat es sich oft als sinnvoll erwiesen, sich mit dieser Verbindung zwischen dem Gebrauch und den Emotionen zu beschäftigen. Indem man den Körper der Schüler in bestimmte Positionen versetzt oder indem man sie bestimmte Bewegungen ausführen ließ, konnten sie die mit der betreffenden Haltung verbundenen Emotionen erkennen und zu ihnen in Kontakt treten, und dies ermöglichte es ihnen, die Beziehung zwischen dem körperlichen Gebrauch und dem emotionalen Ausdruck auf immer subtilere Weise zu verstehen. Schauspieler und Tänzer wollen uns durch die Kreativität und die Ausdrucksfähigkeit ihres Körpers etwas mitteilen. Wir alle können auf diese Weise etwas über uns selbst lernen, und manche Psychotherapeuten benutzen diese Techniken, um die im Körper festgehaltenen Emotionen zu entwirren und zu lösen.

Kontakt zu den Gefühlen herstellen

In dieser Übung können Sie verschiedene Bewegungen und Haltungen durcharbeiten, um sich der unterschiedlichen Gefühlsqualitäten bewußt zu werden, die durch die jeweilige Position oder Bewegung stimuliert werden. Verweilen Sie in jeder Position so lange, bis Sie das Gefühl haben, daß Sie die damit verbundene emotionale Erfahrung vollständig erforscht haben. Beschreiben Sie die körperlichen Empfindungen, die mit bestimmten Gefühlen verbunden sind.

Beispiel 1: Ich fühle mich traurig und ängstlich. Ich spüre ein Gefühl der Schwere in meinem Bauch, mein Herz klopft heftig, ich bekomme eine Gänsehaut, usw.

Beispiel 2: Ich fühle mich glücklich. Mein Körper pulsiert und zappelt vor Freude und fühlt sich fließend an. In meiner Kehle und in meinem Unterkiefer spüre ich ein Gefühl wie ein Kichern, usw.

Wenn Sie eine emotionale Reaktion verspüren, so bleiben Sie bei diesem Gefühl, und lassen Sie es wenn möglich stärker werden. Wenn es ein unangenehmes Gefühl ist, bleiben Sie mindestens eine Minute lang damit in Kontakt. Fragen Sie Ihren Körper nach der Bedeutung dieses Gefühls, und achten Sie darauf, ob Ihnen daraufhin irgendwelche damit verbundenen Bilder oder Ideen kommen. Wenn Sie wirklich mit der Bedeutung in Kontakt sind, werden Sie feststellen, daß sich die Empfindungen verändern, die damit einhergehen, und das Gefühl selbst kann sich dann ebenfalls verändern. Manchmal tritt an die Stelle des zunächst aufgetauchten Gefühls ein tieferes, vom ersten sehr verschiedenes, das unter ersterem verborgen war. Erforschen Sie dieses neu auftauchende Gefühl auf die gleiche Weise.

Bitte seien Sie bei der Ausführung dieser und aller folgenden Übungen sehr vorsichtig. Diese Übungen sind für Menschen gedacht, die nicht an Rückenschmerzen oder an akuten körperlichen Problemen leiden.

Wählen Sie für die Ausführung der Übung einen ruhigen, warmen Raum mit einem Teppichboden. Legen Sie sich in Bauchlage auf den Boden, wobei die Arme an den Seiten Ihres Körpers liegen und Ihr Gesicht zur Seite gewandt ist. Achten Sie darauf, welches Gefühl diese Position auslöst, eine Position, in die man Sie als Baby oft gebracht hat. Es kann ein angenehmes Gefühl sein. Die Position kann auch ein Gefühl das Ruhelosigkeit auslösen. Beobachten Sie, welchen Einfluß diese Position auf Sie hat.

Fangen Sie an, herumzuzappeln, so wie Babys es tun würden, und erforschen Sie die Bewegungen Ihres Kopfes, Ihrer Arme und Ihrer Beine. Beobachten Sie, ob sich das für Sie angenehm, unangenehm oder wie auch immer anfühlt.

Bleiben Sie weiter in dieser Position, und spannen Sie den gesamten Körper an. Ballen Sie die Fäuste, ziehen Sie das Gesicht zusammen, und halten Sie den ganzen Körper mehrere Sekunden lang so steif, wie Sie können, so lange, daß Sie genügend Zeit haben, sich über die Auswirkungen dieser äußeren Anspannung auf Ihren Gefühlszustand klar zu werden. Entspannen Sie sich anschließend, und machen Sie sich den Unterschied bewußt. Wiederholen Sie dies.

Nehmen Sie nun die Fötus-Position ein, wobei Sie Ihren Körper zuerst in dieser Position so weitgehend wie möglich entspannen. Anschließend spannen Sie den ganzen Körper an, und dann entspannen Sie sich wieder, und achten

Sie bei alldem auf die unterschiedlichen Gefühlsqualitäten, die jeweils erzeugt werden.

Legen Sie sich nun flach auf den Rücken, völlig ausgestreckt, wobei die Beine gestreckt und leicht voneinander entfernt sein und die Arme zu beiden Seiten des Körpers liegen sollen. Bleiben Sie eine Weile in dieser Position, und achten Sie auf eventuell auftauchende Empfindungen und Gefühle. Rollen Sie sich anschließend in eine enge Fötus-Haltung zusammen, und strecken Sie sich dann wieder. Achten Sie auch in diesem Fall auf Veränderungen Ihrer Empfindungen und Gefühle.

Legen Sie sich nun wieder auf den Rücken, und experimentieren Sie damit, die Beine auf unterschiedliche Weisen zu bewegen. Beobachten Sie, wie es ist, wenn Sie die Beine sanft bewegen, und stellen Sie anschließend fest, wie es ist, wenn Sie kräftig damit treten. Ruhen Sie sich danach auf dem Rücken liegend aus, und werden Sie sich darüber klar, wie Sie sich jetzt fühlen.

Rollen Sie in die Kriechposition, und experimentieren Sie mit Armbewegungen. Auch dabei sollen Sie sich wieder langsam und sanft bewegen und die Gefühlsqualität dieser Bewegungen erforschen. Danach ballen Sie eine Hand zur Faust und machen aggressive Boxbewegungen.

Immer noch in der Kriechposition krümmen Sie nun den Rücken zu einem Bogen und versuchen, die Qualität dieser Bewegung und Position zu spüren. Anschließend lassen Sie den Rücken wieder nach unten sacken. Dann bewegen Sie den Rücken im Kreis, auf und ab, und drehen ihn von Seite zu Seite. Erforschen Sie so die Bewegungsmöglichkeiten und das damit verbundene Gefühlspotential.

Machen Sie das Gleiche nun mit dem Kopf – ziehen Sie ihn zurück, und lassen Sie ihn anschließend nach vorn fallen.

Stellen Sie sich dann wieder hin, und stehen Sie in einer so guten Balance wie möglich. Erteilen Sie Ihre Alexander-Direktiven, und lassen Sie zu, daß sich Ihr Körper entspannt, ohne in sich zusammenzusinken. Werden Sie sich der Gefühlsqualität bewußt, die mit dieser Art zu stehen verbunden ist.

Nehmen Sie nun eine militärische Haltung ein. Ziehen Sie den Kopf zurück, und fixieren Sie ihn auf dem Hals. Strecken Sie die Brust heraus, ziehen Sie den Bauch ein, und drücken Sie das Gesäß nach hinten. Vergegenwärtigen Sie sich die Gefühlsqualität *dieser* Haltung.

Lassen Sie den Körper anschließend in sich zusammensinken. Lassen Sie den Kopf herabsinken, die Brust einsinken, Bauch und Becken herabfallen und sich nach vorn schieben. Treten Sie zur emotionalen Qualität dieser Position in Kontakt.

Kehren Sie nun in eine Position ausgewogenen Stehens zurück, und geben Sie sich selbst Anweisungen. Spüren Sie, daß die Brust geöffnet ist, ohne hochgezogen zu sein, der Hals und das Becken frei ist. Achten Sie auch hier wieder auf die spezielle Gefühlsqualität.

Experimentieren Sie auch mit Positionen, die Sie selbst wählen. Sie können beispielsweise viele Entdeckungen machen, indem Sie mit unterschiedlichen Arten des Gesichtsausdrucks experimentieren.

Beobachten Sie einige Ihrer habituellen Haltungen und Bewegungen, beispielsweise die Art, wie Sie gehen. Nehmen Sie sich Zeit, um die Gefühlsqualität zu untersuchen, die mit diesen Haltungen und Bewegungen verbunden ist.

Emotionale Lösungsreaktionen während der Alexander-Arbeit

Wenn ein Schüler mit dem Unterricht in der Alexander-Technik beginnt, kann es durchaus passieren, daß er parallel zu den körperlichen auch emotionale Lösungsreaktionen erlebt. Dabei kann es sich um Gefühlsaufwallungen handeln, beispielsweise um tiefe Traurigkeit, um ein Gefühl der Verletzlichkeit oder um ein Gefühl der Wut. Zu anderen Zeiten können auch sehr positive, fröhliche Gefühle oder friedvolle Reaktionen auftreten. Manchmal möchte der Schüler lachen, weinen, seinen Zorn ausdrücken oder einfach nur über seine Gefühle sprechen. In anderen Fällen tauchen plötzlich Bilder über Ereignisse aus der Vergangenheit in seinem Geist auf, oft Begebenheiten aus der Kindheit, die bisher in der Muskulatur festgehalten wurden und die nun gleichzeitig mit der Lösung der Muskelspannung als Erinnerung oder als Bild ins Bewußtsein treten. Oft haben Schüler das Gefühl, daß sie generell emotional lebendiger werden. Nach Unterrichtsstunden kann es vorkommen, daß Schüler aufgrund von Lösungsreaktionen, zu denen es während des Unterrichts kommt, sich emotional besser fühlen.

Daß derartige Phänomene auftreten, ist sehr wahrscheinlich, weil das Auflegen der Hände während der Arbeit tiefe Entspannungs- und Lösungsreaktionen bewirken kann. Solche Erlebnisse können sehr wertvoll sein, und sie ermöglichen Einsichten in das eigene Innere, die die Verfeinerung des Selbst-Gewahrseins, das bei aller Arbeit am persönlichen Wachstum so wichtig ist, sehr unterstützen. Viele Menschen ignorieren diesen Aspekt des Wachstums und der Veränderung, als ob Emotionen kein akzeptabler Teil der Gesamtheit des Selbst wären. Wir müssen es unserer emotionalen Energie gestatten, frei zu fließen, und sie gleichzeitig auf zuträgliche Weise lenken, ebenso wie wir lernen, unsere körperliche und geistige Energie auf die bestmögliche Weise fließen zu lassen.

Viele meiner Schüler haben mit mir zusammen im Unterricht emotionale Veränderungen durchlaufen. Beispielsweise stellte einer meiner Schüler fest, daß er seine Wut in seinen Schultern festhielt. Als seine Schultern sich so stark lockerten, daß sie herabfielen, begann für ihn eine zweiwöchige Phase starker Reizbarkeit, in der er viele Wutausbrüche hatte, obgleich es keine äußeren Anlässe für seine Wut gab. Die Wut, die er im Laufe vieler Jahre in seinen Schultern aufgestaut hatte, entlud sich nun. Bestimmte Körperteile sind tendenziell mit bestimmten emotionalen Energien verbunden, doch andererseits sind wir alle einzigartige Individuen und entwickeln deshalb auch ganz spezielle Muster muskulärer Prägung. Ich kann mich noch an eine Situation aus meiner eigenen Ausbildung erinnern, als mein Lehrer am oberen Bereich meiner Brust und am Brustkorb arbeitete. Ich mußte die Arbeit in dieser Phase häufig unterbrechen, weil mich immer wieder Gefühle der Übelkeit überkamen. Eines Tages schlug mir der Lehrer vor, einmal zu versuchen, das Übelkeitsgefühl zu akzeptieren und dann zu schauen, was geschehen würde. Innerhalb weniger Minuten schluchzte ich herzerweichend, mein Brustkorb öffnete sich, meine Rippenmuskulatur löste sich, und ich spürte in meinem Herzen plötzlich jahrelang festgehaltenen Schmerz und festgehaltene Trauer. Meine Methode, um den Kontakt zu meinen Gefühlen zu vermeiden, war gewesen, meinen Atem festzuhalten und das körperliche Gefühl der Übelkeit zu entwickeln.

Eine meiner eigenen Schülerinnen kam irgendwann im Laufe des Unterrichts in Kontakt mit sehr schmerzhaften Gefühlen und fing an, laut zu schluchzen. Sie weinte normalerweise kaum, und es war ihr ziemlich peinlich, daß sie zu einem so heftigen Gefühlsausdruck vor anderen Menschen fähig war. Sie erzählte mir, wenn sie außerhalb des Unterrichts weinen müsse – was nur selten vorkam –, so tue sie dies gewöhnlich sehr leise und »dezent«. Eines Tages, als sie auf dem Behandlungstisch lag und ich mit ihr arbeitete, fiel ihr plötzlich ein Traum ein, den sie in der vorangegangenen Nacht gehabt hatte. Es war ein sehr komischer Traum gewesen, und sie fing an, mir darüber zu erzählen. Ich bemerkte, daß sie sich beim Reden insbesondere im Bauchbereich anspannte. Ich machte sie darauf aufmerksam und fragte sie, warum sie das tue. Sie sagte, tatsächlich fühle sie sich eher danach, laut zu lachen, es sei ihr jedoch peinlich, das zu tun. Schließlich schaffte sie es aber doch, tief aus dem Bauch heraus zu lachen. Wir unterdrücken nicht nur unsere negativen Gefühle! Wie oft sehen wir Menschen wirklich aus ganzem Herzen lachen? Solche positiven Extreme werden gewöhnlich ebenso stark unterdrückt wie die negativen. Ich habe nur sehr wenige Menschen kennengelernt, die lachen können, ohne sich anzuspannen, obwohl Lachen eine natürliche rhythmische Entspannungsreaktion ist, die ohne den störenden Einfluß von Spannungen stattfinden könnte.

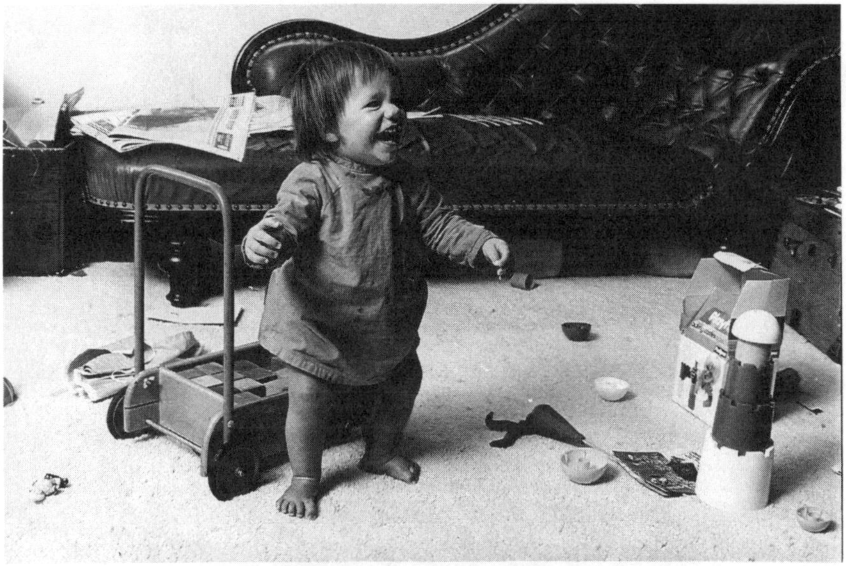

Oben: Das Kind drückt mit seinem ganzen Körper Freude aus.
Unten: Der Kummer des Kindes findet Ausdruck und wird dadurch aufgelöst.

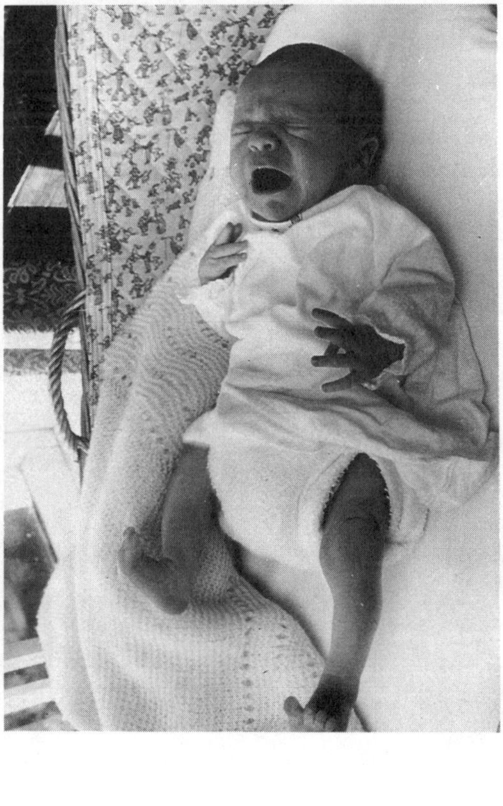

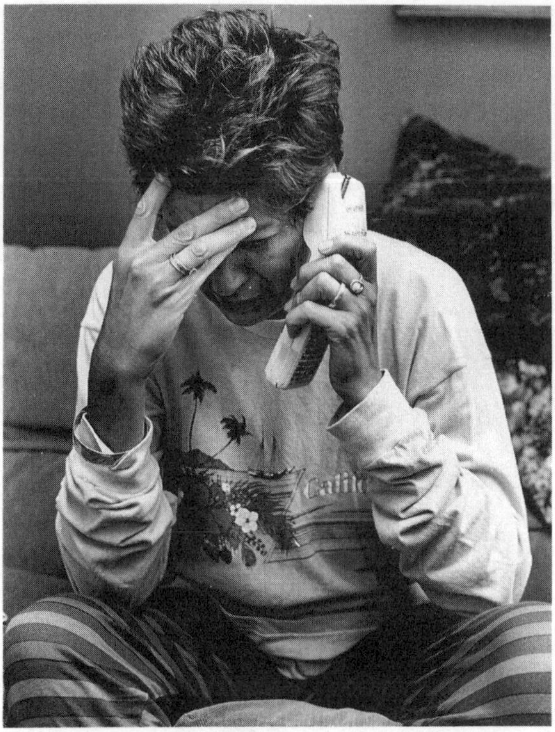

Oben: Diese Frau hält ihren Kummer zurück.
Unten: Diese Erwachsenen lachen zwar, halten aber ihre Spannungen im Körper zurück. Achten Sie besonders auf die Hände und Beine.

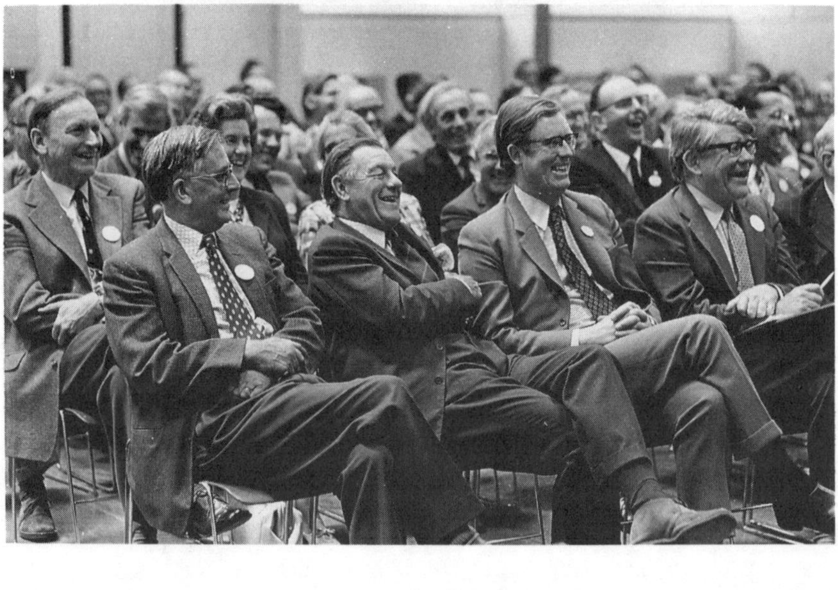

Ich erinnere mich, einmal einen Kurzfilm gesehen zu haben, bei dem es um die menschlichen Bewegungen ging. In dem Film wurden beschleunigte Bewegungsabläufe von Kindern und Erwachsenen gezeigt. Es war faszinierend zu beobachten, daß die Bewegungen der Erwachsenen eindeutig die gleichen waren, die auch Kinder machten, jedoch im Bewegungsspielraum eingeschränkt waren. Wenn beispielsweise ein Kind einen Arm vom Körper wegschleuderte, so bremste ein Erwachsener, der die gleiche Bewegung ausführte, diese nach nicht einmal zehn Zentimetern ab. Er bewegte sich in sehr engen Grenzen und nutzte nicht einmal fünf Prozent des Bewegungsradius des Kindes aus. Unsere Zivilisation scheint diese Unterdrückung des natürlichen Ausdrucks auf allen Ebenen unseres Seins notwendig zu machen, auf der körperlichen ebenso wie auf der emotionalen, mentalen und spirituellen Ebene.

Sich selbst anschauen

Für diese Übung benötigen Sie einen Spiegel in Körperlänge, einen Stuhl, einen Stift und ein Notizbuch. Teilen Sie in Ihrem Notizbuch eine Doppelseite in fünf Spalten mit den folgenden Überschriften auf: Gedanken, Empfindungen, Gefühle, visuelle Beobachtungen, Sonstiges.

Diese Übung erfordert ziemlich viel Zeit, und sie ist sehr detailliert. Nehmen Sie sich deshalb genügend Zeit dafür, und überstürzen Sie nichts. Besser ist es, nur einen Teil der Übung langsam und sorgfältig durchzuarbeiten, als alles auf einmal schnell hinter sich zu bringen. Sie können die Übung unterteilen und die einzelnen Teile zu verschiedenen Zeitpunkten ausführen. Die Bedeutung der Übung besteht darin, daß Sie sich selbst Zeit und Raum geben, um Gefühle und Gedanken zu entdecken, deren Existenz Sie nie vermutet hätten. Deshalb ist es wichtig, sie wirklich in Ruhe auszuführen. Verfallen Sie nicht der Zielfixiertheit!

Setzen Sie sich vor den Spiegel, und schauen Sie sich etwa eine Minute lang an. Achten Sie darauf, welche Gedanken, Empfindungen und Gefühle währenddessen auftauchen. Hören Sie dann mit dem Beobachten auf, und schreiben Sie alles, was Sie beobachtet haben, in die jeweils dafür vorgesehene Rubrik. Achten Sie darauf, ob Sie sich eines Aspekts Ihrer selbst stärker bewußt sind als eines anderen. Manchmal ist es schwierig, Gedanken und Gefühle voneinander zu trennen; tragen Sie die betreffende Beobachtung in diesem Fall in die Rubrik »Sonstiges« ein, und machen Sie es genauso mit allen anderen Beobachtungen, die Sie nicht so recht einordnen können.

Schauen Sie sich erneut im Spiegel an, und stellen Sie fest, ob nun Gefühle und Gedanken auftauchen, die Ihnen zuvor entgangen sind. Was vermittelt die Person, die Sie anschauen, durch ihr Bild? Welche Eigenschaften kommunizieren Sie mittels Ihres Körperbildes? Akzeptieren Sie jede einzelne Reaktion, die auftaucht, als adäquat. Dies ist nun einmal die Art, wie Sie diese Übung erleben; deshalb gibt es nichts, was unangemessen ist, ob es sich nun um Verlegenheit, Gereiztheit oder gar gelindes Entsetzen handelt. Tragen Sie auch diesmal Ihre Beobachtungen wieder in die Liste ein.

Konzentrieren Sie sich nun besonders auf die Beobachtung körperlicher Empfindungen. Stellen Sie fest, ob Sie im Spiegel Veränderungen erkennen können, die jenen Empfindungen entsprechen. Wenn Sie das Gefühl haben, daß Ihnen ein Kloß im Halse steckt, so schauen Sie, ob Sie tatsächlich Veränderungen im Halsbereich erkennen können, beispielsweise ob Ihre Haut in diesem Bereich fleckig ist oder ob Ihr Unterkiefer angespannt ist. Wenn Sie etwas in Ihrem Bauch spüren, dann schauen Sie sich diesen Teil Ihres Körpers daraufhin an, ob Sie dort irgendwelche Veränderungen erkennen können. Achten Sie darauf, was mit Ihrer Atmung geschieht. Tragen Sie Ihre Beobachtungen in die Liste ein.

Schließen Sie nun die Augen, und stellen Sie fest, ob Sie besser in der Lage sind, Empfindungen wahrzunehmen, wenn der visuelle Stimulus ausgeschaltet ist. Wenn Sie alle verfügbare Information zusammengetragen haben, können Sie die Augen wieder öffnen. Stellen Sie dann fest, ob Sie irgend etwas sehen können, das mit den Empfindungen, die Sie gespürt haben, in Zusammenhang steht (z.B. Anspannung der Schultern usw.). Tragen Sie alle Empfindungen, die Sie gehabt haben, und die mit ihnen zusammenhängenden visuellen Beobachtungen in Ihre Liste ein.

Sie haben nun eine Liste körperlicher Empfindungen mit einigen visuellen Entsprechungen zusammengetragen. Gehen Sie diese Liste durch, konzentrieren Sie dann Ihre Aufmerksamkeit auf die erste der Empfindungen, und stellen Sie fest, ob es einen Gedanken und ein Gefühl gibt, der oder das mit dieser Empfindung einhergeht. Wenn Sie das entsprechende Gefühl und einen entsprechenden Gedanken gefunden haben, werden Sie möglicherweise eine Verbindung spüren; die Empfindung fühlt sich dann ein wenig stärker an, oder sie löst sich auf. Schreiben Sie zu jeder Empfindung, die Sie zuvor notiert haben, ein damit in Verbindung stehendes Gefühl und einen entsprechenden Gedanken auf.

Es könnte auch sein, daß es sich um ein umfassenderes Gefühl handelt, zu dem jede der Empfindungen etwas beiträgt. Versuchen Sie festzustellen, ob dies der Fall ist. Möglicherweise fällt Ihnen das leichter, wenn Sie es Ihrem Körper erlauben, sich bei den betreffenden Empfindungen so zu bewegen, wie er es möchte. Es könnte sein, daß Sie sich in sich selbst zurückziehen oder sich schütteln möchten. Lassen Sie Ihren Körper auf diese genaue Untersuchung so reagieren, wie er möchte. Und versuchen Sie, einen dementsprechenden Gedanken und ein Gefühl zu finden. Vielleicht möchten Sie lachen, weinen oder gähnen – all dies sind Möglichkeiten, emotionale Energie zu neutralisieren. Lassen Sie Ihren Körper die Verantwortung selbst übernehmen, so daß er so reagieren kann, wie er möchte, während Ihr Geist Ihre Reaktionen beobachtet und notiert.

Wenn Sie glauben, alles erforscht zu haben, was Sie erforschen können – alles, was mit den Empfindungen zusammenhängt, die in Ihrem Körper auftreten, sowie auch, zu welchen visuellen Veränderungen, Gedanken und Gefühlen dieselben in Beziehung stehen –, dann schreiben Sie Ihre Entdeckungen auf.

Setzen Sie sich anschließend noch einmal vor den Spiegel, und schauen Sie sich erneut an. Schauen Sie, ob Sie noch irgendwelche neuen Entdeckungen über Ihre Reaktionen machen können. Machen Sie sich auch darüber Notizen.

Bodyscan

Diese Übung ist besonders effektiv, wenn man sie vor einem Spiegel ausführt. Man kann sie aber auch in halbausgestreckter Rückenlage ausführen, wobei man die einzelnen Teile des Körpers nacheinander visualisiert.

Tasten Sie Ihren Körper zunächst auf Gedanken und Gefühle hin ab. Fangen Sie mit Ihren Füßen an. Schauen Sie sich die Füße an, und beobachten Sie sie sehr genau; achten Sie darauf, ob währenddessen Gedanken, Gefühle und Empfindungen auftauchen. Diese Gefühle können auch in anderen Teilen Ihres Körpers auftreten als den Füßen. Registrieren Sie einfach alle Vorgänge so bewußt wie eben möglich.

Verlagern Sie Ihre Aufmerksamkeit dann auf die Fußgelenke, auf die Waden, die Knie und die Oberschenkel. Verfahren Sie mit allen diesen Bereichen wie soeben beschrieben, und registrieren Sie die unterschiedlichen Reaktionen.

Wenden Sie Ihre Aufmerksamkeit nun dem Beckenbereich zu. Wir alle haben Tabus über diesen Teil unseres Körpers. Achten Sie auf etwaige Reaktionen, wenn Sie sich auf Ihren Anus und dann auf Ihre Genitalien konzentrieren. Welche Empfindungen, Gedanken und Gefühle werden dadurch ausgelöst?

Machen Sie sich keine Sorgen, wenn Ihre Reaktionen Ihnen sehr widersprüchlich vorkommen. Lassen Sie einfach zu, wie auch immer Sie reagieren mögen, und akzeptieren Sie die Reaktionen.

Bewegen Sie sich auf diese Weise durch Ihren ganzen Körper, durch den Bauchraum und in den Brustbereich. Beobachten Sie sich dabei, wie Sie atmen, und versuchen Sie herauszufinden, ob Sie die emotionale Verbindung zum Atmen finden können. Ist es für Sie eine angenehme, angstbesetzte oder friedvolle Erfahrung?

Konzentrieren Sie Ihre Aufmerksamkeit nun auf Schultern, Arme, Ellbogen, Handgelenke und Hände.

Und wenden Sie sich anschließend Ihrem Hals, der Kehle und dem Gesicht zu. Welche Reaktionen beobachten Sie in der Kehle? Was empfinden Sie bezüglich Ihres Gesichts? Mögen Sie es, oder mögen Sie es nicht? Und warum? Schreiben Sie alle Ihre Gedanken, Gefühle und Empfindungen auf, während Sie die Details Ihres Gesichts beobachten. (Das Gesicht ist ein so komplexer Teil von uns, daß Sie die Arbeit in diesem Bereich zu einer separaten Übung machen könnten.)

Die Unzuverlässigkeit emotionaler Einschätzungen

Es kann kaum Zweifel daran bestehen, daß der Prozeß des logischen Denkens sich schneller entwickelt und einen höheren Vollkommenheitsgrad erreicht bei einem Menschen, dessen Einstellung zum Leben man als ruhig und gesammelt beschreiben kann...

Übermäßig starke Angstreflexe, unkontrollierte Emotionen, Vorurteile und feste Gewohnheiten sind Faktoren, die jede menschliche Entwicklung verlangsamen. Es ist wichtig, daß wir uns intensiv mit ihnen beschäftigen, denn sie stehen zu allen psychophysischen Prozessen in Verbindung, die beim Wachstum und bei der Entwicklung auf der unbewußten Ebene eine Rolle spielen. (FMA, CCC)

Der Antagonismus zwischen dem logischen Denken und den Gefühlen kann ein sehr bereichernder und kreativer Teil unseres Lebens sein. Der Wert der Gefühle ähnelt dem Wert körperlicher Empfindungen und unseres kinästhetischen Empfindens. Sie alle bringen uns in Kontakt mit unserer inneren Realität. Unsere emotionale Reaktion auf eine Situation ist ein wichtiger Aspekt unseres Selbst-Gewahrseins, ebenso wie unsere physische Reaktion, unsere körperlichen Empfindungen. Es ist bezeichnend, daß die Umgangssprache beide »Gefühle« nennt.

Doch ebenso wie auf der körperlichen Ebene unsere sensorischen Einschätzungen unzuverlässig sind, leiden wir emotional an einem ähnlichen Unvermögen. Die Entwertung der Emotionen, von der unsere Zeit und unsere Kultur geprägt ist, hat zur Folge, daß die Verbindung der meisten Menschen zu ihren Gefühlen nicht subtil genug ist, als daß sie deren Veränderungen von Augenblick zu Augenblick verfolgen könnten. Es mangelt uns an einem feinen Gewahrsein unseres emotionalen Erlebens. Entweder spüren wir kaum etwas, oder wir reagieren zu stark auf einen relativ unbedeutenden Stimulus (ähnlich wie viele Menschen keinerlei Kontakt zu ihrem Körper haben, bis sie eines Tages ungeheuer starken Schmerz empfinden.) Außerdem bleiben wir oft in emotionalen Gewohnheiten wie zum Beispiel Depression, habitueller Angst oder habitueller Fröhlichkeit stecken, statt differenziert auf die feinen Schattierungen unseres emotionalen Lebens zu reagieren.

Es ist die Angst vor der Unzuverlässigkeit unserer Emotionen, die viele Menschen davor zurückschrecken läßt, ihre Gefühle ernst zu nehmen oder ihnen die Zeit und den Raum zu geben, die sie brauchen, damit wir sie auf konstruktive Weise in unser gesamtes Sein integrieren können. Es ist wahr, daß ein »ruhiger und gesammelter« Mensch im Leben besser zurechtkommt; doch viele Menschen vergeuden ihre Zeit damit, so zu *tun*, als seien sie ruhig und gesammelt, wohingegen sie in Wirklichkeit hinter einer Maske eine riesige Zahl nervöser Reaktionen verbergen. Dies ist das Äquivalent zu einem Menschen, der auf starre Weise gerade steht, um eine »gute Haltung« zu entwickeln. Dadurch werden den bereits existierenden Anspannungen noch weitere hinzugefügt.

Störungen des guten emotionalen Gebrauchs

Wenn wir uns noch einmal der Entwicklung des Babys oder des Kleinkindes zuwenden, sehen wir, daß die anfängliche emotionale Erfahrung ein Streben nach Kontakt, Nahrung und Lustgewinn, ein einfaches emotionales Fließen ist, das gestört wird, wenn diese Bedürfnisse wiederholt unerfüllt bleiben. Wenn das Leben des Kindes nicht mehr von lustvollen Erlebnissen und von dem Erlebnis genährt zu werden, geprägt ist, erlebt es Angst, Wut und Kummer und bringt diese Gefühle zum Ausdruck. Dieses Ausdrücken negativer Gefühle wird gewöhnlich von Autoritätspersonen (Eltern, Lehrern usw.) unterdrückt, indem sie dem Kind beibringen, wie es sich benehmen »sollte«, daß es ruhig sein sollte, statt zu lärmen, daß es »gut« sein sollte statt »unartig«, sich »richtig« verhalten sollte statt »falsch«, usw. Das Kind verinnerlicht diese Aufforderungen auf verschiedenartige Weise, es interagiert mit ihnen, und es entwickelt eine oberflächliche Schicht emotionalen Verhaltens, die Panzerung und die Abwehrmechanismen, die notwendig sind, um sich an die aktuellen Erfordernisse der Kultur und an die spezifische Umgebung anzupassen. Diese Anpassung kann auf sehr unterschiedliche Weise erfolgen. Der eine ist übermäßig darauf bedacht, seiner Umgebung zu gefallen, ein anderer ist in seinem oberflächlichen Verhalten feindselig und defensiv, und wieder ein anderer empfindet alles, was er erlebt, als extrem langweilig. Wenn sich die Schicht der oberflächlichen emotionalen Aktivität entwickelt, werden gleichzeitig die primären Antriebe des Strebens nach Nahrung und Lustgewinn verzerrt und unterdrückt, weil ihnen die Erfüllung versagt geblieben ist, und das gleiche geschieht auch mit den »inakzeptablen« negativen Gefühlen, weil diese nicht aufgelöst worden sind.

Vereinfacht dargestellt gibt es zwei Schichten emotionaler Spannungen, die unsere grundlegenden emotionalen Bedürfnisse nach Kontakt, Nahrung und Lustgewinn behindern. Die eine ist die Schicht unterdrückter und verzerrter Emotionen, die seit vielen Jahren im Körper gefangen sind. Diese erscheint vielen Menschen wie eine emotionale Gezeitenwelle unter der Oberfläche, vor der sie sich fürchten. Außerdem gibt es noch die oberflächliche Schicht emotionaler Gewohnheiten und Panzerungen, die wir entwickeln, um mit der alltäglichen Wirklichkeit zurechtzukommen. Wenn diese Störungen beseitigt würden, könnten wir zu jenem einfachen Zustand zurückkehren, in dem wir unsere Gefühle und Bedürfnisse zu erkennen und anzuerkennen vermögen. Wir würden Lust erfahren, wenn sie erfüllt würden, und Unlust, wenn ihnen die Erfüllung versagt bliebe, und wir wären in der Lage, letztere sowohl zu erleben als auch wieder loszulassen.

Schüler der Alexander-Technik treten oft während ihrer Arbeit zu diesen beiden Gefühlsschichten in Kontakt. Am Anfang scheint die Wirkung dieser Arbeit oft die oberflächlichen emotionalen Gewohnheiten zu neutralisieren, die zwanghaften Tendenzen zu beruhigen, habituelle Angst zu lindern und das Leben des Betreffenden durch eine neuartige Gelassenheit zu bereichern. Doch wenn diese Schicht der Abwehr sich allmählich auflöst, kann es sein, daß gleichzeitig mit der Auflösung tieferer Muskelverspannungen die tieferliegende Schicht alter unterdrückter Gefühle des Schmerzes, der Angst und der Wut aufzutauchen beginnt. Wenn der Schüler in der Lage ist, sich mit dieser »unakzeptablen« Schattenseite seiner Persönlichkeit zu konfrontieren, besteht die Möglichkeit, daß es nach der Identifikation und Auflösung der alten Traumata zu einer wesentlich umfassenderen Integration kommt und die emotionale Energie wieder ungehindert strömen kann. Dies ist der Punkt, an dem wir die bewußte Kontrolle unserer Emotionen entwikkeln. Da sie nicht mehr unterdrückt werden, können sie, sobald sie auftauchen, ins Bewußtsein vordringen, wo sie akzeptiert und mit unserem logischen Denken integriert werden. Sie beeinflussen dann zwar unser Verhalten, beherrschen es aber nicht, und sie lösen sich schließlich auf. Verstand und emotionale Erfahrung interagieren auf kreative Weise miteinander.

Alexander hat im obigen Zitat darauf hingewiesen, daß wir die Probleme unseres Gefühlslebens ernstnehmen müssen. Er erkannte die Probleme, obwohl man zu seiner Zeit noch nicht so viel darüber wußte, wie man an ihnen arbeiten kann. Unkontrollierte Emotionen sind absolut nicht hilfreich, doch durch Verstehen, Akzeptieren und Verfeinerung unseres Gewahrseins entsteht bewußte Kontrolle, genauso wie wir bewußte Kontrolle über den gesamten psychophysischen Mechanismus erlangen. Diese Art von Kontrolle ist gleichzusetzen mit Freiheit. Die Primärkontrolle des Kopfes, des Nackens und des Rückens ist die primäre Freiheit des Körpers. Sie wirkt nicht störend auf den Fluß der Energie durch den Körper. Wenn unsere Emotionen harmonisiert worden sind, fließen auch sie durch unseren Körper und geben uns hilfreiche Informationen über unsere Gefühlsreaktionen. Stören wir den Fluß der Emotionen hingegen, so entsteht an der Oberfläche eine emotionale Leblosigkeit oder ein neurotisches Muster, und darunter befindet sich eine tiefe Quelle nicht ausgedrückter Emotionen. Doch je besser es uns gelingt, die Störungen zu beseitigen, um so mehr entspricht der Fluß der Emotionen dem jeweiligen Stimulus und um so vertrauenswürdiger werden unsere emotionalen Reaktionen. So wie wir die Unzuverlässigkeit unseres fehlgeleiteten kinästhetischen Gefühls akzeptieren müssen und wie wir daran arbeiten müssen, es zuverlässiger zu machen, müssen wir auch die Unzuverlässigkeit unserer fehlgeleiteten Emotionen akzeptieren und daran arbeiten, sie zu differenzieren.

Inadäquate emotionale Reaktionen erkennen

Obgleich unsere emotionalen Reaktionen in ähnlicher Weise inadäquat sind wie unsere sensorischen Einschätzungen, können wir durch sorgfältige Beobachtung lernen, die verzerrten Reaktionen zu entdecken und sie von direkten Reaktionen zu unterscheiden. Bei einer falschen sensorischen Einschätzung benötigen wir die Hilfe eines Spiegels oder eines anderen Menschen – möglichst eines Alexander-Lehrers, um unser kinästhetisches Gefühl zu entwikkeln. Was unsere Emotionen betrifft, können wir unsere Störungen selbst entdecken, obgleich es auch in diesem Bereich wesentlich leichter ist, mit einem Freund oder einem Therapeuten oder Berater zusammenzuarbeiten.

Es ist gar nicht so einfach zu lernen, das eigene Verhalten aus einer Haltung der aufgeschlossenen Neugier heraus statt aufgrund von vorgefaßten Meinungen zu beobachten. Wenn wir in der Lage sind, von dem Bild, das wir von uns selbst haben, immer wieder zurückzutreten und darüber nachzudenken, wie wir uns verhalten haben, werden wir im Laufe der Zeit lernen, eine falsche von einer echten Reaktion zu unterscheiden. Vom Bild zurückzutreten ist eine andere Art des Hemmens: Dadurch entsteht ein Raum, in dem wir uns anschauen können, was vor sich geht.

Anfangs ist es oft leichter, diesen Raum am Ende des Tages zu schaffen. Legen Sie sich zu diesem Zweck ein Notizbuch an, und nehmen Sie sich abends Zeit, um auf die emotionalen Ereignisse im Verlauf des Tages zurückzublicken. Wenn Sie Ihr Gewahrsein von Ihren emotionalen Reaktionen verfeinern, wird es Ihnen allmählich leichter fallen, »sich *in flagranti* zu erwischen« und sich von Augenblick zu Augenblick zu beobachten.

Fällt Ihnen beim Rückblick auf den vergangenen Tag irgend etwas ein, das Sie aus der Fassung gebracht hat? Regt es Sie immer noch auf, wenn Sie daran zurückdenken? Verliert sich Ihr Geist immer noch im Sorgen über das Ereignis? Wenn es sich dabei um eine sehr schwerwiegende Angelegenheit handelt, ist diese Aufgebrachtheit angemessen, aber wenn Sie den Vorfall im Grunde selbst für ziemlich banal halten, haben Sie es wahrscheinlich mit einer unverhältnismäßigen emotionalen Reaktion zu tun. Etwas, das tiefer liegt als das aktuelle Ereignis, ist durch dasselbe in Ihnen angesprochen worden, und infolgedessen haben Sie nun die Möglichkeit herauszufinden, was unter der Oberfläche vor sich geht. Schreiben Sie Ihre Beobachtungen auf.

Sind Sie im Laufe des Tages in einen schwierigen emotionalen Zustand geraten? Es gibt unzählige solcher Zustände. Ich möchte einige Beispiele dafür anführen:

Sie werden wegen eines relativ geringfügigen Anlasses sehr wütend.
Sie empfinden Kälte und Feindseligkeit gegenüber Menschen, denen Sie sich normalerweise sehr nahe fühlen.
Sie haben das Gefühl, ein Opfer zu sein, keine Macht zu haben, und glauben, die ganze Welt hätte es auf Sie abgesehen.
Sie wollen jemandem gefallen oder ihn beeindrucken, und zwar auf eine fast verzweifelte Weise, weil Sie auf die Anerkennung des Betreffenden nicht verzichten zu können glauben.
Alles, was geschieht, löst bei Ihnen Depressionen aus.
Alles, was geschieht, löst bei Ihnen Angstgefühle aus.
Sie halten das Gefühl, die Kontrolle über andere Menschen zu haben, für unverzichtbar.

Sie verurteilen sich selbst und sind voller Selbsthaß, und Sie haben das Gefühl, ein schrecklicher Versager zu sein.
Sie sind fest entschlossen zu beweisen, daß Sie im Recht sind, und Sie versuchen, Ihr Verhalten jemand anderem gegenüber auf zornige und insistierende Weise zu rechtfertigen.

Es gibt unzählige solcher Beispiele. Die Zahl der kreativen Varianten, die wir erfinden, um uns emotional verstört und unwohl zu fühlen, ist nahezu unbegrenzt. Alle diese Muster sind Gelegenheiten zu lernen. Wenn wir sie entdekken, sollten wir uns darüber freuen und mit ihnen arbeiten. Schreiben Sie alle Ihre Beobachtungen auf. Achten Sie darauf, ob es sich bei dem, was Sie erlebt haben, um habituelle Gefühle handelte oder nicht. Manche emotionalen Zustände werden Ihnen sehr bekannt vorkommen, andere weniger.

Erinnern Sie sich nun an einige der authentischen emotionalen Reaktionen, die Sie im Laufe des Tages gezeigt haben. Denken Sie über den vergangenen Tag nach, und erinnern Sie sich an emotionale Erlebnisse, die authentisch und adäquat waren. Vielleicht waren Sie über etwas überrascht, über etwas aufgebracht und über wieder etwas anderes erfreut. Echte emotionale Reaktionen sind positiv und negativ. Sie erleben sie, und anschließend ziehen sie vorüber. Sie hinterlassen nicht noch einige Zeit danach ein unangenehmes Gefühl (es sei denn, dafür gibt es sehr schwerwiegende Gründe, und in diesem Fall ist eine längere Reaktion völlig angemessen und damit auch authentisch). Nicht alles, was passiert, aktiviert alte unbewußte emotionale Reaktionen, die den guten emotionalen Gebrauch stören. Schreiben Sie die Augenblicke im Tagesverlauf auf, in denen Ihre emotionalen Reaktionen der Situation angemessen zu sein schienen, und erkennen Sie diese an; und schauen Sie sich dann an, wie das Verhältnis zwischen den unzulänglichen und adäquaten emotionalen Erfahrungen ist, an die Sie sich erinnern.

Wenn Sie Ihre emotionalen Erfahrungen in einem Notizbuch festhalten, werden Sie bald merken, daß Sie bestimmte emotionale Gewohnheiten haben. Einige dieser Gewohnheiten werden Sie wahrscheinlich mögen, andere nicht.

Lernen Sie Ihre emotionalen Gewohnheiten kennen

Genauso wie wir unsere körperlichen und geistigen Gewohnheiten des Gebrauchs kennenlernen können und wie wir lernen können, unser Gewahrsein derselben zu differenzieren, können wir dies auch mit unseren Emotionen tun. Weil viele

Menschen ihre Emotionen unterdrücken und sie aus ihrem Bewußtsein fernhalten, erfordert dieser Prozeß der Differenzierung des Selbst-Gewahrseins oft lange und sorgfältige Arbeit. Gewahrsein ist der Punkt, wo Gedanken, Empfindungen und Emotionen zusammentreffen. Doch unser Selbst-Gewahrsein leidet häufig an falschem Gebrauch und Unterentwicklung. Unser Gewahrsein der äußeren Welt hingegen ist übermäßig entwickelt und steht nicht in einem ausgewogenen Verhältnis zu dem, was wir denken, empfinden und fühlen.

Unsere Gedanken, Empfindungen und Gefühle sind unsere ständigen Begleiter. Sie sind Teil dessen, was in jedem Augenblick unseres Lebens geschieht. Wie sehr wir jene Gedanken und Gefühle zum Gegenstand unseres Gewahrseins machen, bleibt uns überlassen. Viele Menschen ziehen es vor, sich ihres Gefühlslebens nicht bewußt zu sein, weil sie fürchten, daß dann negative Emotionen überhand nehmen könnten. Diese Furcht ist ein Bestandteil ihres Bewußtseins, und sie fungiert als Blockade, die jede Entwicklung behindert. Außerdem sind die negativen Gefühle, die im Körper festgehalten werden, oft die Ursache für Spannungsmuster, innere Konflikte und vor allem für einen falschen Gebrauch des Selbst. Alle unsere negativen Emotionen, selbst die unterdrückten und unbewußten, bilden die Wurzel unseres falschen Gebrauchs. Verkürzung und Anspannung bestimmter Muskeln, ein allgemeiner Zug nach unten, dies alles sind Aspekte der durch Reich entdeckten muskulären Panzerung. Und manchmal besteht die einzige Möglichkeit, einen Muskel zu entspannen, darin, die alten Gefühle, die darin gefangen sind, aufzulösen. Wenn wir unsere Gefühle ignorieren, ignorieren wir die Spaltungen und Konflikte in unserem Geist und in unserem Körper.

Jeder Mensch entwickelt seine eigene kreative Anpassung an die Lebenserfahrung und an die emotionale, körperliche und geistige Umgebung, in der er oder sie aufgewachsen ist. Innere Konflikte entstehen bei dem Bemühen, mit äußeren Konflikten fertig zu werden, und oberflächliche Abwehrmechanismen vermischen sich mit verzerrten Wesenszügen, wodurch schließlich jene einzigartige Persönlichkeit entsteht, die jeder Mensch ist. Jeder Mensch entwickelt ein ganz individuelles Gebilde komplizierter Abwehrmechanismen und miteinander interagierender Schichten emotionaler Muster. Wenn jemand darauf bedacht ist, anderen um jeden Preis zu gefallen, so überdeckt dies möglicherweise nur eine kochende Wut. Draufgängertum kann paradoxerweise starke Angstgefühle überdecken; und Jovialität kann eine Methode sein, um tiefen Kummer zu vermeiden. Manchen Menschen ist es besser gelungen sich anzupassen als anderen. Manche müssen nicht mit so vielen Schwierigkeiten aus der Kindheit fertigwerden wie andere. Und manche bringen auf authentische Weise eine ruhige und gesammelte Haltung zum Ausdruck. Für andere, die zu einer wirklich friedvollen Haltung finden wollen, kann dies bedeuten, daß sie sehr differenziert und manchmal ziemlich schwer arbeiten müssen, um dies zu erreichen.

Um unsere komplizierte Maske zu verstehen und sie unserer bewußten Kontrolle zu unterstellen, kann es notwendig sein, die machtvolle und beängstigende Quelle der Gefühle jener zweiten, tieferen Schicht zu erfahren und auszudrücken. Die Angst hiervor hält viele Menschen davon zurück, ihr emotionales Gewahrsein zu verfeinern. Sie hören eine innere Stimme, die sagt: »Ich gehöre nicht zu der Art von Menschen, die sich so verhält«, und diese Stimme ist ein Teil ihrer emotionalen Panzerung. Die Angst davor, eine Flutwelle negativer Emotionen auszulösen, ist durchaus berechtigt. Dies muß in einer geschützten Umgebung geschehen, und man muß es entweder tun, wenn man allein ist, oder im Beisein von Menschen, die diesen Prozeß verstehen und akzeptieren. Es besteht auch die Gefahr, ins andere Extrem zu verfallen und der emotionalen Erfahrung zuviel Energie zu geben. Dadurch werden wiederholt negative Emotionen stimuliert, bis dies zu einer neuen Gewohnheit geworden ist, wodurch ebenfalls das Gleichgewicht gestört und wiederum die bewußte Aktivität des Hemmens notwendig wird. Im Endeffekt möchten wir erreichen, daß die »steife Oberlippe« sich entspannt und beruhigt, doch in der Zwischenzeit muß sie möglicherweise eine Zeitlang zucken und zittern.

Es gibt viele verschiedene Therapien, die einem Menschen helfen können, emotionales Selbst-Gewahrsein zu entwickeln. Es gibt Bücher, in denen Selbsthilfe-Methoden beschrieben werden, und es gibt psychologische Berater und Psychotherapeuten, die darin ausgebildet sind, Menschen zu helfen, mit ihren unbewußten Gedanken und Gefühlen in Kontakt zu kommen. Ist dieser Kontakt hergestellt, so können wir unsere emotionalen und geistigen Gewohnheiten erkennen und ihre Wurzeln finden. Wenn das Gewahrsein stärker wird, wird es möglich, innere Konflikte zwischen Gedanken und Gefühlen und zwischen gleichzeitig auftauchenden unterschiedlichen Gefühlen zu verstehen. (Zum Beispiel: »Ich möchte dies tun, aber ich sollte es nicht tun.«) Manche Therapien, beispielsweise diejenigen, die auf den Ideen Wilhelm Reichs aufbauen, arbeiten sehr stark über den Körper, wobei sie mit Hilfe von Massagetechniken und anderen Methoden die in den Muskeln festgehaltene emotionale Energie zu lösen versuchen. Andere Therapien, darunter diejenigen, die sich an Freud oder Jung orientieren, arbeiten mehr auf der Grundlage des Gesprächs zwischen Therapeut und Klient, und bei diesem Gespräch geht es darum, mit Hilfe der Gedanken, die der Klient zum Ausdruck bringt, Hinweise zu finden. Außerdem gibt es auch viele Therapien, die beide beschriebenen Herangehensweisen miteinander verbinden.

Jeder von uns muß entscheiden, welche Veränderungen er herbeiführen will, und muß dann die Verantwortung dafür übernehmen. Ein Mensch, der sein Gefühlsleben vollständiger integrieren möchte, muß entscheiden, ob er oder sie alleine daran arbeiten oder die Hilfe eines Therapeuten in Anspruch nehmen möchte. Und wenn die Arbeit mit einem Therapeuten vorgezogen wird, ist zu entscheiden, welche der vielen Therapien in Frage kommt, und außerdem muß man sich einen Therapeuten oder eine Therapeutin suchen, mit der oder dem man sich wohlfühlt und gut zusammenarbeiten kann. Ich möchte hier keine Therapie besonders empfehlen, weil bei dieser Entscheidung die Situation des Einzelnen und persönliche Vorlieben eine wichtige Rolle spielen sowie die Frage, welche Methode im speziellen Fall die sinnvollste ist. Doch möchte ich jedem, der mit dem Gedanken spielt, sich einen Therapeuten zu suchen, empfehlen, sich vorher über zwei Dinge klar zu werden: welche Art von Therapie am besten geeignet ist und welche Art von Therapeut man sich wünscht. Wenn Sie sich mit der von Ihnen gewählten Therapie wie auch mit dem gewählten Therapeuten wohlfühlen, sind Sie auf dem richtigen Weg. Wenn Sie mit einem dieser beiden Faktoren noch nicht völlig zufrieden sind, dann suchen Sie weiter.

Ihr Körper, Ihr Lehrer – Erfahren Sie Ihre Gefühle

Diese Methode soll Ihnen helfen, sich eine Ihrer emotionalen Reaktionen genauer anzuschauen.*

Wählen Sie eine Situation aus, die Sie aufgrund Ihrer Beobachtungen gerne gründlicher untersuchen möchten. Dabei kann es sich um einen ihrer habituellen emotionalen Zustände handeln, es kann aber auch etwas sein, das in Ihnen eine ungewöhnlich starke emotionale Reaktion ausgelöst hat. Möglich wäre auch, daß etwas Sie besonders neugierig gemacht hat.

Machen Sie es sich zunächst einmal bequem, und entspannen Sie sich. Gewöhnlich begebe ich mich zur Ausführung dieser Übung in die halbausgestreckte Rückenlage. Suchen Sie sich einen Ort, wo sie sich geschützt fühlen und wo es warm und angenehm ist. Wenn Sie wollen, können Sie sich mit einer Decke zudecken. Verbringen Sie einige Zeit damit, ruhig und still zu werden und sich in einen offenen Geisteszustand zu versetzen, der es Ihnen erleichtert, sich selbst zu beobachten.

---

* Diese Übung, die ich selbst entwickelt habe, ähnelt einer Methode, die den Namen »Focusing« trägt. Nähere Informationen darüber finden Sie in der Bibliographie.

Erinnern Sie sich nun an die Situation, die die Reaktion ausgelöst hat. Lassen Sie Ihren Geist die Details visualisieren, und versuchen Sie sich an alles zu erinnern, was damit zusammenhängt, bis Sie das Gefühl haben, in Kontakt zu dem emotionalen Zustand zu treten, den jener Vorfall ausgelöst hat. Richten Sie Ihre Aufmerksamkeit nun auf Ihre Gefühle und auf Ihre körperlichen Empfindungen. Machen Sie sich klar, was Sie fühlen und wie sich Ihr Körper anfühlt, wenn er sich in diesem Zustand befindet. Stellen Sie sich vor, Sie würden einem sehr mitfühlenden Freund alle Empfindungen und Emotionen beschreiben, die Sie dabei haben. Lassen Sie Ihren Körper alle diese Empfindungen erleben.

Es kann hilfreich sein, wenn Sie Ihren Körper in eine Position bringen, die den Gefühlsqualitäten und den Empfindungen, die Sie untersuchen, entspricht. Beispielsweise können Sie, wenn Sie sich bedroht fühlen, sich in die Fötus-Position zusammenrollen, oder es kann ein flehentliches Sich-Ausstrecken nach Hilfe sein – was auch immer Ihnen angesichts Ihres körperlichen und emotionalen Zustandes angemessen erscheint. Aber verspannen Sie sich nicht in dieser Position, sondern entspannen Sie sich in sie hinein.

Wenn eine besonders starke Empfindung auftritt, beispielsweise Schmerzen in der Brust oder ein starker Aufruhr im Bauchbereich, so ist es hilfreich, eine Hand auf den betreffenden Bereich zu legen, um dadurch die Auflösung der Empfindung zu fördern und nach deren Auflösung zu versuchen, ihre Bedeutung besser zu verstehen. Wir alle verfügen über heilende Kräfte in unseren Händen. Arbeiten Sie also mit dem Bewußtsein, daß Sie dabei sind, sich selbst zu heilen. Möglicherweise müssen Sie Ihre Hände auf verschiedene Bereiche Ihres Körpers legen, wenn andere Empfindungen auftauchen.

Wenn Sie das Gefühl haben, daß Sie die Erfahrung reaktiviert haben, legen Sie eine Pause ein und versuchen, zur Ruhe zu kommen; bleiben Sie währenddessen mit Ihrer Aufmerksamkeit bei dem, was vor sich geht. Sie wollen nun Ihrem Körper eine gewisse Vorstellung davon geben, was es mit diesem Gefühl tatsächlich auf sich hat. Bitten Sie Ihr Selbst um Hilfe, und beobachten Sie einfach die Ideen, Gefühle und Anregungen, die in Ihr Bewußtsein strömen. Fixieren Sie sich nicht auf die intellektuelle Ebene, denn dann besteht die Gefahr, daß Sie sich in geistigen Konstrukten verfangen. Bleiben Sie bei den Gefühlen, allerdings so, daß ein Teil von Ihnen nicht nur fühlt, sondern gleichzeitig auch beobachtet.

Stellen Sie sich Fragen wie: »Warum macht mich das verstört?« – »Habe ich mich auch als Kind so gefühlt, und wenn ja, wann war das?« – »Was an dieser ganzen Angelegenheit regt mich so sehr auf?«

Achten Sie auf die Reaktionen Ihres Körpers, während Bilder und Gedanken in Ihr Bewußtsein strömen. Es ist wichtig, auf sanfte Weise zu arbeiten, so daß Ihr Körper eine Verbindung zum Unbewußten herstellen und Ihrem Gewahrsein Anregungen geben kann. Achten Sie, während solche intuitiven Eingebungen in Ihr Bewußtsein dringen, darauf, wie dies Ihren Körper beeinflußt. Ihr Körper wird Ihnen sagen, ob die aufgetauchten Gedanken adäquat sind, denn die Empfindungen werden sich auf irgendeine Weise verändern.

Wenn die Empfindungen sich verändern, werden Sie vielleicht das Gefühl haben, daß das Problem sich aufgelöst hat; es kann aber auch sein, daß Sie das Gefühl bekommen, daß da noch mehr unaufgelöste Empfindungen sind, die Sie erforschen müssen. Vielleicht stellen Sie fest, daß eine Menge Spannung und Zorn aufgelöst worden ist und daß Sie sich nun traurig, hilflos und verletzlich fühlen. In diesem Fall müssen Sie sich die neue Schicht von Gefühlen anschauen, mit der Sie in Kontakt gekommen sind, und mit dieser auf die gleiche Weise arbeiten.

Manchmal ist es notwendig, eine Weile bei einem Gefühl zu bleiben, insbesondere wenn es tief aus Ihrem Inneren kommt, von einem Ort, mit dem Sie lange Zeit keinen Kontakt gehabt haben. Ihr Körper wird Ihnen sagen, wann er weitergehen und wann er bei einem bestimmten Gefühl verweilen möchte. Zuerst werden Sie sich vielleicht nicht ganz sicher sein, was Ihr Körper Ihnen sagen will; doch mit etwas Übung werden Sie sich immer besser in Ihren Körper einfühlen können. Dann werden Sie feststellen, daß er der zuverlässigste Lehrer überhaupt ist.

Durch diese Form der Arbeit kommt es zu sehr subtilen körperlichen und emotionalen Lösungsreaktionen im Körper, die Ihr Wohlbefinden wesentlich verbessern werden und die Ihnen dabei helfen können, den wahren Ursachen auf die Spur zu kommen. Außerdem trägt diese Übung dazu bei, daß Sie Vertrauen zu Ihren Gefühlen und Empfindungen entwickeln, indem Sie sie immer stärker in Ihr Gewahrsein bringen und sie aufmerksam beobachten.

Ihr Körper, Ihr Lehrer – Ausdruck von Gefühlen

In der vorangegangenen Übung ging es darum, Gefühle körperlich zu erleben. Manchmal ist es wichtig, ein Gefühl nicht nur bewußt zu erleben, sondern es auch auszudrücken. Manche Menschen meinen, indem sie ein Gefühl zum Ausdruck brächten, könnten sie einen tieferen Kontakt zu demselben herstellen. Andere ziehen sanftere Methoden, in Kontakt mit sich selbst zu kommen, vor.

Es gibt viele verschiedene Möglichkeiten, Gefühle auszudrücken. Sie können aufschreiben, was Sie empfinden. Sie können sich in eine Therapie begeben, in der dazu angeleitet wird, Gefühle auszudrücken, beispielsweise Psychodrama. Sie können viel Wut loswerden, indem Sie auf ein Kissen oder auf eine Boxbirne einschlagen. (Ich glaube, daß viele, die Squash spielen, in dieser Hinsicht auch schon das eine oder andere gelernt haben!)

Die folgenden Übungen sollen kreative Möglichkeiten zum Ausdruck von Gefühlen aufzeigen. Bei der Untersuchung eines Problems kreativ vorzugehen kann sehr lohnend sein. Es kann die lähmende Wirkung auflösen, die Emotionen auf uns haben können, und wenn der emotionale Prozeß kreativ in uns fließt, so hilft uns dies, unser Gefühlsleben besser zu verstehen. Das kann sehr befriedigend sein. Ich habe hier den Tanz besonders hervorgehoben, weil ich selbst sehr gerne tanze und kreativ mit meinem Körper bin – das hat sich aufgrund der Beschäftigung mit der Alexander-Technik ergeben. Doch sollte man sich nach dem Tanzen einige Zeit in halbausgestreckter Rückenlage ausruhen und sich dabei Anweisungen geben. Dadurch können sich alle durch das Tanzen verursachten unnötigen muskulären Kontraktionen auflösen.

Tanzen Sie Ihre Gefühle

Diese Übung ist das Gegenstück zu der Übung »Kontakt zu den Gefühlen herstellen«, bei der Sie eine Bewegung ausführen oder sich in eine bestimmte Position begeben sollten, um herauszufinden, welche Gefühle damit verbunden sind. Diesmal sollen Sie ein Gefühl wählen und es dann Ihrem Körper gestatten, es durch Bewegung auszudrücken. Der kreative Ausdruck ist eine der besten Arten, Gefühle vollständig zu erleben; dabei können Sie viele Entdeckungen über sich selbst machen.

Wählen Sie eine emotionale Eigenschaft aus, die Sie an sich selbst beobachtet haben. Es könnte eine der Eigenschaften sein, die Sie in der Übung »Lernen Sie Ihre erlernten Gewohnheiten kennen« entdeckt haben und die Sie an sich mögen oder nicht mögen.

Wenn Sie beispielsweise auf laute Geräusche übermäßig stark reagieren, könnten Sie sich dafür entscheiden, sich diese emotionale Gewohnheit einmal genauer anzuschauen. Oder Sie sind immer schrecklich höflich und haben sich angewöhnt, sich gegenüber Menschen, die Sie nicht sonderlich mögen, schmeichlerisch zu verhalten, und das wollen Sie nun erforschen. Vielleicht sind Sie auch sehr wütend über etwas, das vor kurzem geschehen ist, und Sie wollen dieses Gefühl nun tänzerisch ausdrücken. Oder Sie freuen sich und wollen diese Freude tanzen.

Sie benötigen für diese Übung einen Raum, in dem Sie sich frei bewegen können und sich nicht verlegen zu fühlen brauchen, weil irgend jemand Sie beobachtet.

Sie können mit oder ohne Musik tanzen, ganz wie Sie wollen. Wenn Sie mit Musikbegleitung tanzen wollen, so wählen Sie Musik, die einerseits eine Ihrem Gefühl entsprechende Stimmung erzeugt, es Ihnen andererseits aber auch ermöglicht, aus dieser Stimmung in eine andere überzuwechseln, wenn Sie möchten. Lassen Sie sich nicht von der Musik Ihre Bewegungen vorschreiben. Musik, die man unterschiedlich interpretieren kann, ist am besten geeignet.

Werden Sie sich, bevor Sie anfangen, sich zu bewegen, darüber klar, wieviel Raum Ihnen zur Verfügung steht. Werden Sie zu einem Teil des Raumes. Fangen Sie an zu tanzen, indem Sie sich in eine Haltung begeben, die die emotionale Gewohnheit oder Eigenschaft zum Ausdruck bringt, die Sie erforschen wollen. Lassen Sie Ihren Körper in Kontakt zu dem Gefühl treten, und intensivieren Sie es. Übertreiben Sie dann die Bewegung, und lassen Sie zu, daß sich das Gefühl und die Bewegung zusammen ausdehnen und dann in etwas anderes übergehen. Bewegen Sie sich im Einklang mit Ihrem Gefühl; kümmern Sie sich nicht darum, was Ihr Geist meint, wie Sie sich bewegen sollen. Versuchen Sie nicht, wundervoll zu sein oder auf eine Weise zu »tanzen«, von der Sie glauben, so »sollte« man tanzen. Sie können alles tanzen, Ekstase ebenso wie Häßlichkeit und Humor. Versuchen Sie einmal den Gedanken »Oh, wie lächerlich ich aussehen muß!« zu tanzen, falls Sie sich so fühlen. Lassen Sie einfach zu, daß Ihre Emotionen und Empfindungen Sie in unterschiedliche Bewegungen und Rhythmen hineinversetzen. Lassen Sie Ihren Geist diesen Prozeß beobachten, während Ihr Gefühlszentrum die Bewegungen steuert. Stellen Sie sich vor, Sie seien ein kleines Kind, das keinerlei vorgefaßte Vorstellungen darüber hat, wie man sich bewegen »sollte«, und lassen Sie Ihren Körper seine Entdeckungen selbst machen.

Und ebenso, wie Sie zugelassen haben, daß der Tanz begann, lassen Sie auch zu, daß er zuende geht. Wenn Sie mit einem emotionalen Muster arbeiten, werden Sie feststellen, daß es sich entweder auflöst oder nicht. Wenn es sich auflöst, werden Sie feststellen, daß sich die Gefühle verändern, daß sich beispielsweise Wut in Angst oder Traurigkeit verwandelt. Irgendwann ist ein Gefühl vollständig ausgedrückt, und es ist keine emotionale Energie mehr vorhanden, die den Tanz trägt. Lassen Sie dann die Bewegungen enden, und finden Sie eine Haltung, in der Sie die Erfahrung zum Abschluß bringen.

Wenn es Ihnen nicht gelungen ist, das Gefühl in der Bewegung durchzuarbeiten, dann lassen Sie den Tanz mit dem Ausdruck der Hilflosigkeit oder Frustration enden, die Sie empfinden. Lassen Sie Ihren Körper ehrlich bezüglich der involvierten Gefühle sein, so schwierig oder unbefriedigend sie auch sein mögen. Im Laufe der Zeit wird das betreffende Gefühl aufgrund dieser Ehrlichkeit an die Oberfläche kommen, so daß es Ihnen möglich wird, es vollständiger zum Ausdruck zu bringen.

Nehmen Sie sich nach dem Tanzen ein wenig Zeit, um sich in der halbausgestreckten Rückenlage auszuruhen und so den Körper wieder ins Gleichgewicht zu bringen. Vielleicht haben Sie dann das Gefühl, durch das Tanzen neue Aspekte Ihrer emotionalen Persönlichkeit entdeckt zu haben, oder es sind Ihnen vielleicht beziehungsreiche Erinnerungen oder Bilder durch den Geist gegangen. Vielleicht ist all das aber auch nicht passiert. Man braucht den Prozeß des Tanzens nicht intellektuell zu verstehen. Er wirkt auch ohne ein solches Verständnis therapeutisch.

Finden Sie Ihre Emotionen

Sie können auch ein Gefühl tanzen, das Sie nie erleben. Wenn Sie sich beispielsweise nie in Kontakt mit Ihrer Wut, Ihrer Traurigkeit, Ihrer Angst, Ihrer Freude oder Ihrem inneren Frieden fühlen, können Sie versuchen, den Kontakt zu jenen Gefühlen durch Bewegung herzustellen. Erlauben Sie Ihrem Körper, Sie aufgrund seiner Weisheit und Erfahrung zu belehren.

Tanzen Sie Ihre Krankheit

Nützlich ist auch, jeden körperlichen Schmerz zu tanzen, den Sie verspüren, sofern dieser nicht so akut ist, daß es nicht ratsam wäre zu tanzen. Sie können Kopfschmerzen tanzen, Schulterschmerzen, Bauchschmerzen usw. Ich kann mich daran erinnern, daß es mir einmal besser ging, nachdem ich ein Mundgeschwür getanzt hatte. Ich hatte das Gefühl, besser zu verstehen, warum ich immer wieder solche Geschwüre bekam, und danach heilte das Geschwür schnell.

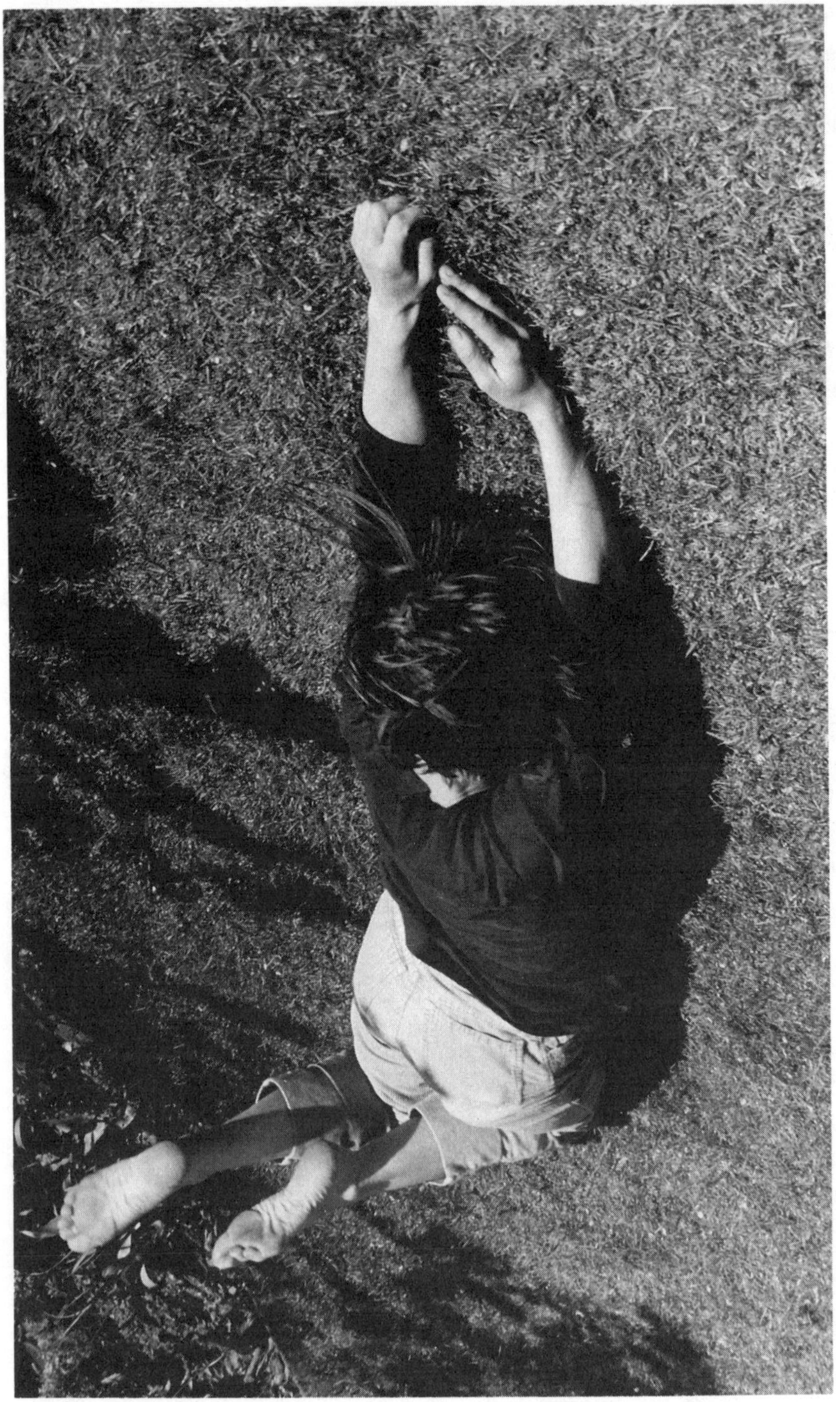

Bewegen Sie sich in Übereinstimmung mit Ihren Gefühlen

Zeichnen Sie Ihr Gefühl

Ebenso wie Sie ein Gefühl tanzen können, können Sie es auch zeichnen. Besorgen Sie sich Wachsmalstifte oder Filzstifte und lassen Sie ebenso wie beim Tanzen Ihre Emotionen sich selbst zeichnen. Wenn Sie sich wütend fühlen, können Sie beispielsweise ein paar sehr häßlich aussehende Bilder zeichnen. Großartig! Was auch immer Sie empfinden, können Sie auf kreative Weise zum Ausdruck bringen. Achten Sie auf Veränderungen der Gefühlscharakteristik, während Sie auf diese Weise arbeiten bzw. spielen.

Wenn Sie wollen, können Sie Ihre Zeichnung tanzen oder Ihren Tanz zeichnen. Beides wird Ihnen helfen, mit den Gefühlen, um die es geht, in Kontakt zu treten, sie zu verstehen und sie zu klären.

12 Der denkende Körper

Denken, ich liebe das Denken.
Aber nicht das Drehen und Wenden bereits existierender Ideen.
Dieses aufgeblasene Spiel verachte ich.
Denken ist das Emporsteigen unbekannten Lebens ins Bewußtsein.
Denken ist das Überprüfen von Aussagen am Prüfstein des Gewissens.
Denken bedeutet, das Gesicht des Lebens anzuschauen und daraus abzulesen, was gelesen werden kann.
Denken ist weder ein Trick, noch eine Übung, noch eine Folge brillanter Ideen.
Denken ist ein Mensch in seiner Gesamtheit, der völlig präsent ist.

D.H. Lawrence

Wir benutzen das Wort »Denken« zur Beschreibung vieler verschiedener Aspekte geistiger Aktivität. Gedanken können verbal, durch visuelle Bilder oder durch mathematische Formeln ausgedrückt werden. Gedanken können Beschreibungen der Gegenwart, Erinnerungen an die Vergangenheit oder Phantasien über die Zukunft sein. Bis jetzt habe ich nur über unsere logischen Gedanken und unsere Emotionen gesprochen, als ob es sich dabei um völlig getrennte Phänomene handeln würde und als ob sie auf diese Weise leicht zu verstehen wären. Doch verhält es sich die meiste Zeit nicht so, denn Gedanken und Gefühle sind untrennbar miteinander verbunden. Deshalb können unsere Versuche, sie voneinander zu trennen, zu Problemen führen. Gedanken beschreiben uns die Realität, wohingegen Gefühle unsere persönliche Erfahrung der Realität beinhalten. Unsere Gedanken sind in der Lage, unsere Gefühle zu erkennen und sie uns auf mehr oder weniger befriedigende Weise zu beschreiben. (Unser Mangel an differenzierter emotionaler Erfahrung entspricht unserem Mangel an einem differenzierten emotionalen Vokabular. Deshalb kommt es so häufig vor, daß ein Mensch sich eines bestimmten Gefühls gewahr wird, ihm jedoch die Worte fehlen, um es zu beschreiben.)

Eines der Attribute des Denkens ist die Fähigkeit, Werturteile zu fällen. Wenn wir denken, können wir an die Vergangenheit, die Gegenwart und die Zukunft denken. Wir können darüber nachdenken, was ist, und darüber, was vielleicht einmal sein wird, und auf diese Weise können wir Vergleiche zwischen verschiedenartigen Situationen ziehen und darüber entscheiden, ob eine Option besser ist als eine andere. Unsere Fähigkeit zu wählen basiert auf unserem Vermögen, relativierende Werturteile zu fällen. Ein großer Teil des populären New-Age-Denkens propagiert, daß Wahlfreiheit eine gute Sache sei, wohingegen es generell als schlecht angesehen wird – eine sehr problematische Ansicht. Das Problem ist, daß wir, wenn wir unsere Urteilsfähigkeit aufgeben, Gefahr laufen, unsere Unterscheidungs- und Wahlfähigkeit zu verlieren, und das bedeutet, das Kind mit dem Badewasser auszuschütten.

Tatsächlich fällen wir ständig Werturteile. Sobald die Aussage »Dies sind gelbe Blumen« zu »Was für schöne gelbe Blumen!« wird, ist aus einer Tatsachenbeschreibung ein Werturteil geworden. Der Unterschied zwischen beiden Aussagen ist, daß in der zweiten eine neue emotionale Qualität enthalten ist. Achten Sie einmal auf den Unterschied in der emotionalen Charakteristik der folgenden Satzpaare:

Ich kenne Beverley.	Ich mag Beverley.
Er ist Fußballspieler.	Er ist ein schlechter Fußballspieler.
Es ist Sonntag.	Gott sei dank ist heute Sonntag.

Manchmal enthält ein Satz, wenn er gesprochen wird, ein Urteil, obwohl er auf den ersten Blick wie eine reine Tatsachenbeschreibung wirkt. Beispielsweise kann man die Aussage »Ich kenne Beverley« sehr selbstsicher oder unsicher aussprechen.

Zählen Sie Ihre Segnungen und Ihre Verfluchungen

Beobachten Sie, wie viele Urteile Sie in den nächsten zehn Minuten oder in der nächsten halben Stunde fällen. Immer wenn Sie denken oder fühlen, daß etwas gut, schlecht oder neutral (uninteressant) ist, fällen Sie ein Urteil. Legen Sie ein Blatt Papier bereit, und jedesmal, wenn ein urteilender Gedanken auftaucht – ganz gleich, ob es ein positiver oder ein negativer ist –, notieren Sie dies. Wenn Sie wollen, können Sie zwei Spalten anlegen, eine für negative und eine für positive Urteile. Beobachten Sie auch einmal, wie viele solcher einfachen Urteile andere Menschen fällen.

Mit Gefühl sprechen

Sprechen Sie einen Kinderreim mit unterschiedlicher emotionaler Färbung, beispielsweise glücklich, traurig und zornig.

Wiederholen Sie dies anschließend mit den Alexander-Direktiven. Stellen Sie sich vor einen Spiegel, und geben Sie Ihrem eigenen Spiegelbild Alexander-Direktiven. Sprechen Sie sie zuerst laut und dann im Geiste. Beobachten Sie, wie sich Ihr Körper verändert, während Sie die Worte auf unterschiedliche Weise aussprechen.

Lockere den Hals, und lasse zu, daß der Kopf sich nach vorn und nach oben bewegt, so daß der Rücken länger und weiter wird.

Sprechen Sie dies auf die folgenden Arten:

1. schrecklich gelangweilt;
2. zornig und gereizt darüber, daß Sie dies tun müssen;
3. so, als würden Sie den Beifall eines Lehrers erheischen wollen und als wären Sie ängstlich darauf bedacht, es richtig zu machen;
4. ruhig und mit Selbstvertrauen;
5. denken Sie sich selbst weitere Möglichkeiten aus.

Direktiven und Emotionen

Immer wenn ein Gedanke ein Werturteil enthält, vermittelt er eine emotionale Qualität, und ein großer Teil unseres Denkens und unserer alltäglichen Konversation besteht aus dieser Art von Gedanken. Der Anteil unseres rein faktischen oder logischen Denkens ist sehr klein, es sei denn, wir sind von Beruf Mathematiker oder Wissenschaftler. Und selbst faktische Aussagen können durch die Art, wie sie formuliert werden, Emotionen vermitteln. Dennoch leugnen die meisten Menschen, daß sie dies die meiste Zeit über tun. Menschen beharren oft darauf, sie würden wissenschaftlich und logisch korrekt denken und handeln, obgleich ihre Argumentation tatsächlich auf vielen sehr emotional gefärbten Urteilen basiert. Es ist eine Ironie, daß die theoretischen Physiker, Symbole der Objektivität und des reinen Verstandes, die ersten waren, die akzeptiert haben, daß ihre Aussagen nicht so objektiv sind, wie sie selbst lange Zeit angenommen hatten, und daß sie ihren eigenen Einfluß, den sie als Beobachter auf ihre Experimente haben, in die Interpretation ihrer Forschungsergebnisse einbeziehen müssen.*

Meiner Meinung nach ist es unverzichtbar anzuerkennen, daß unsere Gedanken einen emotionalen Anteil enthalten, wenn wir begreifen wollen, warum unsere Gedanken so große Macht haben. Gedanken sind die »Mittel-wodurch« der Veränderung, wie Alexander als einer der ersten erkannte und wie Bio-Feedback-Experimente später wissenschaftlich untermauert haben. Was ihnen ihre Macht gibt, ist die emotionale Energie, die mit ihnen verbunden ist.

Wenn Sie erlebt haben, wie es ist, wenn der Hals frei ist und der Kopf sich nach vorn und nach oben bewegt, so hat sich diese positive Erfahrung Ihrem neuromuskulären System eingeprägt. Wenn Sie die mit dieser Erfahrung zusammenhängenden Gedanken später erneut denken, können auch die betreffenden Veränderungen sich erneut manifestieren, oder es können andere Veränderungen eintreten. Mit anderen Worten: Die Direktiven haben einen positiven emotionalen Gehalt, der zwar subtil, aber nichtsdestoweniger sehr real ist. Selbst wenn ein Mensch nicht mit Hilfe eines Lehrers die direkte Erfahrung gemacht hat, daß sein Hals frei war und seine Wirbelsäule länger wurde, können diese Veränderungen dennoch eintreten, sofern der Betreffende sich im Hinblick auf die Möglichkeit der Veränderung zuversichtlich fühlt. Alexander hat manchmal »Ausrichtung« mit »Willen« gleichgesetzt, und die Qualität des »Wünschens« oder »Wollens«, die bei der Ausrichtung eine Rolle spielt, ist ein Hinweis darauf, welche Bedeutung das emotionale Element bei diesem Vorgang hat.

Wenn ein Mensch die verbalen Direktiven mit einer negativen emotionalen Erfahrung verbinden würde, würden die gleichen Direktiven vermutlich zu einem negativen Ergebnis führen. Alexander hat viel über die Schwierigkeiten der Schüler gesprochen, die Angst bekamen, wenn sie Direktiven erteilten. Ebenso kann es sein, daß Schüler, die davon überzeugt sind, daß sie nicht in der Lage sind, sich zu verändern, sich selbst beweisen, daß sie recht haben. Emotionale Gewohnheiten wie »angestrengt versuchen« und »es richtig machen wollen« behindern die positive Wirkung der Direktiven erheblich. Ich habe Studenten in der Alexander-Lehrer-Ausbildung erlebt, die es so langweilte, verbale Direktiven zu geben, daß das Erteilen derselben zu einer Fixierung des Kopfes und Halses führte. Die Direktiven können ihren Zweck nur erfüllen, wenn wir uns ihnen gegenüber positiv fühlen und wenn wir ihnen vertrauen.

---

* Mehr zu diesem Thema finden Sie in dem Buch *Die tanzenden Wu-Li-Meister* von Gary Zukav (Rowohlt TB 7910).

Wir alle unterscheiden uns sehr stark in unserer psychischen Struktur. Für manche Menschen ist das täglich gleiche Erteilen der Direktiven wie ein wunderschönes beruhigendes Ritual, mit dem sie eine positive Gefühlsqualität verbinden. Andere hingegen brauchen ständig Veränderungen, neue Perspektiven, neue Arten, das gleiche zu sagen. Auch in dieser Hinsicht müssen wir unser Selbst-Gewahrsein verfeinern; wir müssen herausfinden, was bei uns die erwünschte Wirkung hat, und wir müssen die Verantwortung für unsere Vorgehensweise übernehmen.

Erteilen emotionaler Direktiven in halbausgestreckter Rückenlage

Legen Sie sich in einem warmen Raum mit Teppichboden in die halbausgestreckte Rückenlage. Ich werde Vorschläge für Gedanken geben, die Sie denken können, während Sie so liegen. Experimentieren Sie mit diesen Vorschlägen, und beobachten Sie, welchen Einfluß sie auf Sie haben.

Denken Sie jeden Gedanken ungefähr zehnmal, und beobachten Sie, welche Wirkung er auf Ihren Körper, auf Ihre Gefühle und auf Ihren Geist hat. Achten Sie darauf, ob es zu körperlichen Entspannungsreaktionen kommt. Achten Sie darauf, ob Ihr Geist anfängt, widersprechende Gedanken zu denken, oder ob Ihr Körper widersprechende Gefühle erlebt.

Nachdem Sie mit meinen Anregungen experimentiert haben, können Sie sich selbst Gedanken suchen, die den von mir vorgeschlagenen ähneln, und mit diesen weiterarbeiten. Finden Sie heraus, welche emotionalen Direktiven die stärkste Wirkung auf Ihren Körper haben.

Es fühlt sich sehr warm und angenehm an, so zu liegen.
Ich gebe meinem Körper Zeit und Raum, allen körperlichen und emotionalen Streß des Tages loszulassen.
Mein Geist ist voll von ruhigen und freudigen Gedanken.
Meine Augen sehen wunderschöne Dinge, die mir große Freude bereiten.
Ich höre ständig wunderbare Klänge. Es ist Friede und Stille da, wann immer ich dies möchte.
Ich spreche meine Wahrheit mit Gelassenheit und Selbstvertrauen. Es fällt mir leicht, ich selbst zu sein und mich kreativ auszudrücken.
Alle möchten hören, was ich zu sagen habe.
Mit jedem Atemzug strömt Lebenskraft in meinen Körper, die nährt und heilt.
Wenn ich einatme, werde ich erfüllt. Wenn ich ausatme, lasse ich ruhig und friedvoll los.

Meine Schultern sind glücklich und sorglos.
Ich gehöre dazu. Ich bin ein Teil des Universums. Ich akzeptiere mich selbst vollkommen, genauso, wie ich jetzt im Augenblick bin.
Meine Arme strecken sich freudig aus, um all die Segnungen des Lebens zu empfangen. Ich bin völlig sicher. Alle lieben mich und halten mich für einen wundervollen Menschen.
Ich bin ein wunderbarer Mensch.
Ich werde von einem starken und glücklichen Rücken aufrechtgehalten.
Ich bin sehr erfolgreich.
Mein Leben ist zutiefst befriedigend, und es nährt mich.
Es ist leicht, hier zu sein, ein angenehmes Leben auf diesem Planeten zu führen.
Meine Beine sind stark, und es macht ihnen Spaß, sich zu bewegen.
Meinen Beinen gefällt es, ein Teil von mir zu sein.
Meine Füße mögen es, Kontakt zum Boden zu haben.

Ich hoffe, daß Ihnen diese Übung viel Freude gemacht hat und daß Sie eine Vorstellung davon bekommen haben, wie machtvoll unsere emotionalen Direktiven sein können. Wenn es Ihnen schwergefallen ist, die Übung auszuführen, weil viele negative Reaktionen auf die Gedanken aufgetreten sind, ist das auch in Ordnung. Auch dies ist eine Beobachtung, und Sie wird Ihnen sehr nützlich sein. Im nächsten Abschnitt werden wir uns damit intensiver beschäftigen.

Unsere Gefühle schaffen unsere Realität ... ... und unsere Gedanken können unsere Gefühle verändern.

»Unsere Gedanken schaffen unsere Realität.« Dies ist einer der grundlegenden Glaubenssätze der New-Age-Philosophie. Sicherlich ist es zutreffend, daß ruhige und vertrauensvolle Arbeit mit den Alexander-Direktiven in Verbindung mit dem bewußten Hemmen den Gebrauch, den ein Mensch von sich selbst macht, grundlegend verändern kann. Alexander hat als einer der ersten die Macht des Denkens erkannt. Doch ist andererseits auch klar, daß nicht *alles* Denken machtvoll ist. Ich kann denken, sagen, brüllen oder singen, daß heute Dienstag ist, und wenn es tatsächlich Donnerstag ist, so vermag nichts, was ich denke oder äußere, etwas an dieser brutalen Tatsache zu ändern. Wenn ich es lange genug sage, ist es natürlich irgendwann Dienstag, aber das wäre dann auch nur vierundzwanzig Stunden lang so. Denken ist eine Aktivität, die viele Facetten hat, und nicht alles Denken vermag Veränderungen herbeizuführen. Bestimmte Arten des Denkens können dies allerdings. Dabei handelt es sich gewöhnlich um Gedanken, die in der Gegenwartsform formuliert sind, die sich in die Zukunft projizieren lassen und die irgendeine Art von Werturteil enthalten – also Gedanken, die einen emotionalen Anteil haben.

Die Direktiven Alexanders sind ein gutes Beispiel hierfür. Wenn ich mir selbst mit Zuversicht sage, daß mein Hals frei ist und meine Schultern sich ausdehnen – was zwar eine Aussage in der Gegenwart ist, jedoch in der kontinuierlichen Gegenwart, die bis in die Zukunft hineinreicht –, so ermöglicht dies dem Nervensystem und der Muskulatur, auf die Lösungs-Suggestion zu reagieren.

Wenn ich hingegen denke, daß mein Hals schmerzt, meine Schultern angespannt sind und ich mich schrecklich fühle, besteht die Möglichkeit, daß diese Gedanken die Situation noch weiter verschlimmern, und ich müßte dann entweder etwas daran ändern, oder ich würde mich zunehmend schlechter fühlen.

In jeder Minute im Laufe des Tages denken wir kleine Gedanken über uns selbst, die festlegen, wie wir sind und wie wir sein werden. Gewöhnlich spiegeln diese Gedanken unseren emotionalen und körperlichen Zustand, ganz gleich, ob dieser gut oder schlecht ist. Unsere Gedanken beeinflussen unsere Emotionen, so wie sie unsere Muskeln und unseren Gebrauch beeinflussen. Gedanken sind die Mittelwodurch der Veränderung. Indem wir auf bestimmte Weisen denken, können wir Veränderungen herbeiführen oder verhindern. Unsere Gedanken können kreativ oder destruktiv sein, positiv oder negativ, und die Art, wie wir denken, unsere Denkgewohnheiten, beeinflussen unser körperliches und emotionales Sein.

Verantwortung übernehmen

Wenn wir uns über die Macht unserer Gedanken und Emotionen klargeworden sind, müssen wir die Verantwortung für sie übernehmen. Unsere Gefühle und Empfindungen sind die Mittel, durch die wir unsere Realität erfahren, und unsere Gedanken sind die Mittel, durch die wir jene Realität bestärken oder verändern, je nachdem, wie wir sie benutzen. Weil unsere Gedanken sowohl das, was ist, als auch das, was sein könnte, beschreiben, befinden wir uns in einer Position, aus der heraus wir unsere Emotionen und unseren Körper auf jede Art beeinflussen können, für die wir uns entscheiden, sofern die Beziehung zwischen unseren Gedanken und unseren Gefühlen einigermaßen intakt ist. Genauso wie wir denken können, daß unser Hals freier wird, und dieser Gedanke dann tatsächlich den Hals physisch freier macht, können wir auch denken, daß wir glücklich und zufrieden sind, und dadurch wird es uns dann tatsächlich möglich, uns in diesen emotionalen Zustand zu versetzen.

Affirmationen – emotionale Direktiven

Viele in der New-Age-Bewegung entstandenen Methoden zur Förderung des inneren Wachstums basieren auf der Idee, den emotionalen Zustand durch positive Gedanken oder Affirmationen, wie sie oft auch genannt werden, zu beeinflussen. Eine Affirmation ist eine starke positive Aussage, die Veränderungen in der gesamten Seinsnatur eines Menschen bewirken kann. Es ist eine emotionale Direktive, die einer negativen Gewohnheit entgegenwirkt. Affirmationen können heilend, nährend, schöpferisch und allgemein aufrichtend wirken. Sie können gedacht, gesprochen, geschrieben und gesungen werden. Eine Liste von Affirmationen zu schreiben ist so ähnlich, wie wenn ein Kind einen Wunschzettel an den Nikolaus oder ans Christkind schreibt, auf dem es um alles bittet, was in seinem Leben geschehen soll, damit es sich glücklich fühlt. Allerdings schreiben Sie diese Liste so, als hätten Sie die betreffenden Dinge bereits bekommen, also in der kontinuierlichen Gegenwart, denn wenn Sie sie als in der Zukunft eintretende Ereignisse beschreiben würden, würden die gewünschten Ergebnisse ebenfalls in der Zukunft und damit unerreichbar bleiben. Zum Beispiel:

> Ich führe jetzt ein glückliches, erfülltes und erfolgreiches Leben.
> Ich erfreue mich jetzt einer zutiefst nährenden und liebevollen Beziehung.
> Alles entwickelt sich ausgezeichnet und zum Positiven.

Wenn es gelingt, Denkgewohnheiten so zu verändern, daß sich die emotionalen Einstellungen zum Leben grundlegend wandeln, so verändert sich dadurch auch die eigene Lebenserfahrung in grundlegender Weise. Insofern ist es völlig zutreffend zu sagen: »Gedanken schaffen die Wirklichkeit.« Indem man mit Affirmationen arbeitet, statt weiterhin mit einer Reihe von angstbesetzten, auf Mißtrauen gegründeten negativen Projektionen über das Leben zu leben, können wir vertrauensvolle, offene und zuversichtliche Projektionen bezüglich der Welt entwikkeln, und dadurch verändert sich mit Sicherheit auch unsere Lebenserfahrung. Unsere habituellen Gedanken, ob gut oder schlecht, sind unsere sich selbst erfüllenden Prophezeiungen über die Welt, und wenn wir die Verantwortung für das übernehmen, was wir denken, können wir Störungen des guten emotionalen

Gebrauchs beheben. Indem wir gleichzeitig an unseren Gedanken und an unseren Gefühlen arbeiten, können wir lernen, die vertrauensvolle offene emotionale Haltung des kleinen Kindes mit der Vernunft und Weisheit des reifen Erwachsenen zu verbinden.

Die Bedeutung der Affirmationen liegt darin, daß sie den körperlichen und emotionalen Zustand eines Menschen zu verändern vermögen. Doch ist dabei große Vorsicht geboten. Weil wir die Tendenz haben, unsere Gedanken von unseren Gefühlen abzuspalten, ist es absolut wichtig, sich vor Augen zu halten, daß Affirmationen nur dann ihren Zweck erfüllen, wenn sie mit dem Gefühlsleben eines Menschen in Verbindung und in Einklang stehen. Dabei müssen wir berücksichtigen, daß ein erheblicher Teil unserer Gefühle unterdrückt und verzerrt ist. Viele Menschen, die sich davor fürchten, sich mit ihrer eigenen Schattenseite auseinanderzusetzen, benutzen Affirmationen so, als könnten sie sich mit deren Hilfe einen Weg durch all die schwierigen Bereiche sozusagen »sandstrahlen« und es auf diese Weise vermeiden, diese Bereiche wirklich als das, was sie sind, zu erkennen, sie zu verstehen und sie zu integrieren. Auf diese Weise wird lediglich die ohnehin schon dominierende Rolle des mentalen und intellektuellen Anteils der Persönlichkeit gestärkt, und dadurch kann sich die Spaltung zwischen dem mentalen und dem emotionalen Leben noch weiter vertiefen, wobei letzteres noch tiefer ins Unbewußte oder in den »Untergrund« gedrängt wird.

Menschen, die versuchen, durch Verwendung von Affirmationen die Entwicklung emotionalen Gewahrseins zu vermeiden, haben jene Art von Persönlichkeit, die ich nur als aggressiv positiv bezeichnen kann. Es ist so, als ob sie die Wut unterdrücken, die sie verspüren, weil sie sich selbst auf eine so fatale Weise »austricksen«, um sich vor Angriffen zu schützen. Deshalb sagen sie: »Alles ist wundervoll, und wage es ja nicht, mir zu widersprechen.« Eine andere Art von Menschen, die Affirmationen auf diese Weise benutzen, »schwebt gewöhnlich über den Wolken«. Diese Menschen haben meist keinerlei Kontakt zu ihrem eigenen Körper. Es fehlt ihnen an jeglicher Erdung, und sie können sich selbst vormachen, daß alles wundervoll ist, weil sie keinerlei Verbindung zu ihrer eigenen Realität, zu ihren Gefühlen und Empfindungen haben. Affirmationen erfüllen ihren Zweck nur, wenn sie tatsächlich die Realität verändern, und die Realität erleben wir nun einmal durch unsere Empfindungen und unsere Emotionen, von Augenblick zu Augenblick. Wenn sich diese nicht verändern und wenn wir selbst nicht in ausreichendem Maße mit ihnen in Kontakt sind, um zu merken, daß sie sich verändern, können Affirmationen uns in eine Phantasiewelt führen, die, so schön sie auch sein mag, immer eine Phantasie sein und bleiben wird, aus der wir wahrscheinlich irgendwann auf den festen Boden zurückplumpsen werden.

Zielfixiertheit oder »Mittel-wodurch«

Wenn wir Affirmationen benutzen, um unsere Sensibilität uns selbst gegenüber zu verstärken, weil wir uns selbst besser kennenlernen wollen, statt sie zu benutzen, um die Tendenz der Zielfixiertheit zu stärken und dadurch schnell Ergebnisse zu erreichen, dann besteht nicht die Gefahr, daß wir unsere Gefühle noch stärker unterdrücken und immer tiefere Spaltungen in unserer Seinsnatur entwickeln. Direktiven sind Affirmationen. Und wie Alexander herausgefunden hat, ist es nicht von Wert, die Direktiven zu erteilen, ohne zuvor das habituelle Verhalten unterbunden (gehemmt) zu haben. Ebensowenig förderlich ist das Erteilen von Direktiven, wenn man nicht genau verfolgt, was sich nicht wie gewünscht entwickelt. Deshalb müssen wir auch bei den Affirmationen innehalten, einen Raum schaffen und uns Zeit nehmen, um mit dem, was tatsächlich vor sich geht, Kontakt herzustellen, und dann loslassen, was wir nicht mehr wollen, und die neue emotionale Direktive an diese Stelle setzen. Und um ein Gefühl »loszulassen«, das uns nicht mehr nützlich ist, müssen wir uns Zeit nehmen und jenes Gefühl akzeptieren und integrieren, so daß es für uns keine Energie mehr enthält, an der wir festhalten. »Loslassen« läßt sich, wie das Wort selbst schon sagt, nicht erzwingen. Ebenso wie viele andere Dinge können auch Affirmationen hilfreich sein oder nicht, je nachdem, wie wir sie benutzen.

Arbeit mit Affirmationen

Mit Hilfe von Affirmationen kann man lernen, positive Denkgewohnheiten zu entwickeln. Doch damit sie auch auf einer tiefen Ebene wirken können, müssen wir sie mit unserer Gefühlsrealität in Verbindung bringen. In den folgenden Übungen werden Affirmationen benutzt, um Kontakt zu tieferen Gefühlen herzustellen und um zu ermöglichen, daß neue Einstellungen an die Stelle von alten treten, nachdem wir letztere erkannt und losgelassen haben.

Legen Sie in Ihrem Notizbuch zwei Listen an: eine für alles, was in Ihrem Leben in Ordnung ist, und eine für alles, was Ihrer Meinung nach nicht in Ordnung ist.

Mit diesen Listen werden Sie auf unterschiedliche Weisen arbeiten. Mit Hilfe der ersten Liste können Sie Kontakt zu Ihrer Dankbarkeit für die positiven Dinge in Ihrem Leben herstellen. Diese Liste könnte beispielsweise wie folgt aussehen:

Ich bin bei bester Gesundheit.
Ich bin intelligent.
Ich liebe meine Arbeit.
Ich höre gern Musik.
Ich bin ein guter Koch.
Ich bin sehr glücklich mit meinem Sexualpartner.
Ich habe einige sehr nette Freunde.
Ich lebe gern in diesem Haus / in dieser Stadt.
Ich habe keine schwerwiegenden finanziellen Sorgen.

Diese Liste kann länger werden, wenn Ihnen mehr und mehr Aspekte Ihres Lebens einfallen, mit denen Sie zufrieden sind.

Nun zur Liste der »schlechten« Dinge. Sie enthält alles, was Ihrer Meinung nach in Ihrem Leben nicht in Ordnung ist. Auch für diese Liste einige Beispiele:

Ich habe nicht genug Energie. Ich bin ständig müde.
Meine Beziehung zu meinem Sexualpartner ist nicht gut.
Meine Arbeit ist unbefriedigend.
Ich hasse meinen Körper.
Ich kann einfach nicht mit Geld umgehen.
Meine Freunde helfen mir in keiner Hinsicht.
Ich werde sehr leicht deprimiert und unglücklich.

Beide Listen können sehr lang sein, und das ist völlig in Ordnung.

Der Dankbarkeits-Prozeß

Manche Menschen, die sich sehr stark der guten Dinge in ihrem Leben bewußt sind, neigen dazu, die weniger guten Aspekte unter den Teppich zu kehren. Anderen Menschen, die sich auf ihre Probleme konzentrieren, entgeht leicht, daß sie in vielen Bereichen ihres Lebens keine Probleme haben und daß vieles für sie befriedigend ist. Bei welcher Liste haben Sie weniger Schwierigkeiten, sie zu schreiben? Waren Ihnen Ihre positiven Attribute leichter zugänglich oder Ihre negativen? Was ist eher typisch für Sie: an die guten Dinge zu denken oder sich auf die Probleme zu konzentrieren? Falls Sie Ihr Leben eher als problematisch betrachten, empfiehlt es sich für Sie in besonderem Maße, regelmäßig mit der ersten Liste zu arbeiten. Ein Mensch, der sich der guten Seiten seines Lebens bewußt ist und der den Dingen gegenüber, die er vom Universum empfängt, eine Haltung der Dankbarkeit hat, hat in seinem Leben gewöhnlich mehr Freude.

1. Gehen Sie Ihre Liste drei- bis viermal täglich im Geiste durch, um ein ausgewogeneres Gewahrsein von Ihrem Leben zu entwickeln.
2. Schreiben Sie die Affirmationen irgendwo auf, wo Sie sie ständig vor Augen haben.
3. Setzen Sie sich vor den Spiegel, und erzählen Sie sich, was an Ihrem Leben in Ordnung ist. Sprechen Sie zu dem Bild im Spiegel, als wäre es ein sehr guter Freund, und benutzen Sie das Wort »du« statt »ich« (z.B.: »Du bist intelligent«). Wiederholen Sie das Ganze anschließend in der Ich-Form, und achten Sie auf den Unterschied.

Beobachten Sie während der Arbeit mit diesen Affirmationen stets Ihre Gefühle. Es kann sein, daß Sie sich unwohl, traurig oder gereizt fühlen, und es können auch andere Gefühle auftauchen, die nicht zu den Affirmationen zu passen scheinen. Es ist wichtig, solche Reaktionen zu untersuchen. Wenn die Affirmationen positive Aspekte von Ihnen sind, die Sie für wahr halten, werden keine derartigen Reaktionen auftreten; in diesem Fall wird die Arbeit mit den Affirmationen Ihnen helfen, mit den positiven und angenehmen Gefühlen, die Sie über sich selbst haben, in Kontakt zu kommen. Doch wie Sie auch reagieren mögen, es ist in jedem Fall in Ordnung. Wichtig ist, daß Sie sich Ihrer Reaktionsweise bewußt werden.

Wenn ein negatives Gefühl auftritt, so fragen Sie sich, warum Sie sich schlecht fühlen.

Die Antworten auf diese Frage können unterschiedlich sein. Beispielsweise:

> Ich bin eigentlich gar nicht intelligent, sondern nur ein Klugscheißer.
> Durch all diese positiven Gedanken werden mir nur die Dinge, die nicht in Ordnung sind, noch bewußter. Sie deprimieren mich.
> In Wirklichkeit hasse ich mich. Das ist alles Blödsinn.

Jedesmal wenn Sie solche negativen Emotionen entdecken, sollten Sie dankbar dafür sein, daß Sie sie haben beobachten können. Erfinden Sie ein kleines Ritual, in dem Sie der Reaktion dafür danken, daß Sie in Ihr Bewußtsein eingetreten ist. In den folgenden Übungen werden wir uns genauer mit all diesen negativen Reaktionen beschäftigen.

Die Projekt-Liste

Nehmen Sie sich Ihre Liste der Dinge, die in Ihrem Leben nicht in Ordnung sind, vor, und statt sie als Liste von Problemen zu verstehen, nennen Sie sie nun Projektliste, was eine optimistischere Betrachtungsweise ist. Schreiben Sie anschließend eine zweite Liste, auf der Sie jede negative Aussage in ihr Gegenteil verkehren, also in eine positive Aussage. Das ist genau das gleiche, wie den Kopf nach vorn und nach oben auszurichten, um der Gewohnheit entgegenzuwirken, ihn nach hinten und nach unten zu ziehen.

Die Liste könnte beispielsweise so aussehen:

Ich habe nicht genug Energie.	Ich habe alle Energie, die ich brauche.
Ich bin ständig müde.	Ich bin voller Energie.
Meine Beziehung zu ... ist nicht gut.	Meine Beziehung zu ... ist wundervoll.

Formulieren Sie die positive Affirmation so, daß nur positive Aussagen darin enthalten sind. Formulieren Sie nicht »Ich bin nie müde«, denn das Wort »müde« könnte eine Müdigkeits-Reaktion auslösen, obgleich vor »müde« eine Negation steht. (Aus dem gleichen Grunde würde man auch niemals die Direktive »Mein Hals ist nicht angespannt und fixiert« erteilen, weil dadurch Spannungen im Halsbereich geradezu entstehen können.)

Wenn Sie Ihre Liste positiver Affirmationen geschrieben haben, lesen Sie sie durch und überlegen, welche davon tatsächlich negative Gefühle auslöst (z.B. »Das ist Unsinn!« usw.). Wählen Sie eine dieser Affirmationen aus, um damit zu arbeiten, einen Aspekt Ihres Lebens, den Sie besser verstehen wollen.

Wir wollen hier das Beispiel »Meine Beziehung zu... ist wunderbar« nehmen. Schreiben Sie diesmal in einer Liste alle Reaktionen auf, die auftauchen, gute und schlechte.

Zum Beispiel:

Meine Beziehung zu ... ist wunderbar.	Er behandelt mich wie einen Idioten.
Meine Beziehung zu ... ist wunderbar.	Unser Sexualleben ist langweilig.
Meine Beziehung zu ... ist wunderbar.	Er ist sehr großzügig.
Meine Beziehung zu ... ist wunderbar.	Wir reden nicht genug miteinander.

Auf diese Weise benutzen Sie die Affirmation, um Ihr Gewahrsein von dem Problem zu schärfen. Machen Sie sich all Ihre positiven und negativen Gedanken über das Problem und über sich selbst in Beziehung dazu bewußt. Wenn Sie so viele Reaktionen wie möglich gefunden haben, werden Sie vielleicht den Wunsch verspüren, eine davon genauer zu untersuchen. Dann können Sie eine neue Affirmation entwickeln, die sich auf eine der Reaktionen bezieht, beispielsweise »Ich habe ein wundervolles Sexualleben«, und sich dann mit Ihren unterschiedlichen Reaktionen auf diese Aussage beschäftigen. Auf diese Weise können Sie Ihr Selbst-Gewahrsein immer weiter ausdehnen.

Affirmationen müssen oft wiederholt werden, um der habituellen Tendenz, negativ über etwas Bestimmtes zu denken, entgegenzuwirken. Dennoch müssen auch negative Reaktionen respektiert und geschätzt werden. Denken Sie daran, für jede Reaktion, die Ihnen zu Bewußtsein kommt, dankbar zu sein, ganz gleich, ob Sie sie für »gut« oder für »schlecht« halten. In jedem Fall handelt es sich um einen authentischen Aspekt Ihrer Realität, zu dem Sie in Kontakt getreten sind.

Die negativen Reaktionen anschauen

Diese positiven und negativen Gedanken sind alle mit positiven und negativen Gefühlen verbunden, und es ist wichtig, daß wir uns der Gefühlsqualität unserer Gedanken bewußt sind. Affirmationen können uns, wenn wir auf diese Weise mit ihnen arbeiten, helfen, zu den Gefühlen Kontakt herzustellen, die für uns mit einem bestimmten Thema verbunden sind. In der folgenden Übung arbeite ich mit einer Kombination aus der Bestärkung positiver Gedanken und dem Erfahren jener Gefühle, die ich in der Übung mit dem Titel »Ihr Körper, Ihr Lehrer« beschrieben habe.

Angenommen, Sie haben mit der Affirmation »Ich verdiene es, glücklich zu sein« gearbeitet, und folgende Antworten gefunden:

Ich verdiene es, glücklich zu sein.	Stimmt nicht! Warum sollte ich das sein?
Ich verdiene es, glücklich zu sein.	Das ist Unsinn.
Ich verdiene es, glücklich zu sein.	Ich verdiene gar nichts.
Ich verdiene es, glücklich zu sein.	Ich verdiene nicht, glücklich zu sein.
Ich verdiene es, glücklich zu sein.	Ich verdiene, daß es mir schlecht geht. Ich bin zu nichts nütze.
Ich verdiene es, glücklich zu sein.	Ich bin ein Versager. Ich hasse mich.

Gegen diese Vorstellung scheint es eine Menge Widerstand zu geben, und sie bringt viele negative Gefühle an die Oberfläche. Sorgen Sie dafür, daß Sie sich in einer warmen, geschützten und angenehmen Umgebung befinden, und arbeiten Sie die Übung mit dem Namen »Erfahren Sie Ihre Gefühle« durch. Lassen Sie zu, daß Sie die Vorstellungen, daß Sie es verdienen, sich schlecht zu fühlen, daß Sie ein Versager sind usw., in Ihrem Körper spüren. Wie fühlen Sie sich? Welche Empfindungen treten auf? Was empfinden Sie als eine angemessene Haltung zu diesen Gefühlen?

Legen Sie wenn möglich sanft Ihre Hände auf die Körperbereiche, in denen die Empfindungen am stärksten sind. Sie könnten Schmerzen in der Brust oder Unwohlsein im Bauchbereich empfinden. Bitten Sie Ihren Körper, Ihnen zu sagen, wann in der Vergangenheit Sie sich so gefühlt haben, beispielsweise in der Zeit, als Sie noch ein kleines Kind waren. Achten Sie währenddessen auf die Reaktionen Ihres Körpers, beobachten Sie ruhig die Bilder, Gedanken und Gefühle, die in Ihrem Geist auftauchen, und warten Sie auf etwas, das in einer Verbindung zu den Empfindungen steht. Möglicherweise werden Sie zu weinen anfangen oder sich plötzlich wütend oder bedroht fühlen. Lassen Sie diese Reaktionen zu, ohne einzugreifen; erfahren Sie sie, und drücken Sie sie aus.

Arbeiten Sie auf diese Weise, bis Sie das Gefühl haben, einen tiefen Kontakt zu sich selbst hergestellt zu haben. Hören Sie Ihren Reaktionen zu, so daß Ihr Körper ruhiger wird, weil er sich Ihrer Aufmerksamkeit sicher sein kann.

Fügen Sie dann die Affirmation »Ich verdiene es, glücklich zu sein« hinzu. Lenken Sie diesen Gedanken in den Bereich, wo Ihre Hände Ihrem Körper helfen, sich zu entspannen. Vielleicht liegt Ihre Hand auf Ihrem Bauch, weil dieser sich angespannt anfühlt. Spüren Sie, daß Sie in diesen Bereich die Worte der Affirmation hineinatmen, so daß sie die heilende Energie verstärken, die dorthin fließt. Achten Sie auf eventuell auftretende Veränderungen, auf die Reaktionen, die Ihr Körper zeigt, auf die Gedanken, die spontan auftauchen. Die Affirmation kann bewirken, daß Sie sich besser fühlen, sie kann aber auch bewirken, daß Sie sich schlechter fühlen, bis es Ihnen gelingt, das negative Gefühl auf irgendeine Weise aufzulösen. Denken Sie immer wieder die gleiche Affirmation, und lauschen Sie währenddessen, ob eine Antwort erfolgt, und wenn ja, dann akzeptieren Sie dieselbe, bis schließlich keine emotionale Energie mehr übrig ist. Wenn dieser Punkt erreicht ist, fühlt es sich ganz einfach »richtig« an.

Wenn Sie wollen, können Sie anschließend eine weitere Affirmation ausprobieren. Vielleicht haben Sie, während Sie zu jenem Gefühl in Verbindung getreten sind, gedacht, daß Ihr Unglücklichsein damit zusammenhängen könnte, daß Sie das Gefühl hatten, für Ihre Eltern nicht gut genug zu sein. Wenn das bei Ihnen so ist, können Sie versuchen, mit der Affirmation »Ich bin gut genug« zu arbeiten. Atmen Sie diese Affirmation in den Teil Ihres Körpers, in dem die größte Störung zu bestehen scheint.

Auf diese Weise meditativ mit Affirmationen zu arbeiten und dann zu fühlen, wie man darauf reagiert, führt zu einer Integration beider Bereiche. Lassen Sie die Affirmationen zu den damit verbundenen Gefühlen in Kontakt treten. Falsch wäre es, wenn sie sich den Weg durch diese hindurch erzwingen und so tun würden, als existierten jene Gefühle gar nicht. Wenn jene alten negativen Gefühle dann wiedererlebt und anschließend aufgelöst worden sind, entsteht Raum, so daß der neue positive Gedanken an die Stelle des alten negativen treten kann.

Beurteilen, Akzeptieren und »Verurteilen«

Unsere Gedanken vermitteln unsere Gefühle, und genau das macht sie so mächtig. Dabei ist es einerseits wichtig, daß wir den emotionalen Inhalt unserer Gedanken akzeptieren, doch müssen wir auch die Verantwortung für Qualität und Stärke der involvierten Gefühle übernehmen. Urteile können sehr hart sein, und sie können mit sehr negativen unterdrückten Emotionen zusammenhängen. Manche Menschen differenzieren zwischen Beurteilen und Verurteilung, wobei ersteres angeblich keine emotionale Komponente enthält, letzteres hingegen mit den negativen Gefühlen der Wut und des Grolls verbunden ist oder eine anklagende Komponente enthält. Schroffe Verurteilungen werden meist in Verpackungen wie »Das solltest du nicht tun« – »Es war falsch, daß du das getan hast« – »Da bist du selbst schuld« vorgebracht. »Sollte« ist eines der Wörter, in denen eine verurteilende Tendenz zum Ausdruck kommt, und das gleiche gilt für seinen häßlichen Bruder »muß«.

Diese Wörter enthalten für uns deshalb eine harte, verurteilende Komponente, weil wir sie als Kinder immer wieder von Autoritätspersonen in unserer Umgebung gehört haben, die sich nach Kräften bemühten, uns auf das Leben in dieser Gesellschaft vorzubereiten. Was wir tun *sollten*, steht gewöhnlich im Gegensatz zu dem, was wir tun *wollen*. Wenn wir so denken, verhalten wir uns gewöhnlich sowohl uns selbst als auch anderen gegenüber sehr repressiv.

Trotzdem halte ich die Unterscheidung zwischen Beurteilen und Verurteilung für irreführend, weil dadurch der Eindruck erweckt wird, daß die meisten unserer

Beurteilungen oder Urteile keine emotionale Komponente enthielten. Auch Wörter wie Beurteilen oder Urteilsfähigkeit enthalten eine emotionale Komponente, nur ist diese nicht so unangenehm wie unverhohlenes Anklagen oder jene repressive emotionale Qualität, die oft als »verurteilende Haltung« (*being judgemental*) bezeichnet wird.

Ich halte es für wichtiger, daß wir lernen, zwischen unterschiedlichen emotionalen Qualitäten zu differenzieren, als daß wir uns bemühen, die »richtigen« oder »falschen« Wörter zu finden. Beispielsweise wird in manchen Fällen das Wort »muß« im Zusammenhang mit einem positiven Gefühl benutzt, etwa in der Aussage: »Ich muß es einfach ausprobieren – es sieht großartig aus.« In manchen Fällen sind die sogenannten »nicht akzeptablen« Wörter völlig adäquat, denn sie beinhalten dann nicht jene negativen emotionalen Energien, die oft mit ihnen assoziiert werden. Und es gibt Fälle, in denen Urteile positiv sind, während sie in anderen hart und negativ sind. Dabei geht es weniger um terminologische Unterschiede, sondern um einen unterschiedlichen emotionalen Gehalt, dessen wir uns bewußter werden können.

Wir benötigen Worte und Gedanken, um unsere Emotionen zu beschreiben, aber wichtiger ist, daß wir das Gefühl selbst erfahren und es dadurch verstehen. Wenn ein Mensch starke Wut ausdrückt, so ist dies zweifellos unangenehm für die Menschen seiner Umgebung. Wahrscheinlich wissen wir alle, wie es ist, wenn man über ein scheinbar unproblematisches Thema spricht und sich dann herausstellt, daß dieses doch mit einem verborgenen emotionalen Inhalt belastet ist.

Die Tendenz, wütend zu sein oder etwas übel zu nehmen, kann sich nach außen und nach innen richten, und oft beurteilen Menschen, die über andere urteilen, sich selbst sogar noch härter als jene anderen. Dies ist eine besonders destruktive emotionale Gewohnheit, die alle, die davon betroffen sind, sehr schaden kann. Sehr oft wird diese Verhaltensgewohnheit unbewußt in der Kindheit durch die verurteilende Haltung der Eltern erlernt, die das Kind verinnerlicht, wie schon an früherer Stelle beschrieben wurde. Menschen, die sehr zum Verurteilen tendieren, halten gewöhnlich an viel Groll und vielen Enttäuschungen aus der Vergangenheit fest, die sie nicht akzeptiert und integriert haben. Andere zu beschuldigen und hart über sie zu urteilen, ist ganz einfach nicht besonders klug, weil wir die Situation anderer Menschen, ihre inneren Konflikte und ihre Sichtweisen nicht kennen. Und wenn wir uns selbst anklagen, so zeugt das ebensowenig von Klugheit, weil wir oft nicht in Kontakt mit unseren eigenen inneren Konflikten sind und weil es uns an mitfühlendem Verstehen unserer eigenen Situation mangelt.

Damit will ich nicht dafür eintreten, daß wir uns keine Meinungen bilden sollten oder daß wir keine starken negativen Gefühle haben dürften. Aber wenn beides in

Form einer anklagenden Haltung zusammenkommt, so deutet dies gewöhnlich darauf hin, daß irgend etwas Tieferes im Spiel ist als das, worum es bei rein oberflächlicher Betrachtung zu gehen scheint. Dies ist der Zeitpunkt, innezuhalten und die Situation samt den damit verbundenen Gefühlen zu überprüfen.

Wir können die Verantwortung dafür übernehmen, worauf wir unsere negative emotionale Energie richten. Wir müssen ständig Urteile fällen, aber es ist etwas anderes, ob wir sagen: »Mir gefällt nicht, was du getan hast« und dies in einem Ton sagen, der erkennen läßt, daß uns immer noch etwas an der betreffenden Person liegt, oder ob wir das gleiche mit einer anklagenden, verurteilenden und von Haß getragenen Haltung sagen. Doch wenn Anklagen, Verurteilen und Haß tatsächlich die Gefühle sind, die wir haben, so will ich hier keineswegs nahelegen, dieselben zu unterdrücken. Ganz im Gegenteil: Wir müssen ihnen zuhören und dankbar sein, daß wir uns ihrer bewußt sind, denn sie ermöglichen es uns, zu lernen und zu wachsen. Jedesmal, wenn solche Gefühle auftreten, ob in Beziehung zu uns selbst oder in Beziehung zu anderen, ist es Zeit, innezuhalten und sich genau anzusehen, was vor sich geht, sowohl an der Oberfläche wie auch darunter. Wenn es uns gelingt, die habituelle Reaktion des Anklagens zu hemmen, und trotzdem die Gefühle der Wut und des Grolls zu akzeptieren, kann sich für uns die Tür zu einem neuen Verstehen öffnen.

Akzeptieren

Wenn ein Mensch keine habituelle harte und verurteilende Einstellung hat, sind seine Reaktionen durch eine akzeptierende Haltung gekennzeichnet. Es ist möglich, etwas kritisch zu sehen und es trotzdem zu akzeptieren (»Mir gefällt dies nicht, aber ich kann es akzeptieren«), wohingegen es nicht möglich ist, Härte und Wut mit einer akzeptierenden Haltung zu verbinden. Wenn wir uns eine akzeptierende Haltung aneignen, verändert sich unsere Weltsicht auf grundlegende Weise. Wir sind dann in der Lage, alle Dinge als Teile eines Ganzen zu sehen, wobei diese Verbindung einen Charakter hat, der dem einzelnen Teil völlig gerecht wird. Die akzeptierende Haltung versetzt uns in die Gegenwart; sie bringt uns mit dem in Kontakt, was ist. Um akzeptieren zu können, müssen wir die Vergangenheit und unsere Erwartungen bezüglich der Gegenwart und der Zukunft loslassen. Bei vielen Affirmationen spielen Akzeptieren und die Fähigkeit zu vergeben eine wichtige Rolle, da diese es ermöglichen, alte Spannungen aufzulösen. Um akzeptieren zu können, müssen wir vergeben können. Vergeben ist eine Art, emotional loszulassen.

Als Alexander sagte, ein Schüler solle sich freuen, wenn er etwas falsch mache, schuf er damit die Möglichkeit, mit dem Verurteilen aufzuhören sowie auch damit, um jeden Preis Recht haben zu wollen, und stattdessen dem gesamten Lernprozeß – einschließlich etwaiger Fehler – mit einer Haltung der freudigen Überraschtheit und der Neugierde zu begegnen. Wenn es uns keinen Spaß macht, Fehler aufzuspüren, sind wir nicht offen für das Lernen und für Verbesserungen. Eine akzeptierende Haltung ist die erste und wichtigste Voraussetzung für den Prozeß der Verfeinerung des Selbst-Gewahrseins.

Es ist die Aufgabe von uns allen, zu lernen und zu akzeptieren, wer wir sind und wie wir unsere Realität manifestieren. Jeder von uns richtet seinen Blick auf das Universum, aber wir sehen es aus unterschiedlichen Perspektiven. Es wird mir niemals gelingen, Dinge genau aus Ihrer Perspektive zu sehen, und Sie werden nie genau meine Perspektive haben; allerdings werden sich unsere Sichtweisen gelegentlich so nahe kommen, daß wir bestimmte Dinge ziemlich ähnlich sehen. Und auch im Inneren von uns allen befindet sich ein Universum, das wir entdecken und erforschen können. Es gibt immer bestimmte Teile im Universum, die wir nicht mögen und die wir lieber nicht sehen würden, aber wenn wir lernen können, alles zu akzeptieren, was sich in unserem Inneren befindet, so könnte dies beeinflussen, was wir außerhalb von uns entstehen lassen. Wenn jeder von uns seine innere Negativität akzeptieren und integrieren könnte, bräuchten wir vielleicht keine riesigen negativen Phänomene außerhalb von uns zu kreieren. Immer wenn wir die Welt wegen Dingen anklagen, die uns als nicht akzeptabel erscheinen, und wenn wir dabei nicht gleichzeitig sehen, was davon auch in uns zu finden ist, müssen wir all jene Negativität in monströse Kreationen der Wut und des Hasses wie etwa die Atombombe projizieren.

Wie Sie Ihre Richter und Ihr Baby-Kaninchen finden

Wir alle haben unsere individuellen Teilpersönlichkeiten, die unser Verhalten beurteilen, Stimmen in unserem Kopf, die an uns herumnörgeln, die uns schelten, verspotten und verhöhnen. Wenn Sie ein intelligentes Gespräch führen, sagt eine leise innere Stimme: »Wie du dich doch zum Narren machst! Hör' doch endlich einmal damit auf, klug sein zu wollen.« Und wenn Sie vor einer schwierigen Aufgabe stehen, flüstert eine andere Stimme Ihnen zu: »Das wirst du nicht schaffen. Du bist ein hoffnungsloser Fall.« Und so geht es ständig weiter. Jedesmal, wenn Sie ein Risiko eingehen, wenn Sie kreativ handeln, wenn Sie nach etwas greifen, das Sie haben wollen, werden Sie von den zweifelnden und verurteilenden inneren Stimmen geplagt. Wenn Sie Glück haben, äußern sich diese nur im Hintergrund, im schlimmeren Fall drängen Sie sich sogar in der Vordergrund.

Diese Übung könnte Ihnen helfen, etwas über Ihre eigenen inneren Richter herauszufinden, und, indem Sie sie kennenlernen, sich selbst ein wenig mehr zu akzeptieren.*

Legen Sie sich in halbausgestreckter Rückenlage hin, wobei Ihr Kopf auf Büchern ruht. Sie werden einen Bodyscan durchführen, so wie es auf Seite 44 beschrieben wurde.

Lassen Sie Ihren Geist über den Körper wandern, ihn beobachten und sich der Empfindungen und Gefühle bewußt werden, die darin auftreten. Ihr Kommentar könnte etwa wie folgt lauten:

> Mein Kopf fühlt sich schwer an, und das ist okay.
> Meine Augen fühlen sich überanstrengt und müde an, und das ist okay.
> Meine Schultern fühlen sich angespannt an, und das ist okay.
> Meinen Füßen gefällt es, fest auf dem Boden zu stehen und sich auf diese Weise auszuruhen, und das ist okay.
> Meine Beine schmerzen, und das ist okay.
> Mein Bauch fühlt sich entspannt an, und das ist okay.

Achten Sie jedesmal, wenn Sie Ihren Aussagen »und das ist okay« hinzufügen, darauf, ob sich in Ihrem Kopf eine verurteilende Stimme meldet und Ihnen widerspricht. Hören Sie sich diese Stimme an. Vielleicht schreit sie: »Nein, das stimmt nicht! Deine Schultern sollten sich weiten.« Dies ist einer Ihrer inneren Richter. Versuchen Sie, wenn Sie solch eine verurteilende Stimme hören, sich vorzustellen, wie das Wesen aussehen mag, dem diese Stimme gehört. Vielleicht erkennen Sie darin einen Elternteil, einen Lehrer oder eine andere Autoritätsfigur aus Ihrer Vergangenheit. Es kann aber auch eine Phantasiegestalt sein. Vielleicht werden Sie feststellen, daß Sie mehrere unterschiedliche Arten von Richtern im Repertoire haben, einen, der schimpft, einen, der spottet, und einen, der verurteilt.

---

* Einige der Ideen für diese Übung stammen aus Eloise Ristads ausgezeichnetem Buch über Musikunterricht, *A soprano on her head.*

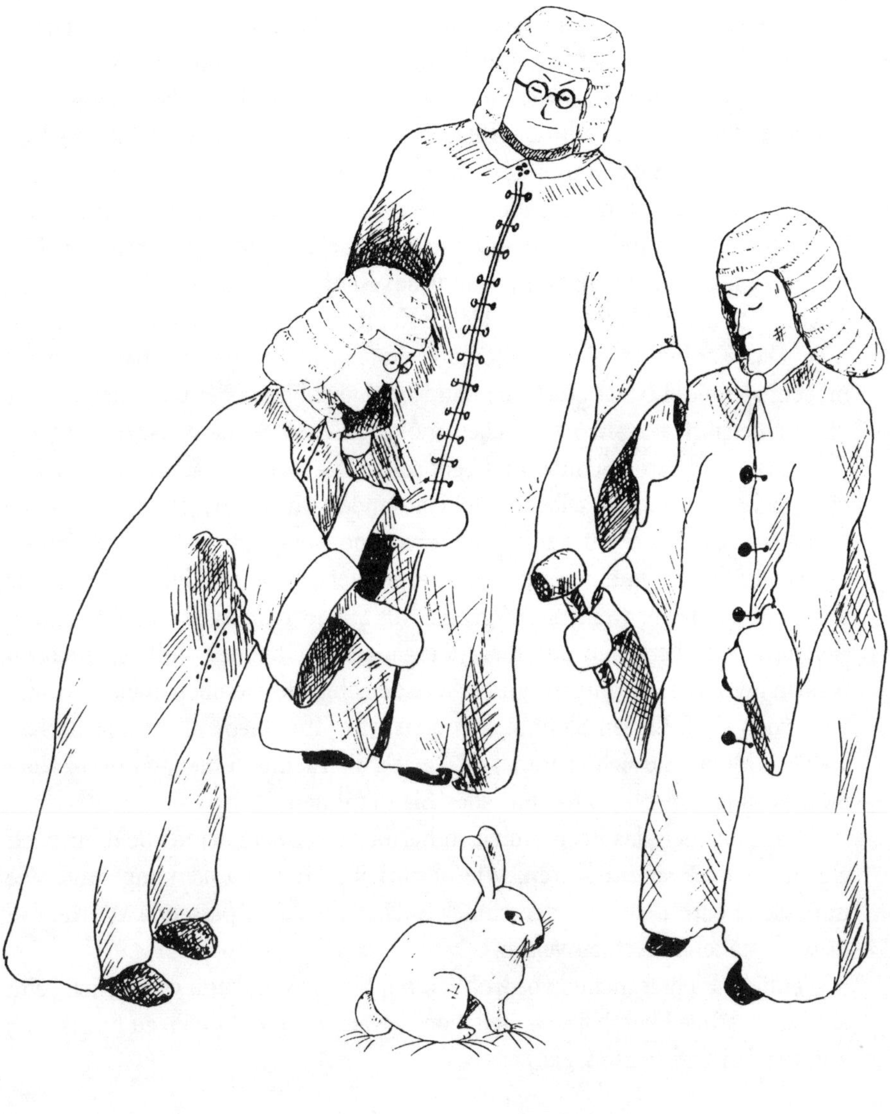

Die Richter und das Baby-Kaninchen

Versuchen Sie, diese Kreaturen ans Licht zu bringen, so daß Sie sie sich genau anschauen können. Stellen Sie sich vor, daß Sie sehr klein sind und Ihre Richter sehr groß, daß sie Sie überragen und Sie anbrüllen, an Ihnen herummeckern und Sie tyrannisieren. Lassen Sie die Stimmen dieser Richter immer grotesker und absurder werden. Spüren Sie das Gewicht ihrer Verurteilungen.

Schauen Sie sich, während die Richter Sie umgeben, selbst an. Dabei merken Sie, daß Sie zu einem Baby-Kaninchen geworden sind. (Wenn Sie Kaninchen nicht mögen, können Sie auch ein anderes Tierbaby wählen.) Beobachten Sie, wie diese kleine Kreatur ihren Alltagsbeschäftigungen nachgeht, wie sie hier ein wenig Kohl knabbert und dort ein Loch gräbt. Und dann schauen Sie sich an, wie die Richter sich auf dieses wunderschöne Kaninchenbaby stürzen, das niemandem etwas zu Leide tut, und wie sie es anschreien, tadeln und verhöhnen, und sehen Sie auch, wie erstaunt das Kaninchenbaby über dieses ganze Theater ist. Schließlich tut diese kleine Kreatur nichts weiter, als sie selbst zu sein. Das Kaninchenbaby wußte ganz einfach nicht, daß die Bauern nicht mögen, wenn es Löcher gräbt und den Kohl anknabbert oder was auch immer die Richter ihm vorgeworfen haben mögen. Geben Sie dem Kaninchenbaby Ihre Liebe und Ihren Schutz, und beobachten Sie, wie es wächst und wächst, bis es sich wieder in Sie selbst zurückverwandelt, so wie Sie jetzt sind, wie Sie in halbausgestreckter Rückenlage daliegen und ganz und gar akzeptabel sind.

Visualisieren Sie nun, wie diese Richter immer kleiner werden, während Sie selbst immer größer werden, viel größer, als Sie normalerweise sind. Wenn es sich um reale Personen aus Ihrer Vergangenheit handelt, hilft es auch zu beobachten, wie sie immer jünger werden, bis sie ziemlich kleine Kinder geworden sind. Lassen Sie ihre Stimmen sehr jung, piepsend und lächerlich werden. Wenn Sie sich zehnmal größer als die Richter fühlen, dann schauen Sie sie mit festem Blick an, und reden Sie mit ihnen.

»Was gibt euch das Recht, mich so herumzukommandieren? Seid ihr euch eigentlich darüber im klaren, wie absurd ihr ausseht und klingt und wie unpassend eure Bemerkungen sind?« Suchen Sie selbst passende Worte, um diese Gestalten zurechtzuweisen.

Wenn die Richter nicht so bedrohlich auf Sie wirken, kann es nützlich sein, eine vernünftige Unterhaltung zwischen Erwachsenen mit Ihnen zu führen. Sie könnten beispielsweise sagen:

»Schau, ich weiß, daß es schön wäre, wenn meine Schultern sich entspannen und weiten würden, aber das tun sie nicht, und das bedeutet trotzdem nicht, daß ich ein Versager bin. Es ist völlig verständlich, daß meine Schultern manchmal angespannt sind, und es ist absolut nicht hilfreich, daß ihr versucht, mich dazu zu bringen, mich deswegen schlecht zu fühlen.«

Ihre Richter werden Ihnen vielleicht antworten, daß Sie eine kritische Sichtweise beibehalten müssen, daß Sie nicht jegliches Urteilsvermögen aufgeben können, und Sie können Ihnen darauf entgegnen, daß Sie dies selbst wissen und daß ein Unterschied zwischen einer Kritik besteht, die aus einer liebevollen, fürsorglichen und akzeptierenden Grundhaltung heraus erfolgt, und einem harten Urteil. Versuchen Sie, mit diesen Gestalten über eine spannungsfreiere Beziehung zu verhandeln. Schließlich unterstehen sie letztlich *Ihrer* »Rechtssprechung«! Letztlich haben *Sie* die Macht. Und denken Sie daran, sich selbst als Kaninchenbaby oder als jenes menschliche Baby zu sehen, das Sie einmal waren, völlig unschuldig, völlig akzeptabel, so wie Sie damals waren und auch jetzt noch sind.

Kehren Sie anschließend wieder zu sich und Ihrem Körper zurück, indem Sie den Bodyscan noch einmal durchführen, wobei Sie Ihre Beobachtungen machen, sie akzeptieren und dann zu den Direktiven übergehen. Beispielsweise:

Meine Schultern sind angespannt, und das ist okay, aber ich hätte gerne, daß sie sich entspannen und weiten.

Sich selbst vergeben

Vergeben ist der Weg zum Akzeptieren. Vergeben Sie sich für Ihre Fehler, dafür, daß Sie selbst verletzt worden sind, und dafür, daß Sie andere Menschen verletzt haben. Und vergeben Sie anderen Menschen aus dem gleichen Grunde. Wenn man an schmerzhaften Empfindungen festhält, bleibt kein Raum für neue, freudige Erlebnisse. Um Schmerzen aus der Vergangenheit loszulassen, müssen Sie möglicherweise auf die bereits beschriebene Weise Kontakt zu den schmerzhaften Gefühlen herstellen, aber das ist besser, als zuzulassen, daß diese Ihre Gegenwart und Zukunft beeinflussen. Affirmationen, die das Vergeben fördern, können diesen Prozeß unterstützen.

Eine andere Möglichkeit, an sich selbst zu arbeiten, die dem Sich-Selbst-Akzeptieren ähnelt, besteht darin, sich selbst zu vergeben. Zum Beispiel:

Meine Schultern sind sehr angespannt, und ich verzeihe mir dies vollkommen. Es ist völlig verständlich, daß meine Schultern so angespannt sind, und das ist

> vollkommen in Ordnung für mich. Ich hätte es aber auch gerne, daß sie sich weiten und daß die Spannungen sich auflösen.
>
> Beobachten Sie, wie sich diese Alternative auswirkt. Schauen Sie, was Ihre Richter darüber denken! Und wenn es so aussieht, als würden Sie Fortschritte machen, so schauen Sie, was geschieht, wenn Sie Ihren Richtern vergeben, daß sie unfreundlich zu Ihnen gewesen sind, und vergeben Sie sich auch selbst dafür, zugelassen zu haben, daß Ihre Richter Sie aus der Fassung bringen und Ihr inneres Wachstum behindern konnten.

Hemmung – für Post-Freudianer ein schwieriges Konzept

Im siebten Kapitel dieses Buches habe ich Hemmen oder Hemmung als einen primär physiologischen Prozeß beschrieben. Weil die populäre Bedeutung des Wortes »Hemmung« derjenigen des Begriffs »Unterdrückung« (bzw. Verdrängung) zu ähneln scheint, ist dies einer der Aspekte der Alexander-Technik, die am schwierigsten zu verstehen sind. Außerdem sind auch Alexanders eigene Aussagen über Hemmung nicht völlig eindeutig, was wahrscheinlich ein Hinweis darauf ist, daß sich seine eigenen Gedanken über dieses Thema im Laufe der Zeit weiterentwickelt und verändert haben.

Zum Beispiel beschreibt Alexander in seinem ersten Buch seine Technik als eine Methode, es Menschen zu ermöglichen, sich vom instinktiven und habituellen Verhalten zum bewußt kontrollierten Verhalten weiterzuentwickeln. Er definiert das Unbewußte als den Anteil, der unser instinktives oder habituelles Verhalten beherrscht, und Hemmung als eine Methode zur Unterdrückung habitueller und instinktiver Reaktionen mit der Zielsetzung, eine bewußte Reaktion auf einen Reiz zu ermöglichen. Er beschreibt die Entwicklung der Hemmung in unserem Zivilisationsprozeß auf eine Weise, die nahelegt, daß es sich dabei um einen Unterdrükkungsmechanismus handelt:

> Sobald eine Handlung verboten war und ihre Ausführung unter Strafe gestellt wurde, oder sobald ganz bewußt Belohnung gesucht wurde – obwohl deren Erreichung eine konkrete und persönliche Gefahr bedeutete – muß es bereits eine bedachte und bewußte Inhibition [Hemmung] der natürlichen Wünsche gegeben haben, die wiederum eine ähnliche Beschneidung der muskulären, körperlichen Funktionen bewirkte. Als sich die Bedürfnisse der Gesellschaft erweiterten, erhöhten sich auch die täglichen, ja stündlichen Inhibitionen durch Verbote in

einem atemberaubenden Umfang. Zuerst entstanden Tabus, dann die groben Formulierungen moralischer und sozialer Gesetze, und auf der anderen Seite wuchs der Wunsch nach größeren Fähigkeiten, der Nachahmen und Ehrgeiz ermutigte.

Unter dieser unendlichen Vielfalt von Einflüssen wurden die natürlichen Neigungen und deren Art und Weise der Befriedigung immer mehr unterdrückt, und das unterbewußte Selbst oder der Instinkt, der jede Handlung in der niederen Tierwelt auslöste, fiel unter das Joch des bewußten, dominierenden Intellekts oder Willens.*

Diese Beschreibung deutet darauf hin, daß das Hemmen eine repressive Aktivität ist, und aus diesem Grunde ist Alexanders Theorie auch kritisiert worden. Er antwortete auf diese Kritik in seinem zweiten Buch, *Constructive Conscious Control of the Individual.* Sicherlich war es nicht Alexanders Absicht, die Unterdrückung zu befürworten, denn das bewußte Hemmen, so wie es ihm vorschwebte, war ein Mittel, um die körperliche, emotionale und mentale Freiheit zu vergrößern.

Ich werde nun zeigen, daß solch ein Einwand auf einem völligen Mißverständnis der fundamentalen psychophysischen Vorgänge bei der Anwendung der in meiner Technik gebrauchten vorbeugenden Prinzipien beruht.**

Über Hemmung im Sinne einer Unterdrückung – und im Zusammenhang der Kindererziehung – schreibt er:

a. der fragliche Inhibitionsvorgang wird angewandt in Verbindung mit Ideen, die direkt mit dem Erreichen eines »Zieles« assoziiert werden, und diese Ideen sind eine Reaktion auf einen Stimulus (oder auf Stimuli), der einem primären Wunsch oder Bedürfnis entspringt;
b. (dieser Punkt ist äußerst wichtig) der Stimulus (oder die Stimuli), diese Reaktion zu unterbinden (inhibieren), kommt von außen, und der Inhibitionsvorgang wird dem Schüler *aufgezwungen.* Dies bedeutet, daß sein Wunsch aufgrund eines Befehls einer äußeren Autorität vereitelt wird, und dies könnte den gestörten emotionalen Zustand, der mit Verdrängung assoziiert wird, erklären.***

---

* FMA, MSI; deutsch in: *Die Grundlagen der F.M. Alexander-Technik,* Hg. Edward Maisel, Verlag Ulrich Valentin, Heidelberg 1985, S. 55.

** Alexander/Maisel, a. a. O., S. 57.

*** Alexander/Maisel, a. a. O., S. 58.

Über Hemmung in dem Sinne, in dem Alexander selbst diesen Begriff benutzte, sagt er als erstes, daß man ihn nicht getrennt von den praktischen Implikationen der Prinzipien seiner Technik verstehen kann. Dies weist auf den physiologischen Charakter des inhibitorischen Mechanismus hin, so wie ich weiter oben beschrieben habe. Er fährt dann fort:

> Dies bedeutet wiederum, daß in der Anwendung meiner Technik der Inhibitionsvorgang, das heißt, *sich zu weigern, auf eine primäre Wunschzielerreichung zu reagieren, nun die Art der Reaktion, der Willensakt auf den bewußten und bedachten Wunsch wird, jene »Mittel« zur Erlangung eines »Zieles« anzuwenden.*
>
> Der Stimulus zur Inhibition kommt daher in diesem Fall von innen, der Prozeß der Inhibition wird dem Schüler nicht aufgezwungen. Dies bedeutet, daß die Wünsche des Schülers nicht frustriert, sondern befriedigt werden und daß erstrebenswerte emotionale und psychophysische Zustände vorliegen, die keine Form der Verdrängung zulassen.*

Unbefriedigend an diesen Erklärungen erscheint mir, daß sie nicht der Tatsache gerecht werden, daß die Subtilität und Unergründlichkeit des Unbewußten darin nicht genügend gewürdigt wird. Alexander reduziert das Unbewußte auf das, was unsere instinktiven, habituellen Verhaltensweisen beherrscht.

> ... Das Unbewußte ... ist lediglich ein Synonym für jene rigide Routine, die wir schließlich als Gewohnheit bezeichnen, jene rigide Routine, die wie ein Stolperstein die schnelle Anpassungsfähigkeit, die Assimilation neuer Ideen und die Ursprünglichkeit behindert. Hingegen ist das Bewußtsein das Synonym für geistige Beweglichkeit, jene Beweglichkeit, die die unbewußte Kontrolle überwacht und behindert, jene Mobilität, durch die wir uns körperlich regenerieren und die uns einen geistigen Ausblick ermöglicht, welcher uns in die Lage versetzen wird, jene Kräfte, über die wir alle verfügen, und die so häufig absichtlich vernachlässigt werden, auf neue und umfassendere Weise zu genießen.
>
> (FMA, MSI)

Das Werk von Freud** und anderen hat das Verständnis unbewußter Prozesse erheblich erweitert. Die psychoanalytische Theorie hat erklärt, wie die Befehle

---

* FMA, CCC, dt.: Alexander/Maisel, a. a. O., S. 58 f.

** Obwohl man in diesem Zusammenhang noch viele andere Theoretiker anführen könnte, beziehe ich mich auf Freud aufgrund seiner symbolischen Rolle als Vater der Psychoanalyse.

äußerer Autoritäten verinnerlicht werden, warum dies trotzdem als freiwilliges Verhalten erscheint und wie aus inneren Konflikten Unterdrückung (Verdrängung) entstehen kann. Außerdem wissen wir heute, daß unser Gehirn aus zwei Hemisphären besteht, die völlig unterschiedliche und potentiell einander widersprechende Funktionen erfüllen, wobei die linke Gehirnhälfte als Heimat jener Art von logischem und analytischem Bewußtsein angesehen wird, deren Förderung Alexander so sehr am Herzen lag, und die rechte Gehirnhälfte eine völlig andere, aber ebenfalls lebenswichtige Funktion erfüllt.* Manche Autoren verstehen die rechte Gehirnhälfte als identisch mit dem Unbewußten. Alle diese Ideen waren zu Alexanders Zeit gerade erst im Entstehungsstadium, und er zog es vor, seine Aufmerksamkeit auf die Entwicklung seiner eigenen Theorie und Methode zu konzentrieren. Deshalb bleibt es anderen, die ihm folgen werden und die den Vorteil einer erweiterten Sicht genießen, überlassen, Brücken zwischen den unterschiedlichen Theorien und Techniken zu schlagen – so wie es eine physiologische Brücke zwischen den beiden Hemisphären des Gehirns gibt.

So irreführend einige von Alexanders frühen Aussagen über das Hemmen mir auch zu sein scheinen, ist dieses Konzept doch für die Alexander-Technik von grundlegender Bedeutung, und es unterscheidet sich stark von dem, was Freud mit dem Wort »Hemmung« meinte. Freud benutzte den Begriff »Hemmung« im Sinne von »Unterdrückung«. Hingegen beinhaltet Alexanders Begriff »Hemmung« die Fähigkeit, nicht auf einen Stimulus zu reagieren und dadurch eine Pause zu kreieren, eine Zeitspanne, in der man über die Möglichkeiten jeder gegebenen Situation nachdenken kann, statt sich von Gewohnheiten beherrschen zu lassen. Für Schüler der Alexander-Technik ist »Hemmung« eine psychophysische Erfahrung, die sie durch die leitenden Hände des Lehrers erlernen. Es handelt sich also nicht um ein rein mentales Konzept. Und die Erfahrung, um die es dabei geht, ist eine Lösungsreaktion in der Muskulatur, das Erleben einer Freiheit in der Bewegung und eine Beruhigung des Nervensystems. Es ist keine Erfahrung des Leidens, die mit einem Akt der Unterdrückung einhergeht. Alexander sagt hierzu:

> Wenn einem solchen Schüler erklärt wird, daß Hemmung (Inhibition) der erste Schritt auf dem Wege seiner Neu-Erziehung ist, daß seine ängstliche Sorge, er könnte etwas falsch machen, und sein intensives Verlangen, es richtig zu machen, die Geheimnisse seines Mißerfolgs sind, wird er sich mit Sicherheit bemühen, sich daran zu hindern, irgend etwas zu tun, und zwar gewöhnlich, indem er Druck in

* Dies werde ich in Kapitel 15 ausführlicher behandeln.

> die entgegengesetzte Richtung ausübt. Und auf diese Weise erzeugt er eine zweite schädliche Kraft, die in Verbindung mit der ersteren die übertriebene körperliche Anspannung nur noch verstärkt und den ohnehin bereits in übertriebenem Maße befürchteten Zustand noch intensiviert. (FMA, MSI)

Jene zweite schädliche Kraft ist die Unterdrückung. Der Ort im Zentrum, wo wir innehalten und nichts tun können, ist die Hemmung. Der Unterschied zwischen beiden ist subtil, aber ungeheuer groß.

> Die Willenskraft und die Fähigkeit zu hemmen sind unschätzbare Geburtsrechte des Menschen, und sie sollten gleichermaßen entwickelt werden, sozusagen Hand in Hand. (FMA, CCC)

Unser Wille ist unser Antrieb, und er ist auch unsere Orientierung. Er beinhaltet die Fähigkeit, zu einem Stimulus ja zu sagen. Unsere Fähigkeit zu Hemmen ist unsere Fähigkeit innezuhalten, zu denken, Alternativen in Erwägung zu ziehen. Es ist unsere Fähigkeit, zu einem Stimulus nein zu sagen. Beide sind gleichermaßen wichtig. Wir können unsere Fähigkeit zu hemmen genau dann anwenden, wenn wir uns von einem unbewußten habituellen Muster beherrscht fühlen. Bei der Arbeit mit Gefühlen besteht der erste Teil des Prozesses darin, sorgfältig das Gewahrsein von unseren emotionalen Gewohnheiten zu verfeinern und ihnen mit einer akzeptierenden Haltung entgegenzutreten, statt sie erbarmungslos zu verurteilen. Und um dies zu erreichen, benutzen wir die Fähigkeit zu hemmen: Wir halten einfach inne und schauen uns an, was vor sich geht, um nein zu sagen zu unserer Gewohnheit, hart zu urteilen, zu beschuldigen und irgendeine Tirade gegen uns selbst oder andere loszulassen. Wir können die habituelle Reaktion hemmen und dennoch die Aufmerksamkeit auf das Gefühl konzentrieren, das jene Reaktion hervorgerufen hat, und wir können jenes Gefühl als eine gültige Realität akzeptieren. Zu akzeptieren lernen bedeutet, daß wir lernen zu hemmen. Doch während ein Teil von uns jene Reaktion akzeptiert, ist ein anderer sich dessen bewußt, daß emotionale Reaktionen oft unangemessen sind, weil sie tiefere und problematischere Gefühle verbergen. Deshalb muß man sich die Zeit nehmen, sich die tieferliegenden emotionalen Reaktionen anzuschauen, die durch das oberflächliche Verhalten überdeckt werden. Auch für diese Selbst-Erforschung schafft die Hemmung Raum und Zeit. Auf jeder Stufe des Lernprozesses ist die Fähigkeit zu hemmen notwendig.

Hemmen ist ein kontinuierlicher Prozeß, der in jedem Augenblick unseres Lebens wirksam ist, genauso wie der Wille. Der Wille weist uns die äußere Richtung, in die wir gehen wollen, und die Hemmung gibt uns die innere Ausrichtung, die uns in unser Zentrum zurückbringt und es uns ermöglicht, mit unserer wahren Ausrichtung in Kontakt zu bleiben, statt von unserem Kurs abgebracht zu werden.

Freud und Alexander verbanden sehr unterschiedliche Bedeutungen mit dem Begriff »Hemmung«. Jedesmal, wenn Sie innehalten, um sich ein emotionales Muster anzuschauen, ist dies Hemmung in dem Sinne, wie Alexander es verstand. Man macht keine Pause, um die emotionale Reaktion zu unterdrücken. Letzteres ist das, was Freud unter Hemmung verstand. Unsere emotionalen Muster sind sehr individuell. Der eine Mensch hat das habituelle Muster, daß er anfängt zu brüllen und zu schreien und vor Wut kocht, wenn etwas schiefgeht, während ein anderer in diesem Fall habituell rigide wird, den Unterkiefer fixiert und sich kalt und feindselig fühlt. Freud sah das Syndrom des fixierten Unterkiefers als ein Beispiel für Hemmung an, wohingegen dies für Alexander ganz und gar nichts mit Hemmung zu tun hatte. Dies war für ihn ein perfektes Beispiel für habituellen Gebrauch, ebenso wie das Brüllen und Schreien, und beides bedurfte seiner Ansicht nach der Hemmung, um zu unterbinden, daß die betreffende Person weiterhin von unbewußten Gewohnheiten beherrscht wurde. Für Alexander waren die unbewußten Gewohnheiten die Feinde, und Unterdrückung war lediglich ein Beispiel unter anderen hierfür. Und um etwas gegen diese Gewohnheiten unternehmen zu können, muß man zunächst einmal herausfinden, was ihr Wesen ist, indem man eine Pause eintreten läßt (was Hemmen ist) und sie akzeptiert, indem man die eigenen harten Urteile über sie unterbindet und sich darüber klar wird, warum sie überhaupt entstanden sind (wozu man möglicherweise Freuds Hilfe benötigt). Nachdem die habituellen Muster aufgelöst sind, kann man unterschiedliche Arten zu reagieren ins Auge fassen, die aufgrund eines erweiterten Verständnisses der Situation bewußt gewählt werden, statt das Ergebnis unbewußter Gewohnheiten zu sein.

Auf diese Weise mit dem Hemmen zu arbeiten ermöglicht es uns, daß wir uns der alten Muster unseres Gefühlslebens bewußter werden. Wenn das Verhalten immer noch ein zutiefst empfundenes unbewußtes Bedürfnis zum Ausdruck bringt, das noch nicht aufgelöst oder integriert worden ist, wird es uns schwerer fallen, die Gewohnheit zu hemmen. Aber wenn wir bereits mit der Methode des Hemmens gearbeitet haben, um uns die Wurzeln des Verhaltens anzuschauen, um alte, im Körper festgehaltene negative Emotionen aufzulösen und das tiefere Verständnis von uns selbst zu integrieren, dann wird es leichter, eine solche Gewohnheit zu hemmen, weil dann weniger emotionale Energie damit verbunden ist. Indem wir feststellen, wie leicht es ist, emotionale Gewohnheiten zu hemmen, können wir herausfinden, wieviel Arbeit noch an ihnen zu tun ist.

Es gibt stets viele kreative Alternativen zu einem habituellen Verhalten, sofern man in der Lage ist, die Hemmung zu benutzen. Wenn die daran beteiligten Emotionen extrem stark sind, kann es sein, daß sich das Hemmen wie eine Unterdrückung anfühlt. Doch was dabei unterbunden wird, ist das habituelle Verhalten, nicht der Ausdruck der zurückgehaltenen Emotionen. Anschließend kann man auf bewußtere und kreativere Weise mit den Emotionen arbeiten. Wenn man lernt, sich selbst besser zu akzeptieren und zu verstehen, verlieren auch die emotionalen Reaktionen an Extremität. Doch das erfordert Zeit. Der Psychotherapeut arbeitet auf die emotionalen Lösungsreaktionen hin, was wiederum Geist und Körper beeinflußt, so wie der Alexander-Lehrer auf körperliche Lösungsreaktionen hinarbeitet, die ihrerseits Geist und Gefühle beeinflussen.

Alexander hat niemals in der Weise mit Gefühlen gearbeitet, wie ich es in diesem Kapitel vorgeschlagen habe. Seine Arbeit konzentrierte sich auf den Gebrauch des Körpers in Zusammenhang mit dem geistigen Gebrauch des Hemmens und Ausrichtens. Wenn man auf diese Weise arbeitet, so beeinflußt das natürlich auch die Emotionen, aber Alexander hat nie direkt mit den Emotionen gearbeitet. Dennoch bin ich der Meinung, daß wir die Prinzipien der Alexander-Technik direkt auf den Bereich der Gefühle anwenden können und daß dies wiederum eine positive Auswirkung auf unseren geistigen und körperlichen Gebrauch hat.

Experimentieren mit verschiedenen Verhaltensmöglichkeiten

Wenn Sie aufgehört haben, sich einem habituellen Muster entsprechend zu verhalten, wird es Ihnen möglich, Ihr Verhalten völlig zu verändern. Nehmen wir an, irgend etwas hat Sie aus der Fassung gebracht. Im folgenden finden Sie eine Liste von Verhaltensmöglichkeiten, zwischen denen Sie wählen können. Experimentieren Sie mit den verschiedenen Möglichkeiten, und versuchen Sie selbst weitere zu finden. Geben Sie den einzelnen Möglichkeiten Noten zwischen 1 und 10, je nachdem, wie gut sie jeweils für Sie persönlich ihren Zweck erfüllt haben. (Denken Sie daran, daß Sie die Optionen beurteilen sollen, nicht sich selbst!)

1. Die Energie neutralisieren. Das kann bedeuten, daß Sie gähnen, weinen, brüllen oder schreien. Alle diese Verhaltensweisen können Formen des Neutralisierens emotionaler Energie sein. Wenn Sie Wut ausdrücken wollen, können Sie dies mit Hilfe eines Kissens oder eines anderen ungefährlichen Objekts tun, an dem Sie Ihre negative Energie auslassen können. Oder es kann

auch in Gegenwart eines Freundes oder einer Freundin geschehen, der oder die Ihnen zuhört.
2. Sie können auch steif werden, den Unterkiefer anspannen und sich kalt und feindselig fühlen (Unterdrückung).
3. Sie können die Gefühle akzeptieren, schauen, wie sie sich in Ihrem Körper manifestieren, es der Gefühlsqualität der Erfahrung gestatten zu fließen und Ihren Körper um Hilfe bei Ihrem Versuch bitten, das betreffende Gefühl zu verstehen.
4. Sie können daran arbeiten, daß der Hals frei wird und der Kopf sich nach vorn und nach oben bewegt, so daß der Rücken länger und weiter wird, diese Tendenz auch den oberen Teil Ihrer Arme erfaßt und die Knie sich nach vorn bewegen. Warten Sie anschließend ab, was geschieht.
5. Sie können es dem Gefühl gestatten, so schlecht zu sein, wie es nur sein kann, so daß sich Ihre Furcht davor, das negative Gefühl zu erleben, auflöst.
6. Sie können das Gefühl auf kreative Weise zum Ausdruck bringen, in Form eines Gedichts oder einer Zeichnung oder durch Tanzen oder Theaterspielen, und dann schauen, was Sie dadurch lernen können.
7. Sie können alle negative Energie in einen Stein übertragen, ohne sie auszuagieren. Seien Sie sich der Gefühle bewußt, und übertragen Sie sie dann in den Stein. Waschen Sie den Stein anschließend sorgfältig, und senden Sie ihm Liebesenergie.
8. Sie können bestimmte positive Gedanken oder Affirmationen über sich selbst denken, schreiben, sprechen oder singen. Dies kann Ihnen helfen, Ihren mentalen, emotionalen und körperlichen Zustand zu verstehen, und eventuell wird es dadurch auch möglich, dieselben zu verändern.
9. Sie können darüber nachdenken, wodurch jenes Gefühl und das damit verbundene Verhalten entsteht und was ihm zugrundeliegt, und dann beschließen, mit einem Freund, einem Therapeuten oder einem psychologischen Berater darüber zu sprechen.
10. Sie können alles aufschreiben, was Ihnen bezüglich jener Erfahrung, der Gefühle und der Erinnerungen, die durch sie heraufbeschworen werden, einfällt. Dies kann Ihnen helfen, sich einerseits davon zu reinigen und andererseits mehr darüber herauszufinden.
11. Sie können auch stattdessen um den Häuserblock, in dem Sie leben, laufen oder auf- und abspringen oder ein Lied singen und auf diese oder andere Weise die Energie neutralisieren.
12. Sie können einfach gar nichts tun.
13. Sie können etwas anderes tun.

Mit der Alexander-Technik am ganzen Selbst arbeiten

Menschen sind so vielfältig und komplex in ihren miteinander verbundenen Aspekten, daß wir, wenn wir uns zu umfassenderer Integration und Ganzheit hin entwickeln und weniger stark von Störungen beeinträchtigt werden wollen, viele Wahlmöglichkeiten haben, wie wir die von uns gewünschten Veränderungen herbeiführen können. Indem wir unserem Geist Aufmerksamkeit schenken, können wir etwas über unseren Körper und über unsere Gefühle erfahren; indem wir unserem Körper Aufmerksamkeit schenken, können wir etwas über unsere Gefühle und unseren Geist erfahren, und indem wir die Aufmerksamkeit auf unsere Gefühle richten, können wir etwas über unseren Geist und unseren Körper erfahren. Das eine führt zum anderen, weil alles jeweils eine Spiegelung des ganzen Selbst ist. Jeder dieser Bereiche ist ein Aspekt der Seinsnatur jedes Menschen, untrennbar mit dem Ganzen verbunden. Wir alle haben unterschiedliche Vorlieben, wenn es darum geht, *wie* wir Veränderungen bewirken wollen, und auch diese können berücksichtigt werden.

C.G. Jung ging von einer zweifachen Polarität aus: Denken und Fühlen, Intuieren und Empfinden. Er war der Meinung, daß bei allen Menschen jeweils ein Pol jeder dieser beiden Achsen vorherrschend sei, und daß außerdem eine Achse die andere dominiere. Beispielsweise war es seiner Meinung nach möglich, daß ein Mensch sehr stark körperlich orientiert ist, daß seine Grundlage das Empfinden ist, seine Intuition nur schwach entwickelt ist, daß er sich aber andererseits beim Denken wohler fühlt als beim Fühlen. Ein anderer Mensch ist vielleicht sehr intellektuell, nicht in Kontakt mit seinen Gefühlen und Empfindungen, aber er ist trotzdem sehr intuitiv.

Ob dies eine gute Methode ist, um Unterschiede zwischen Menschen auf einen Nenner zu bringen, sei dahingestellt; jedenfalls ist es interessant, sich diese vier Aspekte des Selbst anzuschauen und festzustellen, mit welchen man sich am wohlsten fühlt. Es kann sich für Sie als hilfreich erweisen festzustellen, welche Arten zu arbeiten Sie bevorzugen und ob Sie bestimmte Aspekte Ihrer Persönlichkeit vernachlässigen. Jeder dieser Aspekte ist mit einem der vier Elemente der Astrologie verbunden. Bei einem Menschen, der sich im Gleichgewicht befindet, müssen diese vier Aspekte in einem ausgewogenen Verhältnis entwickelt sein.

In der Symbolik der Astrologie sowie anderer mystischer Lehren gilt Wasser als das Element, das die Gefühle symbolisiert, Erde repräsentiert die physische Ebene der Welt und den Körper, Luft symbolisiert den Intellekt und Feuer unsere Intuition und unser spirituelles Gewahrsein.

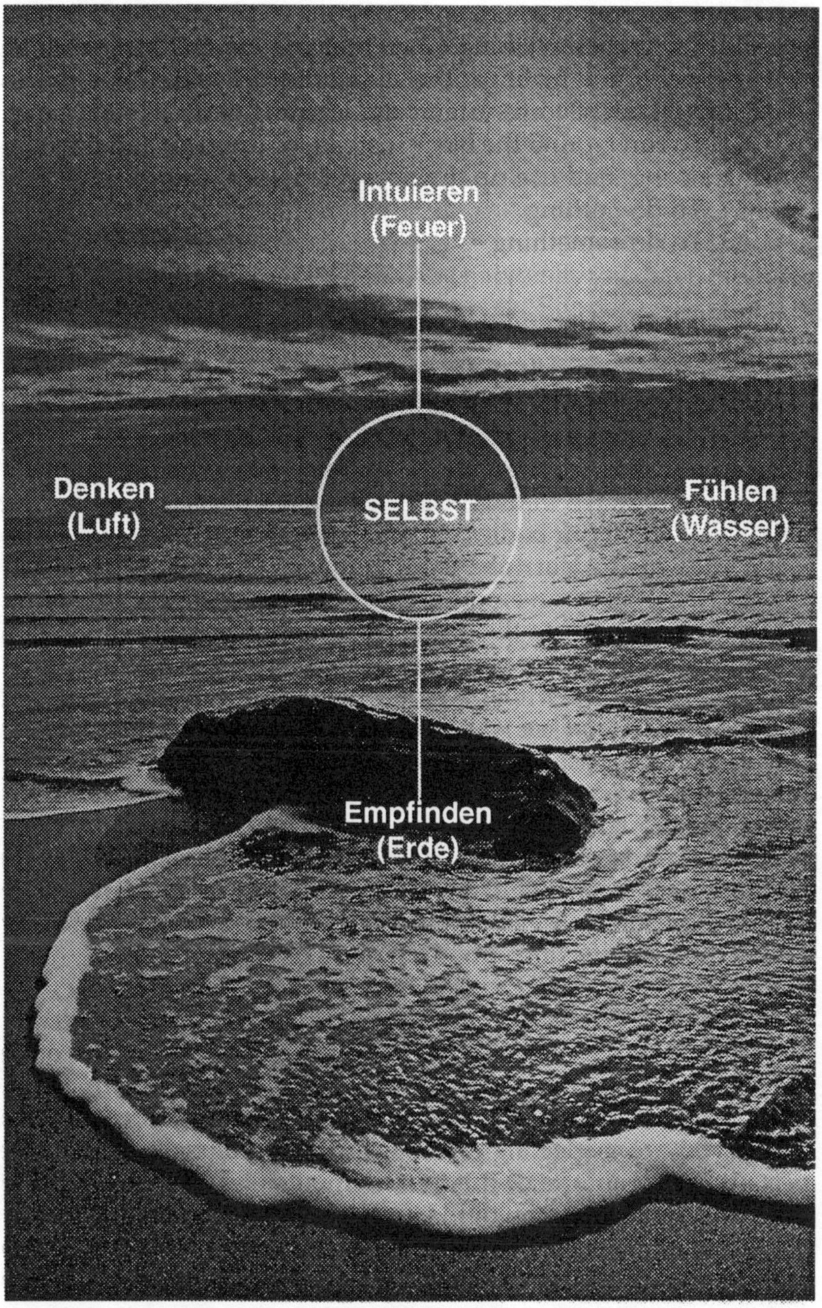

Die vier Elemente

Wir leben in einer geschichtlichen Periode, die sich genau zwischen zwei großen Zeitaltern befindet. Das alte Zeitalter der Fische geht zuende, und das neue Wassermann-Zeitalter bricht soeben an. Um uns in einen harmonischen Zustand versetzen zu können, müssen wir mit unseren Beinen in zwei Welten stehen. Wir müssen in der Lage sein, gleichzeitig zu fühlen und zu denken, gleichzeitig zu akzeptieren und zu urteilen, gleichzeitig zu geben und zu empfangen. Wir haben die Möglichkeit, in einem Zustand antagonistischen Fließens zu leben, alle Widersprüche, die unsere Realität ausmachen, auszugleichen. Wir alle sind vollkommen, so wie wir sind, und wir alle sind auch sehr unvollkommen, und das ist wiederum völlig in Ordnung. Statt uns zugunsten einer Seite zu entscheiden und die andere zu vernachlässigen und sie auf die äußere Welt zu projizieren, können wir auch inmitten unserer Konflikte lernen, die unterschiedlichen Energien auszubalancieren, und indem wir dies tun, verlieren die Konflikte an Extremität, unsere Urteile werden milder, wir entdecken ein inneres dynamisches Gleichgewicht, das nicht Stille um den Preis der Unterdrückung eines Teiles von uns schafft, sondern eine Harmonie in der Differenz findet. Dies ist Frieden. Es ist eine innere Lebendigkeit, keine statische Trägheit. Es ist das Gleichgewicht zwischen Leben und Tod, Licht und Dunkelheit, zwischen Göttin und Monster. Wenn wir uns unsere inneren Monster zueigen machen, brauchen wir keine äußeren Monster mehr zu kreieren. Wenn wir unsere inneren Kriege akzeptieren und sie zur Ruhe kommen lassen, brauchen wir vielleicht keine äußeren Kriege mehr zu führen.

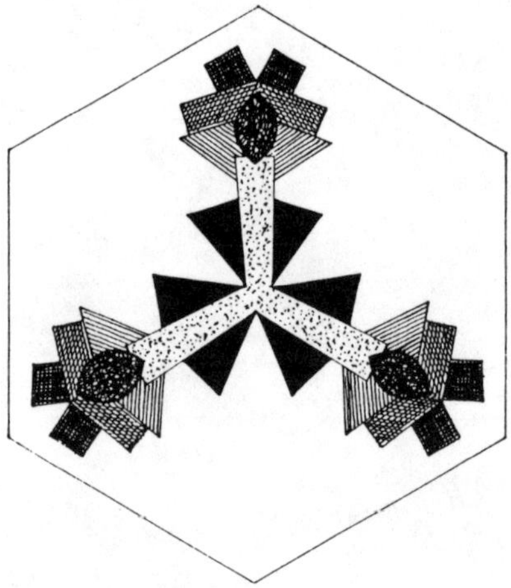

13 Der Tanz Shivas

Energie hat Masse, und Masse verkörpert Energie.
Albert Einstein, 1905*

Obwohl dies in einem gewissen Sinne schockierend klingt – glaubten wir doch seit Menschengedenken, daß sich Materie, Stoffliches, von Energie unterscheidet, so wie sich der Körper vom Geist unterscheidet (eine andere Form der gleichen Theorie) –, klingt derselbe Satz in einem anderen Sinne auch wieder überraschend natürlich. Die Dichotomie von Materie und Energie geht wenigstens bis zum Alten Testament zurück.
Gary Zukav, 1979*

Ich erinnere mich noch gut daran, wie ich das erste Mal auf Einsteins Gleichung von Masse und Energie stieß. Ich war damals noch in der Schule und studierte reine und angewandte Mathematik und Physik, bevor ich an der Universität anfing, mich mit Philosophie auseinanderzusetzen. Deshalb erfüllte mich damals eine wissenschaftliche Theorie von so ungeheuer weitreichender philosophischer Bedeutung mit Ehrfurcht und Begeisterung. Die Welt hatte sich dadurch für mich auf tiefe und grundlegende Weise verändert. Ein Tisch war nun für mich kein fester Gegenstand mehr, und mich selbst sah ich auch nicht mehr als einen festen physischen Körper. Masse ließ sich in Energie umwandeln und umgekehrt.

Ich kann mich auch noch gut an meine Frustration darüber erinnern, daß sich trotz dieser welterschütternden Neuigkeit die Welt des Gegenständlichen gar nicht so schnell zu verändern schien. Tatsächlich war die einzige Art von »welterschütternder« Veränderung in jener Zeit die Atombombe, bei deren Detonation durch Atomspaltung riesige Mengen von Energie frei werden, was bedeutet, daß Masse in Energie umgewandelt wird. Die Science-Fiction-Filme, in denen Menschen »gebeamt« wurden, entsprachen meinem neuen Verständnis des Lebens, aber mir wäre es natürlich lieber gewesen, wenn dies Realität, nicht Fiktion gewesen wäre.

---

* *Die tanzenden Wu-Li-Meister*, Rowohlt, Reinbek 1981, TB 7910, S. 183.

Während meiner Ausbildung zur Alexander-Lehrerin bemerkte ich nach einigen Monaten übersinnliche Wahrnehmungen. Ich sah um Menschen herum die Aura und Energieströmungen, manchmal in Form von Farbeindrücken und manchmal so, als wäre die Luft von winzigen transparenten Blasen und Strahlen erfüllt. Der Prozeß der Veränderung und der tiefen Entspannung, den die Alexander-Technik damals bei mir auslöste, ermöglichte es mir, die Welt auf eine Weise zu erleben, die ich bis zu jenem Zeitpunkt blockiert hatte. Meine Vision wurde nun Wirklichkeit. Aus der Fiktion wurde eine Tatsache. Fritjof Capra beschreibt im Vorwort seines Buches *Das Tao der Physik** ein ähnliches Erlebnis.

> Eines nachmittags im Spätsommer saß ich am Meer und sah, wie die Wellen anrollten, und fühlte den Rhythmus meines Atems, als ich mir plötzlich meiner Umgebung als Teil eines gigantischen kosmischen Tanzes bewußt wurde. Als Physiker wußte ich, daß der Sand und die Felsen, das Wasser und die Luft um mich her sich aus vibrierenden Molekülen und Atomen zusammensetzen... daß unsere Atmosphäre ständig durch Ströme kosmischer Strahlen bombardiert wird, Teilchen von hoher Energie, die beim Durchdringen der Luft vielfache Zusammenstöße erleiden. All dies war mir von meiner Forschungsarbeit in Hochenergie-Physik vertraut, aber bis zu diesem Augenblick beschränkte sich meine Erfahrung auf graphische Darstellungen, Diagramme und mathematische Theorien. Als ich an diesem Strand saß, gewannen meine früheren Experimente Leben; ich »sah« förmlich, wie aus dem Weltraum Energie in Kaskaden herabkam... Ich »sah« die Atome der Elemente und die meines Körpers als Teil dieses kosmischen Tanzes.

Wenn wir uns dessen bewußt werden, was die Hindus den Tanz Shivas nennen – daß die Welt ein Energietanz ist und daß Energie und Masse austauschbare Teilnehmer an diesem Tanz sind, daß jedes Materieteilchen von einer ihm zugeordneten Schwingung begleitet wird, daß auch wir an diesem Tanz beteiligt sind, ständig mit unserer Umgebung interagieren und unsere eigenen Schwingungen aussenden und andere empfangen –, erscheint die Vorstellung, daß wir abgesehen davon auch eigenständige Individuen sind, widersprüchlich. Wir leben in einer Zeit, in der die Wirklichkeit nur im Sinne solcher Antagonismen verstanden werden kann, denn wir befinden uns an der Schwelle eines Neuen Zeitalters, in dem die Wirklichkeit für uns eine neue Bedeutung annehmen wird.

---

* Fritjof Capra: *Das Tao der Physik*, Scherz, München 1983, S. 7.

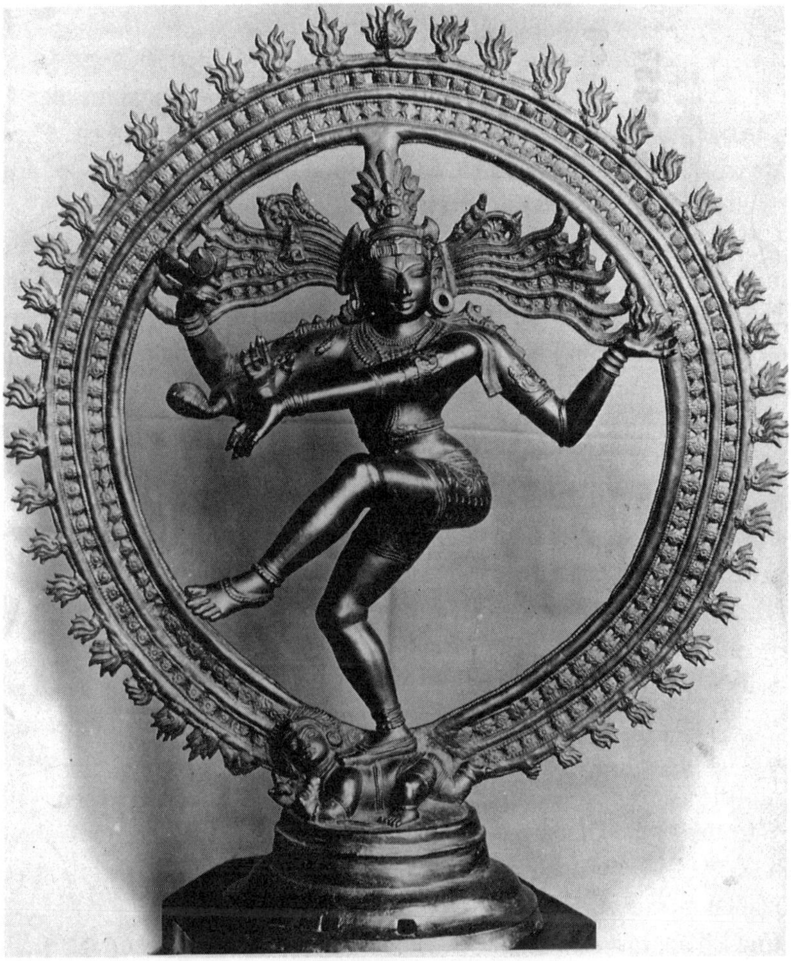

Tanzender Shiva

Als ich anfing, »Dinge zu sehen«, wurde ich ungeheuer neugierig und wollte verstehen, was da vor sich ging. Es schien so, als ob durch das Auflösen muskulärer und geistiger Spannungen und durch das Erteilen von Direktiven bezüglich des Gebrauchs, den ich von mir selbst machte, eine Art von Hellsichtigkeit, mein mediales, parapsychisches Gewahrsein erwachte. Andere Lehrer und Schüler der Alexander-Technik haben ähnliche Erfahrungen gemacht, und meine Neugier bezüglich dieser Erlebnisse in Verbindung mit dem Rat eines Hellsehers, der mir sagte, ich müsse unbedingt lernen, mich auf dieser feinstofflichen Ebene zu schützen, brachte mich dazu, in England und Kalifornien entsprechende Studien zu betreiben und eine Synthese zwischen der Alexander-Technik und der Arbeit im feinstofflichen Bereich zu entwickeln.

Das erste, was ich über die Arbeit mit feinstofflichen Energien lernte, war, daß dabei alles als eine Form von Energie verstanden wird. Die Annahme, daß Masse und Energie austauschbar sind, war eine Grundlage dieser Arbeit. Physische Objekte, Pflanzen, Tiere, Menschen, die Erde und das Sonnensystem sind allesamt unterschiedliche Arten von Energiesystemen. Wir geben und empfangen Energie von der Erde unter unseren Füßen, von den Planeten und vom Sonnensystem über unseren Köpfen und aus der Atmosphäre, in der wir leben und die die Verbindung zwischen der Erde und der kosmischen Energie herstellt. Außerdem tauschen wir mit allem um uns herum Energie aus: mit anderen Menschen, mit Orten und mit Gegenständen. Tatsächlich ist es die Gesamtwirkung all dieser Energien, die die energetische Qualität einer bestimmten Umgebung ausmacht. Dies ist auch der Grund, weshalb manche Orte wundervoll glücklich und beruhigend wirken, während andere uns unangenehm berühren und beunruhigen.

Die beiden Bereiche, in denen ich mich ausbilden ließ, schienen sehr gut zusammenzupassen. Beide erforderten die Entwicklung eines verfeinerten Selbstgewahrseins und ein Verständnis der ungeheuren Wirkung geistiger Ausrichtung, nur jeweils in unterschiedlicher Anwendungsform. Mir wurde klar, daß wir einer Sache, der wir Aufmerksamkeit schenken, auf diese Weise Energie geben, und daß die Qualität unserer Aufmerksamkeit entscheidend ist für die Qualität der Energie. Wissenschaftliche Experimente mit Pflanzen haben dies mittlerweile gezeigt.* Ich fing an, die Alexander-Technik im Sinne von Energie zu verstehen, und ich experimentierte mit »Direktiven«, die diese Vorstellungen über Energie einbezogen. Indem ich die Direktiven Alexanders als Energieströme visualisierte, gelang es mir, die Qualität meiner Alexander-Arbeit zu verbessern.

So fing ich an, mir die Alexander-Technik wirklich zu eigen zu machen.

Arbeit mit Energieströmen

Legen Sie sich in die halbausgestreckte Rückenlage. Verbringen Sie ungefähr zehn Minuten damit, sich selbst zu beobachten und zu dem, was Sie fühlen

---

* Nähere Informationen zu diesem Thema finden Sie in dem Buch von Peter Tompkins und Christopher Bird mit dem Titel *Das geheime Leben der Pflanzen* (Fischer TB 1977).

und denken, Kontakt aufzunehmen. Lassen Sie zu, daß Ihre Muskeln sich entspannen, während Sie den Körper in eine Position bringen, in der sich die Wirbelsäule am besten ausruhen kann.

Wenn Sie sich geistig und körperlich entspannt und ruhig fühlen, so richten Sie Ihre Aufmerksamkeit auf Ihren rechten Fuß, und spüren Sie den Kontakt der Fußsohle und der Ferse zum Boden. Stellen Sie sich nun einen Energiestrom vor, der wie weißes Licht durch den rechten Fuß in Ihren Körper eintritt. Stellen Sie sich vor, daß dieses Licht von dort weiter durch das Fußgelenk, die Wade, das Knie, den Oberschenkel und die Hüfte in das Becken fließt, dann durch den Rumpf aufwärts, von dort in die Arme hinein, aufwärts durch den Hals in den Kopf und am Scheitel wieder aus dem Körper heraus. Während die Energie durch die Gelenke im Körper fließt, die Knöchel, Knie, Hüften und an der Wirbelsäule entlang, lockern sich diese Gelenke ein wenig. Sie werden freier, und es sammelt sich mehr Flüssigkeit in ihrer Umgebung. Die Lichtenergie, die durch die Muskeln fließt, lockert und verlängert diese, wodurch sie harmonisiert werden. Antagonistische Muskeln wirken ausgleichend aufeinander ein und bewirken so eine Verlängerung und Lockerung.

Richten Sie nun Ihre Aufmerksamkeit auf Ihren linken Fuß, und führen Sie die gleiche Visualisation mit diesem noch einmal durch. Lassen Sie die Lichtenergie durch Ihren Körper strömen, und vergessen Sie auch nicht Arme und Hände. Wenn Sie dabei die Hände auf den Bauchbereich legen, fließt die Energie durch sie hindurch erneut in den Bauch und von dort aus im Rumpf aufwärts und in Hals und Kopf.

Arbeiten Sie nun mit beiden Energieströmen gleichzeitig. Seien Sie sich der Energie bewußt, die durch Ihren Hals fließt und wundervolle Entspannungsreaktionen in den Muskeln und Gelenken der Halswirbel bewirkt. Spüren Sie, wie die Energie in den Kopf strömt und alle Gesichtsmuskeln lockert ebenso alle Muskeln im Rachen- und Mundbereich, und wie sie die Verbindungen zwischen den Schädelknochen lockert, so daß sich die Flüssigkeit, die sich im Inneren des Kopfes befindet, freier bewegen kann.

Lenken Sie Ihre Aufmerksamkeit nun auf Ihren Rumpf, und lassen Sie zu, daß die Energieströme alle Spannungen im Becken- und Bauchbereich sowie im Bereich der Rippen und Schultern auflösen. Stellen Sie sich vor, daß sich die Wirbel lockern und die Wirbelsäule sich bis hinauf zum Kopf verlängert. Der ganze Rumpf verlängert und weitet sich, während das weiße Licht sich ausbreitet und ihn ausfüllt.

Erweitern Sie nun die Energieströme um eine zusätzliche Dimension. Visualisieren Sie zusätzlich zu der Energie, die durch die Mitte des Körpers aufwärtsfließt, daß sie durch den rechten Fuß und das rechte Bein strömt und dann in einem breiten Energieband zur linken Schulter fließt und durch den linken Arm wieder abwärtsströmt. Visualisieren Sie, wie die Energie durch den linken Fuß und das linke Bein in den Körper strömt und dann im Rumpf zur rechten Seite überwechselt, wo sie durch die rechte Schulter in den rechten Arm fließt. Durch diese diagonalen Energieströme werden die Schultern dazu angeregt, sich zu weiten, und die Verbindung von Armen und Beinen zum Rücken wird verbessert. Spüren Sie, wie die Energieströme jene Weitung und Verlängerung bewirken, die Sie in Ihrem Körper erreichen wollen, sowie auch die freie Bewegungsfähigkeit Ihres Halses und anderer Gelenke, durch die Ihr Bewegungsspielraum generell größer wird.

Die Aura

Das Gruppenfeld

> Achten Sie auf die Stille. Was geschieht, wenn in einer Gruppe nichts geschieht? Das ist das Gruppenfeld.
>
> Die Teilnehmer sitzen in einem Kreis, aber es ist das Klima oder der Geist im Zentrum des Kreises, der Ort, wo nichts geschieht, der den Charakter des Gruppenfeldes bestimmt.
>
> Lernen Sie, die Leerheit zu sehen. Wenn Sie in ein leeres Haus eintreten, können Sie dann die Stimmung dieses Ortes spüren? Genauso ist es mit einer Vase oder mit einem Topf. Lernen Sie, jene Leere zu sehen, die die Nützlichkeit des Gegenstandes ausmacht.
>
> Reden und Handeln der Menschen sind figurale Ereignisse. Sie geben der Gruppe Form und Inhalt. Die Zeiten der Stille und die Leerräume hingegen offenbaren die Grundstimmung der Gruppe, den Kontext all dessen, was geschieht. Das ist das Gruppenfeld.
>
> John Heider, *The Tao of Leadership**

Jeder Mensch, jedes Tier und jedes Ding hat eine Aura. So wie die Welt von einer Atmosphäre umgeben ist, so hat alles, was Teil von ihr ist, seine eigene »Atmosphäre«, und das ist es, was wir als Aura bezeichnen. Die Aura ist ein

* Titel der deutschen Ausgabe: *Das Tao der Führung*, erschienen im Sphinx-Verlag, Basel.

Energiefeld, das um etwas herum entsteht, die Gesamtheit der Energien, die von jenem Objekt oder Wesen oder von einer Ansammlung von Objekten und/oder Wesen ausgehen.

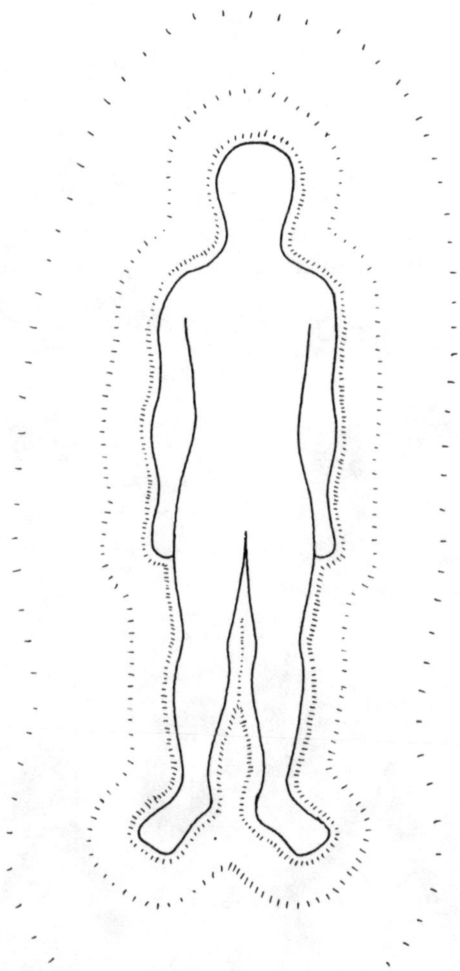

13.1 Schichten der menschlichen Aura

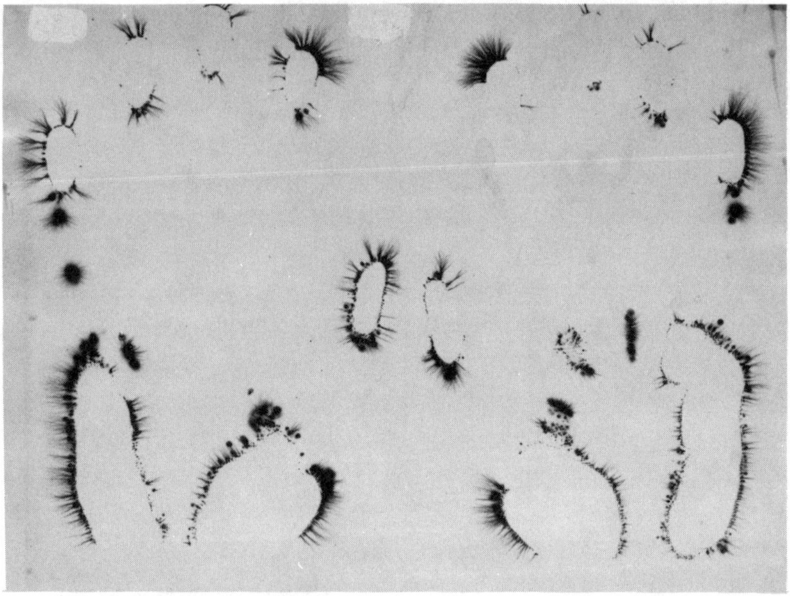

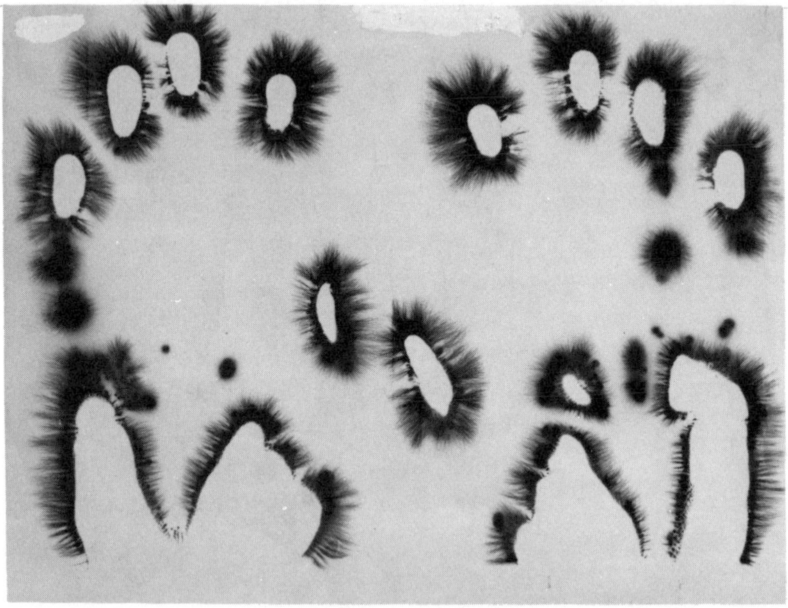

Kirlian-Fotografien. Diese beiden Fotos stammen von den gleichen Händen. Das eine ist vor einem langen Urlaub aufgenommen, zu einem Zeitpunkt, als die betreffende Person sehr müde war *(oben)*, das andere entstand nach dem Urlaub, als die Person sich wieder erholt hatte *(unten)*.

Die menschliche Aura ist ein sehr komplexes Gebilde, und sie wird durch die Energien der Chakren beeinflußt. Diese sind wichtige Energiezentren, auf die ich später noch näher eingehen werde. Die Aura kann sich von Person zu Person sehr stark unterscheiden, und selbst bei ein und derselben Person verändert sie sich von Augenblick zu Augenblick, von Tag zu Tag und von Jahr zu Jahr. Ebenso wie wir alle uns ständig verändern, verändert sich mit uns auch die fließende Atmosphäre unseres Energiefeldes. Eine gesunde Aura umgibt den Körper in einer ungefähr 35 cm dicken Schicht, und außerdem gibt es noch feinere Emanationen, die man noch im Abstand von mehreren hundert Metern vom Körper entfernt wahrnehmen kann. Es ist so, als hätten wir mehrere unterschiedliche Körper, die in unterschiedlichen Welten existieren und alle miteinander und in enger Beziehung zueinander interagieren. Es gibt den physischen Körper, den emotionalen Körper und den mentalen Körper. Viele sprechen von sieben Schichten der Aura, die den sieben Hauptchakren entsprechen.

Auch wenn Sie selbst noch nie eine Aura gesehen haben, können Sie sich sehr leicht einen Eindruck von diesem Phänomen verschaffen, da es heute Aura-Fotografien gibt. Semyon Kirlian hat durch die von ihm entwickelte Methode der Aura-Fotografie bewiesen, daß jeder Mensch von Energiefeldern umgeben ist.

> Anschließende Experimente enthüllten, daß nicht nur subatomare Teilchen, sondern auch Atome und Moleküle mit Wellen zusammenhängen. ... Theoretisch hat *alles* eine Wellenlänge – Fußbälle, Autos und sogar Menschen –, aber ihre Wellenlängen sind so kurz, daß sie unbemerkt bleiben.
>
> Gary Zukav, *Die tanzenden Wu-Li-Meister**

Wir interagieren ständig mit verschiedenen Energien. Die Energie der Erde dringt in uns ein, die Energie all der verschiedenen Planeten und des gesamten Kosmos durchdringt uns, und auf dem Planeten Erde befinden wir uns in einem Sperrfeuer unzähliger Energieströme in Form von Klang-, Licht- und Radiowellen, Elektrizität und Magnetismus sowie noch vieler anderer Formen von Schwingungen, deren Existenz wissenschaftlich bewiesen ist, sowie auch solcher, deren Beschaffenheit noch nicht völlig geklärt ist, wie beispielsweise die Energien von Pflanzen oder diejenigen unserer Gedanken und Gefühle. Alle diese Energien durchfließen uns, und gleichzeitig strömen unsere eigenen Energien in die uns umgebende Welt. Die unsichtbare Welt ist wesentlich größer und mäch-

---

* dto., S. 121.

tiger als die sichtbare, doch wir tendieren immer noch dazu, nur das Sichtbare für real zu halten. Im Lichte der modernen Wissenschaft ist dies schon seit längerem nicht mehr haltbar.

Wenn wir uns bewegen, wenn wir singen oder wenn wir sprechen und sogar wenn wir auf aktive Weise denken oder ganz allgemein damit beschäftigt sind, etwas zu »tun«, bewegt sich unsere Energie nach außen, und wir werden weniger stark durch Energien beeinflußt, die in uns hineinströmen. Doch wenn wir uns in einem passiven Zustand befinden – wenn wir beispielsweise Tagträumen nachhängen, wenn wir zuhören, beobachten, warten, wenn wir »sind«, statt zu »tun« –, dann wirken die äußeren Energien stärker auf unseren Geist und Körper ein.

Viele für die feinstofflichen Energien sensible Menschen sind in der Lage, die Aura als ein Energieband zu sehen oder zu spüren, das einen Menschen umgibt. Es kann vorkommen, daß solche Menschen in der Aura Farben und Formen zu sehen vermögen. Ein Mensch, der über die Fähigkeit verfügt, die Aura zu lesen, kann Informationen über die körperliche Gesundheit sowie über den mentalen, emotionalen, feinstofflichen und spirituellen Zustand eines Menschen erhalten, dessen Aura er liest, und er kann sogar Informationen über die Vergangenheit und Zukunft des Betreffenden empfangen. Wir alle verfügen in mehr oder weniger starkem Maße über diese Fähigkeit, doch wird sie in unserer westlichen Kultur nicht entwickelt.

Als ich in der Alexander-Technik ausgebildet wurde, befand ich mich in einer idealen Situation, was die Entwicklung eines Gewahrseins der Aura anbetrifft. Während dieser Ausbildung arbeiteten unterschiedliche Menschen zusammen, wobei jeweils einer die Rolle des Schülers oder der Schülerin und ein anderer die des Lehrers oder der Lehrerin übernahm. Bevor irgend jemand mit einer anderen Person arbeitete, stand der oder die Betreffende ruhig neben dem Schüler und arbeitete an sich selbst, indem er oder sie innehielt und sich Direktiven erteilte. Das heißt, wenn ich mich in der Rolle der Schülerin befand, standen verschiedene andere Personen ein paar Sekunden lang neben mir, ohne mich zu berühren, und ich war dann in der Lage, die Aura dieser Menschen zu spüren, bevor sie mich tatsächlich berührten. Wenn jene Person Direktiven erteilte und diese Direktiven in ihre Aura übergingen, kam es oft vor, daß ich als die Schülerin feststellte, daß jene Gedanken auf mich einwirkten, bevor es zu einem Kontakt mit den Händen des Lehrers oder der Lehrerin gekommen war. Mein Kopf bewegte sich nach vorn und nach oben, mein Rücken wurde länger und weiter, und ich atmete auf eine äußerst angenehme, befreiende Weise. Einige Lehrer hatten eine stärkere Wirkung auf die Aura als andere, und in jenem Augenblick des Aufeinander-Einwirkens der Aura von Lehrerin und Schülerin nahm ich auch andere Qualitäten wahr – in manchen Fällen Angst, in anderen eine wohltuende heilende Qualität, in wieder anderen ein wunderbares Kichern usw. Diese Eigenschaften veränderten sich von Tag zu Tag, wobei jedoch andererseits bei den meisten Menschen ein gewisser »aurischer Grundcharakter« zu erkennen war.

Jedesmal, wenn Sie in Gegenwart eines anderen Menschen ein unerwartetes negatives Gefühl überkommt, beispielsweise Angst oder Unwohlsein oder schwer lastende Müdigkeit oder, im gegenteiligen Fall, ein ebenso unerwartetes Gefühl der Freude und Leichtigkeit, und Sie sind der Meinung, daß sich das betreffende Gefühl eigentlich ziemlich plötzlich einstellt und es sich dabei nicht um etwas handelt, das Ihrem eigenen Seinszustand entspringt, sind Sie zur emotionalen Energie der Aura der anderen Person in Kontakt getreten. Die Aura hat viele Schichten, und man kann darin körperliche Symptome ebenso wie Gedanken und Gefühle erkennen. Und Sie können die gleiche Erfahrung auch mit einem bestimmten Platz, mit einer Pflanze oder mit einem Stein machen – mit allem, was Sie sich nur vorstellen können!

Ihr Sein empfängt diese umfassende Stimulation ständig. Nur sind einige Menschen empfänglicher dafür als andere, so daß sie Gedanken oder Gefühle eines anderen Menschen auffangen können oder den Charakter einer Pflanze oder das Gefühl, das ein bestimmter Ort ausstrahlt. Und bestimmte Menschen vermögen besser mit solchen Wahrnehmungen umzugehen als andere, und auf manche Sensitive (aber nicht auf alle) wirkt sich das, was um sie herum geschieht und durch sie hindurchfließt, sehr negativ aus, und sie sind nicht in der Lage, die Wirkung, die dies auf sie hat, in ihrem Sinne zu beeinflussen. Andere Menschen werden weniger stark davon beeinflußt und können trotz des unterschiedlichen Charakters der sie umgebenden Energiefelder eine größere Stetigkeit bewahren. Viele Menschen sind sich ihrer Empfänglichkeit für feinstoffliche Energien nicht bewußt, und sie verstehen nicht, warum sie unter starken Stimmungsschwankungen, unter Erschöpfungszuständen oder gar unter gesundheitlichen Störungen leiden. Zu der letzteren Kategorie gehörte auch ich, und das war der Grund, weshalb ein Hellseher mir riet, ich sollte meine parapsychischen Fähigkeiten entwickeln, um zu lernen, mit den Energien, die uns umgeben, besser umzugehen.

Ein Gewahrsein der Aura entwickeln

Die folgenden Übungen erfordern einen freien Gebrauch der Vorstellungskraft, es sei denn, Sie sind ohnehin schon in der Lage, die Aura zu sehen. Wenn Sie sie nicht »sehen« können, so stellen Sie sich vor, wie es wohl wäre, wenn Sie dies könnten. Imagination (Vorstellungskraft) und feinstoffliches Gewahrsein sind eng miteinander verwandt. Um mit einem von beiden zu arbeiten, müssen Sie den Einfluß des logischen, vernünftigen Teils Ihres Geistes zeitweilig ausschalten und es einem anderen Teil Ihres Geistes ermöglichen, sich ungehindert zu entfalten.

Stehen Sie ruhig, halten Sie inne, und erteilen Sie Ihre Direktiven. Wenn Sie mit Ihrem kinästhetischen Gewahrsein in Kontakt sind und ein Gefühl davon entwickelt haben, wie Sie stehen, fügen Sie dem Bild, das Sie von sich selbst haben, ein Energieband von etwa 30 Zentimetern Breite hinzu, welches vom Körper ausgeht und Sie umgibt. Lassen Sie zu, sich dessen bewußt zu sein, wie weit Sie werden, wenn Sie zu Ihrem aurischen Raum in Kontakt treten. Lassen Sie zu, daß die Energie, die Sie umgibt, sanft von Ihrem Körper ausströmt, so daß Sie sich immer weiter ausdehnen können. Lassen Sie zu, daß die Aura, die zunächst 30 cm breit ist, ihre Breite verdoppelt, usw. Fühlen Sie sich besser, während sie sich ausdehnt, oder fühlen Sie sich ein wenig unsicher? Oder nehmen Sie irgendwelche anderen Reaktionen wahr? Stellen Sie fest, welche Aurabreite sich für Sie am angenehmsten anfühlt. Beobachten Sie, ob dies an unterschiedlichen Tagen verschieden ist.

Gehen Sie nun langsam im Raum umher, und erteilen Sie sich dabei Ihre Direktiven. Seien Sie sich währenddessen der Aura bewußt, die Sie umgibt. Versuchen Sie, wenn Sie sich auf eine Mauer oder ein Möbelstück zubewegen, festzustellen, ob Sie die Wirkung des Objekts auf Ihre Aura spüren können – ob Sie spüren, wie die Aura auf das betreffende Objekt reagiert, wenn Sie sich ihm nähern.

Bewegen Sie sich nun umher, wie auch immer Sie wollen, und erforschen Sie die Bewegungen Ihrer Hände und Arme, der Beine und Füße und des ganzen Körpers. Stellen Sie sich vor, Sie könnten eine Aura um Ihre Hände sehen, um Ihre Arme, um Ihren ganzen Körper. Wie bewegt sich jene Aura-Energie, wenn Sie sich bewegen? Was geschieht, wenn Sie beispielsweise eine schnelle Armbewegung ausführen? Versuchen Sie, sich die Fluidität der Aura vorzustellen, die sich um Sie bewegt.

Kehren Sie wieder in die Standposition zurück, und halten Sie eine Zeitlang inne. Streichen Sie anschließend sanft mit Ihren Händen über die Aura. Bewegen Sie die Hände um Ihren physischen Körper, ohne diesen zu berühren, als ob Sie den Raum, der Sie umgibt, streicheln würden. Versuchen Sie, sich dessen bewußt zu werden, welche Gefühle Sie haben, während Sie dies tun.

Es ist interessant, mit den soeben beschriebenen Übungen zu experimentieren und dabei einen Spiegel zu benutzen. Stellen Sie sich vor, Sie könnten die

Aura, die Ihren Körper umgibt, im Spiegel sehen. Beobachten Sie, wie sie sich bewegt, wenn Sie sich bewegen. Tanzen Sie mit Ihrer Aura.

Mit anderen Menschen arbeiten

Wenn Sie Gelegenheit haben, die Aura zusammen mit anderen Menschen zu erforschen, können Sie einen wesentlich besseren Eindruck davon gewinnen, wie unterschiedlich der Charakter einer Aura sein kann. Wenn Sie mit einem Freund oder einer Freundin zusammenarbeiten können, so probieren Sie gemeinsam das folgende Experiment aus.

Setzen Sie sich in die Mitte des Raumes, und schließen Sie die Augen. Lassen Sie Ihre Freundin langsam auf Sie zukommen. Wenn Sie ihre Gegenwart bemerken, dann sagen Sie ihr, was Sie spüren, welche Empfindungen, welche Emotionen dies in Ihnen erzeugt und welchen Charakter die Interaktion in Ihren Augen hat. Lassen Sie sie noch näher herankommen, und fahren Sie unterdessen fort, ihr Feedback über die Interaktion der Auren zu geben. Tauschen Sie anschließend die Rollen.

Aura-Typen

Wenn Sie mit anderen Menschen zusammen sind, so achten Sie darauf, was mit Ihrer Aura geschieht und welche Gefühle Sie bezüglich der Auren der anderen haben. Haben Sie das Gefühl, daß eine andere Person eine sehr starke, ausgedehnte Aura hat, oder nehmen Sie bei einem anderen Menschen eine sehr sanfte, empfängliche Aura wahr? Wie reagiert Ihre eigene Aura auf die Aura der anderen? Menschen, die sich selbst als Opfer ansehen, kontrahieren ihre Aura und können dadurch krank werden. Sie geben sich nicht genügend Raum. Wenn ein Mensch sich wie ein Opfer fühlt, dann ist das so, als würde die Energie der Welt den Betreffenden niederdrücken, so daß er sich auf der Energie-Ebene auf möglichst kleinem Raum zusammenzieht, um sich vor der Welt zu verstecken. Viele Menschen haben die Tendenz, ihre Aura mit derjenigen des Menschen zu verschmelzen, mit dem sie gerade zusammen sind, so daß beide Auren zusammenfließen. Versuchen Sie, sich die Aura von Menschen vorzustellen, mit denen Sie gerade zusammen sind, und achten Sie darauf, was passiert, wenn jemand – ein Freund oder ein Fremder – in Ihren Aura-Raum eindringt. Fügen Sie dem allgemeinen kinästhetischen Gewahrsein, das Sie mit Hilfe der Alexander-Technik entwickeln, ein Gewahrsein Ihrer Aura hinzu.

Chakren

In der Philosophie des Ostens ist Chakra der Name für ein Energiezentrum im Körper. *Chakra* ist ein Sanskrit-Wort, welches »Rad« bedeutet; und Hellseher sehen auch tatsächlich, daß sich diese Energiezentren wie Räder drehen. Es gibt Hunderte solcher Zentren im Körper, und viele Akupunkteure sagen, daß sie den Akupunkturpunkten im Körper entsprechen. Die meisten dieser Zentren werden als kleinere Chakren bezeichnet, und mit diesen werde ich mich hier nicht beschäftigen. Doch gibt es eine Gruppe von Haupt-Chakren, zu denen man gewöhnlich sieben zählt, die jedoch je nach Tradition von sechs bis zu zehn Chakren variieren kann. Die Haupt-Chakren befinden sich in der Körpermitte und erstrecken sich vom untersten Punkt der Wirbelsäule bis zum Scheitel des Kopfes, und wenn über Chakren gesprochen wird, so sind meist diese Haupt-Chakren gemeint. Außer ihnen gibt es aber auch noch in den Händen und Füßen wichtige Chakren.

Kürzlich hat die westliche Wissenschaft diese Chakren »entdeckt«. Sie werden mit einem Gerät ermittelt, das den Namen ESM-Scanner trägt und dessen Arbeitsweise auf Klangwellen basiert. Man hat auch versucht, die Chakren mit wissenschaftlichen Methoden zu behandeln, und zwar mit Hilfe der Elektro-Kristall-Therapie. Doch aus der Sicht der westlichen Wissenschaft ist immer noch sehr vieles unklar, was die Chakren anbetrifft, und die Informationen darüber, die aus verschiedenen östlichen philosophischen Quellen stammen, sind teilweise widersprüchlich. Es gibt mehrere Systeme, die auf unterschiedliche Weise erklären, wo genau sich die Haupt-Chakren befinden und welche Art von Energie jeweils darin wirksam ist. Die Tatsache, daß diese Systeme nicht völlig miteinander übereinstimmen, zeigt, daß noch viele weitere wissenschaftliche Untersuchungen und Studien durchgeführt werden müssen, um zu einem umfassenden Verständnis dieser Energiezentren zu gelangen.

Das System, auf das ich mich beziehe und das ich erläutern werde, entspricht im wesentlichen demjenigen, das ich erlernt habe, als ich in Kalifornien an der Entwicklung meiner feinstofflichen Fähigkeiten arbeitete. Ich habe es allerdings unter Einbeziehung meiner eigenen Erfahrungen und Erkenntnisse geringfügig abgeändert. Es handelt sich um ein System, in dem Erkenntnisse der westlichen Kultur einbezogen wurden und das sich in meiner Arbeit seit vielen Jahren als zuverlässig erwiesen hat. Diesem System zufolge sind die Chakren auf mehreren

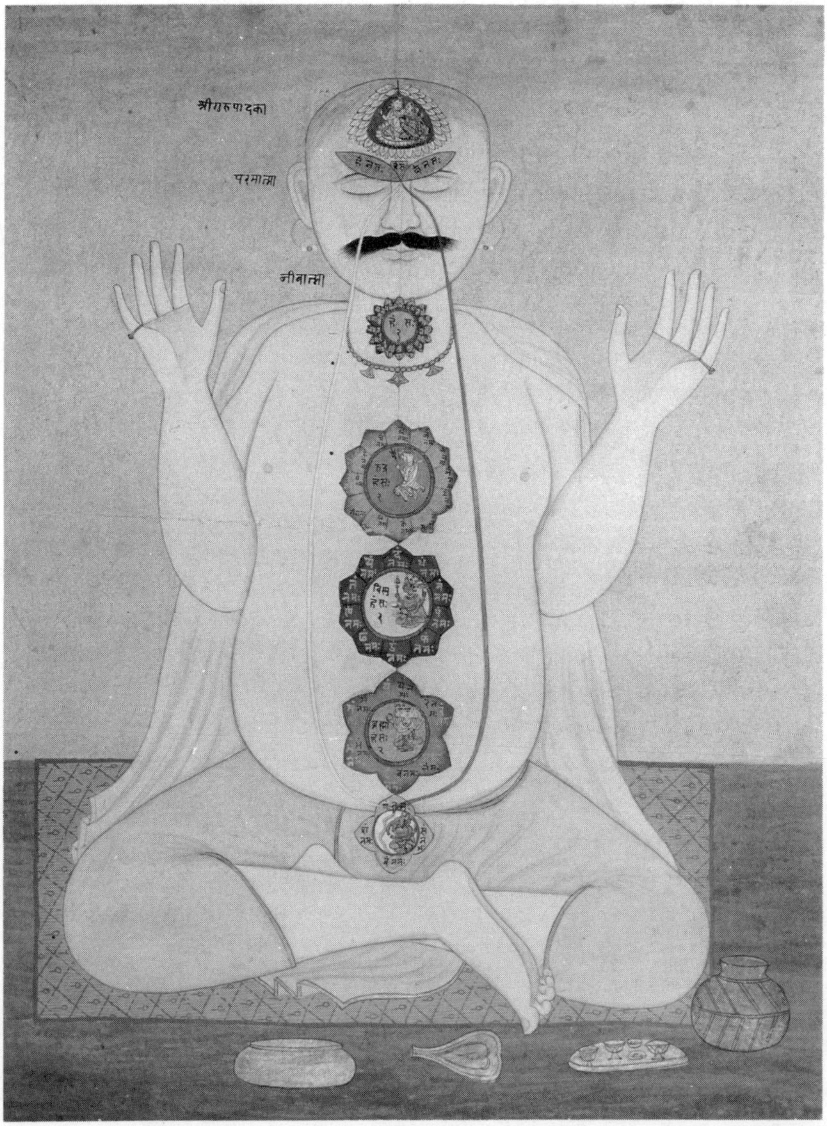

Traditionelle Darstellung der Chakren, Kangra, ca. 1820

Ebenen aktiv. Zunächst gibt es eine irdische Ebene, auf der die unterschiedlichen Energien der Chakren die physiologische und psychologische Konstitution eines Menschen bestimmen. Jedes Chakra hat also eine persönliche psychophysische Qualität. Und zweitens wirkt jedes Chakra auch auf der feinstofflichen Ebene, auf der es darum geht, wie wir mit der Energie umgehen, die von anderen Menschen und von der Außenwelt zu uns hinfließt, sowie auch damit, wie wir unsere eigene Energie auf der feinstofflichen Ebene projizieren. Außerdem sind die Chakren auch noch auf der spirituellen Ebene wirksam.

Das unten abgebildete Diagramm zeigt, wo die Haupt-Chakren im Körper lokalisiert sind. Die beste Art, die Chakren zu verstehen, ist, sie sich als eine Art Energie-Skelett für jenes Energiesystem vorzustellen, welches der Mensch ist. Alle Menschen organisieren unterschiedliche Arten von Energie in ihrem System. Die Chakren und der feinstoffliche Körper – der sich aus den vielen Schichten der Aura zusammensetzt – sind also wichtige, grundlegende Bestandteile von uns, um die herum unser körperliches und psychisches Sein organisiert ist.

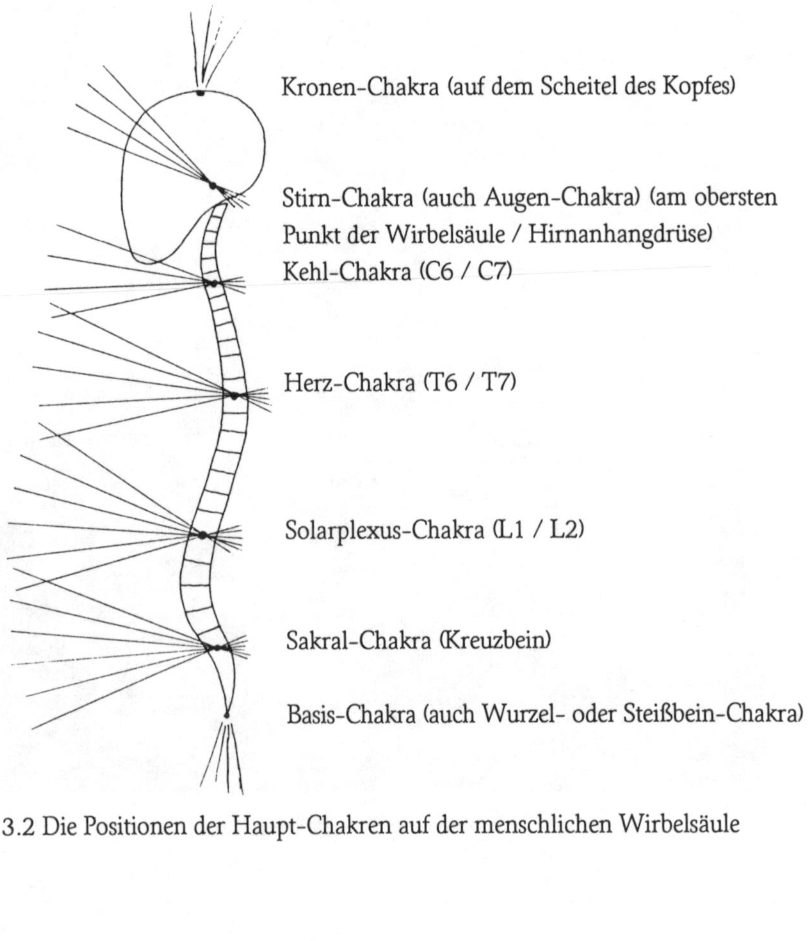

13.2 Die Positionen der Haupt-Chakren auf der menschlichen Wirbelsäule

Eine Ebene der Energiemanifestationen der Chakren ist sichtbar, nämlich der Körper. Wir neigen dazu, uns die reale Welt als das vorzustellen, was sichtbar ist; aber diese Anschauung von Realität ist heute überholt. Die Lichtenergie ermöglicht es uns, eine physische Welt zu sehen, doch das, was wir da sehen, ist nur ein verschwindend geringer Teil der Energieschwingungen jener Welt. Von dem riesigen elektromagnetischen Energiespektrum, das, soweit wir heute wissen, existiert, ist nur ein winziger Teil sichtbare Licht-Energie. Genauso ist das, was ein menschliches Wesen ausmacht, wesentlich mehr als das, was sichtbar ist – also der physische Körper.

Wenn wir Energie von der Erde empfangen, tritt diese durch die Fuß-Chakren in den Körper ein und strömt von dort durch die Beine aufwärts zum ersten Chakra, das sich am untersten Punkt der Wirbelsäule befindet. Die Energie strömt durch das Zentrum der Wirbelsäule in alle Chakren, deren Ausgangspunkt jeweils die Wirbelsäule ist, und dann hinauf in den Kopf und durch den Scheitel wieder aus dem Körper heraus. Die Energie strömt außerdem auch durch die Arme und tritt von dort durch die Hand-Chakren aus dem Körper aus.

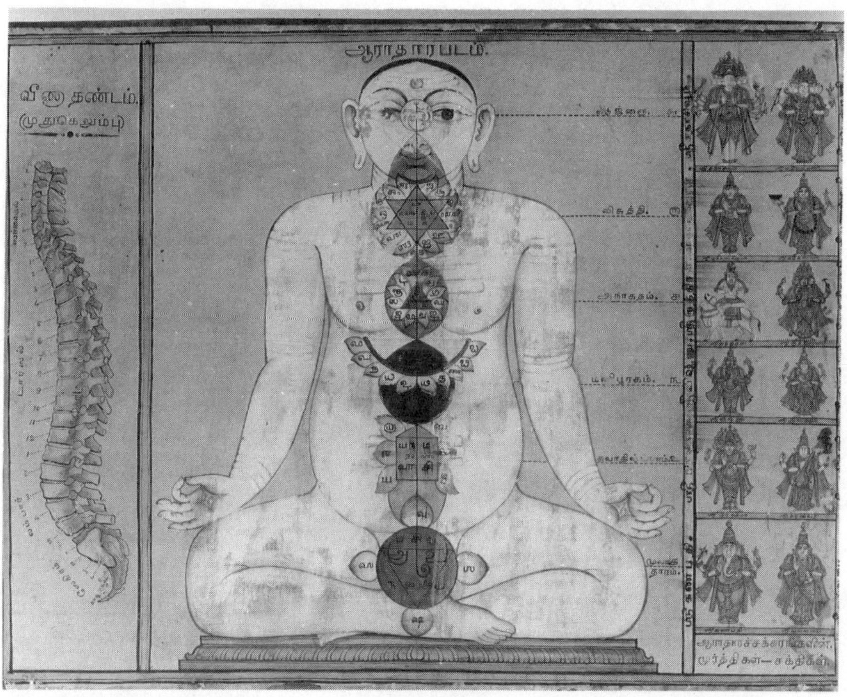

Darstellung der Beziehung zwischen den Chakren und der Wirbelsäule
Tanjore, 19. Jh.

Wenn wir kosmische Energie von oben empfangen, fließt diese in entgegengesetzter Richtung durch den Körper. Die Energie tritt durch das Kronen-Chakra in den Körper ein, strömt an der Wirbelsäule entlang abwärts und tritt durch die Füße wieder aus dem Körper aus. Außerdem fließt sie in die Arme und strömt durch die Hände wieder aus. Im allgemeinen geben wir durch unsere Hände Energie ab, aber wir können durch sie auch Energie in uns hineinziehen, sowohl aus der Erde als auch aus anderen Quellen.

Außerdem können wir auch durch die Aura Energie anziehen und abgeben, und wir interagieren auf dieser feinstofflichen Ebene ununterbrochen mit unserer Umgebung.

Erfahren der Chakra-Energien

Die Chakren ähneln Rädern, die sich zu verschiedenen Zeiten im Uhrzeigersinn und im Gegenuhrzeigersinn drehen. In welcher Richtung sie sich jeweils drehen, hängt möglicherweise davon ab, ob sie sich im aktiven oder im passiven Modus befinden. Die Experten sind sich nicht darüber einig, welche Richtung unter welchen Umständen für die einzelnen Chakren die richtige ist, und ich habe in meiner eigenen Erfahrung so viele Varianten erlebt, daß ich hier keine Theorie darüber erläutern möchte. Es ist jedoch interessant, damit zu experimentieren und herauszufinden, wie die Chakra-Energie sich bewegt. Man kann dies mit Hilfe eines Pendels versuchen oder indem man die Hände über die jeweiligen Chakren hält. Am besten führt man diese Übung zusammen mit einer anderen Person aus. Ich werde dafür später noch eine Anleitung geben. Wenn Sie niemanden kennen, mit dem zusammen Sie diese Übung durchführen können, so können Sie ein Pendel oder Ihre Hand über Ihre eigenen Chakren halten, und wahrscheinlich ist es leichter, dies im Stehen zu tun als im Liegen.

Arbeit mit dem Pendel

Die Person, deren Chakren »gefühlt« werden sollen, muß entweder ganz ruhig stehen oder liegen.

Man kann als Pendel jedes Objekt benutzen, das sich an einem Stück Faden oder an einer leichten Kette befestigen läßt, sofern das Gewicht des Gegenstandes frei schwingen kann.

Die Person, die das Pendel benutzt, hält dieses zwischen Daumen und Zeigefinger. Es sollte mit möglichst geringer Anspannung von Hand und Arm gehalten werden. Orientieren Sie sich am weiter oben abgebildeten Diagramm, das die Position der einzelnen Chakren zeigt, und bewegen Sie das Pendel in der Mitte des Körpers zu einem Punkt, an dem sich eines der Chakren befinden müßte. Dabei sollten Sie das Pendel etwa 20 cm vom Körper entfernt halten. Schließen Sie dann die Augen, und warten Sie. Wenn das Pendel anfängt, sich zu bewegen, so lassen Sie dies einfach geschehen. Wenn es nicht reagiert, so bewegen Sie es an der Wirbelsäule entlang ein wenig aufwärts oder abwärts, so daß sich die Position verändert, bis es anfängt, sich zu bewegen. Vermeiden Sie, Einfluß auf die Aktivität des Pendels zu nehmen, indem Sie es entweder bewußt in Bewegung versetzen oder indem Sie seine Bewegung abbremsen. Man muß nicht unbedingt die Augen schließen, aber meiner Meinung nach vermeidet man dadurch, die Bewegungen des Pendels bewußt zu steuern. Wenn das Pendel sich bewegt, so achten Sie darauf, *wie* es sich bewegt, ob es einen Kreis beschreibt oder ob es hin und her schwingt, und in welche Richtung es sich bewegt. Notieren Sie dies als die Bewegung des Chakras, und verfahren Sie dann mit einem anderen Chakra genauso.

Arbeit mit den Händen

Bewegen Sie in diesem Fall lediglich die Hände über die Chakren, in einer Entfernung von 5 bis 30 cm vom Körper, und registrieren Sie, ob Sie irgend etwas spüren. Um die subtilen Veränderungen der Empfindungen in Ihren Händen registrieren zu können, müssen Sie sehr ruhig sein und sich in einen Zustand des »Lauschens« begeben. Achten Sie dann auf etwaige Veränderungen in den Empfindungen der Hände. Diese können sich heiß oder kalt anfühlen oder kribbeln, und es können auch stechende Schmerzen oder andere Empfindungen auftreten. Experimentieren Sie mit beiden Händen, weil manchmal die eine Hand die Energie besser wahrnimmt als die andere.

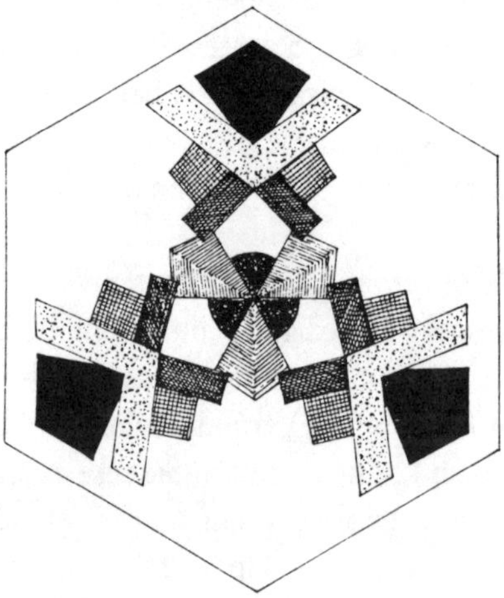

14 Die irdische Ebene der Chakren

Auf den folgenden Seiten werde ich die einzelnen Chakren und ihre Funktion beschreiben. Ich unterscheide zwischen einem Chakra, durch welches die Energie frei fließt, und einem Chakra, in dem der natürliche Fluß der Energie gestört ist. Es gibt verschiedene Arten solcher Störungen. Schwierige Erfahrungen im Leben, deren Nachwirkung noch nicht völlig abgeklungen sind, bewirken, daß Energie in einem Chakra festgehalten wird. Dies kann den Energiefluß durch das Chakra blockieren, oder es kann dadurch eine zu starke Energiekonzentration entstehen.

Beispielsweise kann eine Störung unsere Aufmerksamkeit auf sich ziehen oder von sich ablenken. Wenn wir etwa einen Eßzwang entwickeln, liegt eine Störung im zweiten Chakra vor, die bewirkt, daß dieses Chakra unsere ganze Aufmerksamkeit auf sich zieht. Das Chakra ist dann überaktiv in seinem Streben nach Nahrung. Eine Störung kann aber auch den Energiefluß durch das Chakra behindern, und dies kann zur Folge haben, daß wir die habituelle Tendenz entwickeln, Nahrung zu vermeiden. Letzteres ist bei Menschen der Fall, die bei starkem Streß den Appetit verlieren. In diesem Fall ist die Aktivität des Chakras zu schwach. Es kann auch sein, daß ein Chakra deshalb nicht normal funktioniert, weil der Energiefluß in den beiden benachbarten Chakren gestört ist. Insbesondere wirken sich Störungen des Energieflusses in den unteren Chakren negativ auf den Energiefluß in den höheren Chakren aus.

Die unteren Zentren

Basis-Chakra – Wurzel-Chakra – Erstes Chakra

Das Basis-Chakra befindet sich im Bereich des Steißbeins, des untersten Punktes der Wirbelsäule. Es scheint aus der Wirbelsäule herauszuwachsen. Seine Wurzel liegt also im Steißbein, und von diesem Punkt geht ein Energiewirbel aus.

Unsere ungeformte primäre Energie ist im Basis-Chakra gespeichert. Es ist das Chakra der körperlichen, instinktiven, animalischen Energie, in dem es um essentielle Überlebensfragen geht, beispielsweise um das instinktive Bestreben, sich Nahrung, Schutz und ein Dach über dem Kopf zu verschaffen, sowie auch um den Sexualtrieb auf der rein instinktiven Ebene. Hier geht es um das nackte Überleben des »Ich«. Wenn ein Mensch Probleme mit dem Energiefluß in diesem Chakra hat, so kann sich das auf zwei Arten manifestieren. Entweder geht ein solcher Mensch keinerlei Risiken ein, weil er große Angst davor hat, daß sein Überleben gefährdet werden könnte, oder es handelt sich um jemanden, der ständig Katastrophen heraufbeschwört, um sich selbst zu beweisen, daß er es trotzdem schafft zu überleben. Bei einem extrem furchtsamen Menschen ist dieses Chakra in zu geringem Maße aktiv; solche Menschen sind oft zu schwach geerdet. Bei einem extrem aggressiven Menschen hingegen ist das Basis-Chakra überaktiv. Beide Extreme deuten auf eine Fixierung auf Überlebensfragen hin.

Eine andere Möglichkeit, die Bedeutung dieses Chakras zu verstehen, ist, es als das Chakra anzusehen, mit dessen Hilfe wir uns erden können. Wir benutzen auch die Chakren in den Füßen für diesen Zweck. Wir alle sind mit dem Planet Erde verbunden, und auch dies ist ein Energiesystem, das wir als eine ungeheuer große Masse erfahren, die uns Halt gibt. Viele Tiere haben einen Schwanz, mit dessen Hilfe sie zum Boden in Kontakt treten können; bei ihnen wird also der unterste Punkt der Wirbelsäule durch den Schwanz mit dem Boden verbunden, so wie die Erdungsleitung eines elektronischen Geräts. Wir nehmen die Erdenergie durch dieses Chakra in unseren Körper auf, entweder direkt oder durch die Fuß-Chakren, und wir leiten unerwünschte Energie auf die gleiche Weise durch dieses Chakra in die Erde ab.

Wenn wir sagen, daß eine Person »nicht gut geerdet« ist, so bedeutet dies, daß sie keine starke energetische Verbindung zur Erde hat oder daß sie keine starke Verbindung zur physischen Wirklichkeit hat, und oft haben solche Menschen auch kein sonderlich ausgeprägtes Gefühl von sich selbst als körperlichen Wesen. Bei ihnen ist der feinstoffliche Körper nicht richtig mit dem physischen Körper verbunden, weil ersterer die Erfahrung vermeidet, in einem physischen Körper zu sein. Wenn diese Tendenz sehr stark wird, macht der oder die Betreffende die Erfahrung des »Austretens aus dem eigenen Körper«. Häufiger jedoch ist eine solche Erfahrung ein Zeichen dafür, daß das Wurzel-Chakra nicht genügend Erdenergie in den Körper hineinzieht und dieser deshalb nicht gut geerdet ist.

Im Laufe meiner Arbeit als Alexander-Lehrerin habe ich festgestellt, daß Schmerzen im unteren Rückenbereich und Ischias oft durch Störungen im Wurzel-Chakra verursacht werden – also dadurch, daß ein Mensch nicht gut geerdet ist. Oft kommt es vor, daß der Betreffende sich nur durch einen einzigen Fuß erdet und daß es dadurch zu einer leichten Drehung des Beckens kommt, wodurch wiederum der Energiefluß durch das Wurzelchakra und durch den unteren Teil des Rückens gestört wird.

Astralreise

Manchen parapsychisch begabten Menschen fällt es sehr leicht, ihren feinstofflichen Körper von ihrem physischen Körper zu trennen, »Astralreisen« an jeden beliebigen Ort zu unternehmen und anschließend nach Belieben in ihren physischen Körper zurückzukehren. Es könnte sein, daß wir alle solche Astralreisen unternehmen, wenn wir schlafen. Doch die meisten Menschen erleben im Wachzustand nur in extremen Krisensituationen, daß sie »aus ihrem Körper austreten«, beispielsweise bei den sogenannten Nahtoderfahrungen. Für manche sind derartige Erlebnisse sehr beängstigend, weil sie überhaupt nicht wissen, ob sie in ihren physischen Körper zurückkehren können.

Der entscheidende Punkt ist, daß wir, wenn dies geschieht, nicht mehr mit der Erdenergie in Kontakt sind und daß das Wurzel-Chakra nicht normal funktioniert. Abgesehen von denjenigen, die die Kunst des Astralreisens wirklich beherrschen, geschieht dies gewöhnlich nur, wenn der Körper unter starken Schmerzen leidet oder wenn ein Mensch in irgendeiner Hinsicht extrem verängstigt ist – was im Grunde eine andere Formulierung dafür ist, daß die betreffende Person Probleme mit dem eigenen Überleben hat.

Erdungsübung

Es gibt viele Übungen zur Förderung der Erdung. Ich werde in Kapitel 16 weitere Übungen dieser Art beschreiben.

Wenn Sie diese Übungen lediglich als ein Experiment durchführen, möchte ich Ihnen empfehlen, sich selbst während der gesamten Übung Alexander-Direktiven zu erteilen; doch wenn Sie sich sehr der Realität enthoben (»ausgespaced«) und schlecht geerdet fühlen, sollten Sie besser keine Direktiven erteilen, bis Sie den Kontakt zur Erde wieder spüren. Die Anweisung, den Kopf nach vorn und nach oben zu richten, kann mißverstanden und fehlgelenkt werden und zu einem noch stärkeren Verlust der Erdung führen, wenn nicht durch den Gedanken, daß das Gewicht des Körpers nach hinten und nach unten gerichtet ist, eine Art Gegengewicht geschaffen wird. Deshalb habe ich die Direktiven nicht in diese Übung einbezogen.

Stellen Sie sich so hin, daß Ihre Füße hüftweit voneinander entfernt sind. Seien Sie sich dessen bewußt, daß das Gewicht Ihres Körpers auf Ihren Füßen leicht nach hinten und nach vorn schwingt. Versuchen Sie zu spüren, welche Auswirkungen es auf Ihren gesamten Körper hat, daß das Gewicht zuerst auf dem vorderen Teil der Füße lastet und dann durch die Fersen in den Boden abgeleitet wird. Wiederholen Sie dies fünf bis zehn Mal sehr langsam, und richten Sie, während Sie sich bewegen, Ihre gesamte Aufmerksamkeit auf die Empfindungen in den Füßen. Kommen Sie anschließend wieder zur Ruhe, wobei nun ein wenig mehr Gewicht auf den Fersen als auch dem vorderen Teil der Füße lasten soll. Verlagern Sie sehr langsam das Gewicht vom rechten auf den linken Fuß, und achten Sie auch jetzt wieder auf Veränderungen, die während dieses Vorgangs in Ihrem Körper auftreten. Stellen Sie sich vor, daß sich unter Ihren Füßen Ihre Wurzeln befinden, so wie die Wurzeln eines Baumes, und daß diese Wurzeln so weit in den Boden hineinreichen, wie Ihr Körper sich über den Boden erhebt. Legen Sie Ihre Hände schalenförmig über Ihr zweites Chakra, und spüren Sie, daß das Schwerkraftzentrum Ihres Körpers an die Stelle hinabsinkt, wo sich Ihre Hände befinden. Fahren Sie fort, sich nach vorn und nach hinten und von der einen zur anderen Seite zu wiegen, sehr sanft, wie ein Baum; und denken Sie dabei daran, wie Ihr Gewicht durch Ihre Fersen hinabfällt und daß Ihr Gewicht in Ihrem zweiten Chakra zentriert ist. Und nun beugen Sie die Knie ein wenig, und fahren Sie mit leicht gebeugten Knien mit den wiegenden Bewegungen fort.

Das Sakral-Chakra – Hara – das zweite Chakra

Die Wurzel des Sakral-Chakras befindet sich im Kreuzbein, und es breitet sich spiralförmig von diesem Punkt aus. Während das erste Chakra mit den instinktiven und physischen Energien zu tun hat, ist die Energie des zweiten Chakras emotional. Es liefert den emotionalen Kontext, in welchem ein Mensch seine Realität erlebt. Bei diesem Chakra dreht sich alles um das Lustprinzip, um das Bedürfnis, auf zutiefst befriedigende Weise genährt zu werden – durch gutes Essen, durch liebevollen Kontakt, durch Fürsorge und Aufmerksamkeit und ein Gefühl der Zugehörigkeit. Sexuelle Energie als Form von Lust, emotionaler Nähe und Genährtwerden sind Bestandteile hiervon, und dieses Chakra wird oft

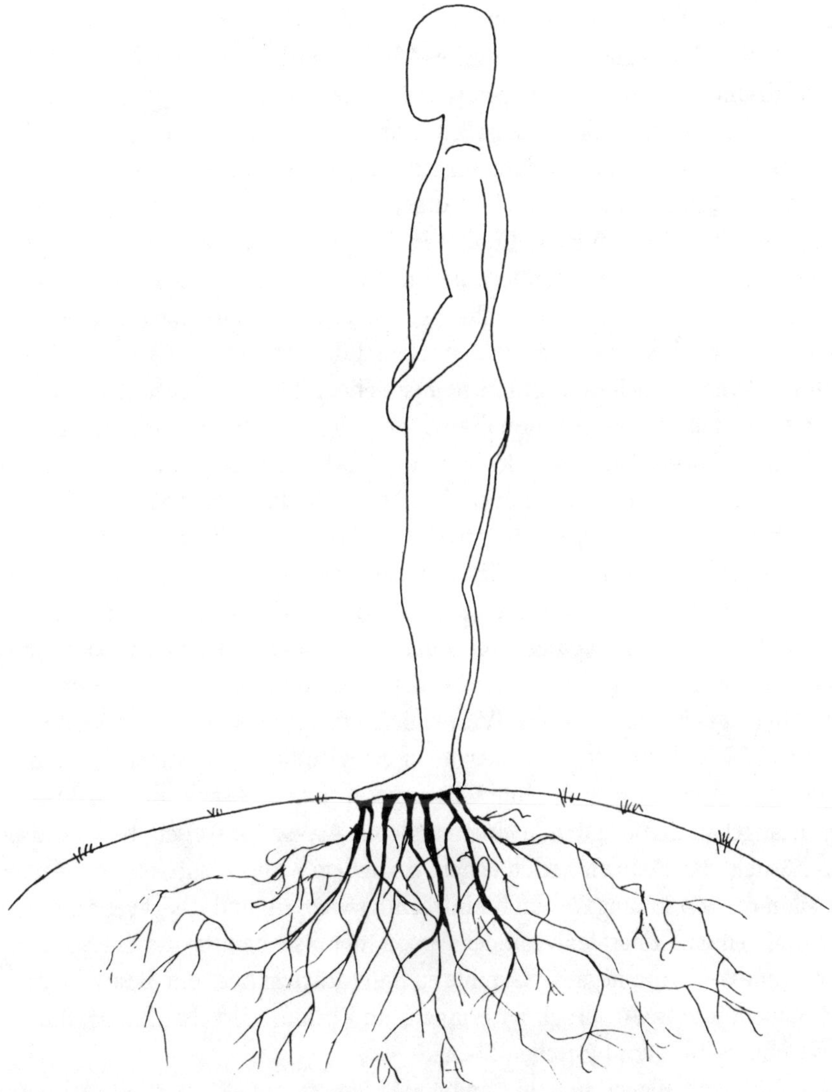

14.1 Stellen Sie sich vor, daß sich an Ihren Fußsohlen Wurzeln befinden, so wie die Wurzeln eines Baumes, die tief in den Erdboden hinabreichen.

auch als Sexual-Chakra bezeichnet, obgleich der instinktive Anteil der Sexualität auch im Wurzel-Chakra aktiv ist. Das zweite Chakra beeinflußt außerdem das Verdauungssystem, und von ihm hängt es ab, ob die Nahrung, die wir in unseren Körper aufnehmen, uns wirklich gut nährt.

Wenn die Energie dieses zweite Chakra gut durchfließt, ist die betreffende Person in der Lage, Lust zu genießen und sich von ihrem Leben nähren zu lassen. Gewöhnlich sind Menschen, deren zweites Chakra stark ist, glücklich, offenherzig, freundlich und großzügig. Sie haben sehr früh gelernt, daß die eigene Freude eng damit verbunden ist, ob sie selbst freigebig anderen Freude bereiten. Und weil bei ihnen das zweite Chakra nicht durch Energie-Blockaden behindert wird, haben sie eine gute Verdauung, einen gesunden Appetit und ein großes Reservoir an positiver Energie, da diese vom Basis-Chakra in das zweite Chakra weitergeleitet wird.

Das zweite Chakra repräsentiert die Energie eines kleinen Kindes. Wenn das Kind das Gefühl hat, genügend Nahrung und Liebe zu empfangen und wenn es sich in der Familiengruppe gut aufgehoben fühlt, bringt es seine Freude zum Ausdruck. Wenn es sich hingegen nicht ausreichend nährt, sondern sich vernachlässigt fühlt, tendiert es emotional eher zu Angst, Wut und Traurigkeit. Die Emotionen können bei einem kleinen Kind sehr schnell vom Positiven zum Negativen umschlagen, doch wenn ein Kind sich ständig vernachlässigt fühlt oder man es ihm nicht gestattet, seine negativen Gefühle durch Tränen oder Wutanfälle zum Ausdruck zu bringen, stören dieselben den Energiefluß in den Chakren. Wenn das Chakra zu stark mit Energie aufgeladen wird, kann es sein, daß der oder die Betreffende dies durch heftige emotionale Ausbrüche artikuliert oder durch Eßsucht oder obsessive Sexualität. Ist dieses Chakra blockiert und in seiner Aktivität eingeschränkt, können Vermeiden emotionalen Erlebens Mangel an Appetit auf Nahrung oder Sex oder auch ein ziemlich depressiver Zustand die Folgen sein. Außerdem kann eine Obsession in einem Aspekt des Chakras auf einen Mangel an Befriedigung in einem anderen Aspekt hinweisen; beispielsweise kann Eßsucht das Bedürfnis nach engem sexuellem Kontakt sublimieren. Außerdem kann das Verdauungssystem beeinträchtigt werden, und das gleiche gilt auch für das allgemeine Energieniveau der Person, denn sie benutzt die Energie dieses Chakras entweder, um negative Gefühle zu unterdrücken oder um diese unverhältnismäßig stark zum Ausdruck zu bringen, und beides stört den Energiefluß des Basis-Chakras auf der physischen Ebene.

Viele Probleme, die ich in dem Kapitel »Der emotionale Körper« angesprochen habe, manifestieren sich nicht nur in der Muskulatur, sondern sie beeinträchtigen auch die Energie des zweiten Chakras. Um dieses Chakra in einen ausgeglichenen Zustand zu versetzen, muß ein zu wenig aktives Chakra oft zunächst überaktiv werden, damit sich die Energieblockade auflösen kann. Das bedeutet, daß die steife Oberlippe, um ruhig zu werden, vielleicht zunächst eine Weile zucken und zittern muß. Doch sind wir alle einzigartig, und auf welche Weise wir unseren Energiefluß beeinträchtigen, ist ebenfalls bei uns allen einzigartig, und das gleiche gilt auch dafür, wie sich unsere Störungen manifestieren und wie wir uns selbst wieder in einen energetisch ausgeglichenen Zustand versetzen können. So wie die Quantenphysiker kann auch ich nur von Wahrscheinlichkeiten sprechen.

Das zweite Chakra mit Energie aufladen

Nehmen Sie ein Notizbuch und einen Stift zur Hand, suchen Sie sich einen bequemen, warmen Platz, an dem Sie sich wohlfühlen, und machen Sie sich ein warmes, wohltuendes Getränk und etwas Leckeres zu essen – »einen kleinen Mundvoll von etwas«, wie Puh der Bär, jenes archetypische Wesen des zweiten Chakras, sagen würde (es sei denn, Ihnen ist sehr warm, und Sie haben mehr Lust auf ein kaltes Getränk).

Halten Sie Ihre Hände schalenförmig über Ihr zweites Chakra, und senden Sie ihm Liebe und Heilungsenergie. Denken Sie nun an all die Dinge, die Sie wirklich gerne tun. Denken Sie an alles, was Ihnen Spaß macht, an alles, was Sie nährt und woran Sie Ihre Freude haben. Schreiben Sie alle diese Dinge, Aktivitäten und Erfahrungen auf – alles, was Ihnen dazu einfällt – angefangen vom Reiten bis hin zum Tee- oder Kaffeetrinken im Garten, einfach alles, was Ihnen Spaß macht. Stellen Sie sich einige dieser wundervollen Dinge vor, während Sie Ihr Getränk schlürfen und Ihren »Mundvoll« genießen. Lesen Sie diese Liste jeden Tag durch, und überlegen Sie, wie Sie sich täglich wenigstens eine dieser Freuden gönnen können.

Eine kleine Freude täglich
hält das zweite Chakra in Schwung.

Das Solarplexus-Chakra – das dritte Chakra

Das dritte Chakra, das sich zwischen dem Nabel und dem Brustkorb befindet, steht mit der Entwicklung persönlicher Macht in Verbindung. Es ist das größte und mächtigste unter den Chakren. Während das Basis-Chakra sich auf den

Überlebenskampf und das zweite Chakra sich auf Freude und Lust konzentriert, ist dieses dritte Chakra auf Gewinnen, Erreichen, Erwerben und Erfolghaben ausgerichtet, ganz allgemein darauf, die Kontrolle, die ein Mensch über sein Leben gewinnen möchte.

Wenn die Energie in diesem Chakra frei fließt, so kommt die Haltung des betreffenden Menschen in dem Satz »Ich bin okay, du bist okay« zum Ausdruck. Solche Menschen haben ein starkes Selbstwertgefühl und Vertrauen in ihre Fähigkeit, das, was sie sich in den Kopf gesetzt haben, in die Tat umzusetzen. Sie haben eine positive Ich-Struktur, ein Gefühl der eigenen Würde, und sie fühlen sich anderen gegenüber weder unterlegen noch überlegen.

Bei Menschen mit einer negativen Ich-Struktur, die sich selbst verurteilen, jene »Ich bin *nicht* okay, aber du bist okay«-Menschen, die sich ständig als Opfer fühlen, ist dieses Chakra blockiert. Weil es ihnen nicht gelungen ist, ein Gefühl für ihre eigene Macht zu entwickeln, sind sie von der Macht draußen in der Welt besessen, der sie sich ausgeliefert fühlen. Bei Tyrannen und Machtbesessenen ist dieses Chakra überaktiv. Solche Menschen denken: »Ich bin okay, aber du bist nicht okay« und fühlen sich allen anderen überlegen. Bei Menschen, die stets gewinnen müssen, die alle Dinge und alle anderen Menschen nur danach beurteilen, welchen Vorteil diese ihnen einbringen könnten, und bei Menschen, die immer die Kontrolle haben müssen, ist der Energiefluß in diesem Chakra gestört.

Es ist sehr wichtig, ein Gefühl für die eigene Macht zu entwickeln, sich einigermaßen erfolgreich zu fühlen und das Gefühl zu haben, daß man das eigene Leben steuern kann. Allerdings sollte das nicht so weit gehen, daß man von Macht und Kontrolle besessen wird. Jedesmal wenn wir vor einer Herausforderung stehen und wenn wir uns dieser stellen, um hinterher sagen zu können, daß wir dazu in der Lage sind, beziehen wir uns auf die Energie dieses Chakras. Wenn die Energie darin gut fließt, vermögen wir Konflikte, bei denen es um Macht geht, auf offene und ehrliche Weise zu handhaben, und wir fürchten uns dann nicht davor, uns mit schwierigen Situationen auseinanderzusetzen, um uns darüber klarer zu werden und konstruktiver damit umgehen zu können.

Die positiven Gefühle, die mit diesem Chakra verbunden sind, sind Gefühle des Vertrauens, der Würde und der Selbstachtung. Stolz, Schuldgefühle und Scham sind einige der negativen Gefühle, die den Energiefluß in diesem Chakra blockieren oder übermäßig aktivieren können. Das Opfer spielt gern mit den Schuldgefühlen des Tyrannen, und der Tyrann spielt gerne mit dem Schamgefühl des Opfers, und beide können diese Spiele unendlich lange weiterspielen oder zumindest so lange, bis die Machtfragen, um die es dabei geht, geklärt sind und die Energie in diesem Chakra wieder frei und ungehindert fließt.

Die meisten Menschen in der westlichen Gesellschaft leiden unter Blockaden und Problemen des dritten Chakras, weil Macht und Erfolg in unserer Gesellschaft eine so wichtige Rolle spielen, und die Obsessionen der Gesellschaft, in der wir leben, werden natürlich auch zu unseren persönlichen Obsessionen. Außerdem stehen die Bedürfnisse des zweiten Chakras oft zu den Antrieben des dritten in Widerspruch. Wenn Sie sich selbst bei dem Gedanken ertappen, daß Sie zu wenig Zeit für den Spaß in Ihrem Leben haben, zu wenig Zeit, sich selbst Gutes zu tun, weil es ständig wichtigere Dinge zu tun gibt, dann liegt ein Konflikt zwischen dem zweiten und dritten Chakra vor, und es sieht ganz so aus, als würde das dritte Chakra gewinnen. Das dritte Chakra hat eine starke Tendenz zum Verurteilen. Gewöhnlich ist dies der Teil von uns, der uns sagt, was wir tun »sollten« (beispielsweise wenn wir erfolgreich und mächtig sein und unsere Selbstachtung erhalten wollen). Eine Möglichkeit, die Energie des dritten Chakras zu harmonisieren, ist, den harten Richter in einen hilfreichen Führer umzuwandeln.

Das dritte Chakra mit Energie aufladen

Sie sollen nun eine weitere Liste anlegen. Schreiben Sie alles auf, was Sie wirklich an sich selbst mögen. »Beurteilen« Sie sich so positiv, wie Sie können. Denken Sie an jeden positiven Aspekt, den Sie haben, an alle guten Dinge, die Sie im Leben getan haben, an jeden Erfolg, der Ihr Leben bereichert hat, an alle Bereiche, in denen Sie sich stark und mächtig fühlen. Erfassen Sie in dieser Liste alles, was Ihnen diesbezüglich einfällt. Stärken Sie auf diese Weise Ihr Ich. Setzen Sie sich anschließend vor den Spiegel, und sagen Sie zu sich selbst:

»Ich bin ein wundervoller, erfolgreicher und mächtiger Mensch. Ich habe die Kontrolle über mein Leben.«

Und zählen Sie dann ungefähr zehn Dinge auf, die auf Ihrer Liste stehen.

Beobachten Sie, wie Sie darauf reagieren, diese selbstbeglückwünschenden Aussagen zu hören. Wiederholen Sie sie so lange, bis Sie hören, daß Sie sie wirklich mit Überzeugung sprechen, oder bis Sie zu der Überzeugung gelangt sind, daß Sie sich besser gründlicher mit diesen Dingen auseinandersetzen sollten, weil dadurch viele negative Gefühle ans Licht gekommen sind.

Wenn es Ihnen gelungen ist, diese Übung mit Überzeugung auszuführen, dann denken Sie an einen anderen Menschen aus Ihrer Umgebung, keinen Ihnen besonders nahestehenden, sondern möglichst jemanden, zu dem Sie in einem gewissen Konkurrenzverhältnis stehen. Schreiben Sie dann eine ähnliche Liste für diese Person, und sprechen Sie die Dinge auf der Liste mit ebensostarker Überzeugung in den Spiegel. Wenn Sie zufrieden sind mit Ihrer Macht und Ihren Erfolgen und Sie sich außerdem wohl dabei fühlen, daß auch andere Menschen Macht und Erfolg haben (Menschen, die sich in keinerlei Hinsicht »in Ihrer Macht« befinden), wird das dritte Chakra harmonisiert.

Die höheren Zentren

Das Herz-Chakra – das vierte Chakra

Es wird wohl niemanden überraschen, daß sich beim Herz-Chakra alles um die Energie der Liebe dreht und darum, wie gut diese Energie unser ganzes Energiesystem durchfließt. Die Liebe, über die ich hier spreche, ist bedingungslose Liebe, was ganz einfach bedeutet, daß diese Art von Liebe nicht von irgendwelchen Bedingungen abhängig ist. Wenn Sie jemanden dann lieben, wenn er oder sie bestimmte Dinge tut, die Sie erfreuen, so stammt Ihre Energie aus dem zweiten Chakra, und es handelt sich um Freude und Lust. Wenn Ihre Liebe in irgendeiner Weise von Status und Macht abhängig ist, entspringt sie der emotionalen Energie des dritten Chakras. Wenn irgendeine Art von Urteilen bei Ihrer Liebe eine Rolle spielt, so handelt es sich nicht um Liebe, die dem Herz-Chakra entspringt. Wenn Sie jemanden lieben, *weil* diese Person wunderschön, erfolgreich oder mächtig ist, so geht es Ihnen wohl in erster Linie darum, daß diese Person Ihrem eigenen Drang nach Macht und Ansehen Energie zuführt. Dagegen ist grundsätzlich nichts einzuwenden, aber es handelt sich dann nicht um die bedingungslose Liebe des Herz-Chakras.

Einstellungen wie »Ich liebe dich nicht, wenn du unfreundlich zu mir bist« und »Ich liebe dich nicht, wenn du nicht tust, was ich will« entspringen nicht dem Herz-Chakra. Vieles, was in der heutigen Welt als Liebe bezeichnet wird, zählt zum Bereich der niederen Chakren und ist entweder ein Abkommen über Lust oder über Macht – was bedeutet, daß die »Liebe« auf irgendeine Weise bedingt ist. Ein neugeborenes Baby schafft es gewöhnlich, bei den Menschen in seiner Nähe eine Zeitlang bedingungslose Liebe hervorzurufen, doch während des Sozialisierungsprozesses müssen Bedingungen geschaffen werden, unter denen das Kind akzeptabel und liebenswert wird.

Die bedingungslose Liebe des Herz-Chakras ist die akzeptierende Liebe. Es ist Liebe zu einem Menschen oder einem Objekt, weil er oder es so ist, wie er oder es ist, unabhängig von irgendwelchen persönlichen Tugenden oder Unarten. Es handelt sich um ein ganzheitliches Gefühl, welches beinhaltet, daß alles einen Wert als Teil des Ganzen hat, daß wir alle miteinander verbunden und aufeinander bezogen sind, daß die Welt ein große Energiesystem ist, innerhalb dessen alles seinen Sinn und Wert hat. Es handelt sich um Liebe zu dem, wie etwas oder jemand »ist«. Es ist die Liebe, die einfach sagt »Ich bin«, »Du bist« und schließlich »Wir alle sind«, und das genügt. Es ist ein Gefühl völligen Einklangs mit uns selbst und mit unserer Umgebung. Es gibt keine Grenzen und keine Abgetrenntheit, wenn das Herz-Chakra die Energie eines Menschen beherrscht, sondern nur ein Gefühl völligen Einklangs mit allen Dingen und Vertrauen zum Prozeß des Lebens.

Die Sichtweise, die ein Mensch von sich selbst hat, ist im Herz-Chakra lokalisiert, und natürlich wird diese Sicht zutiefst davon beeinflußt, ob jemand sich selbst liebt oder nicht. Menschen, die ein Gefühl für ihren eigenen Wert haben – einfach weil sie existieren, nicht, weil sie es geschafft haben zu überleben oder weil sie Lust empfinden oder weil sie etwas zu erreichen vermögen –, sind in der Lage, aus bedingungsloser Liebe zu handeln; und wenn sie sich selbst auf diese Weise lieben können, sind sie auch in der Lage, die gesamte übrige Welt bedingungslos zu lieben. Das positive Gefühl dieses Chakras ist Liebe, das negative Gefühl ist eine schmerzhafte Trauer darüber, daß wir uns die meiste Zeit über abgetrennt und nicht als Teil des Ganzen fühlen, weil wir uns selbst und andere meist nicht so, wie wir oder sie jetzt sind, akzeptieren.

Traditionell steht in unserer Kultur das dritte Chakra im Vordergrund. Doch das Neue Zeitalter ist bestrebt, die Energie des Herz-Chakras zu entwickeln. Ein großer Teil der Bewegung zur Förderung des Inneren Wachstums (*growth movement*), befaßt sich damit, Störungen in diesem Chakra und in den darunterliegenden Chakren zu beseitigen, weil sie den Energiefluß im Herz-Chakra behindern. Damit die Energie des Herz-Chakras frei fließen kann, müssen wir uns mit den Problemen befassen, die wir mit Macht, Genährtwerden und Überleben haben, den Bereichen der unteren Chakren. Wenn Sie beispielsweise die Probleme, die Sie mit dem dritten Chakra haben, zu vermeiden versuchen, kann es sein, daß Sie als Märtyrer enden, zu einem Menschen werden, der Liebe predigt, für sich selbst jedoch keine Liebe übrig hat, zu jemandem, der sich vorstellt, ungeheuer viel Liebe für alle anderen zu haben, in Wirklichkeit jedoch sein Bedürfnis, sich zum Opfer zu machen, ausagiert – zu jemandem, der im Namen der Liebe seine Macht veräußert. Umgekehrt kann sich hinter Ihrem Gefühl, alle Menschen zu lieben, aber auch Stolz und ein Überlegenheitsgefühl allen anderen gegenüber, weil Sie so »liebevoll« sind, verbergen. In der heutigen Zeit ist es schwierig, Fragen des dritten und des vierten Chakras voneinander zu trennen, weil wir häufig die liebevollen

Handlungen, die wir ausführen, zu einem »Ego-Trip« machen, zu einem raffinierten Trick des dritten Chakras. Jedesmal, wenn wir Urteile über uns selbst, über unsere Liebe und über diejenigen, die wir lieben, fällen, sind wir, selbst wenn es sich um positive Urteile handelt, aus der akzeptierenden Energie des Herz-Chakras wieder in das dritte Chakra zurückgekehrt. Das dritte Chakra gerät oft mit dem Herz-Chakra in Konflikt. Dabei handelt es sich um den bereits erwähnten Konflikt zwischen dem Akzeptieren und dem Verurteilen. Von allen unseren Chakren hat das dritte die größte Freude an Konflikten! Durch Konflikte hat es die Möglichkeit, seine Energie zu harmonisieren, obwohl Konflikte oft ebenfalls nichts anderes als habituelle Verhaltensweisen sind.

Wenn die Energie im vierten Chakra gut fließt, werden die Menschen in unserer Umgebung für uns zu eigenständigen und in sich wertvollen Individuen, wohingegen sie, wenn die unteren Chakren die Vorherrschaft haben, zu Objekten der Manipulation im Interesse des Überlebens des Ich, der Lust oder der Macht (unserer Ego-Trips) werden. Die Grenzen zwischen dem Selbst und der übrigen Welt lösen sich auf, wenn unser Handeln vom vierten Chakra bestimmt ist. Alles wird zu einem Teil des Ganzen und ist deshalb an und für sich wertvoll. Nur dann wird echte Intimität möglich. Der Mensch tendiert dann dazu, sich völlig mit der Seinsnatur des anderen zu identifizieren. Die Energie des Herz-Chakras wirkt heilend. Das Wort »heilen« steht ethymologisch mit dem englischen Wort »whole« – »ganz« – in Zusammenhang, und wenn wir uns selbst und unsere Welt holistisch (in umfassender Ganzheit) betrachten, werden wir geheilt.

Als das zentrale Chakra im Körper ist das Herz-Chakra das Chakra der Ausgewogenheit. Es harmonisiert die Energien der unteren Chakren durch Akzeptieren. Und wenn sich die Energie des Herz-Chakras entwickelt, bewirkt sie, daß mehr Energie durch die oberen Chakren fließt. Unsere Chakren entwickeln sich in dem Maße, wie wir reifen. Das Basis-Chakra wird in der Zeit der embryonalen Entwicklung und im ersten Lebensjahr aktiviert, der Zeit, in der die Bedürfnisse des Kindes sich hauptsächlich auf das Überleben konzentrieren. Während des ersten Lebensjahres und danach öffnet sich das zweite Chakra, weil das heranwachsende Kind die emotionale Sicherheit des Kontakts und des Genährtwerdens braucht. Jugendliche erleben die Aktivierung des dritten Chakras während der Pubertät, einer Zeit, in der sie sich gewöhnlich in viele Machtkämpfe und Konflikte verstricken, weil sie sich ihrer Individualität versichern wollen. Das Herz-Chakra ist das Chakra der Reifezeit, in welcher der Mensch über das Stadium des Befriedigens von Bedürfnissen hinausgelangt und mit allem zufrieden ist, so wie es ist. Die oberen Chakren öffnen sich später, wenn jener Zustand der Reife sich weiterentwickelt.

Natürlich ist dies ein Idealbild. Den meisten Menschen gelingt es in ihrem ganzen Leben nicht, die Störungen in den unteren Chakren so weit zu beseitigen, daß sie einen harmonischen Energiefluß in das Herz-Chakra und in die oberen Chakren erleben können. Doch die meisten von uns haben zumindest eine schwache Ahnung von dieser Erfahrung. Es handelt sich dabei um das, was sich hinter jenem populären Ausdruck der Wachstumsbewegung »das Herz-Zentrum öffnen«* verbirgt. Ebenso wie erst in unserer Zeit eine holistische Sicht der Welt in den Vordergrund tritt, sind wir heute auch in der Lage, eine holistische Sicht von uns selbst zu entwickeln.

Ich selbst sein

Begeben Sie sich in die halbausgestreckte Rückenlage, und legen Sie eine Hand in Höhe des Herzens auf die Mitte Ihrer Brust. Wiederholen Sie innerlich mindestens zehn Minuten lang »Ich bin«.

Das Kehl-Zentrum – das fünfte Chakra

Bei diesem Chakra geht es um Kommunikation. Es hat etwas mit der Art zu tun, wie wir uns in der Welt zum Ausdruck bringen, und damit, wie wir Information aufnehmen. Es handelt sich hier um eine sehr kreative Energie, die mit Gesang, Poesie und allen Formen verbaler und nonverbaler Kommunikation in Zusammenhang steht. Wir vergessen oft, wie kreativ es ist zu kommunizieren. Unsere Stimme ist sehr individuell, und das gleiche gilt auch für unsere Handschrift und für die Art, wie wir die Wörter miteinander verbinden – ob das, was wir sagen, humorvoll, ernst, kurz und bündig oder weitschweifig ist. All die vielen Permutationen von Stil und Inhalt machen jede Kommunikation zu einem kreativen Akt, der einzigartig für die Person ist, die kommuniziert.

Wenn dieses Chakra seine Funktion gut erfüllt, können wir klar mitteilen, was wir sagen wollen, auf eine Weise, in der unser einzigartiges Wesen zum Ausdruck kommt. Wir hören auch klar, was gesagt und was nicht gesagt wird, und wir nehmen verbale und nonverbale Kommunikationen mit ähnlicher Klarheit wahr.

---

* Wenn Menschen über die Öffnung des Herz-Zentrums sprechen, meinen sie damit, daß die Störungen des natürlichen Energieflusses beseitigt sind. Das ist etwas völlig anderes als jene Fähigkeit, die Chakren nach Belieben zu öffnen und zu schließen, auf die ich später noch zu sprechen kommen werde.

Das Kehl-Chakra wird sehr stark durch den Zustand der unteren Chakren beeinflußt, entweder bewußt oder unbewußt. Grundsätzlich bringen wir alle jene Aspekte von uns zum Ausdruck, die die unteren Chakras beinhalten. Wenn wir beispielsweise Probleme damit haben, Nahrung aufzunehmen, bringt unsere Stimme und das, was wir sagen, jene Bedürftigkeit zum Ausdruck. Wenn wir hingegen jene Probleme gelöst haben, so fällt es uns leicht, unser Bedürfnis nach Nahrung nötigenfalls auf offene und ehrliche Weise zum Ausdruck zu bringen. Außerdem kommt in der Art, wie wir kommunizieren, klar zum Ausdruck, ob wir von Machtstreben getrieben werden, und wenn wir mit Macht keine Probleme haben, so fällt es uns leicht, in Konfliktsituationen mit Machtproblemen umzugehen.

Wenn die Energie in diesem Chakra nicht ungehindert fließt, sind wir nicht in der Lage, uns klar auszudrücken. Wir schlucken unsere Worte hinunter, oder das, was wir sagen, wird durch Blockaden in den unteren Chakren beeinflußt. Beispielsweise kann es sein, daß wir versuchen, Liebe zum Ausdruck zu bringen, unser Gegenüber jedoch Botschaften aus unseren unteren Chakren hört, die wir unbewußt zum Ausdruck bringen. Ebenso hören wir weniger klar und werden stärker durch unsere Projektionen beeinflußt, was wiederum mit unseren Blockaden zusammenhängt. Mit anderen Worten: Wir hören, was wir zu hören erwarten. Wenn wir beispielsweise erwarten, daß jemand unangenehm ist, so werden wir das, was ein solcher Mensch kommuniziert, als unangenehm interpretieren. Auf diese Weise entsteht leicht eine sich selbst erfüllende Prophezeiung, denn wenn wir so reagieren, als wäre jener Mensch unangenehm gewesen, wird es wahrscheinlich nicht lange dauern, bis er tatsächlich unangenehm wird. Dieses Prinzip gilt umgekehrt auch in der positiven Richtung: Wenn Sie sich so verhalten, als ob die Menschen Sie lieben würden, werden Sie feststellen, daß sie dies infolge dessen häufig auch tatsächlich tun!

Abgesehen davon, daß Blockaden in anderen Chakren das Kehl-Chakra beeinflussen, kann auch das Kehl-Chakra selbst blockiert sein, wenn wir nicht glauben, daß wir kreativ zu sein vermögen, oder wenn es uns an Vertrauen in unsere Fähigkeit zu kommunizieren, uns auszudrücken und zuzuhören mangelt. Diese Haltung beherrscht dann unsere Fähigkeit, zur Außenwelt in Beziehung zu treten, sowohl als Urheber wie auch als Empfänger von Information, und insofern geht es hier allgemein um unsere Fähigkeit, in Beziehung zu treten. Wenn die Energie im Herz-Chakra frei fließt und wir in der Lage sind, auf die beschriebene positive Weise in Beziehung zu treten, so verbessert sich dadurch unsere Fähigkeit, uns auszudrücken und zuzuhören.

Das Stirn-Chakra – das Dritte Auge – das sechste Chakra

Das sechste Chakra beeinflußt, wie wir die Welt sehen – unser intellektuelles Verständnis der Wirklichkeit. Dies ist das Chakra des logischen Denkens, der Art, wie wir die Dinge analysieren, in Teile zerlegen und in Schubladen einordnen. Menschen, die während eines großen Teils ihrer Zeit mit der Energie dieses Chakras arbeiten, sind Intellektuelle, die die Welt untersuchen, um herauszufinden, wie sie »funktioniert«; sie sind Theoretiker, ganz gleich, ob es um Physik, die Dynamik menschlicher Beziehungen oder die Farbenlehre geht. Dies ist das Chakra des abstrakten Denkens. Wenn durch Denken ein Ziel zu erreichen ist – beispielsweise das Überleben zu sichern –, agiert diese Art des praktischen Denkens durch die unteren Chakren.

Abgesehen vom deduktiven Denken geht auch unsere Fähigkeit zu visualisieren, Dinge in Bildern und Farben zu sehen, von diesem Chakra aus.

Unsere Sicht der Welt wird von diesem Zentrum aus organisiert, ganz gleich, ob es sich um eine positive oder um eine negative Sicht handelt. Wenn Sie der Meinung sind, daß die Welt ein übler Ort und Geld die Wurzel allen Übels ist, sehen Sie die Welt ständig durch die ziemlich graue und triste Brille dieser Projektion. Sind Sie hingegen davon überzeugt, daß die Welt ungeheuer reich ist und Sie sich glücklich schätzen können, darin zu leben, so sehen Sie die Welt durch eine »rosarote Brille«. Störungen in den unteren Chakren beeinträchtigen dann Ihre Sicht. Das sechste Chakra ist das Chakra der Weisheit und des Verstehens bzw. des Mangels an beidem.

Weil dieses Chakra unsere Sicht der Wirklichkeit bestimmt, gibt es auch unserem Gefühl vom Sinn des Lebens Energie. Wenn die Energie in diesem Chakra frei fließt, hat der betreffende Mensch das Gefühl, daß sein Leben einen Sinn hat, er fühlt sich am richtigen Ort, »auf dem Weg«, wohingegen ein Mensch, bei dem dieses Chakra blockiert ist, entweder keinen Lebenssinn sieht oder rücksichtslos seine eigenen Ziele verfolgt.

Das Kronen-Chakra – das Scheitel-Chakra – das siebte Chakra

Das Kronen-Chakra ist das spirituelle Zentrum des Körpers, und es ist das Zentrum, in dem die kosmische Energie des Universums am stärksten in den Körper eintritt. Dies ist unsere Verbindung zu Gott, so wie das Wurzel-Chakra unsere

Verbindung zur Erde ist. Mit »Gott« meine ich ein Gewahrsein des Ganzen und ein Verständnis, das über die intellektuellen Bilder hinausgeht, die wir im sechsten Chakra erzeugen.

Wenn die Energie dieses Chakras frei fließt, haben wir ein Gefühl der Wissendheit dem Leben gegenüber, einen Überblick, der bewirkt, daß die Alltagsereignisse uns weniger stark beeinflussen. Dieses Chakra zeigt unsere Autonomie als Individuen an, den Grad von Unabhängigkeit, den wir im Leben haben. Wenn wir noch stark von den Meinungen unserer Eltern, von unserer kulturellen Herkunft sowie von unseren Freunden und Ehepartnern dominiert werden, wird dieses Chakra durch die versteckten Botschaften blockiert, die andere uns geben. Ich möchte hier zwischen Sichtweisen unterscheiden, zu denen wir aufgrund persönlicher Entscheidungen gelangen (und diese können mit den Meinungen unserer Eltern und Freunde übereinstimmen oder nicht), und solchen, die wir aus Gewohnheit vertreten und die wir nie wirklich überprüft haben. Derartige habituelle Gedanken blockieren den Fluß der Energie in diesem Chakra. Wenn das siebte Chakra stark blockiert ist, wird die betreffende Person ganz von den unterschiedlichen Einflüssen beherrscht, denen sie in ihrem Leben ausgesetzt ist, ohne auch nur über die geringste persönliche Autonomie zu verfügen. Wenn hingegen keine Blockaden vorhanden sind, ist die betreffende Person wahrhaft mit dem göttlichen Fließen verbunden. Sie ist dann erleuchtet, sozusagen sich selbst eine Göttin oder ein Gott. Die meisten von uns befinden sich irgendwo in der Mitte zwischen diesen beiden Extremen! Dieses Chakra zeigt an, welchen Grad der Reife wir als Wesen erreicht haben, wobei dies in einem Spektrum liegt, das von der Sklaverei bis zur Freiheit reicht.

Die Hand-Chakren

Die Hand-Chakren haben etwas mit unserer »gebenden« Energie zu tun. Sie zeigen, wie unser Energiesystem sich in der Welt ausdrückt, und speziell, wie kreativ wir mit unseren Händen sind. Beispielsweise visualisiert eine Künstlerin ihre Arbeit durch das Stirn-Chakra und bringt die so entstandene Vision dann meist durch die Chakren in ihrer Kehle und in ihren Händen zum Ausdruck. Doch kann sie natürlich auch andere Chakren benutzen. Wenn sie sich sehr liebevoll fühlt, drückt sich ihr Herz-Chakra durch ihre Hände aus, und wenn sie sich verletzt und wütend fühlt, ist die blockierte Energie ihres zweiten Chakras ein Bestandteil ihrer Arbeit, und dadurch werden möglicherweise Energieblockaden aufgelöst.

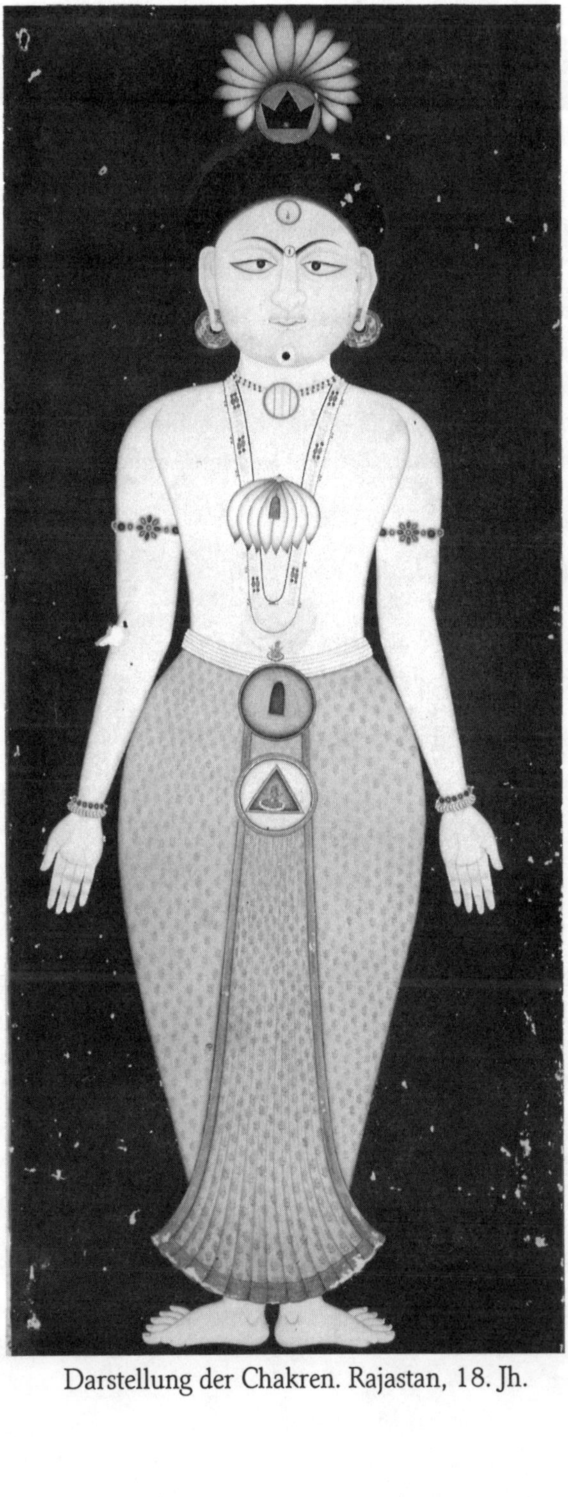

Darstellung der Chakren. Rajastan, 18. Jh.

Die Hand-Chakren zeigen auch, ob ein Mensch vorwiegend nach innen oder nach außen gerichtet ist, ob seine Energie stärker auf die Außenwelt oder auf die Selbsterforschung gerichtet ist oder ob ein ausgewogenes Verhältnis zwischen beiden Richtungen besteht.

Die Fuß-Chakren

Die Fuß-Chakren haben etwas mit unserer »empfangenden« Energie zu tun. Wir empfangen die Energie der Erde durch unsere Fuß-Chakren. Wenn diese blockiert sind, haben wir Probleme mit der Erdung und allgemein damit, etwas anzunehmen. Die gesamte Information über die Erdung, die ich im Zusammenhang mit dem Basis-Chakra gegeben habe, bezieht sich auch auf die Fuß-Chakren.

Harmonisieren der Chakra-Energien

Dies ist eine Herz-Chakra-Meditation, die Sie sitzend, stehend oder in halbausgestreckter Rückenlage ausführen können. In dieser Meditation werde ich mit den Farben des Regenbogens arbeiten, die zu den sieben Chakren in Beziehung stehen.

Legen Sie sich in die halbausgestreckte Rückenlage, und führen Sie den Bodyscan durch. Erteilen Sie sich anschließend die Direktiven zur Verlängerung und Weitung, so wie ich es weiter vorn im Buch beschrieben habe. Achten Sie insbesondere darauf, wie Ihr Rücken auf dem Boden liegt und Sie trägt.

Visualisieren Sie nun, wie Ihre Wirbelsäule durch Ihre Körpermitte verläuft und Ihren Kopf mit dem Körper verbindet.

Richten Sie dann Ihre Aufmerksamkeit auf das Steißbein. Stellen Sie sich ein wundervolles rotes Licht vor, das vom Steißbein ausgeht. Vielleicht nehmen Sie dieses Licht als Energiespirale wahr, die vom Steißbein ausgeht. Dies ist Ihr Wurzel-Chakra. Visualisieren Sie, daß dieses rote Licht Ihren gesamten Beckenbereich und Ihre Beine füllt. Während dieses rote Licht leuchtet und sich ausbreitet, sagen Sie zu sich selbst:

Ich akzeptiere meine instinktive Natur, jenen Teil von mir, der rein animalisch ist.

Wenden Sie nun Ihre Aufmerksamkeit Ihrem Kreuzbein zu, und visualisieren Sie dort eine Spirale von orangefarbenem Licht, die den gesamten unteren Bauchbereich ausfüllt. Visualisieren Sie, wie das orangefarbene Licht diesen Raum ausfüllt und sich mit dem roten Licht des Basis-Chakras vermischt. Sagen Sie zu sich selbst:

Ich akzeptiere meine emotionale Natur, mein Bedürfnis nach Lust und Nahrung.

Wenden Sie sich nun dem Solarplexus-Chakra zu, wo Sie einen goldgelben Lichtwirbel visualisieren. Lassen Sie zu, daß dieses goldgelbe Licht den gesamten oberen Teil Ihres Bauches ausfüllt. Und sagen Sie zu sich selbst:

Ich akzeptiere meine Macht, meine Fähigkeit, erfolgreich zu sein, mein Bedürfnis, ein gewisses Maß an Kontrolle über mein Leben zu haben.

Lassen Sie die Energie des Herz-Zentrums fließen und eine Spirale aus grünem Licht ausstrahlen, die Ihre Brust, Ihre Schultern und Ihre Arme erfüllt. Sagen Sie zu sich selbst:

Ich akzeptiere mich vollständig, genauso wie ich jetzt bin. Ich bin.

Wenden Sie Ihre Aufmerksamkeit nun dem Kehl-Chakra zu, der Energiespirale, die aus dem Wirbel C7 austritt, welcher sich an der Verbindungsstelle von Hals und Schultern befindet, und die sich dorthin öffnet, wo die Schlüsselbeine aneinanderstoßen. Lassen Sie das blaue Licht dieser Spirale Ihre Kehle, den Mund, den Unterkiefer und die Ohren füllen. Sagen Sie zu sich selbst:

Ich akzeptiere, wie ich mich in der Welt ausdrücke. Ich akzeptiere meine kreative Natur.

Das Stirn-Chakra befindet sich zwischen den Augenbrauen. Es strömt die Farbe Dunkelblau oder Indigo aus, und sie erfüllt den restlichen Kopf.

Ich akzeptiere meine Weisheit, mein Verständnis der Wirklichkeit.

Wenden Sie sich nun dem Scheitelpunkt des Kopfes zu, von wo ein violetter Lichtwirbel ausgeht, und sprechen Sie zu sich selbst:

Ich akzeptiere meine Göttlichkeit, meine Verbindung zur kosmischen universellen Energie.

Diese Übung kann als Folge von Affirmationen ausgeführt werden, statt in Form von Aussagen über das Akzeptieren. Sie können also durch Affirmation bestärken, daß Sie instinktiv sind, emotional genährt, persönliche Macht haben, liebevoll und akzeptierend sowie auch kreativ, weise und göttlich sind.

Wenn Sie wollen, können Sie auch mit einem einzigen Chakra arbeiten, das besonders stark blockiert zu sein scheint. Legen Sie dazu wenn möglich eine Hand über das betreffende Chakra, und schicken Sie ihm heilende Herz-Energie. Sprechen Sie aus, daß Sie das betreffende Chakra akzeptieren, bis Sie spüren, daß sich darin etwas verändert, daß die Störungen sich auflösen und die Energie wieder freier fließt.

15 Die feinstoffliche Ebene der Chakren

Bisher haben wir uns mit der Wirkung der Chakren auf die physische Ebene unseres Energiesystems beschäftigt. Doch was mich dazu brachte, mich mit diesen Energiezentren zu beschäftigen, war, daß ich infolge der Alexander-Arbeit mit der feinstofflichen Ebene in Kontakt gekommen war. Menschen, die sich intensiv mit der Alexander-Arbeit auseinandersetzen, erleben oft derartige Veränderungen. Durch das Auflösen von Störungen im Energiefluß wird die parapsychische oder feinstoffliche Funktionsebene der Chakren bei manchen Menschen stärker aktiviert. Dies kann ein sehr unerwünschtes Geschenk sein, denn es ist nicht immer erfreulich, die Gedanken, Gefühle oder körperlichen Schmerzen eines anderen Menschen aufzufangen, und für die unfreiwilligen Empfänger solcher Informationen ist es wichtig zu lernen, wie sie sich gegenüber dieser Wirkungsebene der Chakren verschließen können. Für diese feinstofflichen Energien offen zu sein kann ebenfalls zu einem habituellen Verhalten werden, und eine solche Gewohnheit kann sehr hinderlich sein.

Die Unterscheidung zwischen den beiden Funktionsebenen der Chakren ist sehr wichtig, denn bei uns allen ist die irdische Ebene aktiv, und wir alle sind in der Lage, die feinstoffliche Ebene zu entwickeln. (Viele Menschen haben diese Ebene seit ihrer Kindheit unterdrückt.) Es handelt sich dabei um eine Fähigkeit, die sich bei manchen Menschen auf natürlichere und leichtere Weise entwickelt als bei anderen, so wie ja auch bestimmte Menschen musikalisch begabter sind als andere. Man kann alle Menschen grob zwei Kategorien zuordnen, wobei die erste diejenigen umfaßt, denen es schwer fällt, sich der feinstofflichen Ebene zu öffnen, und die zweite diejenigen, denen es schwer fällt, sich von Erlebnissen auf dieser Ebene abzuschirmen. Einigen wenigen Glücklichen fällt es leicht, ihre parapsychischen Mechanismen zu kontrollieren, ohne daß sie dies trainieren müßten, weshalb sie in der Lage sind, willentlich zu beeinflussen, ob sie derartigen Eindrücken gegenüber offen sein oder sich abschirmen wollen. Das Ganze ist eine Frage des eigenen habituellen Bewußtseins. Entweder ist man es gewöhnt, parapsychischen Erfahrungen gegenüber offen zu sein, oder man ist es gewöhnt, sich ihnen gegenüber zu verschließen. Wenn es uns gelingt, uns unserer feinstofflichen Wahrnehmungen bewußt zu werden, wird es relativ leicht, sie zu kontrollieren – genauso leicht, wie es ist, irgendeine schlechte Gewohnheit unter Kontrolle zu bringen.

»Natürliche Medien« empfinden ihre Fähigkeiten oft eher als belastend denn als willkommen, weil sie gewöhnlich nicht in der Lage sind, sie zu kontrollieren. Sie haben das Gefühl, den Einflüssen, die sie umgeben, ausgeliefert zu sein. Aus diesem Grunde und weil ich viele Alexander-Schüler kenne, die mit ihrer gesteigerten Sensibilität Schwierigkeiten haben, möchte ich die feinstoffliche Ebene der Chakren erläutern – wie man ein höheres Maß an Kontrolle über diese Ebenen erlangen kann, indem man lernt, die Chakren zu öffnen und zu verschließen, und indem man Methoden parapsychischer Hygiene und des Schutzes erlernt. Mir geht es in diesem Kapitel nicht in erster Linie darum, dem Leser zu erklären, wie er seine medialen Fähigkeiten entwickeln kann – denn das allein würde ein ganzes Buch füllen –, sondern ihm zu helfen, die parapsychischen Mechanismen zu verstehen. Insbesondere möchte ich jenen unter den Lesern helfen, die das Gefühl haben, daß ihre gesteigerte Empfänglichkeit auf dieser Ebene sich für sie selbst eher negativ auswirkt. Und abgesehen von Menschen, die unter solchen Problemen leiden, sind die Reinigungs- und Schutzübungen für jeden nützlich.

Oft wird davon gesprochen, daß Chakren offen oder geschlossen sind. Damit können sehr unterschiedliche Dinge gemeint sein. Wenn ein Chakra offen ist, so bedeutet dies auf der irdischen Ebene, daß die Energie auf harmonische Weise durch dieses Chakra hindurchfließt. Der Fluß wird weder durch eingeschränkte noch durch übermäßige Aktivität gestört. Wenn ein Chakra auf der irdischen Ebene geschlossen ist, so bedeutet dies, daß seine Aktivität eingeschränkt ist. Doch haben wir andererseits auf der feinstofflichen Ebene die Möglichkeit, Chakren zu öffnen und zu schließen, wenn wir dies wollen. Das bedeutet nicht, daß wir, indem wir ein Chakra auf der feinstofflichen Funktionsebene schließen, damit auch seine Aktivität auf der irdischen Ebene unterbinden. Beispielsweise kann man sehr begabt darin sein, sich auszudrücken, man kann ein guter Kommunikator sein, ohne ständig »Stimmen« oder telepathischen Einflüssen gegenüber offen sein zu müssen.

Die irdische und die feinstoffliche Ebene der Chakren sind miteinander verbunden. Wenn ein Mensch im dritten Chakra auf eine Weise blockiert ist, die bewirkt, daß er die Welt aus der Perspektive des Opfers wahrnimmt, so beeinflußt die Art, wie er seine Erfahrung interpretiert, natürlich sein Erleben der feinstofflichen Ebene. Ein Paranoiker ist auch als Medium paranoid, und ein Mensch, der generell starkes Vertrauen hat, ist auch als Medium vertrauensvoll. Viele auf der feinstofflichen Ebene sensible Menschen tendieren zur Paranoia, weil sie als Kinder alle möglichen Informationen aufgefangen haben, die die Erwachsenen in ihrer Umgebung oft leugneten. Deshalb trauen die Betreffenden nun ihren eigenen Wahrnehmungen nicht mehr und bringen auch anderen Menschen kein sonderliches Vertrauen entgegen.

Für viele Menschen ist alles, was mit dem Bereich des Feinstofflichen, der Telepathie und des Medialen zusammenhängt, stark mit Angst besetzt. Der Grund hierfür ist teilweise, daß diese Dinge in unserer Gesellschaft unterdrückt worden sind und wir schon als Kinder darunter gelitten haben. Andererseits fürchten sich viele vor diesem Bereich, weil ein parapsychisch Begabter einen sehr starken Einfluß auf andere Menschen haben kann und diejenigen unter den Medien, die zu einer negativen Sicht des Lebens tendieren, durch die Art, wie sie die feinstoffliche Information interpretieren, äußerst entmutigend auf andere wirken können. Die Arbeit von Medien hat zwei Aspekte: Sie empfangen Information und interpretieren sie. Ihre Interpretation wird beeinflußt durch die Art, wie die Chakren der betreffenden Person auf der irdischen Ebene arbeiten. Leser, die bei solchen Medien Rat suchen, sollten sich über zwei Dinge im klaren sein: Erstens können solche Ratgeber sich täuschen. Die Information, die sie empfangen, ist nicht immer akkurat, und manchmal verstehen sie Dinge auch ganz einfach falsch. Zweitens hängt die Art, wie Medien die empfangenen Informationen interpretieren, von ihrer Persönlichkeit ab, und als Ratsuchender sollten Sie sich genauso darüber Klarheit verschaffen, wie Sie es bei jedem anderen Menschen in Ihrem Leben auch zu tun pflegen. Manche medial Begabte sind vom Negativen besessen und fangen nur Informationen auf, die sich auf Schwierigkeiten und Probleme beziehen. Andere sind ungeheuer darauf erpicht, gefällig zu sein, weshalb sie keine negativen Informationen empfangen oder diese unterdrücken oder sie auf eine Weise interpretieren, die problematische Themen zu verschleiern versucht. Doch abgesehen davon kann ein guter Telepath ein ausgezeichneter Berater sein, und die Fähigkeiten solcher Menschen werden heute auch in allen Lebensbereichen zunehmend genutzt, geachtet und anerkannt, angefangen von der Verbrechensaufklärung bis hin zur Psychotherapie.

Das erste Chakra (Basis-Chakra)

Das Basis-Chakra kontrolliert, wieviel Energie wir aus der Erde aufnehmen. Ansonsten hat es im feinstofflichen Bereich keine Funktion. Doch ist dieses Chakra als Garant der Versorgung mit Erdenergie immer offen und aktiv, ebenso wie das

Kronen-Chakra, das unserem Energiesystem kosmische Energie aus dem Universum zuleitet.

Kundalini-Energie

Das Basis-Chakra hat auf der spirituellen Ebene noch eine weitere Funktion, die ich hier wegen ihrer Wichtigkeit gesondert erwähnen möchte. Dieses Chakra speichert die Kundalini-Energie. Die Kundalini-Energie ist eine extrem machtvolle Energiequelle, auf die der Mensch in Zeiten von starkem Streß zurückgreifen kann. Wenn Sie jemals Geschichten gehört haben wie »Mutter hebt mit einer Hand Bus von ihrem Kind«, so handelt es sich in solchen Extremsituationen um die Wirkung der Kundalini-Energie, die die Mutter aufgrund ihres starken Wunsches, das Leben ihres Kindes zu retten, hat aktivieren können.

In der östlichen Mystik heißt es, wenn es einem Menschen gelinge, die Kundalini-Energie dazu zu bringen, durch die Wirbelsäule aufzusteigen, so daß sie mit dem Kronen-Chakra in Verbindung tritt, so würde der oder die Betreffende erleuchtet. Dieses Aufsteigen der Kundalini ist allerdings nicht ganz ungefährlich und zudem ein schwieriger Prozeß. Es ist bekannt, daß Menschen das Aufsteigen der Kundalini-Energie durch Drogenkonsum gelegentlich auf sehr schmerzhafte und erschreckende Weise erleben. Bei richtiger Vorbereitung hingegen kann dies eine wundervolle und wahrhaft erleuchtende Erfahrung sein.

Die Kundalini-Energie vermag die evolutionäre Entwicklung des Nervensystems zu beschleunigen. Unser Nervensystem wird, wie ich bereits erklärt habe, durch muskuläre Prägungen beeinflußt. Wenn wir ein beängstigendes Erlebnis haben, indem wir beispielsweise von einem Baum fallen, wird die dadurch ausgelöste Angstreaktion in unserer Muskulatur gespeichert, manchmal in einem so starken Maße, daß wir uns jedesmal, wenn wir uns in der Nähe eines großen Baumes befinden, fürchten. So arbeitet unser neuromuskuläres System nun einmal – genauso wie bei allen übrigen Tieren. Doch haben wir als Menschen außerdem auch ein Bewußtsein, und dieses informiert uns darüber, daß kein Grund besteht, sich vor Bäumen zu fürchten. Der Konflikt zwischen dem Nervensystem und dem Bewußtsein kann zur Entstehung von Neurosen führen. Etwas verängstigt uns (beispielsweise eine Spinne), doch wir wissen bewußt, daß es uns nicht schaden kann. Jene instinktive eingeprägte Angst kann aufgelöst werden, wenn wir sie mit dem bewußten Gewahrsein der Ungefährlichkeit der Situation in Einklang bringen, und viele psychotherapeutische Methoden versuchen genau dies.

Wenn die Kundalini-Energie im Körper aufsteigt, beseitigt sie die Angst-Prägungen, und dadurch bezieht sich das Nervensystem fortan auf die Gegenwart. Alle Definitionen der Erleuchtung sagen übereinstimmend, daß sich der Mensch dann

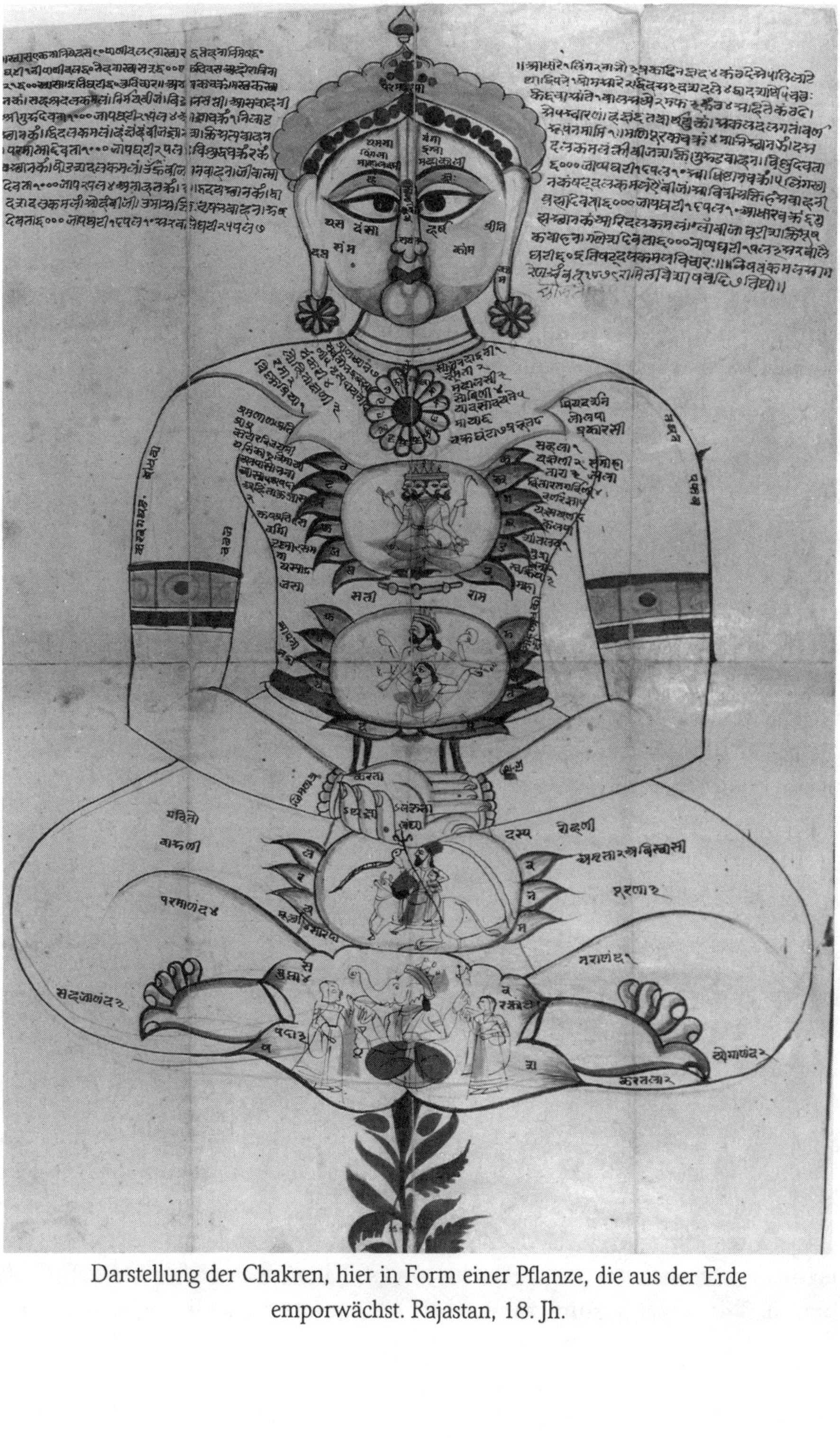

Darstellung der Chakren, hier in Form einer Pflanze, die aus der Erde emporwächst. Rajastan, 18. Jh.

in einem furchtlosen Zustand und völlig in der Gegenwart befindet. Die aufsteigende Kundalini beseitigt die muskulären Prägungen, und wenn dieser Zustand aufrechterhalten bleibt, entwickelt sich dauerhafte Furchtlosigkeit. Wenn Menschen intensiv meditieren, kommen ihnen im Laufe der Zeit alte Angst- und Wut-Erlebnisse zu Bewußtsein. Meditation, Psychotherapie und die Alexander-Technik sind allesamt Methoden zur Entkonditionierung des Nervensystems. Sie bereiten den Menschen darauf vor, daß die Transformation, die durch das Aufsteigen der Kundalini-Energie bewirkt wird, auf adäquate Weise stattfinden kann. Erlebt hingegen ein Mensch das Aufsteigen der Kundalini unvorbereitet – möglicherweise infolge von Drogenkonsum, durch extremes Fasten oder auf einem anderen »gewaltsamen« Wege –, so kann für den Betreffenden das Aufsteigen der Kundalini-Energie extrem unangenehm und schmerzhaft sein, da die starke Hitze und das Licht der Kundalini die alten Ängste und die Schmerzen alter muskulärer Prägungen wieder auflodern lassen.

Das Geheimnis des Todes durch spontanes Verbrennen könnte darauf zurückzuführen sein, daß in einem unvorbereiteten Körper plötzlich die Kundalini aufsteigt. Diese Art von Tod kommt nur bei alten Menschen und nur sehr selten vor, und ich könnte mir vorstellen, daß die Körper der Betroffenen einfach der Macht der Kundalini-Energie nicht standzuhalten vermögen. Es ist wohlbekannt, daß alte und gebrechliche Menschen manchmal kurz vor ihrem Tode plötzlich ungeheure Energie zur Verfügung haben. Dies ist ein Zeichen dafür, daß sie in dieser Situation Zugang zu dem riesigen Reservoir der Kundalini-Energie haben, über das wir alle verfügen.

Das zweite Chakra (das Sakral-Chakra)

Klarfühlen ist die feinstoffliche Funktion dieses Chakras, die am weitesten verbreitete Form von parapsychischer Begabung. Jeder Mensch hat sie in mehr oder weniger starkem Maße. Es ist die Fähigkeit, die Gefühle und die körperlichen Empfindungen eines anderen Menschen zu spüren. Wahrscheinlich sind wir alle schon einmal mit einem anderen Menschen zusammengewesen, der extrem glücklich, deprimiert oder wütend war, und wir haben dann gemerkt, daß sich das Gefühl des anderen auf uns übertrug. Bei einem Menschen, bei dem die Fähigkeit des Klarfühlens besonders ausgeprägt ist, kann dies in einem Laden oder in einer Gastwirtschaft passieren, ohne daß der oder die Betreffende mit der Person, die nebenan steht, auch nur gesprochen hat, und so kann es bei solchen Menschen, oft ohne daß sie wissen warum, zu plötzlichen Stimmungsveränderungen kommen.

Klarfühlen entsteht, wenn die Energie der anderen Person durch ihre Aura übermittelt wird und auf unsere eigene Aura einwirkt. Ein in feinstofflicher Wahrnehmung fortgeschrittener Mensch kann die emotionale Qualität der Aura anderer Menschen spüren, aber das bedeutet nicht, daß dieses Gefühl in das eigene Energiesystem aufgenommen wird. Wenn Ihr zweites Chakra geöffnet ist, erleben Sie das Gefühl der anderen Person so, als wäre es Ihr eigenes. Sie können durch dieses Chakra von anderen Menschen auch Symptome übernehmen, beispielsweise die Kopfschmerzen oder Bauschmerzen eines anderen. Es kann auch passieren, daß man auf diese Weise von einem anderen Menschen eine Krankheit – eine körperliche ebenso wie eine psychische – übernimmt. Viele Krankheiten, die in bestimmten Familien immer wieder vorkommen, entstehen, weil die Krankheit eines Elternteils vom Kind in dessen Kindheit durch das zweite Chakra aufgenommen worden ist, obwohl natürlich Ernährungs- und Lebensgewohnheiten ebenfalls zu diesen familiären Tendenzen beitragen und es deshalb schwierig ist, jeweils die primäre Ursache zu ermitteln. Vererbung spielt eine Rolle, jedoch keine so entscheidende, wie wir oft annehmen. Wir können außerdem auch die emotionalen Gewohnheiten unserer Eltern durch dieses Chakra übernehmen, und dies kann sich sowohl positiv als auch negativ auswirken.

Um die Kontrolle über das zweite Chakra zu erlangen, müssen wir als erstes ein Gewahrsein unserer aurischen Erfahrungen entwickeln, was ein weiterer Aspekt der Verfeinerung des Selbst-Gewahrseins ist. Die Übungen zur Entwicklung der Aura-Wahrnehmung sind dabei von Nutzen.

Das dritte Chakra (Solarplexus-Chakra)

Dieses Chakra leitet die Energie durch den Körper. So wie es auf der irdischen Ebene mit Macht und Kontrolle zu tun hat, kontrolliert es (mehr oder weniger stark) auf der psychischen Ebene die Energie. Dies ist die feinstoffliche »Energiepumpe« des Körpers. Es beeinflußt unser Sein auch auf der irdischen Ebene. Wenn Sie sich beispielsweise traurig fühlen, weil Sie die Gesellschaft einer geliebten Person vermissen, und es gelingt Ihnen nicht, über jenen Zustand der Traurigkeit hinwegzukommen, obgleich Sie dies möchten, dann »sitzen Sie im zweiten Chakra fest« und leiden unter einem Mangel an Freude und Genährtwerden. Es kann wichtig sein, derartige Gefühle zu erleben, und möglicherweise werden Sie sich dafür entscheiden, bei diesem Erleben zu verweilen. Sie können sich aber auch dafür entscheiden, Ihren Energiezustand zu verändern, indem Sie ein Buch lesen, das Sie geistig anregt; dies würde bedeuten, daß Sie die Energie des sechsten

Chakras benutzen. Vielleicht entscheiden Sie sich dafür, bei den Gefühlen zu bleiben und auf irgendeine der Weisen mit ihnen zu arbeiten, so wie es im Kapitel über Emotionen vorgeschlagen wurde. In diesem Fall benutzen Sie auch Energie des sechsten Chakras, um ein wenig Licht auf Ihre Gefühle zu werfen, und vielleicht außerdem auch Energie vom Herz-Chakra, um Ihre Gefühle zu akzeptieren. Das dritte Chakra leitet die Energie durch den Körper, vom zweiten zum sechsten Chakra, oder, wenn Sie beschließen, ein Gedicht über Ihre Gefühle zu schreiben, treten Sie zur Energie des fünften Chakras in Kontakt. Wenn Sie beim Lesen traurig bleiben und sich weiterhin schlecht fühlen oder Sie nicht in der Lage sind, ein Gedicht zu schreiben, dann ist es dem dritten Chakra nicht gelungen, die Energie in ein anderes Zentrum zu befördern.

Das dritte Chakra kann auch Energie aus dem Körper hinausleiten. Wenn Sie einem anderen Menschen Liebesenergie senden wollen, dann übermittelt das dritte Chakra jener anderen Person die Energie des Herz-Chakras. Das dritte Chakra zieht auch Energie von außen an und verteilt sie in den übrigen Chakren.

Das vierte Chakra (Herz-Chakra)

Dies ist das Chakra der Liebesenergie, und auf der feinstofflichen Ebene der Energie vollkommener Affinität zum anderen. Man wird energetisch »zum anderen«, ganz gleich, ob es sich dabei um eine andere Person oder um ein Objekt handelt. Das Herz-Chakra steht mit der holistischen Erfahrung des Lebens in Verbindung; deshalb hat es nicht in der gleichen Weise Ich-Grenzen wie die unteren Chakren. Ein Medium arbeitet von diesem Zentrum aus, »wird« für eine kurze Zeit zu der anderen Person, kennt sie vollständig, ihre Gedanken, ihre Gefühle und ihre gesamte psychische Beschaffenheit und Physiologie. Es kommt zu einer vollständigen Identifikation und Affinität, was etwas völlig anderes ist als jenes für das zweite Chakra charakteristische Sammeln von Symptomen. Den meisten medial Begabten fällt es schwer, dieses Zentrum für ihre Arbeit zu nutzen, weil sie dann ihre eigenen Grenzen und ihr Gefühl für Raum verlieren.

Paare, die seit so langer Zeit zusammenleben, daß sie anfangen, einander ähnlich zu sehen, interagieren gewöhnlich miteinander vom Herz-Zentrum aus. Im Laufe der Zeit werden Sie durch Kontakt zu diesem Zentrum buchstäblich zu der anderen Person, weil zwischen Ihnen und ihr keine Grenzen mehr existieren.

Die Heilungsenergie entspringt diesem Zentrum und ist eine andere Form feinstofflicher Energie. Viele Heiler sind der Meinung, daß gesundheitliche Störungen entstehen, weil Menschen sich abgetrennt fühlen, nicht als Bestandteil des

Ganzen, nicht in Kontakt mit der Energie ihres Herz-Chakras. Die Qualitäten der Ganzheit, der Zugehörigkeit und der Verbundenheit werden von diesem Zentrum aus übermittelt. Außerdem strahlen Heiler auch eine Energie der Liebe und des Akzeptierens aus, und all dies ist eine machtvolle heilende Kraft, die die Energie des Herz-Chakras des Empfängers stimuliert. Das Herz-Chakra wird von der Thymusdrüse des physischen Körpers beeinflußt, und diese Drüse ist ein wichtiger Teil unseres Immunsystems. Wenn das Herz-Chakra gestärkt wird, so wird auch das Immunsystem gestärkt.

Das fünfte Chakra (Kehl-Chakra)

Kommunikation ist das Schlüsselwort für dieses Chakra, ganz gleich, auf welcher Ebene. Wenn Sie telepathische Phänomene erleben, die Übermittlung verbaler Botschaften in Verbindung mit einer inneren Stimme oder auch ohne eine solche, dann arbeitet dieses Chakra auf der feinstofflichen Ebene. Wenn das Telefon klingelt und Sie wissen, wer am anderen Ende der Leitung ist, bevor Sie den Hörer abnehmen, dann ist das Telepathie, und das gleiche gilt, wenn Sie wissen, was ein anderer Mensch denkt oder erlebt, obgleich er sich viele Kilometer von Ihnen entfernt befindet. Wenn Sie »Stimmen hören«, die nicht der Welt des Sichtbaren angehören, oder wenn Sie Klänge oder verbale Information von einer unsichtbaren Quelle erhalten – beispielsweise wenn Ihnen scheinbar wie aus dem Nichts eine Folge von Wörtern einfällt –, so wird dies Klarhören genannt.

Das sechste Chakra (Stirn-Chakra)

Hellsehen ist die übersinnliche Fähigkeit, die mit diesem Chakra in Verbindung gebracht wird. Damit ist das Sehen mit dem Dritten Auge gemeint. Jede Art von Information von der feinstofflichen Ebene, die visuell empfangen wird, erreicht uns durch dieses Zentrum, und das gleiche gilt auch für das Sehen der Aura und der Chakren. Menschen, die Wesenheiten aus anderen Seinsbereichen zu sehen vermögen, benutzen ihr Drittes Auge. Manche Hellseher »sehen« mit offenen Augen und manche mit geschlossenen Augen. Was sie sehen, ist ein Bild des Dritten Auges, das – falls der Hellseher die physischen Augen geöffnet hält – in das Blickfeld der physischen Augen übertragen wird. Es ist dann so, als würden sich zwei Welten überlagern. Die Information des Hellsehers existiert nicht in unserer physischen Wirklichkeit, ebenso wie auch die Chakren und die Aura nicht in unserer physischen Realität existieren. Sie gehören einem anderen Seinsbereich an.

Das siebte Chakra (Kronen- oder Scheitel-Chakra)

Das Kronen-Chakra ist das Chakra jenes »Wissens«, das weder verbal noch visuell ist. Dieses Chakra erkennt aus einem tiefen Wissen und Verständnis heraus das Gesamtmuster. Man kann sagen, daß es sich dabei um direktes inspiratives Wissen aus einer göttlichen Quelle handelt oder um einen klaren Kanal in das kosmische Bewußtsein des Universums. Wir alle haben wahrscheinlich Situationen erlebt, in denen wir genau wußten, was zu tun war, in denen wir hinter den oberflächlichen Erscheinungsformen die tiefe, grundlegende Wahrheit sahen. In solchen Augenblicken lassen wir uns vom Kronen-Chakra leiten, und jenes Potential ist ständig vorhanden, wenn wir es nicht behindern.

Trance-Medien, die andere Wesenheiten von der Astralebene durch ihren Körper sprechen lassen, arbeiten von diesem Zentrum aus. Publikationen wie die Seth-Bücher sind von Medien geschrieben, die auf diese Weise arbeiten.

Die Hand-Chakren

Die Hände haben im feinstofflichen Bereich mehrere Funktionen. Heilung geschieht durch die Hände, in Verbindung mit der Energie der Chakren. Die Hände können heilen, indem Sie auf die Aura der anderen Person einwirken oder indem sie Kontakt zum physischen Körper des anderen aufnehmen. Automatisches Schreiben (wobei ein Mensch sich in eine leichte Trance versetzt und das Schreiben dann »automatisch« einsetzt), wirkt ebenfalls durch die Hände in Verbindung mit dem Kehl-Chakra. Die Psychometrie, die sich durch Berühren eines Objekts Informationen über dasselbe verschafft, benutzt die Hand-Chakren in Verbindung mit dem zweiten und manchmal auch mit dem fünften und sechsten Chakra. Bei der Telekinese – dem Phänomen, daß Objekte sich scheinbar selbständig bewegen – werden oft die Hand-Chakren in Verbindung mit dem dritten Chakra benutzt.

Die Hände sind die Mittel, durch die wir anderen unsere Energie geben, und wieviel Energie wir abgeben, ist abhängig von der Qualität der Energie, die durch die Chakren fließt. Alexander-Lehrer arbeiten mit ihren Händen, und der Stimulus, den sie geben, steht mit der Energie in Verbindung, die sie durch Inhibition und Ausrichtung des Körpers sammeln, sowie auch mit dem Energiefluß in den

Chakren. Jeder Lehrer gibt einen anderen Stimulus, denn wir alle sind unterschiedlich.

Die Fuß-Chakren

Die Füße haben keine andere feinstoffliche Funktion, als Energie in den Körper zu ziehen, was ihrer Funktion auf der irdischen Ebene entspricht. Wenn in der Bibel die Rede davon ist, daß jemand die Füße eines anderen küßte, so ist dies ein Hinweis auf die heilende Kraft der Füße, die man in früheren Zeiten stärker nutzte.

Die Rückseite des Halses

Die Rückseite des Halses ist ein sehr wichtiger Bestandteil unseres parapsychischen Gewahrseins. Er ist kein Chakra im eigentlichen Sinne, sondern sozusagen die Rückseite des Dritten Auges. Während das Dritte Auge dafür bekannt ist, daß es in die Zukunft zu schauen vermag, kann die Rückseite des Halses Informationen über die Vergangenheit zugänglich machen. Sie kann sich an die Menschheitsgeschichte und an unsere persönliche Vergangenheit erinnern. Sie tritt zu den instinktiven Teilen des Gehirns in Beziehung und kann diese zu Bewußtsein bringen.

Nacken und Hals sind auch in der Alexander-Arbeit sehr wichtig. Den Halsbereich zu lockern ermöglicht eine Lockerung im gesamten Körper. Jeder der sieben Halswirbel entspricht einem der sieben Chakren. Wenn wir also den Hals lockern, verbessern wir dadurch gleichzeitig auch den Fluß der Energie durch die Chakren.

Feinstoffliche Aspekte der Alexander-Ausbildung

In meiner Alexander-Ausbildung hatte ich das Glück, eine Lehrerin zu haben, die oft an der Aura arbeitete und die an allen Themen interessiert war, mit denen ich mich in diesem Buch beschäftige. Ich hatte regelmäßig Unterricht bei ihr, oft bei ihr zu Hause. Wenn sie an der Aura arbeitete, war sie sehr aktiv. Sie bewegte dann ihre Hände und ihren Körper, und es war fast so, als würde sie um mich herum tanzen.

Als wir eines Tages darüber gesprochen hatten, wie wichtig der »Denk«-Teil der Arbeit ist, und sie die Ansicht geäußert hatte, daß Gedanken nicht auf die gleiche

Weise in Raum und Zeit existieren wie der Körper, beschlossen wir, ein Experiment durchzuführen. Ich hatte vier oder fünf Wochen lang bei dieser Lehrerin »Unterrichtsstunden«, ohne physisch mit ihr zusammenzutreffen. Vielmehr blieb ich zu Hause, legte mich eine Dreiviertelstunde in die halbausgestreckte Rückenlage und achtete auf Empfindungen, Gefühle und Veränderungen in meinem Körper. Später trafen wir uns und sprachen darüber, woran sie ihrer Meinung nach gearbeitet hatte und welche Veränderungen ich in meinem Körper bemerkt hatte. Unsere Eindrücke stimmten jeweils überein. Wenn ich starke Veränderungen in meinen Beinen bemerkt hatte, so hatte sie tatsächlich in diesem Bereich gearbeitet, und als ich einmal den Eindruck hatte, daß sie an meiner Kehle gearbeitet hatte, hatte sie tatsächlich daran gedacht und um diesen Bereich herum »getanzt«.

Was mich letztendlich von dieser Möglichkeit überzeugte, war eine Situation, in der ich mich auch wieder zu einer solchen Sitzung in körperlicher Abwesenheit der Lehrerin hingelegt hatte und plötzlich das starke Bedürfnis verspürte, aufzustehen und zu tanzen. Ich wollte einfach nicht passiv bleiben, weil sich das irgendwie nicht richtig anfühlte. Deshalb stand ich auf und ließ während der folgenden Dreiviertelstunde zu, daß sich meine Arme, meine Beine und mein ganzer Körper nach Belieben bewegten. Als ich der Lehrerin später erzählte, was ich getan hatte, lachte sie und erzählte, sie hätte zunächst angefangen, ganz normal zu arbeiten, doch dann plötzlich gedacht: »Nein, heute werde ich mich selbst einmal hinlegen.« Wir hatten also, ohne es vorher abzusprechen, die Rollen vertauscht.

Parapsychische Wahrnehmung und die beiden Gehirnhälften

Heute werden viele Untersuchungen über die Funktion der beiden Hälften oder Hemisphären unseres Gehirns durchgeführt und darüber, wie beide miteinander interagieren. Die rechte Gehirnhälfte beherrscht die linke Körperseite, die linke Gehirnhälfte die rechte Körperseite. Das bedeutet, daß beide zusammenarbeiten müssen, um eine gute Koordination zu ermöglichen. Die Art, wie sie zusammenarbeiten, ist sehr komplex. Die linke Gehirnhälfte steuert unser normales alltägliches Gewahrsein, die verbale, deduktive und rationale Seite unserer geistigen Fähigkeiten, wohingegen die rechte Gehirnhälfte die visuellen, musikalischen, künstlerischen und intuitiven Fähigkeiten koordiniert. Die linke Gehirnhälfte denkt auf logische, numerische, lineare Weise, wohingegen die rechte ganze Muster und Systeme sieht. Die rechte Hemisphäre nimmt durch Gefühle und Empfindungen wahr, die Domäne der linken ist das logische Denken. Die rechte Hemisphäre synthetisiert Information, die linke analysiert. Wenn wir unser kinästhetisches

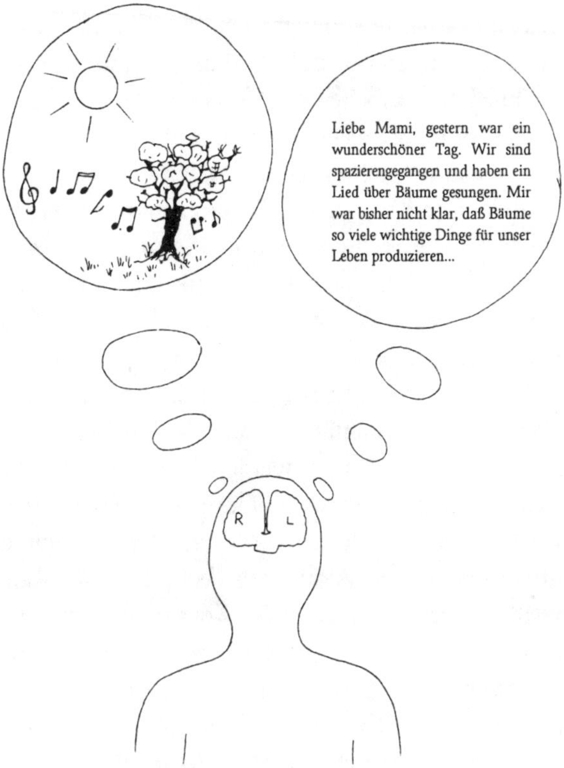
Liebe Mami, gestern war ein wunderschöner Tag. Wir sind spazierengegangen und haben ein Lied über Bäume gesungen. Mir war bisher nicht klar, daß Bäume so viele wichtige Dinge für unser Leben produzieren...
R
L

15.1 Die linke und die rechte Hemisphäre des Gehirns

Gefühl und unser Gewahrsein der Emotionen und Empfindungen in unserem Körper entwickeln wollen, müssen wir mit der rechten Gehirnhälfte arbeiten.

In neuerer Zeit durchgeführte wissenschaftliche Untersuchungen und neuere Erziehungstheorien vertreten die Auffassung, daß die Lernfähigkeit und die Kreativität verbessert werden, wenn die beiden Hemisphären zusammenarbeiten. Was wir als »normales« Bewußtsein bezeichnen, ist das Gewahrsein unserer linken Hemisphäre. Wenn ein Mensch zeitweilig von seiner rechten Hemisphäre bestimmt wird, so wird oft gesagt, der Betreffende befinde sich in einem »veränderten Bewußtseinszustand« oder in einem Trance-Zustand, was lediglich beinhaltet, daß es sich um etwas handelt, das sich vom Bewußtsein der linken Gehirnhälfte unterscheidet. Und wenn wir vom Unbewußten sprechen, so meinen wir oft die Aktivität unserer rechten Gehirnhälfte.

Alexander war es sehr wichtig, daß wir bewußte Kontrolle über uns selbst entwickeln, und indem er dies tat, betonte er – wenn auch ohne sich darüber im klaren zu sein – die Bedeutung der linken Gehirnhälfte. Er mißbilligte Methoden, die mit einem Verlust der bewußten Kontrolle verbunden sind, wie beispielsweise die Hypnose. Viele Heilmethoden arbeiten mit Visualisation und leichten Trance-Zuständen, um eine Selbsthypnose zu bewirken, und alle diese Methoden waren Alexander ein Greuel. Es handelt sich dabei um Aktivitäten der rechten Gehirnhälfte. Doch zu Alexanders Zeit waren die Theorien darüber, wie wichtig die Entwicklung der Fähigkeiten der rechten Gehirnhälfte sind, noch nicht bekannt. Dennoch enthielt auch seine Methode eine Technik zur Harmonisierung der beiden Hemisphären. Ein Ziel seiner Arbeit war, die Schüler zur Umstrukturierung ihres Gebrauchs anzuleiten, damit sie sich wieder besser auf ihr sensorisches Gewahrsein verlassen könnten. In seinen Augen war das sensorische Gewahrsein eines Menschen der Schlüssel zur Vitalität und zum Wohlbefinden des Betreffenden. Unsere kinästhetischen Erfahrungen werden in der rechten Gehirnhälfte verarbeitet. Alexander versuchte seinen Schülern zu helfen, ein erweitertes Gewahrsein zu entwickeln, innerhalb dessen die beiden Hemisphären des Gehirns harmonisch zusammenwirken. Die Alexander-Technik fördert ein ständiges Gewahrsein der kinästhetischen Information des Körpers, was eine Fähigkeit der rechten Gehirnhälfte ist, und gleichzeitig bezieht sie durch die Methoden des Hemmens (der Inhibition) und der Ausrichtung (der Arbeit mit Direktiven) auch die Wahlfreiheit und den Verstand mit ein, was zu den Fähigkeiten der linken Gehirnhälfte zu rechnen ist. Da für Alexander jedoch nur einige Aspekte der Aktivität der rechten Gehirnhälfte akzeptabel waren, geht die Erweiterung des Gewahrseins bei ausschließlicher Arbeit mit der von ihm entwickelten Methode über gewisse Grenzen nicht hinaus.

Ein gutes Medium muß in der Lage sein, beide Gehirnhälften gleichzeitig zu benutzen: die rechte, um intuitiv Informationen zu empfangen, und die linke, um die empfangenen Informationen zu interpretieren und verbal zu vermitteln. Genau auf diese Weise beschrieb ein Genie wie Einstein die Art, wie er dachte. Er sagte darüber:

> (A) Die Wörter der Sprache, so wie sie geschrieben oder gesprochen werden, scheinen für meine Denkweise keine Rolle zu spielen. Die geistigen Gebilde, die mir als Elemente des Denkens zu dienen scheinen, sind bestimmte Zeichen und mehr oder weniger klare bildliche Vorstellungen, die sich »absichtlich« reproduzieren und kombinieren lassen. ...
>
> (B) Die oben erwähnten Elemente sind in meinem Fall visueller und gelegentlich muskulärer Art. Herkömmliche Wörter oder andere Zeichen müssen erst in einer

> zweiten Phase mühsam gesucht werden, nachdem sich das erwähnte Spiel genügend etabliert hat und sich beliebig reproduzieren läßt.*

Wenn wir die verschiedenen Arbeitsweisen unseres Geistes zu verstehen lernen, wird es für uns wesentlich leichter, das Konzept der Arbeit mit feinstofflichen Energien zu begreifen. Mit der linken und rechten Hemisphäre des Gehirns zu arbeiten ist eine Art, unseren Intellekt und unsere Intuition in ein ausgewogenes Verhältnis zueinander zu bringen. Wir haben gewiß alle schon einmal erlebt, daß wir eine Intuition oder eine Ahnung hatten, und als wir der Sache nachgingen, stellte sich heraus, daß es sich tatsächlich so verhielt, wie wir vermutet hatten. Leider ist es nicht immer leicht, solchen Eingebungen zu vertrauen, weil wir in einer Welt leben, die übermäßig stark von der wissenschaftlichen Art des Verstehens geprägt ist. Das ist eine kulturelle Tendenz, die unsere Zeit und unsere Gesellschaft bestimmt. In der Gesellschaft der australischen Ureinwohner hatte man großen Respekt vor intuitiven Einsichten. Wenn ein Mitglied dieses Volkes auf Reisen ging, sich von seiner Familie entfernte und dann eine Intuition bekam, die besagte, es solle nach Hause zurückkehren, weil dort irgend etwas seine Anwesenheit erforderlich machte, dann machte die betreffende Person sich sofort auf den Rückweg. Für sie war das ein ebenso ernstzunehmendes Signal, wie es für uns ein Telegramm ist. Ein australischer Ureinwohner vermochte zwischen Intuition und »Sich-Sorgen-Machen« oder »Tagträumen« zu unterscheiden, was für die meisten von uns nicht mehr möglich ist. Und wenn seine Intuition sich scheinbar als »falsch« erwies, so wurde sie trotzdem nie als »falsch« angesehen, so wie es ja auch für wissenschaftliche Experimente fast immer einen guten Grund gibt, was nichts daran ändert, daß sie fehlschlagen können. Die kulturelle Orientierung der australischen Ureinwohner ist also offenbar eine sehr andere als die unsere.

Es besteht eine Beziehung zwischen den Chakren und den beiden Gehirnhälften. Das erste Chakra wirkt über das autonome Nervensystem, das automatisch arbeitet. Dieser instinktive, animalische Anteil von uns ist unabhängig vom bewußten Gewahrsein – allerdings können wir uns seiner Arbeitsweise bewußt werden. Das zweite und das vierte Chakra stehen in Verbindung zur Aktivität der rechten Gehirnhälfte, das dritte hingegen zur linken Gehirnhälfte.

---

* A.. Einstein: »Letter to Jacques Hadamard«, in: Brewster Ghiselin: *The Creative Process*, Mentor Books, New American Library, New York, NY 1952, S. 43. - Siehe zu dieser Thematik auch: Robert B. Dilts, *Einstein - Geniale Denkstrukturen und neurolinguistisches Programmieren*; Junfermann, Paderborn 1992.

Das fünfte Chakra ist hauptsächlich mit der linken Gehirnhälfte verbunden, doch arbeitet es auch mit der rechten zusammen, beispielsweise wenn wir Musik hören oder auf der feinstofflichen Ebene arbeiten. Das sechste Chakra steht ebenfalls eher zur linken Gehirnhälfte in Beziehung, wenn es analytisch denkt, hingegen zur rechten Gehirnhälfte, wenn es visualisiert oder auf der feinstofflichen Ebene aktiv ist. Das Kronen-Chakra bezieht sich überwiegend auf die rechte Hemisphäre, da es ihm hauptsächlich um das Gesamtbild geht.

Die Alexander-Technik »sehen«

Während meiner Ausbildung zur Lehrerin der Alexander-Technik wurde unsere Schule häufig von Menschen unterschiedlichster Herkunft besucht. Einmal besuchte uns ein Mann, der selbst Menschen in der Entwicklung ihrer feinstofflichen, medialen Fähigkeiten unterrichtete. Er erläuterte uns seine Wahrnehmungen auf der Energie-Ebene bezogen auf die Lehrsituation in unserer Schule. Er wußte nicht viel über die Alexander-Technik, weshalb die Beobachtungen, die er über mehrere Lehrer und Schüler machte, unvorbelastet und daher sehr interessant waren.

Zunächst bemerkte er, daß eine Lehrerin, indem sie ihre Hände auf den Körper eines Schülers legte, diesen erdete, da sie auf diese Weise dafür sorgte, daß Erdenergie in die betreffende Person strömte. Dann reinigte und harmonisierte sie die drei unteren Chakren, damit die Energie ungehinderter entlang der Wirbelsäule aufwärtsfließen konnte. Die Lehrerin unterstützte diesen Fluß der Energie nach oben, indem sie durch ihre Hände dem Nervensystem des Schülers Botschaften übermittelte. Dadurch umging sie den *bewußten* Teil des Gehirns, so daß dieser die auftretenden Veränderungen nicht behindern konnte. Die unteren drei Chakren waren bei allen Lehrern stark und gut mit Energie aufgeladen, und sie übermittelten von diesen Chakren aus den Schülern Energie. Manche Lehrer agierten außerdem auch von ihrem Herz-Chakra aus, so daß außer den bereits erwähnten Energien auch Liebe und Heilung durch ihre Hände strömten. Einige Lehrer, die auf der feinstofflichen Ebene offen waren, fingen negative Energie auf, die potentiell auf ihr eigenes Energiesystem erschöpfend wirkte, weil sie nicht in der Lage waren, sich vor solchen Einflüssen zu schützen.

Ein anderer Besucher der Schule war ein tibetischer Lama, ein Mensch, dessen spirituelle Entwicklung sehr weit fortgeschritten war. Seine Kommentare waren kurz und bündig. Er sagte, in seinen Augen sei die Arbeit, die in der Schule getan werde, eine hohe Form von Tantra.

Diese Kommentare und meine eigenen Erfahrungen wie auch die Erfahrungen vieler meiner Schüler deuten darauf hin, daß die Chakren durch die Alexander-Arbeit gereinigt und gestärkt werden. Den Hals zu lockern und zuzulassen, daß der Kopf sich nach vorn und nach oben bewegt, so daß der Rücken länger und weiter werden kann, schafft die Voraussetzung dafür, daß die Energie im Körper entlang der Wirbelsäule und durch die Chakren aufwärtsfließen kann. Dieser Energiestrom lädt die oberen Chakren energetisch auf, während die Blockaden in den unteren Chakren sich aufzulösen beginnen. Insbesondere die Direktive, sich bis zu den Oberarmen zu weiten, wirkt befreiend auf das Kehl- und das Herz-Chakra. Und indem ein Alexander-Schüler die Knie nach vorn bewegt, werden sein Wurzel-, Sakral- und Solarplexus-Chakra mit Energie aufgeladen. Obgleich die Chakren keine körperlichen Phänomene sind, stehen sie doch zu verschiedenen Körperbereichen in Verbindung und werden durch Veränderungen in unserem Körper und unserer Muskulatur beeinflußt. Außerdem werden sie auch durch Veränderungen unseres körperlichen Gebrauchs beeinflußt, durch die Entwicklung unseres Gewahrseins und durch die Art, wie wir denken.

Indem wir uns unseres habituellen falschen Gebrauchs bewußt werden und an seine Stelle einen verbesserten körperlichen Gebrauch setzen, wird das Wurzel-Chakra gereinigt, und unsere Verbindung zur Erde, zu unseren Wurzeln, zur Vergangenheit, wird harmonisiert. Dadurch kann ein starker Strom von Erdenergie durch uns hindurchfließen, der nicht mehr durch schlechte körperliche Gewohnheiten behindert wird.

Durch Verfeinerung unseres sensorischen Gewahrseins wird das zweite Chakra harmonisiert. Die Erkenntnis, daß unsere sensorische Information ungenau sein kann und einer Prüfung unterzogen werden muß, ermöglicht Reinigung und Heilung. Dadurch können wir mit unserem fühlenden Gewahrsein in Kontakt sein und in der Gegenwart zentriert bleiben. Unsere Gefühle verbinden uns mit der Gegenwart, und unsere Gedanken führen uns in die Zukunft. Worauf auch immer wir unsere Aufmerksamkeit richten, dorthin fließt auch unsere Energie.

Mit Hilfe unserer Gedanken können wir verschiedene Arten zu sein durchspielen. Wir können uns mit unseren Wahlmöglichkeiten auseinandersetzen und dann wählen. Wir können den Fluß der Energie in uns verändern, indem wir positive Aufmerksamkeit auf die von uns gewählte Möglichkeit richten. Wenn es uns gelingt, unsere Gedanken und Gefühle in ein ausgewogenes Verhältnis zueinander zu bringen, so wird dadurch unser sensorisches Gewahrsein verfeinert, und das zweite und dritte Chakra werden harmonisiert.

Durch die Arbeit des Hemmens (der Inhibition) und durch das Erteilen von Direktiven wird das dritte Chakra so beeinflußt, daß es einen positiveren Grundcharakter annimmt. Dies ermöglicht es einem Menschen, zu erreichen, was er erreichen will, weil er Respekt vor den Mitteln hat, vor dem Prozeß der Veränderung.

Die Prinzipien des Akzeptierens, des Nicht-Eingreifens und des Vertrauens bei den mentalen Direktiven wirken sich positiv auf die Energie des Herz-Chakras aus.

Wenn die unteren Chakren gereinigt und harmonisiert worden sind, wird der Energiefluß durch die oberen Chakren weniger stark durch Störungen in den unteren Chakren beeinträchtigt, und dadurch kann das Selbst weiter wachsen und in seiner Transformation fortschreiten.

Wenn die Rolle, die die unteren Chakren im Leben eines Menschen spielen, unbedeutender wird und sich die Aktivität der oberen Chakren entfaltet, spürt dieser Mensch, daß die Liebesenergie des Herz-Chakras seine emotionale Grundeinstellung zum Leben verändert, und er verspürt oft das Bedürfnis, kreativer zu werden, weil das Kehl-Chakra stärker stimuliert wird. Stimuliert die Energie das Stirn- und das Kronen-Chakra, so merkt der oder die Betreffende, daß seine/ihre Sichtweise vom Leben sich verändert, was oft den Beginn einer spirituellen Suche anzeigt.

Die Alexander-Technik ist eine Methode, die versucht, Menschen zu einem guten Gebrauch von Geist und Körper anzuleiten, eine Methode, die sich bemüht, die ganze Person in einen Zustand der Harmonie zu versetzen. Viele Menschen kommen zu einem Alexander-Lehrer, weil sie ein bestimmtes Problem »klären« wollen, weil sie ein Ziel erreichen wollen, beispielsweise Rückenschmerzen oder körperliche Spannungen beseitigen usw. Doch fühlen sich auch viele zur Alexander-Technik hingezogen, weil ihnen klar wird, daß diese wesentlich mehr zu leisten vermag, als nur ein bestimmtes Problem zu lösen. Gewöhnlich bemerken Schüler nach wenigen Sitzungen Veränderungen bei sich selbst, die sie nicht in Worte zu fassen vermögen. Es kann sein, daß sie sich ausgeglichener und ruhiger fühlen oder weniger leicht aus der Fassung zu bringen sind. Die Veränderungen infolge des Unterrichts sind wesentlich tiefgreifender, als die meisten Schüler ahnen, und diese unspezifischen Veränderungen in der »Seinsnatur« eines Menschen sind einer der wichtigsten Gründe, weshalb viele Schüler mit der Arbeit im Sinne der Alexander-Technik fortfahren und warum immer mehr Menschen sich dafür entscheiden, sich zu Alexander-Lehrern ausbilden zu lassen. Sie bemerken, daß sich grundlegende Veränderungen einstellen, die sich nur schwer in Worte fassen lassen, weil sie sich auf einen Aspekt des Lebens beziehen, über den wir nicht oft sprechen und über den wir nur selten nachdenken. In gewisser Weise geht es dabei überhaupt nicht um einen *Aspekt* des Lebens, sondern um seinen Ursprung.

Wenn wir uns anschauen, auf welche Weise wir Gebrauch von uns selbst machen, und wenn wir daran arbeiten, Störungen, die einem guten Gebrauch im Wege stehen, zu beseitigen, so können sich dadurch auf einer sehr tiefen und grundlegenden Ebene Veränderungen vollziehen. Natürlich bleibt es jedem Einzelnen überlassen zu entscheiden, wie tief er oder sie mit dieser Technik arbeiten will, und für manche Menschen ist die Alexander-Technik eine einfache und wirksame Methode, durch Hemmen und Erteilen angemessener Direktiven Geist und Körper in einem guten Zustand zu halten. Für andere werden infolge der Arbeit emotionale, psychologische und spirituelle Fragen aufgeworfen, an denen sie dann auf andere Weise weiterarbeiten können.

Einige Attribute der Haupt-Chakren

Chakren	irdische Ebene	feinstoffliche Ebene	Farbe	Klang	Alter	Drüsen*	Elemente	rechte / linke Gehirnhälfte
Wurzel	Überleben Instinkt	Erdung Kundalini	Rot	Lam	Embryo	Gonaden (Nebennieren)	Erde	
Sakral	Emotionen Lust, Freude, Nahrung	Klarfühlen	Orange	Vam	Baby	Bauchspeicheldrüse (Gonaden)	Wasser	R
Solarplexus	Macht Errungenschaften Erfolg	Energiepumpe	Gelb	Ram	Jugendliche	Nebennieren (Bauchspeicheldrüse)	Feuer	L
Herz	Liebe Akzeptieren Holismus	Affinität Heilen	Grün	Yam	Reifezeit	Thymus	Luft	R
Kehl	Kommunikation Kreativität	Klarhören	Blau	Ham	Reifezeit	Schilddrüse	ätherische Ebene	L + (R)
Stirn	Analyse Weltsicht Visualisation	Hellsehen	Indigo	Ah	Alter	Hirnanhangdrüse	Astralebene	L + (R)
Kronen	Holismus Autonomie Göttlichkeit	Wissendheit	Violett	Om	Tod Ewigkeit	Zirbeldrüse	spirituelle Ebene	R

* Es gibt mehrere Möglichkeiten, die Chakren den endokrinen Drüsen zuzuordnen. In dieser Tabelle sind zwei Möglichkeiten aufgeführt.

16 Die Pflege des Energiesystems

Wenn wir uns dessen bewußt werden, daß unser Sein wesentlich mehr umfaßt als nur unseren physischen Körper, müssen wir Methoden erlernen, uns um dieses umfassendere Ganze zu kümmern. Genauso wie wir Nahrung zu uns nehmen, unseren Körper sauberhalten, Körperübungen machen und uns körperlich ausruhen, müssen wir etwas Entsprechendes auch für unsere Gedanken, Gefühle und alle anderen Bestandteile unseres Seins tun. Es ist wichtig, daß unser Energiesystem so gut wie möglich funktioniert. Einsteins Relativitätstheorie hat uns dazu verholfen, daß wir die Welt heute nicht mehr im Sinne von »Objekten« sondern als eine Summe von »Beziehungen« sehen. Ähnlich können wir, wenn wir uns als Energiesystem verstehen, sagen, daß jenes Energiesystem, das wir sind, Teil eines größeren Energiesystems – der Erde – ist und daß die Erde wiederum ein Teil eines noch größeren Systems, nämlich des Universums, ist.

Innerhalb unseres Energiesystems werden wir durch unsere eigenen unterschiedlichen Energien beeinflußt, da unser Körper, unsere Gedanken und unsere Gefühle sich andauernd verändern, und außerdem interagieren wir ständig mit den Energien, die uns umgeben. Ich habe festgestellt, daß die Theorie der Chakren sehr hilfreich dabei sein kann, wenn man bestrebt ist, unterschiedliche Energien zu harmonisieren.

Eines Tages rief Ian mich an und fragte, ob ich ihm helfen könnte. Man hatte ihm nach einem Motorradunfall einen Arm über dem Ellbogen amputiert, und er litt ständig unter den Phantomschmerzen des fehlenden Arms. Er war zwanzig Jahre alt. Ich sagte, ich wüßte nicht, ob ich ihm helfen könnte, aber wenn er einen Versuch wagen wollte, könnte er zu mir kommen. Er kam.

Die einzige Zeit, in der Ian nicht unter Schmerzen litt, war, wenn er schlief, und während der ersten zehn Minuten morgens direkt nach dem Aufwachen. Die Schmerzen in dem fehlenden Arm und der fehlenden Hand traten zyklisch auf, wobei jeder Zyklus zwei bis drei Minuten dauerte und sich von einem anfänglichen leichten zu einem sehr starken Schmerz aufbaute.

Bei Ian war viel Alexander-Arbeit erforderlich. Nicht nur war sein linker Arm amputiert worden, was zur Folge hatte, daß seine rechte Schulter den größten Teil des Gewichts der Armprothese tragen mußte, sondern sein linkes Bein war bei dem Unfall ebenfalls verletzt worden und hatte danach seine volle Stärke nicht wiedererlangt. Auf der rechten Seite von Ians Körper lag die gesamte Last. Sein Körper war also sehr stark aus dem Gleichgewicht. Er hatte auf der rechten Seite die Tendenz, die Muskulatur übermäßig zu kontrahieren, und sein linkes Bein war energetisch nicht mit dem übrigen Körper verbunden.

Als ich an dem amputierten Arm arbeitete, spürte ich ein starkes Energiefeld um diesen herum; deshalb fing ich an, damit zu arbeiten. Als ich im Bereich des fehlenden Arms an Ians Aura arbeitete, konnte ich die Schmerzen sowohl vergrößern als auch verringern, und wenn ich sie verringerte, verfiel Ian in einen entspannten Trance-Zustand und schlief manchmal sogar ein. Mir wurde klar, daß der Schmerz nachließ, wenn ich an der Zerstreuung oder Neutralisierung der Energie um den fehlenden Arm arbeitete. Ich spürte genau, wo an dem fehlenden Arm ich arbeitete, um die Energie zu entfernen, und Ian konnte dies ebenfalls spüren. Es schien so, als ob Ian, weil ihm eine Hand fehlte, die Energie nicht mehr wie normalerweise aus dem Hand-Chakra dieser Hand ausströmen lassen konnte und es dadurch zu einem Energiestau kam. Doch wenn ich die Energie sanft durch »den fehlenden Arm und die fehlende Hand« aus dem Körper zog, ließ der Schmerz nach und verschwand sogar für ungefähr zwanzig Minuten völlig.

Meine Hypothese schien durch die Tatsache gestützt zu werden, daß der Arm am wenigsten schmerzte, wenn Ian am wenigsten energetisiert war – im Schlaf oder unmittelbar nach dem Aufwachen – und daß der Schmerz am stärksten war, wenn Ian aktiv war, beispielsweise beim Squash-Spielen. Die medizinische Erklärung für Ians Schmerz war, daß durch den Unfall, bei dem ein Lastwagen seinen Arm abgerissen hatte, die Nerven schwer geschädigt worden waren. Wenn ich an den Muskeln im Bereich der Wunde arbeitete, wurde seine Sensibilität für den Schmerz extrem stark, weil ich dann die beschädigten Nerven stimulierte und dem Arm Energie zuführte. Arbeitete ich hingegen am Energiefeld und entfernte ich Energie aus dem Arm, so konnte ich die Nerven beruhigen, den Schmerz verringern und ihn sogar für kurze Zeit völlig beseitigen. Ich beschränkte mich also darauf, nur den restlichen Körper mit meinen Händen zu berühren, und arbeitete an dem beschädigten Arm nur über die Aura.

Ich erklärte Ian, wie ich im Bereich des amputierten Arms an seiner Aura arbeitete, so daß er dies auch selbst tun konnte. Tatsächlich stellte er fest, daß er die Schmerzempfindlichkeit verringern konnte, wenn er selbst auf die gleiche Weise an sich selbst arbeitete. Er lernte auch, sich zu erden, insbesondere durch das linke

Bein hindurch, und auch dies trug dazu bei, die sich ansammelnde übermäßige Energie zu zerstreuen. Es gelang ihm nie, seine Schmerzen völlig zu beseitigen, aber er lernte, deren Stärke zu beeinflussen, so daß sie kein solch extremes Ausmaß mehr annahmen.

Aktive und passive Energiezustände

Wenn wir aktiv sind, ganz gleich, durch welches Chakra hindurch – indem wir arbeiten, singen, tanzen, Gefühle ausdrücken, zielgerichtet denken usw. –, dann strahlt unsere Energie aus. Unsere Aura wird dann durch die Aktivität der Chakren mit Energie aufgeladen. Wenn unsere Energie nach außen strahlt, kann weniger Energie von außen in die Aura eindringen, weil diese mit unserer eigenen Energie gefüllt ist. Sind wir hingegen passiv – beim Tagträumen, Fernsehen, Lesen oder wenn wir mit dem in Kontakt treten, was in unserem Inneren vor sich geht –, so sind wir offener für äußere Einflüsse. Weil unsere Energie dann nicht ausstrahlt, können andere Einflüsse in unsere Aura eindringen.

Manche sensitive Menschen vermögen diese Energien aus ihrer Umgebung aufzufangen, und diese Tendenz kann stärker werden, wenn jemand anfängt, die Alexander-Technik zu erlernen. Wenn Menschen anfangen, mit der Alexander-Technik zu arbeiten, richten sie ihre Aufmerksamkeit zuerst nach innen, auf sich selbst, und zwar meist in stärkerem Maße als gewöhnlich, da sie ihr Gewahrsein von sich selbst verfeinern. Sie befinden sich dann öfter in einem empfänglichen Zustand des »Zuhörens«, sie unterbinden habituelle Reaktionen, lernen, weniger zu »tun« und mehr »zuzulassen«. Dadurch werden sie wesentlich offener für äußere Einflüsse, die in ihre Aura eindringen.

Zweitens werden die Störungen in den Chakren durch die Alexander-Arbeit allmählich beseitigt, und dies bedeutet, daß mehr Energie durch das System fließt, wodurch bei manchen Menschen die feinstoffliche Aktivität verstärkt wird. Außerdem werden, wenn sich der Energiefluß in den Chakren verändert, die Probleme, die zuvor »vergraben« waren, mit neuer Energie aufgeladen, sie gelangen ins Bewußtsein, und es wird notwendig, sich damit zu beschäftigen.

Störungen ziehen Energie an

Die energetischen Störungen im Chakra-System können ähnlich wie Elektromagneten wirken. Sie ziehen Energie von außen in das System hinein, wodurch das betreffende Chakra stimuliert und die Blockade aufgelöst wird. Wir reagieren auf eine Störung, indem wir entweder Attraktion oder Abneigung entwickeln. Angezogenwerden kann als Liebe oder freudige Erregung empfunden, Abgestoßenwerden als Haß, Angst oder Feindseligkeit erfahren werden. Alle diese Einstellungen ziehen »Aufmerksamkeit« oder Energie von außen an.

Wenn beispielsweise ein Mensch im zweiten Chakra eine Blockade hinsichtlich seiner Sexualität hat, entwickelt er entweder ein obsessives Verhältnis zur Sexualität, oder er meidet Sex völlig. Das zweite Chakra ist bei ihm entweder überaktiv oder vermindert aktiv. Wenn der Betreffende das Problem vermeidet, so wird ihm dies gelingen, solange er sich vorwiegend im aktiven Modus befindet. Doch ist es unmöglich, ausschließlich im aktiven Modus zu leben, und wenn der Betreffende zusätzlich auch noch durch Alexander-Unterricht seine Rezeptivität vergrößert, so wird dadurch Energie in seine Aura gezogen, die dieses Chakra stimuliert, und er wird dann die Erfahrung machen, daß er sich zu Menschen hingezogen fühlt, die ihm auf irgendeine (angenehme oder unangenehme) Weise helfen, sich mit seinem Problem auseinanderzusetzen. Die Wurzel des Problems hat in einem solchen Fall etwas mit der Unfähigkeit des Betreffenden zu tun, tiefen Kontakt zu erleben und sich selbst zu nähren. Bis er gelernt hat, Erfüllung im Sinne von Genährtwerden und Lust zu erfahren, wird er weiterhin Energie in dieses Chakra ziehen. Wenn er sich nicht dessen bewußt ist, warum dies passiert, wird er frühere Fehler möglicherweise wiederholen, indem er habituell auf den Stimulus reagiert.

Fühlt sich ein Mensch als Opfer, so besteht eine Störung im Energiefluß des dritten Chakras, und er zieht deshalb »Opfer«-Situationen an – Energie, die der Betreffende benutzen könnte, um die Lektionen des dritten Chakras zu lernen und um die Blockade aufzulösen, sofern er sich darüber im klaren ist, was da vor sich geht.

Unsere Aura kann einem schützenden Energiefeld gleichen. Es ist möglich, die positive und negative Energie, die in die Aura eindringt, zu erfahren und es ihr zu gestatten, durch die Aura zu fließen und sie wieder zu verlassen. Diese Haltung des Nicht-Widerstand-Leistens ermöglicht es der Energie, ungehindert zu fließen. Doch wenn in den Chakren Blockaden bestehen, so ziehen dieselben die ihnen jeweils durch Anziehung oder Zurückweisung entsprechende Energie zu sich hin, um die Blockade zu beseitigen. Wenn es solche Störungen nicht gäbe, könnten wir, wenn wir in einen Raum treten, die Schwingungen auf der aurischen Ebene spüren und dann bewußt entscheiden, ob wir uns ihnen auf der feinstofflichen Ebene öffnen wollen oder nicht. Manche Räume fühlen sich wundervoll an, und wenn man sich darin befindet, ist es gut, die Chakren zu öffnen und die dort vorhandene Energie in sich aufzunehmen. Wir tun dies oft ganz automatisch. Wenn wir ein leichtes Hochgefühl erleben, so ist das oft ein Zeichen dafür, daß das Herz-Chakra sich ein wenig geöffnet hat, weil liebevolle Herz-Energie in die Aura gelangt ist.

Einige der in diesem Abschnitt beschriebenen Übungen können Sie benutzen, um sich vor unerwünschten äußeren Einflüssen zu schützen. Doch sollten wir uns dessen bewußt sein, daß wir nur dann negative Energien anziehen, wenn es in unserem eigenen Energiesystem eine Ursache für diese Anziehung gibt. Es ist müßig, es den fremden Energien vorzuwerfen, daß sie uns verunreinigen. Wenn alle unsere Chakren sich in einem freifließenden Zustand befänden, wenn sie völlig störungsfrei wären, könnten wir bewußt darüber entscheiden, ob wir an einer Energie festhalten oder uns von ihr lösen wollen. Unsere Ängste und unsere Bedürfnisse ziehen Energie in unsere Chakren, ob uns dies nun gefällt oder nicht.

Es besteht eine gewisse Gefahr, daß wir von dem Wunsch, uns selbst zu schützen, besessen werden. Viele der Schutzübungen schirmen diejenigen, die sie praktizieren, sehr effektiv von allen äußeren Einflüssen ab, und letztlich bedeutet dies, daß sie von jeder Beziehung abgeschnitten sind – was sicherlich für niemanden ein erstrebenswertes Ziel sein dürfte.

Doch leiden die meisten von uns unter vielen Problemen, unter vielen Störungen, die ein freies Fließen der Energie durch uns hindurch behindert, und deshalb ist es in jedem Fall hilfreich, Möglichkeiten zur Pflege unseres Energiesystems zu kennen, zu wissen, wie wir es nähren und reinigen, trainieren und beruhigen und wie wir es schützen können, falls dies notwendig ist.

Die Wirkung der Alexander-Arbeit

Wenn Sie zu den Menschen zählen, die sich durch die Alexander-Arbeit auf der feinstofflichen Ebene geöffnet haben, so sind die folgenden Übungen für Sie wahrscheinlich besonders wichtig. Durch die Alexander-Technik lernen Sie, Ihre Energien zu harmonisieren. Ihr Alexander-Lehrer wird Ihnen helfen, die muskulären Prägungen aufzulösen, muskuläre Gewohnheiten loszulassen, die Bestandteile Ihrer Abwehrmechanismen waren. All dies beeinflußt die Energie in den Chakren und führt zur Auflösung der Störungen darin. Wahrscheinlich werden Sie sich eine Zeitlang sehr verletzlich fühlen, als ob Sie sozusagen »halb durchlässig« wären und keine Möglichkeiten der Abwehr mehr hätten. Diese Erfahrung zu machen kann ein sehr beängstigender Teil des Veränderungsprozesses sein. Es ist dann wahrscheinlich hilfreich, mit anderen Menschen darüber zu sprechen, die diese Phase ebenfalls durchlebt haben, zu hören, daß sie nicht ewig dauern wird und daß es der Mühe wert ist, diese Schwierigkeiten durchzustehen.

Wenn Sie Ihr Selbstgewahrsein verfeinern, wird Ihr Energiesystem sensibler und gerät eine Zeitlang leichter aus dem Gleichgewicht. Sie müssen lernen, Ihre innere und äußere Energie ins Gleichgewicht zu bringen, zu geben und zu empfangen und außerdem wählen zu können, ob Sie bestimmte Energien an sich heranlassen wollen, die für Sie schmerzhaft und unangenehm sein könnten, und wie Sie sich reinigen und wie Sie negative Energien auflösen und zerstreuen können. Vielleicht haben Sie das Gefühl, Sie müßten die Verantwortung für die Energie übernehmen, die Sie in die Außenwelt ausstrahlen. Gerade in der heutigen Zeit ist es besonders wichtig, daß Sie wissen, wie Sie Ihr Energiesystem reinigen, stärken und schützen können. Es wird Ihnen sicherlich sehr helfen, täglich »feinstoffliche Hygiene« zu betreiben.

Alle folgenden Übungen haben sich in meiner Arbeit als hilfreich erwiesen. Zunächst einmal ist es wichtig, innezuhalten und sich dessen, was vor sich geht, bewußt zu werden. Lernen Sie Ihre Energie-Gewohnheiten kennen. Sind Sie zu offen, zu verschlossen, zu wenig geerdet, oder was sonst ist für Sie persönlich charakteristisch? Wenn Sie Ihre diesbezüglichen Gewohnheiten kennen, können Sie besser mentale Direktiven erteilen, die auf eine Veränderung Ihres energetischen Zustands hinwirken, darauf, das loszulassen, was nicht mehr hilfreich ist, und sich ein neues Mittel erschließen, das Ihnen hilft, Ihr Energiesystem auf eine Weise zu nutzen, die Ihrem Sein als Ganzem zugute kommt.

Reinigungsübungen

Es gibt viele verschiedene Reinigungsübungen. Ich werde hier eine oder zwei beschreiben, doch empfehle ich Ihnen, auch selbst solche Übungen zu entwickeln. Sie können durch goldene Schwimmbecken schwimmen, durch reinigende Nebel gehen, was auch immer Sie wollen, so lange Sie ein »gutes, reinigendes Gefühl« damit verbinden.

Chakra-Reinigung

Wenn es warm und trocken ist, sollten Sie diese Visualisation im Freien ausführen, so daß Sie wirklich den Kontakt zur Erde unter Ihnen spüren. Geht dies jedoch nicht, so können Sie die Übung mit ähnlich positiver Wirkung in Ihrer Wohnung ausführen.

Legen Sie sich auf den Bauch. Wenn Ihnen diese Position unbequem ist, so können Sie sich ein Kissen unter die Brust und unter den Bauch legen. Spüren Sie den Kontakt Ihres Körpers zur Erde. Liegen Sie ganz ruhig da, und lauschen Sie Ihrem Atem. Lassen Sie zu, daß Sie sich in den Boden hinein entspannen. Führen Sie eine der Bodyscan-Übungen aus, bis Sie das Gefühl haben, einen besseren Kontakt zu Ihrem Körper zu haben.

Lenken Sie Ihre Aufmerksamkeit auf das Steißbein, am unteren Ende der Wirbelsäule. Visualisieren Sie das Basis-Chakra, das sich in diesem Körperbereich befindet. Stellen Sie sich vor, daß Sie, während Sie Ihre Aufmerksamkeit auf dieses Chakra richten, eine Tür sehen. Sie wissen, daß Sie, wenn Sie diese Tür öffnen, ein Bild oder ein Symbol für Ihr Basis-Chakra finden werden. Öffnen Sie nun die Tür, und schauen Sie, was sich dahinter befindet. Das Bild, das Sie dort finden, kann positiv oder negativ sein. Es kann Ihnen auf der Ebene des Basis-Chakras eine Einsicht über Sie selbst vermitteln – wie es um Ihr Verhältnis zu Ihren Überlebensinstinkten und um ihre Versorgung mit primärer Energie bestellt ist. Stellen Sie sich nun vor, daß eine Schlauchleitung aus dem Himmel zu Ihrer Hand verläuft, aus der wundervolles goldenes Wasser strömt. Dieses Wasser ist kosmische Reinigungsenergie, und Sie können es benutzen, um Ihr Basis-Chakra zu reinigen. Wenn das Bild von Ihrem Basis-Chakra, das Sie empfangen haben, gesund und positiv ist, wird das goldene Wasser das Chakra nähren und mit noch mehr Energie aufladen. Selbst wenn Sie ein Bild von einem Feuer hatten, wird dieses goldene Wasser das Feuer nicht löschen, sondern es reinigen, so daß es anschließend noch heller brennt. Wenn Ihr Bild vom Basis-Chakra eher negativ war, dann lassen Sie das goldene Wasser den Schmutz aus dem Chakra herauswaschen, alle Blockierungen und Störungen, bis an die Stelle des negativen Bildes ein Wirbel leuchtenden roten Lichts getreten ist.

Wenden Sie sich anschließend dem zweiten Chakra zu, und wiederholen Sie den Prozeß. Öffnen Sie eine Tür im Kreuzbein-Bereich der Wirbelsäule. Sie werden dort ein Symbol oder ein Bild finden, das Ihnen Einblick in dieses Chakra ermöglicht. Reinigen Sie das Chakra anschließend mit der goldenen Flüssigkeit, bis es orange leuchtet und das Bild entweder intensiver wird oder weggewaschen ist.

Verfahren Sie genauso mit allen Chakren, und benutzen Sie die Farben des Regenbogens, die den einzelnen Chakren entsprechen (siehe Tabelle auf Seite 306).

Wenn Sie alle Chakren gereinigt haben und alle unerwünschten Rückstände, die sich darin befinden, in die Erde haben sinken lassen, dann richten Sie Ihre

Aufmerksamkeit auf Ihren Körper und Ihre Aura. Richten Sie den goldenen Wasserstrahl in die Luft, so daß er in einem wundervollen Schauer über Ihren ganzen Körper und alles, was ihn umgibt, strömt. Lassen Sie diesen goldenen Regen allen Schmutz und alle Krankheiten wegspülen, alles, wovon Sie sich gerne reinigen möchten. Lassen Sie all dies in die Erde abfließen, bis Ihr ganzer Körper in einem goldenen Licht erstrahlt und die farbigen Lichter der Chakren entlang der Wirbelsäule und am Kopf leuchten. Stellen Sie sich vor, Ihre Aura ist ebenfalls von goldenem Licht erfüllt.

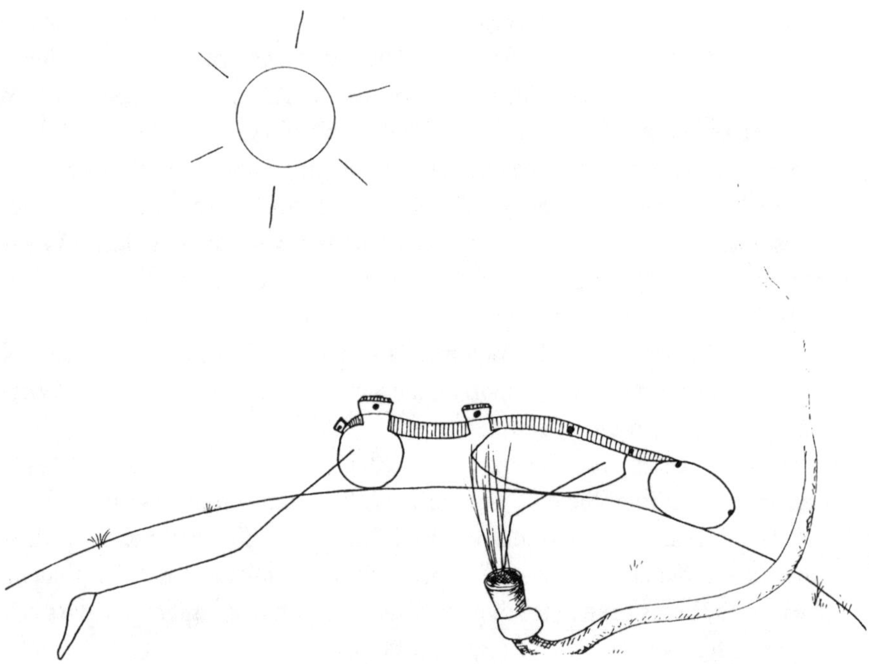

16.1 Reinigung der Chakren

Stehen Sie nun auf, gehen Sie ein wenig umher, und suchen Sie sich dann einen anderen Platz, um sich dort hinzulegen. Legen Sie sich erneut auf den Bauch, und nehmen Sie diesmal die Erdenergie in Ihren Körper auf. Stellen Sie sich die Erdenergie als weißes Licht vor, und spüren Sie, wie diese starke und gesunde Energie Ihr Basis-Chakra erfüllt, dann Ihr Steißbein-Chakra, dann Ihr Solarplexus-Chakra und so weiter, bis alle Chakren sowohl mit goldenem (kosmischem) als auch mit irdischem (weißem) Licht gefüllt sind. Lassen Sie das weiße Licht Ihren Körper ausfüllen und in Ihre Aura ausstrahlen. Erleben Sie Ihre Beziehung zu der lebenserhaltenden Erde, indem Sie dessen gewahr sind, daß die Energie der Erde Sie erfüllt.

Wenn Sie sich bereit fühlen, dann stehen Sie auf, und spüren Sie weiter das weiße Licht, das durch Ihre Füße, Ihre Beine und Ihren Rumpf aufwärtsfließt, durch Ihre Arme in die Hände und aus diesen herausfließt, und durch Ihren Hals am obersten Punkt Ihres Kopfes aus Ihrem Körper austritt. Visualisieren Sie, wie das goldene Licht abwärts durch den Kopf, den Hals und den Rumpf in die Arme und durch die Hände sowie durch Ihre Beine und Füße fließt. Und lassen Sie dieses Licht durch Ihren Körper und in Ihre Aura strömen.

Denken Sie daran, daß der Hals frei ist und der Kopf sich nach vorn und nach oben bewegt. Stellen Sie sich vor, daß die Energie, die durch Ihr System fließt, dies ermöglicht, ebenso wie sie es Ihrem Rücken ermöglicht, länger und weiter zu werden, und dem Schulter- und dem Beckengürtel, sich zu entspannen. Erteilen Sie weiter Ihre Direktiven, und erleben Sie sich als ein Energiesystem, das durch Ihre eigenen Gedanken und Ihre Aufmerksamkeit mit Energie aufgeladen wird. Visualisieren Sie, daß die Chakren in ihren jeweiligen Farben entlang der Wirbelsäule aufleuchten und, indem sie sich öffnen und ausdehnen, die Verlängerung und Weitung ermöglichen.

Sie können diese Übung je nach Ihrem persönlichen Geschmack abwandeln. Weil manche Menschen nicht gerne auf dem Bauch liegen, können sie die Übung auch im Sitzen, Stehen oder in halbausgestreckter Rückenlage ausführen. Ich persönlich habe das Gefühl, daß es auf mich eine besonders starke Wirkung hat, die Chakren durch Kontakt mit der Erde in Bauchlage zu reinigen und sie mit frischer Energie aufzuladen. Vielleicht empfinden Sie es auch als nicht notwendig, zwischen dem Ableiten der Energie in die Erde und dem Aufnehmen der frischen Erdenergie die Position zu wechseln. Doch viele Menschen werden dabei sehr verwirrt, weil sie sich vorstellen, daß sie auf diese Weise den gerade erst abgeladenen »Müll« wieder in ihr Energiesystem aufnehmen. Durch den Wechsel des Platzes werden diese unzuträglichen Gedanken unterbunden.

Die Energiedusche

Nützlich ist es auch, sich hin und wieder vorzustellen, man könne jederzeit, wenn man möchte, einen Wasserhahn aufdrehen und eine Dusche in einem goldenen Regen nehmen, um sich zu reinigen. Ich empfehle Ihnen, eine solche Dusche über der Eingangstür zu Ihrer Wohnung oder zu Ihrem Haus anzubringen, so daß Sie, während Sie nach dem Schlüssel suchen, die Energiedusche über der Tür einschalten und sich reinigen können, bevor Sie in das Haus eintreten, um alle etwaigen schlechten Schwingungen zurückzulassen, die Sie draußen aufgefangen haben, und sie in die Erde abzuleiten.

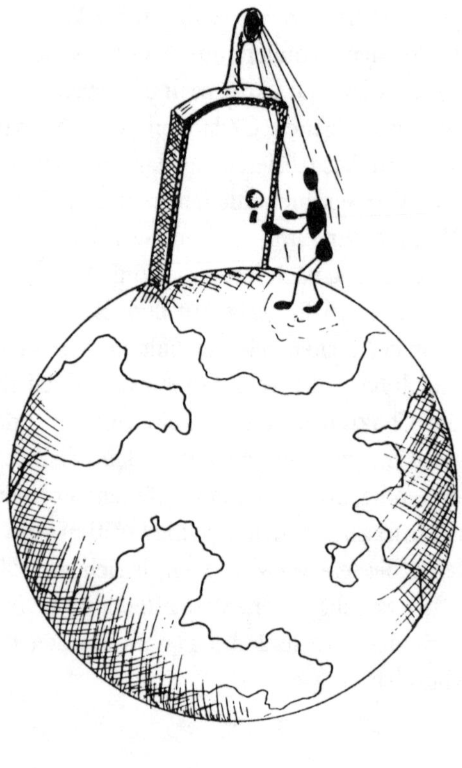

16.2 Die Energiedusche

Reinigen der Aura

Wenn Sie das Gefühl haben, soeben in irgendeinem Bereich mit einer problematischen Energie in Kontakt gekommen zu sein, so bietet Ihnen die folgende Übung die Möglichkeit, sich davon zu reinigen.

Stellen Sie sich vor, Sie wären ein Huhn mit Federn und das, was Sie aufgefangen haben, hätte Ihre Federn zerzaust. Streichen Sie die Federn am ganzen Körper wieder glatt, wobei Sie den Körper teilweise berühren und teilweise nicht. Sie werden möglicherweise Bereiche entdecken, in denen sich die Energie nicht ebenmäßig anfühlt; an solchen Stellen müssen Sie die Energie stärker glattstreichen als an anderen. Vertrauen Sie Ihrer Intuition. Vergessen Sie auch nicht, unter Ihren Fußsohlen oder Schuhsohlen entlangzustreichen, weil dadurch Ihr Kontakt zur Erde verbessert wird.

Reinigen eines Raumes

Es gibt viele Rituale zur Reinigung von Räumen oder Orten. Weihrauch verbrennen, eine Kerze anzünden oder Salbei sind sehr wirksam. Diese Rituale stammen aus alten religiösen Traditionen, sowohl westlichen als auch indianischen.

Sie können auch visualisieren, daß sich weißes Licht im Raum ausbreitet, wobei dieses aus der Erde strömt und durch die Fenster oder durch die Decke wieder aus dem Raum herausströmt. Sie können aber auch selbst eine gute Visualisation erfinden.

Erdung und Zentrierung

Auf der physischen Ebene sind wir alle Teil der Erde. Unsere gesamte körperliche Existenz stammt von der Erde und kehrt wieder zu ihr zurück, wenn wir sterben. Wenn wir eine gute Beziehung zur Erde haben, wissen wir, daß unsere grundlegenden Überlebensbedürfnisse erfüllt werden. Wir erleben unsere Welt dann als etwas, das uns trägt. Wir lassen den Boden unser Gewicht tragen und fühlen uns wohl dabei, und dadurch fließt die Erdenergie ungehindert in unsere Füße und in unser Basis-Chakra und von dort durch unseren gesamten Körper. Wenn dies der Fall ist, sind wir gut geerdet.

Zentriertsein ist dem Geerdetsein sehr ähnlich. Das Zentriertsein bezieht sich auf das zweite Chakra, wohingegen sich das Geerdetsein auf das erste Chakra bezieht. Doch beide sind eng miteinander verbunden. Das Schwerkraftzentrum unseres gesamten Körpers befindet sich an der gleichen Stelle wie das Sakral-Chakra (das zweite Chakra). Dieses Chakra wird auch Hara genannt, und in den östlichen Kampfkünsten werden aus diesem Punkt heraus alle Körperbewegungen entwikkelt. Dies ist der Drehpunkt oder der Gleichgewichtspunkt des Körpers. Deshalb ist unser Körpergewicht, das uns nach unten durch das Basis-Chakra und die Fuß-Chakren mit der Erde verbindet, im Sakral-Chakra zentriert. Die beiden untersten Chakren beeinflussen einander sehr stark, denn wenn ein Mensch nicht geerdet ist, ist er auch nicht zentriert, und wenn ein Mensch nicht zentriert ist, ist er oft auch nicht gut geerdet.

Wenn wir zentriert sind, sind wir einfach damit zufrieden, im Hier und Jetzt zu leben. Dieser Augenblick der Zeit, dieser Ort, diese Menschen, in diesem Körper zu sein, diese Aktivität zu verrichten oder nichts zu tun, all dies ist dann sehr befriedigend. Wenn wir geerdet sind, haben wir das Vertrauen, daß unsere körperlichen Bedürfnisse erfüllt werden. Wenn wir zentriert sind, haben wir das Vertrauen, daß unsere emotionalen Bedürfnisse erfüllt werden. Wenn wir gut im Sakral-Chakra zentriert sind, sind wir in Kontakt mit unseren Gefühlen und Empfindungen, emotional und körperlich, und deshalb sind wir auch in der Lage, sie als Bezugspunkte für unsere übrigen Aktivitäten zu nutzen, für die körperlichen, emotionalen, mentalen und spirituellen – für die Energien der höheren Chakren. Wenn das zweite Chakra sich in einem guten Zustand befindet, entspringen alle unsere Aktivitäten einem Grundgefühl des Wohlbefindens, des Vertrauens in die »Richtigkeit« der Dinge, des Vertrauens darauf, daß unser Leben eine befriedigende und nährende Erfahrung ist.

Rezept zum Erreichen eines zentrierten Zustandes

Erfreue dich daran, wer du bist.
Erfreue dich daran, mit wem du zusammen bist.
Erfreue dich daran, wo du bist.
Erfreue dich daran, was du tust.

Es gibt Zeiten, in denen unser Energiesystem keine gute Verbindung zur Erde hat – gewöhnlich dann, wenn unser Leben körperlich und emotional schwieriger ist und ein Teil von uns buchstäblich nicht »hier« sein möchte. Dann fängt der feinstoffliche Körper an, sich im Basis- und im Sakral-Chakra vom physischen Körper abzuspalten. Wir verlieren unsere Erdung oft, weil wir nicht zentriert sind, weil unsere emotionalen Probleme Streß und Angst erzeugen, was bewirkt, daß sich unser feinstofflicher Körper abspaltet.

Ist ein Mensch nicht gut geerdet, so verspannt er sich häufig in den Beinen sowie in jenen Muskeln, die die Vorderseite der Beine mit der Wirbelsäule verbinden. Wenn diese Muskeln sich entspannen, kommt es oft auch zu einer Entspannung in den Muskeln des Zwerchfells. Ein Zeichen dafür, daß ein Mensch wieder den geerdeten Zustand erreicht, ist oft, daß er einen tiefen, befreienden Atemzug tut, der sich wie eine große Erleichterung anfühlt!

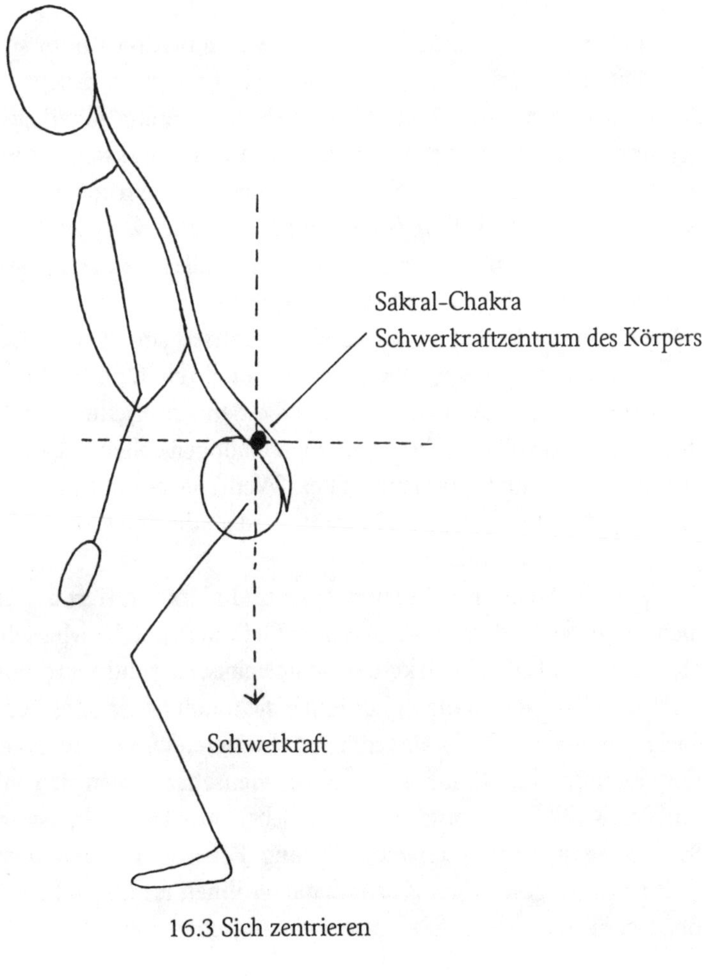

16.3 Sich zentrieren

Jane litt seit fünf Jahren unter Ischias. Als ich mit ihr arbeitete, stellte ich fest, daß ihre Beine energetisch nicht mit dem übrigen Körper verbunden waren und daß sie deshalb nicht gut geerdet war. Sie reagierte gut auf Energiearbeit, und deshalb arbeitete ich während des größten Teils der Sitzung an ihrer Aura. Ich brachte ihr viele Erdungsübungen bei. Der Ischias verschwand über Nacht, und während der nächsten zwei Jahre, in denen sie Alexander-Unterricht nahm, trat er nicht mehr auf – soweit mir bekannt ist, auch nicht mehr, nachdem sie mit dem Unterricht aufgehört hatte. Sie benötigte einfach Methoden, mit denen sie sich selbst erden konnte.

Nicht alle Menschen, die unter Ischias leiden, sind schlecht geerdet. Es gibt noch viele andere Gründe für das Auftreten von Ischias und Schmerzen im Unterrücken im allgemeinen. Doch ist mangelnde Erdung eine der Hauptursachen, und ich habe mehrere Beispiele hierfür in meiner Praxis erlebt.

Wenn das zweite Chakra gestört ist – was in unserer Kultur sehr häufig der Fall ist –, hat unser Verhalten keinen in sich selbst ruhenden Bezugspunkt. Wir agieren dann aus unseren unerfüllten Bedürfnissen und unserer Bitterkeit, unserer Traurigkeit und unserem Verlangen heraus. Unsere Aufmerksamkeit wäre lieber überall sonst als in Kontakt mit jener Gefühlswirklichkeit. Wir möchten gern diese Person werden, die so glücklich und so bezaubernd wirkt, oder wir wollen sechs Monate weiter sein als heute, in einer Zeit, in der alles besser ist, oder wir wollen in Australien sein, überall, statt »ich, hier, jetzt«.

Viele von uns brauchen lange, bis sie zentriert sind. Dazu müssen sie auf die in früheren Kapiteln beschriebene Weise an ihren Emotionen arbeiten und alte Schmerzen und Traumata loslassen, die den Energiefluß durch dieses Zentrum stören. Die anschließend beschriebenen Übungen sollen helfen, die Aufmerksamkeit auf das zweite Chakra zu richten. Wenn Sie es mit Energie aufladen, werden Ihnen vielleicht einige Dinge bewußt werden, die den sanften Fluß der Energie in diesem Chakra behindern.

Wenn ein Mensch nicht gut geerdet und nicht zentriert ist, lebt er gewöhnlich mehr in seinen Gedanken als in seinen Gefühlen. Solche Menschen sind häufig in die Vergangenheit verstrickt, der sie nostalgisch nachtrauern oder deretwegen sie verbittert sind, oder in die Zukunft, der sie freudig oder ängstlich entgegenfiebern. Gedanken der einen oder anderen Art blockieren die auf die Gegenwart bezogenen Empfindungen und Emotionen. Solche Menschen fühlen sich »abgehoben«, nicht mit der Realität in Kontakt, und sie leben in einer Phantasiewelt. All dies sind Symptome für eine zu schwache Erdung. Für manche Menschen ist die schlechte Erdung ein so gewohnter Zustand, daß er ihnen als normal erscheint. Dies ist ein Beispiel für ihre fehlerhafte sensorische Einschätzung.

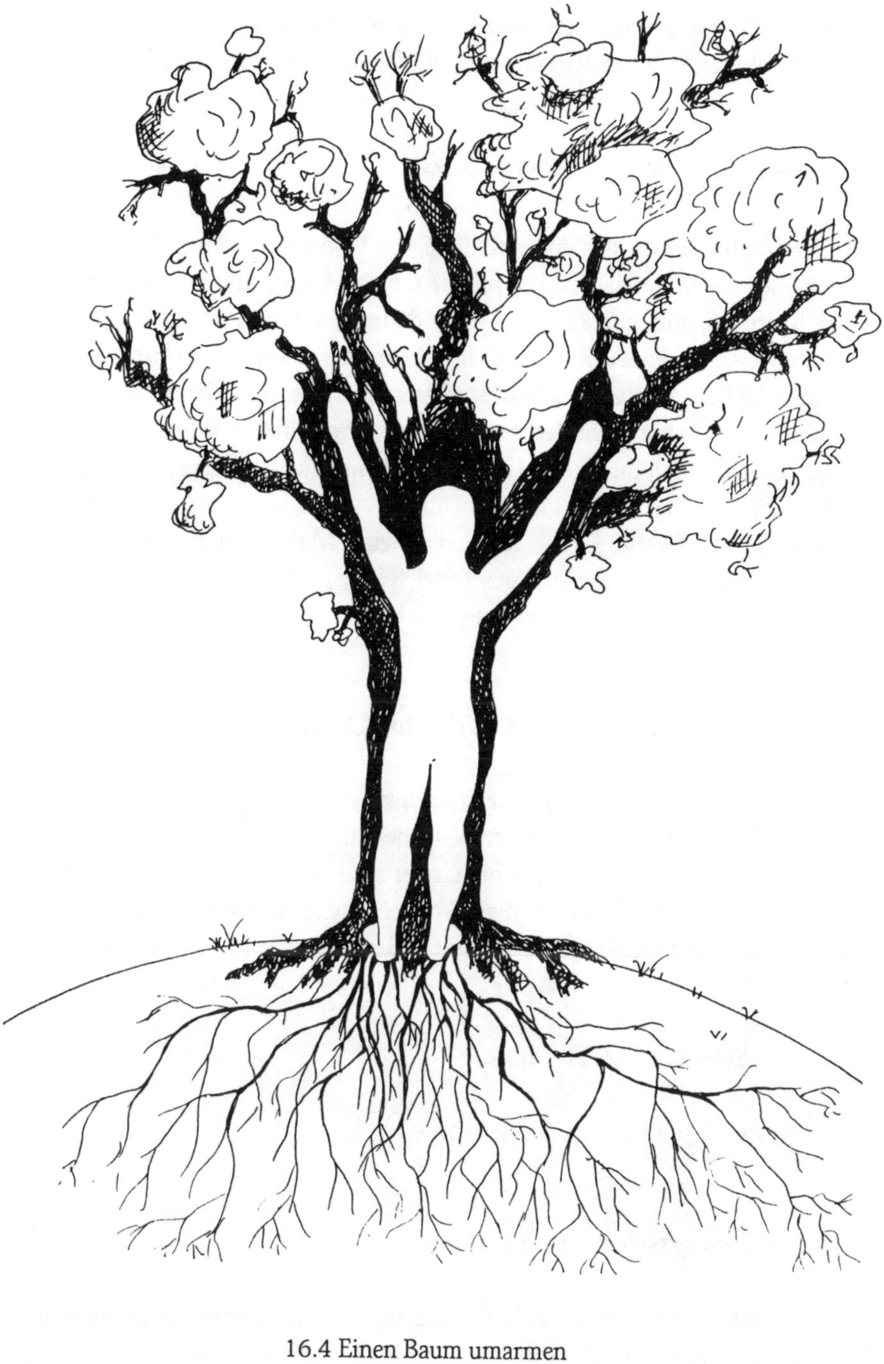

16.4 Einen Baum umarmen

Experimentieren Sie mit den folgenden Übungen. Finden Sie heraus, welche davon für Sie am geeignetsten sind und welche Ihnen ein stärkeres Gefühl der Verbundenheit mit der Erdenergie und mit Ihrem Zentrum geben.

Lassen Sie sich von der Erde erden

Gewöhnlich wirkt der Aufenthalt in der Natur erdend auf Menschen, und eine der besten Arten, sich zu erden, ist, einen Baum zu umarmen. Suchen Sie sich einen Baum, der stark und gesund aussieht, lassen Sie die ganze Vorderseite (oder die ganze Rückseite) Ihres Körpers daran ruhen, und spüren Sie dann die Energie dieses am stärksten geerdeten aller lebenden Wesen. Übrigens wird diese Übung nicht den gewünschten Erfolg haben, wenn Sie sich befangen fühlen, denn durch das Gefühl der Peinlichkeit entfernen Sie sich wieder aus Ihrem Körper und sind nicht im Hier und Jetzt, was dem Geerdetsein abträglich ist. Wenn Sie also ein eher scheuer Mensch sind, so suchen Sie sich einen Ort, an dem Sie sich geschützt fühlen, entweder im Kreise verständnisvoller Freunde oder einen unbeobachteten Ort.

Erfreuen Sie sich an Ihren Füßen und Beinen

Eine andere einfache Möglichkeit, sich zu erden, besteht darin, die Übung in Kapitel 3 zu wiederholen, in der Sie beide Füße, Fußgelenke, Waden und Knie, Oberschenkel und Hüften nacheinander streicheln, massieren und abklopfen. Wenn Sie Ihren Beinen all diese körperliche, emotionale und geistige Aufmerksamkeit schenken, so wirkt auch dies sehr erdend.

Visualisieren eines Baumes

Siehe die Erdungsübung auf Seite 269.

Eine Erdungsschnur in die Erde senken

Für mich ist dies eine nützliche Übung, die ich immer dann ausführe, wenn ich mich zu wenig geerdet fühle. Sie können Sie während einer Besprechung, im

Auto oder im Bus ausführen, ebenso wenn Sie in einer Schlange stehen, einfach immer, wenn Sie das Gefühl haben, Sie könnten es brauchen.

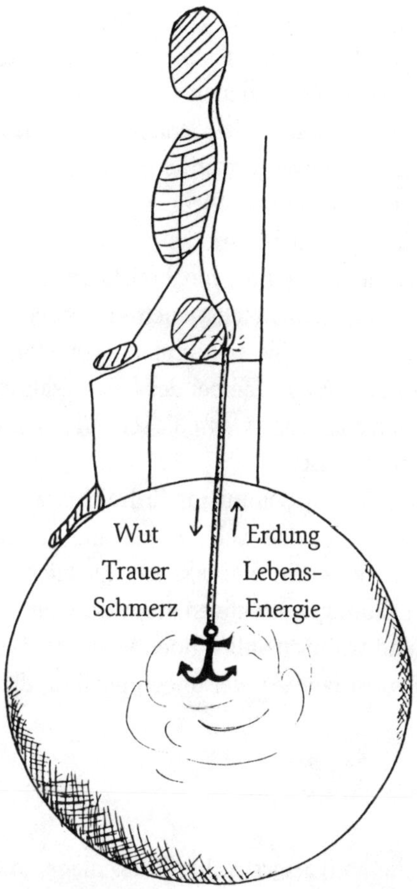

16.5 Versenken einer Erdungsschnur in die Erde

Stellen Sie sich vor, vom untersten Punkt Ihrer Wirbelsäule würde ein Schlauch – ähnlich einem Feuerwehrschlauch – herabhängen, der tief in die Erde hinabreicht, fast einen Kilometer tief. Dies ist Ihre Erdungsschnur. Wenn Sie es als hilfreich empfinden, können Sie am Ende der Schnur einen Anker befestigen, dessen Gewicht die Schnur tiefer in die Erde hinabzieht. Dies ist Ihre Verbindung zur Erdenergie. An der Außenseite dieses Schlauchs fließt die Erdenergie in Ihre Füße, Ihre Beine und zu Ihrem Basis-Chakra hinauf. Durch das Innere des Schlauchs können Sie alle Energien aus Ihrem Körper nach unten leiten, von denen Sie sich trennen möchten – alle Schmerzen, alle Ängste und Störungen jeder Art. Wenn Sie aus der Außenwelt negative Energie aufgenommen haben, können Sie diese durch den Schlauch in die Erde ableiten. Stellen Sie sich den Schlauch so vor wie den Kaninchenbau, in den Alice (aus Alice im Wunderland) fiel. Sehen Sie, wie die unerwünschte Energie durch den Schlauch in die Erde verschwindet und von dieser absorbiert wird. Wenn die negative Energie nicht abfließt, können Sie Gewichte daran befestigen, die sie in die Erde hinabziehen.

Je besser Sie diesen tief in die Erde hinabreichenden Schlauch zu visualisieren vermögen (auch wenn er zunächst mehrere Stockwerke eines Gebäudes durchqueren muß – stellen Sie sich einfach vor, daß er dies tut –), um so besser geerdet sind Sie. Wenn Sie bei der Visualisation wirklich das Gefühl haben, daß da ein Schlauch ist – wenn Sie sein Vorhandensein spüren –, dann ist die Wirkung um so besser.

Nachdem Sie die Erdungsschnur ins Erdreich versenkt haben, werden Sie möglicherweise feststellen, daß sich Ihr Zustand verändert, weil Ihr Körper stärker mit der Erdenergie in Kontakt ist. Vielleicht wird Ihr Atem tiefer. Wenn Sie nun den Erdungs-Direktiven die Alexander-Direktiven hinzufügen, wird sich Ihr Zustand wahrscheinlich noch weiter verbessern, weil Ihr Körper bereitwillig auf die positiven Anweisungen reagiert, die Sie ihm geben.

Füße und Beine »sehen«

Legen Sie sich in die halbausgestreckte Rückenlage, und wenn Sie sich ruhig und ausgeruht fühlen, richten Sie Ihre Aufmerksamkeit nacheinander auf beide Beine. Achten Sie darauf, wie der linke Fuß auf dem Boden steht und sich in dieser Position ausruht. Wie fühlt sich das Kniegelenk an? Wie fühlt sich das Hüftgelenk an? Wie fühlen sich die Beinmuskeln an? Wie ist das Bein mit dem Rumpf verbunden? Fühlt es sich so an, als ob es wirklich dazugehört, oder nicht? Visualisieren Sie nun den Fluß der Energie von der Erde in den Fuß, in das Bein und das Becken, der das Basis-Chakra mit Energie auflädt und dann durch die Wirbelsäule aufwärts in den Kopf fließt. Fließt die Energie leicht durch das Bein? Spüren oder sehen Sie Punkte, an denen Störungen das leichte

Fließen der Energie behindern? Wiederholen Sie anschließend das gleiche mit dem rechten Bein. Achten Sie auf eventuelle Unterschiede zwischen beiden Beinen.

Diese Übung wird Ihnen möglicherweise Aufschluß darüber geben, wie Sie gewöhnlich versuchen, den Kontakt zur Erde aufrechtzuerhalten. Vielleicht scheint ein Bein wesentlich stärker mit der Erde verbunden zu sein als das andere. Bedenken Sie, daß diese Arbeit imaginativ und Ihre sensorische Einschätzung eventuell nicht akkurat ist. Dennoch ist dies eine wertvolle Möglichkeit, sich darüber klar zu werden, wie Sie sich hinsichtlich Ihrer Beine und Ihrer Erdung fühlen. Wenn Sie mit einer Lehrerin arbeiten, so berichten Sie ihr über Ihre Gefühle und Bilder; vielleicht ist sie in der Lage, Ihnen die Bedeutung der Bilder zu erläutern.

Wenn Sie das visuelle Bild von beiden Beinen vor Augen haben, können Sie mit Hilfe dieser Visualisation den Energiefluß durch beide Beine in das Basis-Chakra, entlang der Wirbelsäule aufwärts und aus dem Kopf heraus verstärken. Wenn Sie zuvor das Gefühl hatten, daß der Energiefluß durch Blockaden behindert war, so verändern Sie die visuelle Vorstellung so, daß die Energie frei durch den zuvor blockierten Bereich fließen kann. Reinigen Sie die Blockaden, indem Sie den Schlauch mit der goldenen Flüssigkeit benutzen, mit der Sie auch Ihre Chakren gereinigt haben (siehe Seite 312). Versuchen Sie dann, die neue Visualisation mit dem Gefühl zu verbinden, daß Energie durch Ihre Beine strömt. Die Verbindung von Visualisation und Gefühl hat eine sehr machtvolle Wirkung und kann große Veränderungen bewirken.

Goldener Regen

Das goldene Wasser der Dusche, die Sie schon bei der Chakra-Reinigung benutzt haben, kann Ihnen helfen, sich zu erden, wenn Sie sich vorstellen, daß dieses Wasser in Ihrem Körper abwärtsfließt, Ihre Beine füllt, bis sie völlig mit Goldwasser angefüllt sind, und dann in die Erde strömt, während von oben weiteres Wasser nachfließt. Diese Übung im Stehen oder Sitzen ausführen.

Lassen Sie es sich gut gehen

Eine der einfachsten Arten, sich zu erden und zu zentrieren, besteht darin, etwas zu tun, das der Körper gerne tut. Das kann Schwimmen, Tanzen oder

Lieben sein. Wenn Sie wollen, können Sie auch etwas von der Liste der Dinge wählen, die Ihnen Freude machen, etwas, das Sie nährt und zentriert (siehe S. 273).

Ihr Kopf, Ihre Füße und Ihr Zentrum

Stehen oder sitzen Sie ruhig, halten Sie inne, und achten Sie darauf, wie Sie sich fühlen. Erden Sie sich auf die von Ihnen bevorzugte Weise, und erteilen Sie die Alexander-Direktiven, so daß Sie sich Ihrer selbst bewußter werden.

Seien Sie sich dabei dreier wichtiger Bereiche Ihres Körpers bewußt:

1. Ihres Kopfes, der sich auf einem gelockerten Hals befindet und nach vorn und nach oben gerichtet ist; dies ist Ihr Kontakt zum Himmel;
2. Ihrer Füße, durch die Sie mit der Erde in Kontakt sind; dies ist Ihr erdender Kontakt und Ihr Kontakt zum Basis-Chakra;
3. Ihres »Bauchs«, des zweiten Chakras, welches das Schwerkraftzentrum Ihres Körpers ist – jenes Zentrums, das Sie körperlich und emotional ins Gleichgewicht bringt.

Achten Sie auf die unterschiedlichen Empfindungen, die auftreten, wenn Sie Ihre Aufmerksamkeit von einem dieser Teile zum nächsten verlagern. Wenn Sie die Möglichkeit haben, so führen Sie diese Übung zusammen mit einem Partner aus. Während die eine Person sich auf einen bestimmten Bereich fokussiert, kann die andere der ersteren einen leichten Stoß versetzen. Achten Sie darauf, daß Sie unterschiedlich stabil sind, je nachdem, worauf Sie Ihre Aufmerksamkeit richten.

Nachdem Sie Ihre Aufmerksamkeit zunächst jeweils separat auf die unterschiedlichen Bereiche konzentriert haben, richten Sie sie anschließend auf alle drei Bereiche gleichzeitig und denken dabei die folgenden Gedanken:

> Mein Kopf führt mich nach vorn und nach oben, in die Zukunft.
> Meine Füße ziehen mich nach unten und zurück und verbinden mich so mit der Vergangenheit.
> Mein Bauch ist da, wo ich hier und jetzt bin, in der Gegenwart.

Der See

Setzen Sie sich auf einen Stuhl mit Armlehnen. Legen Sie Ihre Hände schalenförmig über das zweite Chakra, und richten Sie Ihre ganze Aufmerksamkeit auf dasselbe. Seien Sie sich dessen bewußt, daß sich Ihr Körper von diesem Bereich aus in alle Richtungen ausbreitet und daß sich Ihre Aura von hier aus weit über Ihren Körper hinaus erstreckt. Spüren Sie, daß Sie sich im Zentrum Ihrer Aura befinden. Seien Sie sich Ihrer Atmung bewußt, und visualisieren Sie, daß der Atem wie ein Nebel in Ihren Körper eindringt und sich dann in eine Flüssigkeit verwandelt, die abwärts in Ihr zweites Chakra fließt. Ihr zweites Chakra ist ein wunderschöner stiller See, der sich mit jedem Atemzug immer mehr füllt. Spüren Sie, daß Sie diesen wundervollen stillen See mit Ihren Händen schützen. Fahren Sie damit eine Weile fort, und lassen Sie das Gefühl der Zentriertheit immer intensiver werden.

Die Aufmerksamkeit gleichzeitig auf zwei Bereiche richten

Nachdem Sie den zentrierten Zustand erreicht haben, der in der obigen Übung beschrieben wurde, können Sie anfangen, Ihre Umgebung zu erforschen. Lassen Sie Ihre Aufmerksamkeit nicht völlig von dem in Beschlag nehmen, was Sie anschauen, sondern halten Sie einen Teil derselben auf das zweite Chakra gerichtet, welches Ihre Hände immer noch schalenförmig überwölben. Achten Sie darauf, ob Sie an irgendeinem Punkt Ihre Zentriertheit verlieren. Fangen Sie schließlich an umherzugehen, und halten Sie dabei das Gewahrsein auf Ihren ganzen sich bewegenden Körper gerichtet. Erteilen Sie sich die Alexander-Direktiven, und lassen Sie das Zentrum Ihres Gewahrseins weiterhin beim zweiten Chakra verweilen, während Sie gleichzeitig Ihre Umgebung betrachten. Unternehmen Sie einen Spaziergang in die Stadt, und beobachten Sie die Außenwelt von diesem Zentrum aus. Halten Sie permanent die zweifache Fokussierung Ihrer Aufmerksamkeit aufrecht, indem Sie sich selbst innerlich und gleichzeitig die Außenwelt beobachten. Achten Sie darauf, ob sich das in irgendeiner Hinsicht anders anfühlt als sonst, und wenn ja, worin der Unterschied besteht.

Geerdet und zentriert bleiben, wenn wir mit anderen Menschen zusammen sind

Die härteste Prüfung für Ihre Fähigkeit, die Zentriertheit aufrechtzuerhalten, ist, dies in Gegenwart anderer Menschen zu tun. Andere Menschen sind für uns eine ständige Quelle der Ablenkung! Denken Sie daran, daß auch sie machtvolle Energiesysteme sind, die mit Ihrer eigenen Energie auf die verschiedensten Weisen interagieren. Es kann sein, daß Sie sich zu ihnen hingezogen fühlen, daß Sie sie hassen, daß Sie sich davor fürchten, was die anderen über Sie denken könnten, und vieles andere mehr. Es gibt unzählige Dinge, die uns davon ablenken können, in jenem ruhigen, zufriedenen Raum des zweiten Chakras zu verweilen. Es ist eine sehr gute Übung, die Alexander-Direktiven zu erteilen, während Sie in Ihrem Zentrum verweilen, im Zentrum Ihrer Aura. Sie haben die Kontrolle über Ihren eigenen Raum, und gleichzeitig ist Ihre Aufmerksamkeit auf die Menschen in Ihrer Umgebung gerichtet. Achten Sie auf den Unterschied im Vergleich zu Ihrem sonstigen Verhalten. Diese Fähigkeit, die Aufmerksamkeit gleichzeitig nach innen und auf die äußere Welt zu richten, ist für die Alexander-Technik von zentraler Bedeutung, und dies gilt auch für jede Form der Arbeit im feinstofflichen Bereich.

Sollten Sie den Eindruck haben, daß Sie häufig den Kontakt zu Ihrem Zentrum verlieren, wenn Sie mit einem anderen Menschen zusammen sind, so kann der Grund hierfür sein, daß Sie ein Mensch sind, der auf der feinstofflichen Ebene sehr offen ist. Es besteht dann eine große Wahrscheinlichkeit, daß Ihre Aura sich mit derjenigen der anderen Person verbunden hat und daß Ihre Aufmerksamkeit von Ihrem eigenen Körper auf den der anderen Person übergesprungen ist und Sie nicht mehr in Kontakt mit sich selbst als einem eigenständigen Wesen sind. Wenn es Ihre Gewohnheit ist, sich völlig mit der anderen Person zu identifizieren, kann es für Sie eine nützliche Übung sein, zehn Dinge aufzuschreiben, in denen Sie sich von dem oder der anderen unterscheiden. Außerdem sind in diesem Fall für Sie auch die Übungen zur Verbesserung der Erdung und des Zentriertseins empfehlenswert und die folgenden Übungen, in denen es darum geht, wie man die Chakren willentlich öffnen und schließen und wie man sich auf der feinstofflichen Ebene schützen kann.

Öffnen und Schließen der Chakren auf der feinstofflichen Ebene

Es ist nicht beabsichtigt, die Leser dieses Buches darin zu unterrichten, wie sie auf der feinstofflichen Ebene arbeiten können, und die anschließend beschriebene Öffnungsübung alleine reicht nicht aus, wenn jemand sein Gewahrsein auf der feinstofflichen Ebene entwickeln will. Vielmehr handelt es sich um eine sehr wirksame Übung, die die Chakren auf der irdischen Ebene mit Energie auflädt, und es ist auch möglich, daß sie sie auf der feinstofflichen Ebene öffnet. Mir geht es hier besonders um diejenigen unter den Lesern, die, oft ohne es zu wollen, auf der feinstofflichen Ebene offen sind und die lernen möchten, sich auf dieser Ebene zu verschließen, um sich zu schützen. Doch kann ich die Übung zum Verschließen nicht beschreiben, wenn ich nicht zuvor die Übung zum Öffnen erklärt habe, und ich kann gar nicht ausdrücklich genug darauf hinweisen, wie wichtig es ist, sich jedesmal, nachdem man die Öffnungs-Übung ausgeführt hat, wieder zu verschließen.

Sich öffnen

Setzen Sie sich bequem auf einen Stuhl mit gerader Rückenlehne. Denken Sie an Ihre Sitzknochen und an Ihre Füße, die sich in Kontakt mit dem Boden befinden, daran, daß Ihr Hals locker und frei und der Kopf nach vorn und nach oben gerichtet ist, so daß der Rücken länger und weiter wird und sich über die Oberarme ausbreitet, und daß die Knie nach vorn gerichtet sind. Lassen Sie aus den Alexander-Direktiven keine Fixierungen werden. Erhalten Sie, nachdem Sie sie erteilt haben, das Gefühl aufrecht, daß Ihr Körper die Direktiven »auf sanfte Weise« ausführt, daß die Muskeln entspannt sind, also nicht festgehalten oder angespannt werden. Denken Sie, daß es leicht ist, die Direktiven zu geben, und daß Ihr Körper leicht bleibt, während er auf die Direktiven antwortet.

Richten Sie Ihre Aufmerksamkeit wieder auf Ihre Sitzknochen, Ihre Füße, Ihre Kontaktpunkte zur Erde. Und senken Sie nun Ihre Erdungsschnur in die Tiefe (siehe S. 322).

Achten Sie auf Ihre Atmung. Stellen Sie sich vor, daß Sie jedesmal, wenn Sie atmen, die Energie in das Wurzel-Chakra ziehen. Die Wurzel wird auch durch die Fuß-Chakren und durch die Erdungsschnur genährt. Visualisieren Sie, daß der Atem durch die Füße und durch die Erdungsschnur in Ihren Körper strömt sowie auch durch Mund und Kehle, und daß er wie ein weißes Licht im Wurzel-Chakra zusammenströmt und es mit Energie auflädt. Auf der feinstofflichen Ebene ist das Wurzel-Chakra immer offen und versorgt das restliche System mit Energie. Visualisieren Sie das Wurzel-Chakra als eine wunderschöne Blume, deren Leuchten immer stärker wird, während Sie sie mit Energie anreichern, so daß das weiße Licht schließlich den gesamten Beckenbereich ausfüllt. Gewöhnlich benutzt man die Vorstellung einer Lotusblüte, doch wenn Sie nicht wissen, wie eine solche Blüte aussieht, können Sie sich auch eine weiße Chrysantheme vorstellen oder irgendeine andere Blume, mit der Sie gern experimentieren möchten. Wenn Sie wollen, können Sie auch für jedes Chakra eine andere Blüte wählen.

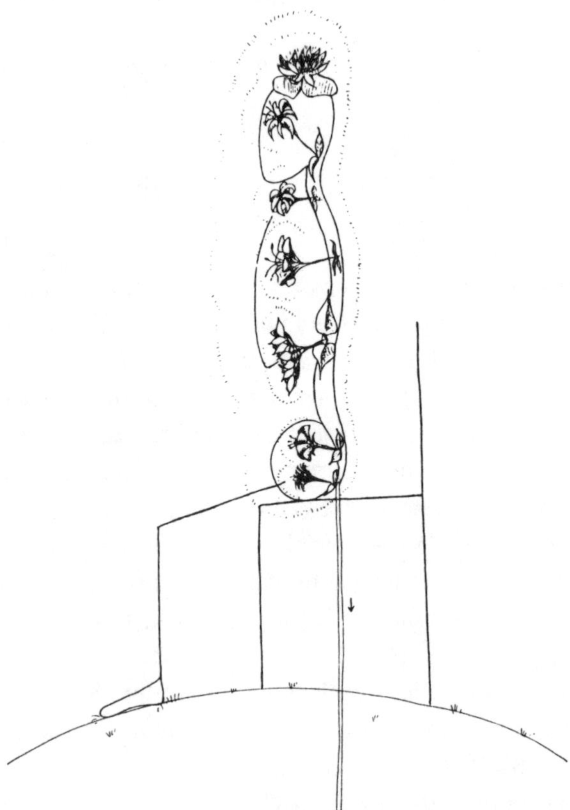

16.6 Die Chakren als Blüten visualisieren

Atmen Sie mehrmals auf diese Weise in das Wurzel-Chakra. Erzwingen Sie aber nichts, sondern lassen Sie das Atmen einfach geschehen. Visualisieren Sie, daß Ihr Wurzel-Chakra immer stärker mit Energie gefüllt wird. Und visualisieren Sie, nachdem die Energie in das Wurzel-Chakra eingetreten ist, daß sie durch eine transparente Röhre im Zentrum der Wirbelsäule hochgedrückt wird, bis sie im zweiten Chakra ankommt, wo die Energie des weißen Lichts das zweite Chakra öffnet.

Visualisieren Sie das zweite Chakra als Blüte im Knospenzustand. Wenn das weiße Licht die Knospe erreicht, fängt die Blüte an, sich zu öffnen, bis sie schließlich völlig geöffnet ist und im weißen Licht erstrahlt und dieses Licht den ganzen Bereich des Unterbauchs ausfüllt. Lenken Sie den Atem weiter in das Wurzel-Chakra, so daß beide Chakren vollständig mit Energie gefüllt werden, und lassen Sie das weiße Licht dann durch die transparente Röhre zum dritten Chakra im Bereich des Solarplexus reisen.

Verfahren Sie mit dem dritten Chakra genauso wie mit den beiden ersten. Achten Sie auf körperliche Veränderungen und auf Empfindungen, die bei der Öffnung der einzelnen Chakren auftreten. Atmen Sie weiter in das Wurzel-Chakra hinein, und seien Sie sich dessen bewußt, daß jedes Chakra, das Sie geöffnet haben, eine vollständig geöffnete Blüte ist, die hell leuchtet.

Wenn die Blüte des dritten Chakras sich vollständig geöffnet hat und im weißen Licht strahlt, können Sie sich dem Herz-Chakra zuwenden. Achten Sie auf die subtilen Veränderungen, die auftreten, während Sie durch die einzelnen Chakren aufsteigen. Wahrscheinlich wird bei jedem Chakra das Gefühl der Erweiterung in Ihnen wachsen. Wenn Sie das Kehl-Chakra öffnen, werden Sie möglicherweise ein Summen in den Ohren vernehmen, und wenn Sie zum Stirn-Chakra kommen, so werden Sie möglicherwiese an der Stirn ein angespanntes Gefühl wahrnehmen. Schließlich gelangen Sie zum Kronen-Chakra, das ebenso wie das Basis-Chakra immer offen ist. Lassen Sie das weiße Licht durch dieses Chakra hindurch in das Universum hinausströmen. Sehen Sie gleichzeitig, daß goldenes Licht von oben durch das Kronen-Chakra und durch alle anderen Chakren fließt sowie auch durch Ihren ganzen Körper und durch die ganze Aura. Lassen Sie das goldene Licht alle Verunreinigungen und alle unerwünschten Dinge durch die Erdungsschnur und durch die Füße in das Zentrum der Erde ableiten.

Sie sind nun auf der feinstofflichen Ebene offen und bereit, auf dieser Ebene zu arbeiten. Doch wie ich bereits erwähnte, ist es nicht meine Absicht, im Rahmen dieses Buches zu erklären, was nun als Nächstes zu tun ist! Sie sollten sich darüber im klaren sein, daß Sie, wenn Sie in dieser Weise offen sind, sich vielen Einflüssen öffnen, von denen einige gut und andere weniger gut sind. Ich finde es an diesem Punkt immer angebracht, der göttlichen Quelle zu danken und sie um Anleitung zu bitten, was immer das für Sie beinhalten mag, und alle Fähigkeiten, über die Sie verfügen, dem Wohl der Menschheit und des gesamten Universums zu widmen.

Sich verschließen

Zu lernen, wie wir die Chakren verschließen können, ist wesentlich wichtiger als zu lernen, wie man sie öffnet. Bei vielen Menschen öffnen sie sich ohnehin automatisch. Man braucht nur das Wort »feinstofflich« zu erwähnen, und schon sind sie geöffnet. Jetzt folgt also eine Methode, mit der man sie »schlafen legen« kann.

Nachdem Sie mit dem Bild der offenen Chakren gearbeitet haben, bei dem alle Blüten geöffnet sind und strahlen, werden Sie nun den umgekehrten Prozeß vollziehen. Führen Sie die Übung des Verschließens der Chakren schnell aus, und führen Sie sie stets zweimal hintereinander aus. Dadurch verlassen Sie schnell den meditativen veränderten Bewußtseinszustand, der die Öffnung der Chakren auf der feinstofflichen Ebene fördert. Sie sollen diese Übung zweimal ausführen, um zu verhindern, daß Sie so schnell damit fertig sind, daß sie unwirksam ist.

Das Kronen-Chakra bleibt stets geöffnet, um Ihr ganzes Sein mit kosmischer Energie zu nähren. Beginnen Sie also beim Stirn-Chakra, und verschließen Sie es zu einer kleinen Knospe, aus der keinerlei Licht mehr ausströmt. Beobachten Sie, wie das Licht durch die transparente Röhre in das Kehl-Chakra fließt, so daß jener Abschnitt der Röhre nun völlig dunkel ist. Schließen Sie anschließend das Kehl-Chakra auf die gleiche Weise, bis es zu einer dunklen, fest verschlossenen kleinen Knospe geworden ist, und lassen Sie die Energie abwärts in das Herz-Chakra fließen, das Sie dann auf die gleiche Weise verschließen.

Verfahren Sie in gleicher Weise mit den unteren Chakren, die besonders stark dazu neigen, offen zu bleiben. Sorgen Sie dafür, daß sie gut verschlossen werden. Vielleicht müssen Sie die Knospen zubinden, und vielleicht müssen Sie sogar ein Vorhängeschloß daran anbringen! Benutzen Sie nach Belieben ein Bild, das Ihnen hilft, das Licht aus Ihrem Chakra-System herauszubefördern und die Blüten in festverschlossene Knospen zu verwandeln. Das Wurzel-Chakra bleibt ebenso wie das Kronen-Chakra offen, so daß Sie nur fünf

Chakren zu verschließen brauchen. Sorgen Sie dafür, daß diese fünf gut verschlossen sind, und wiederholen Sie den gesamten Prozeß so lange, bis Sie sich völlig sicher sind, daß auch nicht der winzigste Lichtstrahl in Ihrem Chakra-System zurückbleibt.

Machen Sie sich keine Sorgen darüber, daß Sie durch das Verschließen der feinstofflichen Ebene beispielsweise des Herz-Chakras dasselbe auch auf der irdischen Ebene verschließen. Das ist nicht der Fall. Ihr Sein weiß, was Sie wollen. Deshalb wird es, wenn Sie Ihre Gedanken darauf richten, sich auf der feinstofflichen Ebene zu verschließen, genau dies tun. Wahrscheinlich werden Sie ein Gefühl der Verengung und ein inneres »Dunkelwerden« spüren, wenn Sie diese Übung ausführen. Und das ist gut so. Wenn Sie zum Abschluß gekommen sind, dann stehen Sie auf, und bewegen Sie sich im Raum umher. Spüren Sie, daß Sie wieder auf dem Planeten Erde weilen.

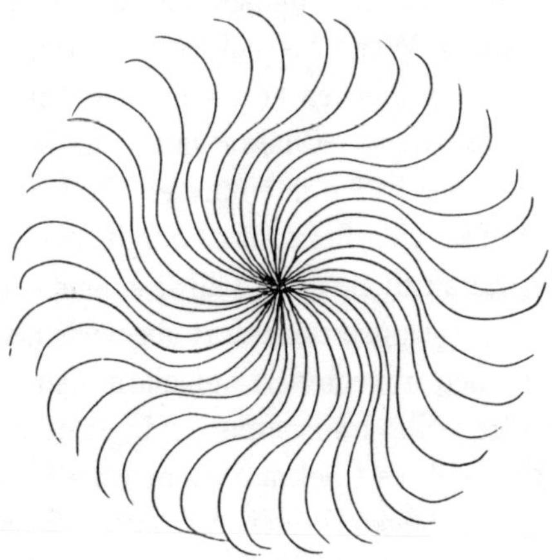

16.7 Das Stirn-Chakra

Eine alternative Visualisation

Wenn es Ihnen nicht gefällt, sich die Chakren als Blüten vorzustellen, wird Ihnen die Vorstellung sich drehender Räder vielleicht besser gefallen, ähnlich jenen Feuerrädern, die man Silvester sieht. Sie können sich die Chakren aber auch als reine Quellen des Lichts oder als Lichtwirbel vorstellen. Abbildung

16.7 zeigt, wie manche Hellseher das Augen- bzw. das Stirn-Chakra sehen – allerdings sehen natürlich nicht alle Hellseher es auf die gleiche Weise. Wenn Sie wollen, können Sie auch selbst ein Bild von den Chakren entwickeln, mit dem Sie gerne arbeiten möchten.

Schutz

Alle Übungen, die ich bisher in diesem Kapitel beschrieben habe, sind Formen des Selbstschutzes auf der Energie-Ebene. Um unser Energiesystem zu schützen und es in einem guten Zustand zu erhalten, müssen wir geerdet und zentriert sein, wir müssen wissen, wie wir uns auf der feinstofflichen Ebene reinigen können, und wir müssen in der Lage sein, uns auf der feinstofflichen Ebene zu verschließen.

Ich habe bereits erklärt, warum es manchmal nützlich ist, sich auf der Energie-Ebene schützen zu können. Wenn Sie sich ein vollkommen erleuchtetes Wesen wie Buddha oder Christus vorstellen können, einen Menschen, der gut geerdet, zentriert und durch das Kronen-Chakra mit dem kosmischen Energiestrom verbunden ist, ohne daß Blockaden in einzelnen Chakren diesen Fluß behindern würden, so würde die Energie, die in das Energiesystem eines solchen Wesens fließt, einfach wieder herausfließen. Sie würde hinein- und wieder herausströmen, da sie weder hier angezogen noch dort abgewehrt, sondern einfach akzeptiert würde, gleichermaßen ungehindert aufgenommen und wieder losgelassen. Eine solche Person wäre völlig transparent und würde ihr eigenes So-Sein ausstrahlen, und die Energie ihres Chakra-System wäre ganz einfach das, was sie ist. Solche Menschen benötigen keinen Schutz. »Schwierige« Energie würde durch solche strahlenden Wesen hindurchfließen, durch die Energie ihres eigenen Energiesystems transformiert werden und wäre, wenn sie wieder ausströmen würde, keine »schwierige« Energie mehr.

Nun können wir uns leider nicht über Nacht alle in völlig strahlende Wesen verwandeln. Und vielleicht möchten wir das auch gar nicht. Vielleicht ist es ja auch in Ordnung, genau so zu sein, wie wir sind, mit allen unseren Fehlern und Unvollkommenheiten. Doch bedeutet dies, daß wir die Verantwortung für das übernehmen müssen, was wir auf der Energie-Ebene erfahren, weil wir jene Erfahrungen in unser System hineinziehen. Eine sehr gute Art zu lernen, wie man sich selbst schützen kann, ist, mit dem oben beschriebenen Modell (Buddhas und Christi) zu arbeiten, das beinhaltet, gegenüber Energieströmen, die in den eigenen Raum eindringen, transparent zu bleiben und keinen Widerstand gegen sie zu entwickeln.

Nicht-Widerstand und Transparenz entwickeln

Stellen Sie sich vor, Sie wären transparent. Wenn Sie wollen, können Sie sich der Vorstellungswelt der modernen Science Fiction bedienen und sich »beamen« lassen. Sie können sich auch vorstellen, daß Ihr Körper ein Fenster oder ein reiner Kristall ist. Lassen Sie zu, daß sich dieses Gewahrsein der eigenen Transparenz auch auf Ihre Aura ausweitet, so daß Sie sich als ein reines Energiesystem visualisieren. Ganz gleich, welche Energie in Ihren aurischen Raum eindringt, sie fließt durch diesen hindurch, fließt auch durch Ihren Körper und fließt auf der anderen Seite wieder heraus. Sie fördern ihr Eintreten nicht und leisten ihrem Eindringen in Ihr Energiefeld auch keinen Widerstand, sondern Sie lassen sie einfach hindurchfließen.

Es ist interessant, mit diesem Modell zu arbeiten, wenn Sie sich in einer Situation befinden, in der Sie von einer »schwierigen« Energie umgeben sind, die aber nicht viel mit Ihnen zu tun hat – wenn Sie sich beispielsweise in einem Supermarkt befinden, und es bricht ein Streit aus, bei dem die Betroffenen wütend werden und sich aufregen. Wenn Sie durch solche Situationen manchmal in Schwierigkeiten geraten, so versuchen Sie, sich transparent zu machen und die Energie durch sich hindurchfließen zu lassen. Sollten Sie feststellen, daß Ihnen dies leicht fällt, so können Sie dieses Verhalten auch in schwierigen Situationen anwenden, in die Sie persönlich stärker involviert sind.

Eine der besten Situationen, in denen Sie dieses Verfahren anwenden können, ist, wenn ein Mensch, der Ihnen sehr nahe steht, über Sie aus irgendeinem Grunde wütend und aufgebracht ist. Vielleicht ist es für die betreffende Person wichtig, ihre Gefühle zum Ausdruck zu bringen. Wenn möglich, sollten Sie ihr dies zugestehen, ohne selbst ebenfalls mit heftigen Gefühlsausbrüchen darauf zu reagieren, indem Sie einfach Ihre reine Emotion durch sich hindurch- und wieder aus sich herausfließen lassen, ohne diesem Fluß Widerstand zu leisten und ohne ihn zu fördern. Wenn Ihnen dies gelingt, so wird sich das auf die andere Person und auf Ihre Freundschaft zu ihr sehr positiv auswirken. Doch muß es sich um ein echtes Nicht-Reagieren handeln. Wenn Sie so tun, als ob Sie ein vollkommenes Wesen wären, so wird sich die andere Person dadurch sehr herablassend behandelt fühlen, und Sie selbst erschweren es sich dadurch, Ihre eigenen authentischen Reaktionen zu verstehen. Doch Menschen, die gelernt haben, ehrlich mit dieser Methode zu arbeiten, empfinden sie als sehr hilfreich in Beziehungen, als eine gute Möglichkeit, Maulwurfshügel nicht zu Bergen werden zu lassen.

Nicht-Widerstand ist eine Form des Hemmens. Es ist die Fähigkeit, auf einen Stimulus nicht zu reagieren. Dies ist der mittlere Weg des Nicht-Tuns, auf dem Sie weder reagieren noch einer Reaktion Widerstand leisten, und einer der Gründe, weshalb so viele Menschen Schwierigkeiten mit dem Hemmen haben, ist, daß dieser mühelose mittlere Weg so schwer zu erreichen ist. Es kann leicht passieren, daß wir ihn in Unterdrückung verwandeln, was eine Form von Widerstand ist.

Für Tage, an denen Sie sich nicht danach fühlen, transparent zu sein und auf schwierige Energien mit Nicht-Widerstand zu antworten, gibt es die Schutztechniken, durch die man den eigenen Widerstand gegen das Eindringen unerwünschter Energien in das Energiefeld stärken kann. So lange Sie sich darüber klar sind, was Sie tun, können Sie entscheiden, welches Verhalten in einer bestimmten Situation das geeignetste ist.

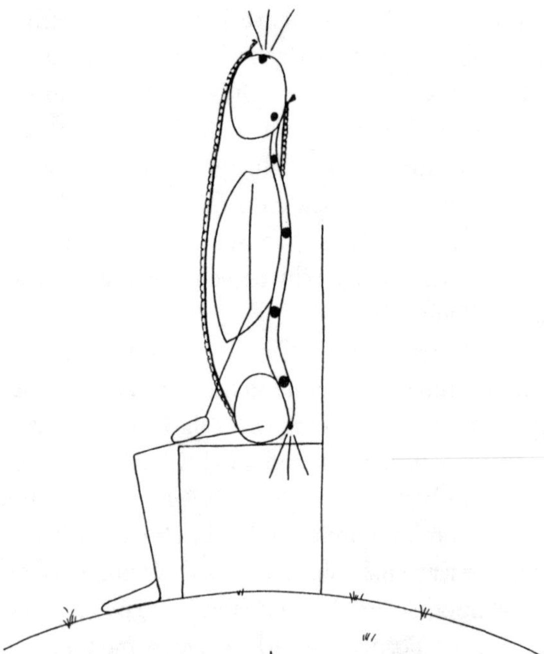

16.8 Öffnen und Verschließen der feinstofflichen Zentren mit einem Reißverschluß

Sich-Verschließen und den Reißverschluß zuziehen

Beim Verschließen der Chakren können Sie sich auch vorstellen, daß an Ihren Chakren entlang ein Reißverschluß verläuft, der sich aufwärts- oder abwärtsziehen läßt, je nachdem, was Ihnen lieber ist. Außerdem verläuft auch noch ein kleiner Reißverschluß an der Rückseite Ihres Halses entlang, den Sie öffnen können, so daß auch dort Energie eindringen kann. Zwar befindet sich dort kein Chakra, doch ist jeder Halswirbel einem Chakra zugeordnet, und auch an dieser Stelle kann Energie in die einzelnen Chakren eindringen.

Lichtkreis

Umgeben Sie sich mit einem Kreis aus weißem Licht, der Sie und Ihre Aura wie eine riesige Seifenblase umgibt. Sie können auch einen Kreis aus weißem Licht visualisieren, in dem sich ein Kreuz befindet, und diesen Kreis als zusätzlichen Schutz vor jedes Chakra plazieren.

Schützende Kleidung

Ein blauer Umhang, immer noch die traditionelle Kleidung der Krankenschwestern, ist ein altes Symbol des Schutzes, und Sie können visualisieren, daß Sie einen solchen Umhang tragen. Für eher futuristisch eingestellte Menschen ist ein Raumanzug ein machtvolles Symbol des Schutzes.

Die Energie wegschicken

Wenn Sie das Gefühl haben, daß Sie problematische Energie in sich aufgenommen haben, von der Sie sich gerne befreien möchten, haben Sie mehrere Möglichkeiten.

Sie können diese Energie durch Ihre Erdungsschnur in die Erde ableiten oder zurück dorthin, woher sie stammt. Wenn Sie das Gefühl haben, mit der Energie eines anderen Menschen angefüllt zu sein – was nicht heißen muß, daß es sich um gute oder schlechte Energie handelt, sondern es ist ganz einfach nicht Ihre eigene –, so können Sie sich vorstellen, daß Sie all jene Energie sammeln, einen Ball daraus formen und diesen dem Menschen zuwerfen, von dem die Energie stammt.

Wenn dies nicht zum Erfolg führt, müssen Sie vielleicht mit der Energie auf eine Weise arbeiten, wie es im Kapitel über die Emotionen beschrieben worden ist (siehe Seite 204).

Körperlose Wesenheiten

Vielleicht haben Sie manchmal das Gefühl, daß sich Energie in Ihrer Nähe befindet, die von einer Energieform stammt, welche nicht physischen Ursprungs ist. Es gibt die verschiedensten Namen für solche körperlosen Wesenheiten, darunter geistige Führer (*spirit guides*), niedere und höhere Astralwesen und Geister, und alle diese Wesen können gut oder böse sein. Ich möchte mich hier nicht ausführlicher mit ihnen beschäftigen, doch halte ich es durchaus für möglich, daß einige Leser dieses Buches Stimmen hören werden und die Gegenwart solcher Wesenheiten in ihrer Nähe erfahren. Ich glaube, es ist nur eine Frage der Zeit, bis wir konkretere Beweise für ihre Existenz erhalten, so wie wir heute bereits über Beweise für die tatsächliche Existenz von Auren und Chakren verfügen. Doch möchte ich Ihnen empfehlen, falls Sie Stimmen hören oder »Anleitung« (*guidance*) erhalten, diesen Phänomenen nicht unkritisch zuzuhören, sondern mit der gleichen Unterscheidungsfähigkeit und Weisheit, mit der Sie sich auch die Ratschläge eines anderen Menschen anhören würden. Wenn Sie körperlose Wesenheiten so behandeln, als seien Sie Götter, so müssen Sie sich wahrscheinlich mit Problemen Ihres dritten Chakras auseinandersetzen, weil alles darauf hindeutet, daß Sie dazu neigen, Ihre Macht abzugeben, und dadurch prädestiniert sind, sich zum Opfer zu machen. Behandeln Sie eine Wesenheit so, wie Sie einen Menschen behandeln würden, zu dem Sie eine gleichrangige Beziehung unterhalten möchten. Vielleicht kommen Sie tatsächlich im Laufe der Zeit zu der Überzeugung, daß die betreffende Wesenheit sehr weise ist – genausogut kann sie sich aber auch als sehr dumm erweisen. Dies zu beurteilen erfordert Zeit. Wenn Sie körperlosen Wesenheiten mehr Macht geben als sich selbst, agieren Sie die Opferrolle aus.

Sollten Sie das Gefühl haben, daß die Wesenheit sehr töricht ist oder daß Energie von einer Wesenheit ausgeht, die sehr problematisch ist – wie es bei manchen Geistern der Fall ist –, so leiten Sie diese Energie einfach wieder von sich weg. Befehlen Sie dem Wesen in bestimmtem Ton, wieder dahin zurückzukehren, wo es hingehört. Wenn das nicht zum gewünschten Erfolg führt, müssen Sie vielleicht eine in solchen Dingen erfahrene Person um Hilfe bitten.

Erste-Hilfe-Koffer für Menschen, die auf der feinstofflichen Ebene sehr empfindlich sind

Ich habe eine Sammlung nützlicher Aktivitäten zusammengestellt, die Ihnen helfen können, wenn Sie im feinstofflichen Bereich Schutz und Hilfe benötigen.

1. Erden Sie sich.
2. Zentrieren Sie sich.
3. Verschließen Sie Ihre feinstofflichen Zentren.
4. Bitten Sie um Hilfe und Anleitung.
5. Tun Sie etwas Aktives wie Singen und Tanzen oder machen Sie einen Dauerlauf.
6. Duschen Sie, oder nehmen Sie ein Bad, und ziehen Sie sich frische Kleider an.
7. Schicken Sie die Energie fort.
8. Führen Sie ein paar Schutzübungen aus.

Es gibt viele kreative Möglichkeiten, mit unserem Energiesystem zu arbeiten, und jeder Mensch muß herausfinden, was bei ihm persönlich am besten wirkt. Es wirkt sich übrigens sehr positiv auf die Arbeit aus, wenn wir daran glauben, daß etwas seinen Zweck erfüllen wird. Jeder Mensch kann selbst Übungen erfinden, von denen er das Gefühl hat, daß sie sich für ihn ganz speziell besonders gut eignen, und die es ihm ermöglichen, sein Gewahrsein auf neuartige Weise zu verfeinern.

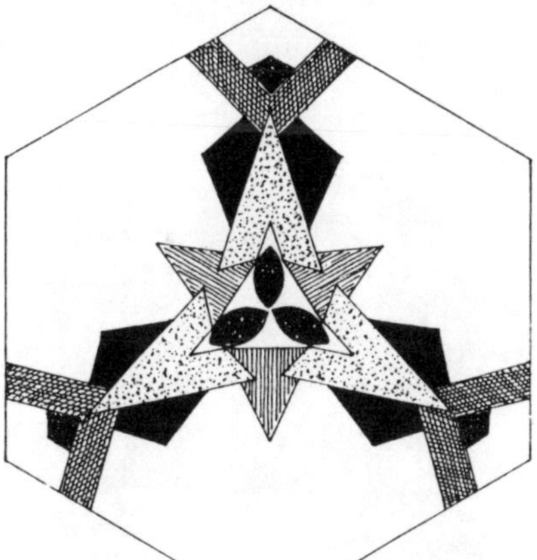

17 Zum Gleichgewicht finden

Das ganze Problem der Ökonomie – und auch des Lebens im allgemeinen – ist, daß es ständig die lebendige Versöhnung von Gegensätzen erfordert, die nach strenger Logik nicht miteinander zu vereinbaren sind.

F. Schumacher

Eine Auswirkung des Erlernens der Alexander-Technik ist die Verbesserung der Haltung, obgleich Alexander-Lehrer es nicht gern hören, daß ihre Arbeit mit der Verbesserung der Haltung in Zusammenhang gebracht wird. In dem Wort »Haltung« schwingt etwas Statisches mit. Es läßt das Bild einer Position entstehen, die der Bewegung und des Flusses beraubt worden ist. Tatsächlich geht es einem Alexander-Lehrer um die Bewegung im Körper, selbst dann, wenn der Körper sich nicht bewegt. Die »Haltung« eines Menschen wird gewöhnlich als etwas sehr Oberflächliches betrachtet, als eine Art Oberbekleidung, die wir tragen, um eine innere Wahrheit zu verbergen. Wie ich bereits in der Einführung zu diesem Buch erwähnt habe, habe ich etwa ein Jahr damit zugebracht, zu »versuchen«, mir während der Schulzeit ein Abzeichen für gute Haltung zu verdienen – übrigens ein gutes Beispiel für Zielfixiertheit. Durch dieses Bemühen bildete sich zusätzlich zu der ohnehin schon schlechten Koordination meines Körpers noch eine weitere Schicht das falschen Gebrauchs. »Arbeit an der Haltung« ist etwas Künstliches, etwas, womit man die darunterliegende Unordnung zu verbergen versucht. Die Alexander-Technik arbeitet in der umgekehrten Richtung. Durch Verfeinerung der empfindlichen Gleichgewichtsmechanismen versucht sie, die untergründigen Probleme zu beheben, so daß die Haltung eine wahrheitsgetreue Spiegelung des inneren Gleichgewichts ist. Alexander-Lehrer ziehen es vor, die Alexander-Technik als Methode zur Verbesserung des Gleichgewichts zu bezeichnen statt als Methode zur Haltungsverbesserung. »Gleichgewicht« ist ein Wort, das weniger irreführend ist als das Wort »Haltung«, und außerdem hat ersteres Implikationen, die weit über den Bereich des rein Körperlichen hinausgehen.

Unsere Sprache enthält unzählige Gegensatzpaare. Wenn Sie an ein beliebiges Adjektiv oder Adverb denken, wird Ihnen dazu wahrscheinlich sofort ein Wort mit gegensätzlicher Bedeutung einfallen. Wenn wir etwas beschreiben wollen, das die Mitte eines Kontinuums zwischen zwei Gegensätzen darstellt, müssen wir dazu häufig Negativierungen heranziehen, beispielsweise »nicht zu schnell, nicht zu langsam«. Unser Vokabular für die ausgeglichene mittlere Qualität wirkt oft unbeholfen und schwerfällig. Die Sprache ist ein Spiegelbild unseres Denkens, und »im Gleichgewicht« oder »im Zustand der Harmonie« zu sein ist eine ziemlich neue Vorstellung, allerdings eine, die heute in der alternativen Gesundheits- und Wachstumsbewegung sehr populär ist.

Ausgewogene Aufmerksamkeit

Die Alexander-Arbeit beginnt mit einem Prozeß der Selbstbeobachtung. Für viele Menschen bedeutet dies, daß sie ihre Aufmerksamkeit stärker nach innen richten müssen, weil sie habituell darauf fixiert sind, sie nach außen zu richten. Es ist der Normalfall, daß Menschen völlig von äußeren Ereignissen in Anspruch genommen sind, statt sich auf ihren inneren Seinszustand zu konzentrieren. Hingegen sind Menschen, die Meditationsmethoden studieren, manchmal völlig auf innere Vorgänge fokussiert. Mit Hilfe der Alexander-Technik ist es uns möglich, ein Gleichgewicht zwischen diesen beiden Ausrichtungen der Aufmerksamkeit herzustellen, und man könnte das Ergebnis als einen Zustand »doppelter Aufmerksamkeit« oder der »aktiven Meditation« bezeichnen. Um diesen Zustand zu erreichen, müssen wir in der Lage sein, unsere Aufmerksamkeit gleichzeitig auf das zu richten, was innerhalb unseres Körpers und Geistes vor sich geht, und auf das, was in der Außenwelt geschieht. Mit anderen Worten: Um einen harmonischen Zustand des Gewahrseins zu erreichen, müssen wir lernen, uns unserer inneren Vorgänge und gleichzeitig auch unserer Umgebung gewahr zu sein.

Gedanken und Gefühle

Unser Gewahrsein dessen, was sowohl in uns als auch außerhalb von uns geschieht, ist sensorische Information, die wir mit Hilfe unseres kinästhetischen Gefühls, der inneren und äußeren Sinnesorgane und unserer Emotionen erfahren können. Wir können uns diese Information zu Bewußtsein bringen und sie mit unseren Gedanken darüber vergleichen, was wir in unserer inneren und äußeren

Situation erreichen wollen. Nachdem wir dies getan haben, können wir Entscheidungen darüber treffen, wie wir handeln wollen, statt ausschließlich aufgrund unserer Gewohnheiten zu reagieren. Gedanken und Gefühle wirken dann zusammen und bilden einen kreativen Fluß.

Antagonistisches Zusammenwirken der Muskeln

Indem wir mit unseren Gedanken arbeiten, lernen wir, den Kopf so auf der Wirbelsäule zu balancieren, daß wir ihn nicht mehr nach unten und nach hinten ziehen. Wenn wir den Kopf nach vorn und nach oben ausrichten, können sich die kleinen Subokzipitalmuskeln am Hinterkopf verlängern und entspannen, da ihnen das Gewicht des nach vorn tendierenden Kopfes entgegenwirkt. So nutzen wir die Wirkung der Schwerkraft auf den Kopf, um eine Verlängerung entlang der Wirbelsäule zu bewirken. Gleichzeitig bringen wir, indem wir den Kopf nach oben ausrichten, auch die Muskeln an der Vorder- und Rückseite des Halses ins Gleichgewicht. Wenn der Kopf die Tendenz hat, sich nach vorn und nach unten zu neigen, kommt es zu einer Kontraktion der Muskeln an der Vorderseite des Halses, und wenn er nach hinten und nach unten geneigt ist, zu einer Kontraktion der Muskeln entlang der Rückseite des Halses. So könnnen wir durch die Macht des Denkens eine mechanisch vorteilhafte harmonische Beziehung herstellen, wodurch sich die Muskeln an der Vorder- und Rückseite des Halses und potentiell im gesamten Körper verlängern.

Wir können fortfahren, dieses Gleichgewicht der Muskeln im gesamten Körper zu schaffen, indem wir die Alexander-Direktiven benutzen, einigen Muskeln die Wirkung der Schwerkraft als Gegengewicht entgegensetzen und antagonistische Muskelpaare so ins Gleichgewicht zueinander bringen, daß jede Muskelgruppe so stark wie möglich verlängert und gelöst wird, ohne daß es in den jeweiligen Antagonisten zu Kontraktionen kommt.

Schwerkraft und Auftrieb (Levität)

Eine weitere Perspektive des körperlichen Gleichgewichtszustandes ist, daß wir ein ausgewogenes Verhältnis zwischen Schwerkraft und Auftrieb (Levität) herstellen. Newton definierte als erster die abwärtsgerichtete Schwerkraft, und er postulierte auch das wissenschaftliche Gesetz, demzufolge »Aktion und Reaktion gleich und einander entgegengesetzt« sind. Wenn wir dies auf unseren Körper anwenden, so bedeutet dies, daß wir mit unseren Füßen fest auf der Erde stehen, wobei das Gewicht unseres Körpers denselben abwärts zur Erde hin zieht. Außerdem wirkt aber auch eine gleichstarke, entgegengesetzte Kraft auf unseren Körper ein, die nach oben gerichtet ist und die durch unsere Füße in unseren Körper fließt. Wenn es diese Kraft nicht gäbe, würden wir in das Zentrum der Erde versinken. Somit kann der Druck, der auf unseren Füßen lastet, als Aktion und Reaktion der nach unten gerichteten Schwerkraft und des nach oben tendierenden Auftriebs (Levität) betrachtet werden. Die Herstellung eines Gleichgewichtszustandes zwischen diesen beiden Kräften im gesamten Körper wäre eine weitere Möglichkeit, die Wirkungsweise der Alexander-Technik zu beschreiben.

»Sein« und »Tun«

Um einen Zustand kreativen antagonistischen Fließens in allen Muskeln unseres Körpers herzustellen, benutzen wir unseren Geist auf zwei verschiedene Arten. Wir unterbinden die habituellen Tendenzen, und wir orientieren uns an neuen, wünschenswerten. Auf diese Weise bringen wir zwei wichtige neurologische Funktionen ins Gleichgewicht, jene des Innehaltens oder Hemmens (Inhibition) und die der Anregung oder Reizung (Exzitation). Ohne die Inhibition reagiert ein Mensch ununterbrochen habituell auf Stimuli, so daß er schließlich unter einer Überstimulation des Nervensystems leidet. Ohne Ausrichtung oder Willensentscheidung entsteht ganz einfach keine Motivation; es gibt nichts, wohin man gehen könnte, was schließlich zu einem muskulären Hypotonus führen kann. Das autonome Nervensystem unseres Körpers besteht aus zwei Teilen, dem sympathischen und dem parasympathischen Nervensystem. Beide wirken antagonistisch im Verhältnis zueinander, wobei das sympathische Nervensystem den Körper stimuliert und das parasympathische ihn entspannt. Das sympathische Nervensystem kann die Geschwindigkeit des Herzschlags steigern, den Blutdruck erhöhen und die Darmtätigkeit verlangsamen. Diese Reaktionen sind sinnvoll, wenn der Körper auf Stimulation reagiert. Das parasympathische Nervensystem hingegen löst die genau entgegengesetzten Aktivitäten aus, indem es die Geschwindigkeit des Herzschlages verringert, den Blutdruck senkt und die Darmtätigkeit verstärkt, so daß die Nahrung verdaut wird. Das sympathische Nervensystem steuert unser »Tun«. Es pumpt Adrenalin in den Körper, je nachdem, wieviel Energie wir für eine bestimmte Aufgabe brauchen. Hingegen steuert das parasympathische Nervensystem die unwillkürliche »Seins«-Aktivität des Körpers, die Verdauung der Nahrung und die Konservierung der Energie. Bei Menschen, die unter starkem Streß stehen, ist das sympathische Nervensystem zu dominierend, so daß es mit dem parasympathischen Nervensystem harmonisiert werden muß. Ein Aspekt der Alexander-Technik ist, unser »Sein« und unser »Tun« auf diese Weise in einen Zustand des Gleichgewichts zu bringen.

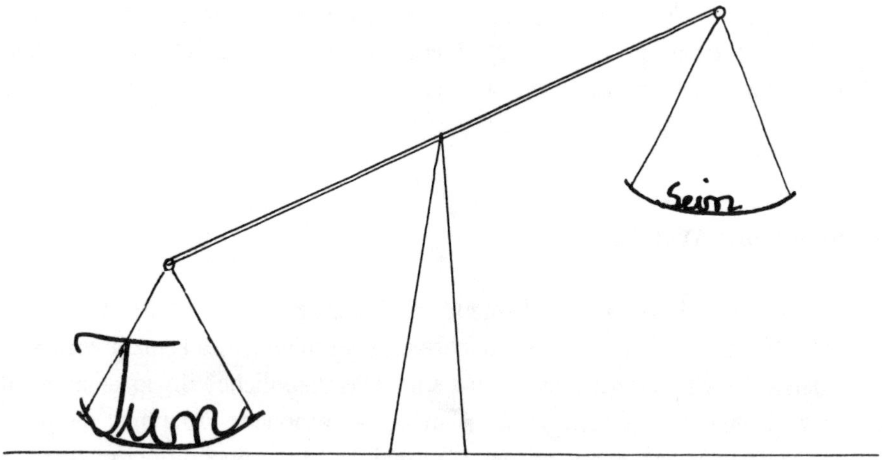

17.1 »Die unerträgliche Leichtigkeit des Seins«

Ziele und Mittel

Die Ziele, die wir erreichen möchten, müssen in einem ausgewogenen Verhältnis zu den Mitteln stehen, die wir dazu verwenden. Dies ist ein weiteres wichtiges Prinzip der Alexander-Technik. Wenn wir dem Prozeß, den wir durchlaufen, unsere Aufmerksamkeit widmen wollen, so müssen wir im gegenwärtigen Augenblick sein und bewußt die schlechten Gewohnheiten der Vergangenheit und alle störend wirkenden Ängste und Wünsche bezüglich der Zukunft unterbinden, während wir gleichzeitig die Äußerung positiver Wünsche über die Zukunft fördern. Dadurch wird der Balance-Akt noch subtiler und komplexer.

Die linke und die rechte Gehirnhälfte

Noch viele andere Balance-Akte finden statt, wenn ein Mensch guten Gebrauch von seinen Möglichkeiten macht. Sich seines inneren Gefühlszustandes sowie gleichzeitig auch der äußeren Umgebung bewußt zu sein ist schon an sich eine

Art, die linke und die rechte Hemisphäre des Gehirn zu harmonisieren. Die rechte Hemisphäre beschäftigt sich mit Gefühlen und Empfindungen, während die linke logische Beobachtungen über jene Gefühle und über die äußere Welt macht. Deshalb kann ein Mensch aufgrund von relevanten Informationen und vernünftigen Erwägungen über sein Verhalten entscheiden, statt sich von Gewohnheiten gängeln zu lassen. Alexander nannte dies »konstruktive bewußte Kontrolle«. Die vielfältige Information der rechten Gehirnhälfte zum linkshemisphärischen Bewußtsein in Beziehung zu setzen ist einer der wichtigsten Balance-Akte unserer Zeit.

Männlich und Weiblich

Noch eine weitere Polarität wird heute häufig herangezogen, um unser Verhalten zu erklären. In uns allen ist ein weibliches und ein männliches Prinzip wirksam, ganz gleich, ob wir Männer oder Frauen sind. Das männliche Prinzip ist die nach außen gerichtete, aktive Energie des »Tuns«, das weibliche Prinzip ist die nach innen gerichtete, rezeptive Energie des »Seins«. Dies ist das wichtigste Konzept der Philosophie des chinesischen Taoismus, in welcher das männliche Prinzip *yang* und das weibliche Prinzip *yin* genannt wird. Interessant ist auch, das die visuellen Symbole, die wir in der westlichen Kultur zur Darstellung dieses Antagonismus benutzen, auch als Symbole für zwei Vorgehensweisen der Alexander-Technik, einen Zustand des Gleichgewichts zu erreichen, verstanden werden können. Das Symbol für das Männliche könnte man als das »nach vorn und nach oben« Gerichtete verstehen – die primäre Direktive für den Kopf in Beziehung zur Wirbelsäule –, wohingegen das Symbol für das Weibliche als die erdende, nach unten gerichtete Wirkung der Schwerkraft verstanden werden könnte.

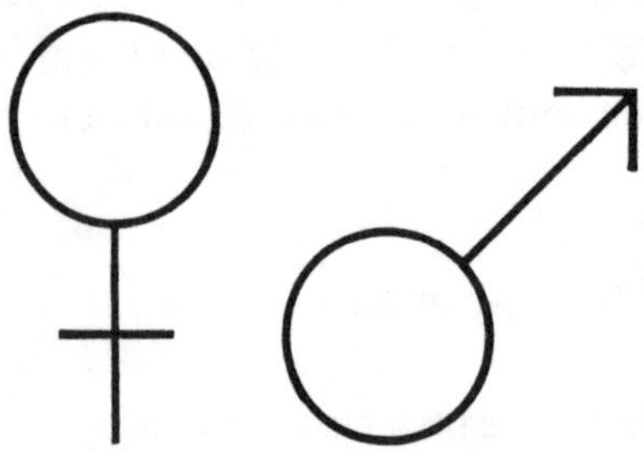

17.2 Symbole für »weiblich« und »männlich«

Den ganzen Menschen ins Gleichgewicht bringen

Sich in einem Zustand des Gleichgewichts zu befinden bedeutet nicht immer, daß wir nur mit zwei Alternativen jonglieren müssen. Aus den obigen Beispielen wird deutlich, daß oft viele verschiedene Aspekte gleichzeitig ins Gleichgewicht gebracht werden müssen. Und das Konzept des Gleichgewichts läßt sich auf wesentlich mehr Dinge anwenden als darauf, wie wir Gebrauch von unserem Geist und unserem Körper machen. Tatsächlich geht es dabei darum, wie wir unser gesamtes inneres und äußeres Leben führen. In unserem Leben gibt es viele interessante Alternativmöglichkeiten. Gewöhnlich müssen Menschen ihre Energie auf verschiedene Lebensbereiche verteilen, unter anderem auf ihre Arbeit, ihren Partner, ihre Familie, die Pflege von Freundschaften, sie brauchen Zeit für sich alleine, müssen die Hausarbeit erledigen, sich Zeit für Körperübungen nehmen und sich ausruhen. Außerdem wollen sie ihren Freizeitaktivitäten und kreativen Interessen nachgehen können, und bei all diesen und vielen anderen Aktivitäten muß ein ausgewogenes Verhältnis zwischen »Sein« und »Tun« bestehen, so daß das Leben nicht nur von einer Aktivität zur nächsten springt, was allein schon ein ungeheures Maß an Streß erzeugen würde. Zu lernen, ein ausgewogenes Leben zu führen, ist sehr wichtig für die Kunst der Veränderung.

Ich habe festgestellt, daß eine der besten Möglichkeiten, die psychologischen Aspekte des Gleichgewichts zu verstehen, darin besteht, auf der irdischen Ebene mit den Chakren zu arbeiten. Die Alexander-Technik hilft, den Energiefluß durch die Chakren zu integrieren und zu harmonisieren, und wenn wir uns zusätzlich auch noch der verschiedenen Teile von uns bewußt werden, die von den einzelnen Chakren kontrolliert werden, unterstützen wir den Prozeß der Harmonisierung, indem wir uns unserer Bedürfnisse bewußter werden. Wenn beispielsweise ein Mensch dazu neigt, sich selbst sehr streng zu beurteilen, so tut er dies infolge eines unausgeglichenen Zustandes seines dritten Chakras. Wenn der Betreffende lernt, seine eigene Macht und seinen eigenen Wert anzuerkennen, können die emotional geprägten negativen Urteile des dritten Chakras in die Weisheit des sechsten Chakras umgewandelt werden, so daß sich eine verurteilende Einstellung in eine scharfe Unterscheidungsfähigkeit verwandeln kann. Wenn der Betreffende außerdem auch noch die akzeptierende Haltung und das Vertrauen der Energie des Herz-Chakras entwickelt, stehen der kritischen Beurteilung des sechsten Chakras Liebe und Akzeptieren gegenüber, so daß die Haltung des Betreffenden von einem ausgewogenen Verhältnis zwischen liebevollem Akzeptieren und Unterscheidungs-

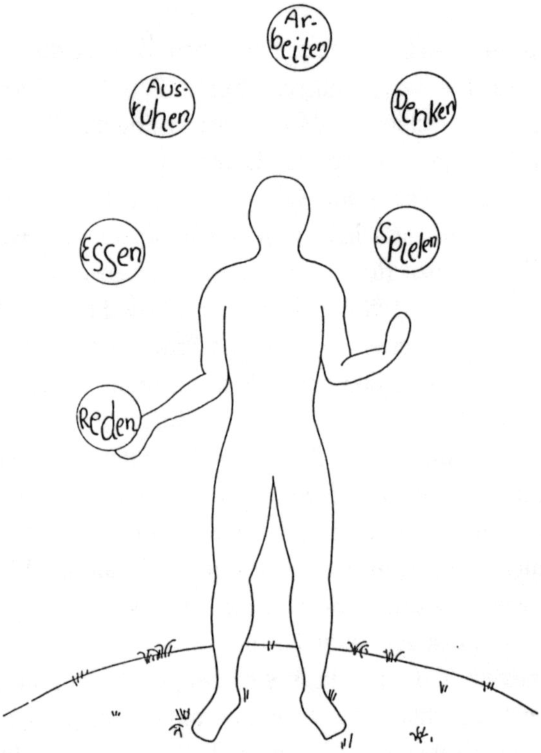

17.3 Die gesamte Person ins Gleichgewicht bringen

fähigkeit geprägt ist. Der »harte Richter« wird dann zum »hilfreichen Führer«, eine Teilpersönlichkeit, mit der zu leben wesentlich unproblematischer ist. Wir alle haben einen Skeptiker in uns, der mit dem vertrauensvollen Teil von uns versöhnt werden muß. Für den Kritiker hat alles eine negative Seite, und der Vertrauensvolle vermag alles zu akzeptieren. Wenn wir unsere Energie harmonisieren, werden unsere analytischen Untersuchungen und Vertrauen und Offenheit neuen Ideen gegenüber miteinander versöhnt. Dies ähnelt der Versöhnung des Kritikers und des Schöpfers in uns, die es ermöglicht, daß wir unseren neuen Ideen einerseits mit Vertrauen und Offenheit und andererseits auch mit Unterscheidungsfähigkeit und kritischem Gewahrsein begegnen.

Die Selbstbeobachtung zu verfeinern ist für alle Arbeit am eigenen inneren Wachstum von großer Bedeutung. Ohne sie kann Veränderung nur gezwungen und oberflächlich sein. Eine verfeinerte Selbstbeobachtung kann bewirken, daß wir aufhören, uns verändern zu wollen oder daß wir uns auf eine andere Weise verändern wollen. Menschen wissen oft, wer sie sein wollen, aber sie wissen nicht, wer sie sind. Beispielsweise gibt es viele Menschen, die gern gute Bergsteiger sein möchten. Vielleicht wollen sie dies sein, um sich selbst zu beweisen, daß sie zu überleben vermögen (Wurzel-Chakra) oder weil Bergsteigen ihnen eine tiefe Befriedigung verschafft (Sakral-Chakra), weil dies ihrem gesellschaftlichen Status förderlich ist und weil sie dadurch die Liste ihrer Erfolge verlängern können (Solarplexus-Chakra). Es kann aber auch sein, daß das Bergsteigen in ihnen ein starkes Gefühl der Liebe und des Einsseins mit der äußeren Welt erweckt (Herz-Chakra) oder daß sie über ihre Erfahrung mit anderen Menschen sprechen möchten (Kehl-Chakra). Vielleicht sind sie auch fasziniert von der Geologie der Berge und möchten sich intensiver damit beschäftigen (Stirn-Chakra), oder aber sie erleben durch das Bergsteigen Gott oder ihre eigene Göttlichkeit auf ichlose Weise (Kronen-Chakra).

In den meisten Fällen liegt bei wirklich guten Bergsteigern eine Kombination vieler dieser Motive vor. Alles, was wir tun, stimuliert eines unserer Chakren. Doch wenn wir uns nicht gut kennen, wenn wir nicht wissen, welche unserer Chakren störungsfrei funktionieren – welche übermäßig aktiv und welche zu schwach aktiv sind –, vermögen wir nicht zu sagen, ob eine bestimmte Aktivität unserem Gleichgewicht förderlich ist oder ob sie einen ohnehin schon überaktiven Teil von uns noch stärker stimuliert. Wenn unser drittes Chakra überaktiv ist und wir ständig neue Herausforderungen annehmen, um es noch stärker zu stimulieren, dann ist das unserem Energiesystem nicht besonders zuträglich. Es wäre in diesem Fall besser, wenn wir unsere Energie auf ein zu schwaches Chakra fokussieren würden, beispielsweise auf das Sakral-Chakra, und wenn wir nach Möglichkeiten suchen würden, uns durch dieses Zentrum besser zu zentrieren und zu nähren.

Indem wir unser Gewahrsein entwickeln, können wir herausfinden, ob wir unser habituelles Verhalten weiter verstärken oder nicht. Wenn wir lernen, unsere Chakren zu harmonisieren, wird der Wunsch, sich zu verändern, sich in den Wunsch verwandeln, ganz einfach wir selbst zu sein und unser vorhandenes Potential zu entwickeln. Veränderung kann man als Beseitigung von Störungen verstehen, welche einem besseren Gebrauch unserer selbst im Wege stehen. Das ist eine völlig andere Sicht der Veränderung als diejenige, die dem Anziehen eines neuen Anzuges ähnelt, den wir dem gleichen alten Selbst überstülpen.

Logisch unversöhnbare Gegensätze in unserer Psyche miteinander zu versöhnen ist ein aufwendiger und komplizierter Prozeß. Oft schwingt das Pendel, bevor der

Zustand des Gleichgewichts erreicht wird, unruhig von einem Extrem zum anderen, bis es schließlich um den Mittelpunkt seines Weges herum oszilliert. Wie ich bereits im Kapitel über die Gefühle erwähnt habe, kann die Integration eines bisher unterdrückten oder vernachlässigten Aspekts unserer selbst bedeuten, daß das neue Element übergangsweise sehr dominant und obsessiv ist.

Wir können diesen Prozeß nicht abkürzen. Viele Menschen fühlen sich so unwohl mit ihren Blockaden und Störungen in den unteren Chakren, daß sie es vorziehen, die Energie von diesem Teil ihrer selbst völlig abzuschneiden. Das ist verständlich, insbesondere bei Menschen, die sich dessen bewußt sind, daß sie ihr eigenes Energiefeld ausstrahlen, und die die Welt nicht mit ihrer »schwierigen« Energie füllen wollen. Doch wenn wir den Energiefluß aus unseren unteren Chakren abschneiden, unterdrücken wir dadurch unsere Instinkte und unsere Gefühle, und wir strahlen dann jene repressive Energie aus, die wir in uns produzieren. Energie kann sich nicht verstellen. Wir können nicht vorgeben, perfekt zu sein. Versuchen wir dies dennoch, so strahlen wir lediglich Heuchelei aus. Wenn wir den kreativen Fluß zwischen unseren Gedanken und Gefühlen abschneiden, schneiden wir damit auch unsere Inspiration ab. Jemand hat einmal gesagt: »Wenn man ein helles Feuer entfachen will, muß man zuvor Kohle ausgraben.«

Das ganze menschliche Leben fluktuiert zwischen verschiedenen Antagonismen, der Inspiration und der Expiration unserer Atmung, der Kontraktion und der Expansion unserer Muskeln, zwischen den Kräften der Gravität (Schwerkraft) und der Levität (Auftrieb), dem Prozeß der Geburt und des Todes und noch vielen anderen. Wenn wir lernen, den Fluß zwischen diesen physiologischen Antagonismen als kreativ und konstruktiv zu erfahren, können wir die inneren Konflikte in unserer Psyche durch ein ähnliches Grundprinzip beilegen.

Die Kunst der Veränderung

Es ist nicht möglich, zweimal in den gleichen Fluß zu steigen.
Heraklit

Warum möchten sich die meisten Menschen verändern, und warum widersetzen sie sich gleichzeitig der Veränderung? Was verstehen wir unter Veränderung? Die Welt, in der wir leben, verändert sich ständig. Das Leben *ist* ein Prozeß der Veränderung. Wir können nicht zweimal in den gleichen Fluß steigen, denn nicht nur, daß der Fluß sich verändert, sondern auch wir selbst verändern uns. Nichts bleibt von einem Augenblick zum nächsten gleich. Wie Heraklit in seinem Spruch zum Ausdruck bringt, befindet sich alles in einem Zustand kontinuierlichen Fließens.

Alle Lebewesen befinden sich in einem kontinuierlichen Prozeß des Wachstums oder des Verfalls, des Todes und der Wiedergeburt. Und nicht nur der einzelne Mensch verändert sich, sondern auch die Welt um uns herum. Als ich in San Francisco war, habe ich dort einmal ein Theaterstück gesehen, das von drei Frauen gespielt wurde und bei dem es um das Problem des Dickseins ging. Eine der Frauen packte ein Glas mit Erdnußmus und himmelte es sehnsüchtig an:

> Alles in meinem Leben hat sich verändert außer dir. Kein Wunder, daß ich jedesmal, wenn etwas Neues passiert, bei dir Trost suche.

Viele Menschen empfinden es als schmerzhaft und verwirrend, sich an Veränderungen anpassen zu müssen. Jemand hat einmal zynisch gesagt: »Das Leben ist schwierig, und dann stirbt man.« Festgefahrene habituelle Reaktionen verhindern, daß wir mit den Veränderungen fließen, die in uns und um uns her stattfinden.

Ein Kaleidoskop ist ein Beispiel für ein Objekt, das sich perfekt an Veränderungen anpaßt. Bei jeder Positionsveränderung, bei jeder Veränderung der Wirkung des Gravitationsfeldes auf die einzelnen Glasstücke in der Röhre bewegen sich dieselben, und es entsteht ein wundervolles neues Muster. Dies ist ein Beispiel für passive Veränderung. Das Kaleidoskop reagiert passiv auf die Einwirkungen der Außenwelt. Doch Menschen sind keine Kaleidoskope, und obgleich wir lernen müssen, flexibel auf die Veränderungen zu reagieren, die um uns her stattfinden, ist das nicht das, was wir in erster Linie meinen, wenn wir von Veränderung sprechen. So wie mächtige Eichen aus winzigen Eicheln heranwachsen, durchläuft der menschliche Körper in seinem Leben angefangen vom winzigen Fötus viele Stadien des Wachstums, der Entwicklung und des Verfalls, bis er schließlich zum Leichnam wird. Das Leben ist ein Verwandlungsprozeß. Ein aktives Prinzip der Veränderung wirkt in uns zusätzlich zu den Veränderungen, die um uns herum in der äußeren Welt stattfinden und an die wir uns ständig anpassen müssen. Und dieses aktive Prinzip kommt durch die physischen, emotionalen, mentalen und spirituellen Aspekte unseres Seins zum Ausdruck.

Ein Gegenpol zum Prinzip des Gleichgewichts

Das Prinzip eines dynamischen inneren Gleichgewichts ist für alle Lebensformen von zentraler Bedeutung, und die Tendenz, diesen ausgewogenen Zustand aufrechtzuerhalten, wird als Prinzip der Homöostase bezeichnet. Jeder lebende Organismus fluktuiert zwischen verschiedenen Arten von Variablen und paßt sich an Veränderungen in seiner Umgebung durch Veränderung jener Variablen an. Wir haben eine Reihe von Veränderungsmöglichkeiten hinsichtlich solcher Variablen wie der Geschwindigkeit unseres Herzschlages, unserer Körpertemperatur und unserer Atmung, die alle einen Extrempunkt erreichen können, wenn es notwendig ist, sich an einen neuen Zustand anzupassen, und die dann sobald wie möglich zu ihrem Ruhezustand zurückkehren. Wenn der Extrempunkt einer dieser Variablen überschritten wird, sterben wir wahrscheinlich. Und doch ist es ebenso natürlich für uns, unsere physiologischen Grenzen zu erweitern, so wie Sportler es täglich versuchen. Neueste biologische Untersuchungen deuten darauf hin, daß dem Prinzip der Homöostase ein anderes Prinzip entgegensteht, das Bedürfnis des Organismus, sich in einen höheren Seinszustand zu transformieren, was praktisch eine Interpretation des Evolutionsprozesses ist. Unserem Bestreben, einen harmonischen Zustand zu erreichen, steht also als eine Art Gegengewicht unsere Tendenz, uns zu einer komplexeren Lebensform weiterzuentwickeln, gegenüber. Obgleich es sich hier um eine Theorie über die Entwicklung biologischer Arten handelt, kann man diese doch analog auf die Selbst-Entwicklung jedes einzelnen Menschen übertragen: Innerlich werden wir zu Wachstum und Selbst-Transformation hingezogen, und gleichzeitig müssen wir geerdet, integriert und im Gleichgewicht sein.

Dieser kreative Antagonismus spiegelt sich in der Struktur des menschlichen Körpers. Weil das Gewicht des Kopfes vor dem Drehpunkt an der Atlantookzipital-Verbindung liegt, wo der Kopf auf der Wirbelsäule sitzt (siehe Abb. 6.1, S. 111), müssen wir den Kopf ständig in einem dynamischen Gleichgewicht auf der Wirbelsäule halten, um in Harmonie zu bleiben. Deshalb kann ein ausgewogener Zustand wie Stehen nicht statisch sein, sondern stellt eine ständige Wechselwirkung zwischen Ruhe und Veränderung dar.

> *Das menschliche Gehen ist eine einzigartige Aktivität, bei welcher der Körper Schritt für Schritt am Rande der Katastrophe entlangtaumelt.*
>
> Napier, *The Antiquity of Human Walking*

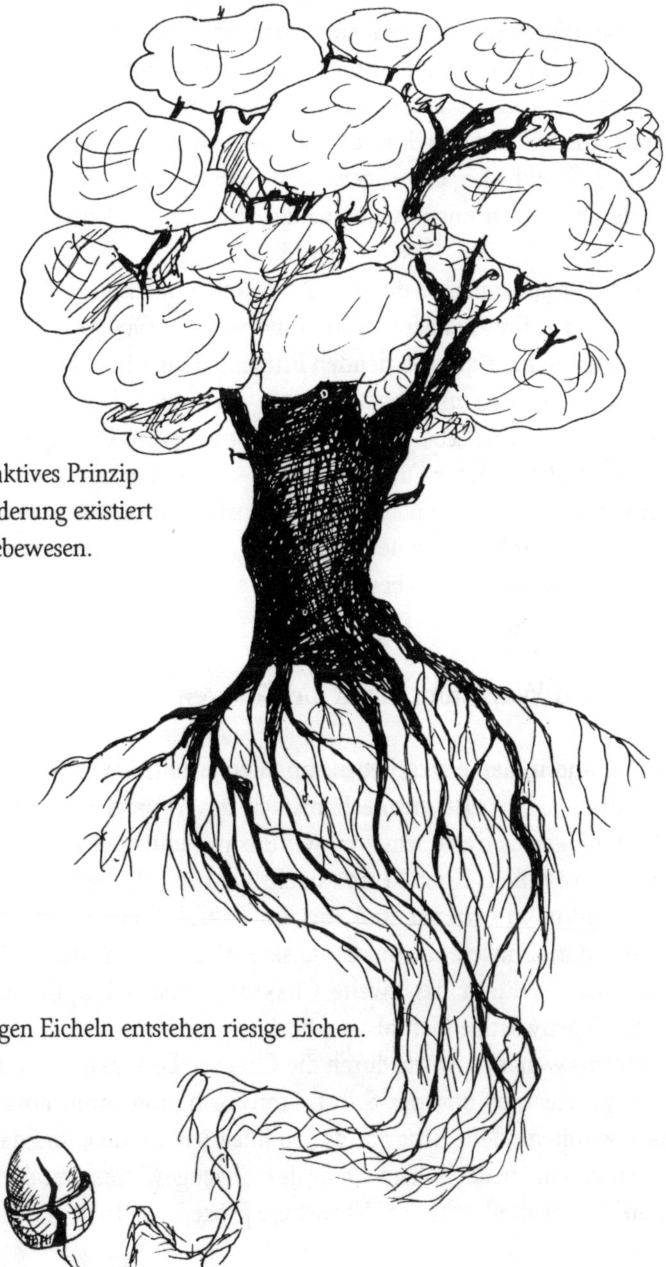

17.4 Ein aktives Prinzip der Veränderung existiert in allen Lebewesen.

Aus winzigen Eicheln entstehen riesige Eichen.

Um einfache Bewegungen wie das Gehen ausführen zu können, bringen wir unseren Körper aus dem gravitationalen Gleichgewicht und hindern ihn dann am Fallen. Auf diese Weise kreieren wir eine noch stärkere dynamische Wechselwirkung zwischen den Prinzipien der Ruhe und der Veränderung. Diese Wechselwirkung spiegelt sich auch in der Beziehung zwischen Innehalten oder Hemmen (Inhibition) und Ausrichtung (Direktiven). Das Innehalten ist eine Pause, die es uns ermöglicht, zum Punkt des Gleichgewichts und der Ruhe zurückzukehren, wohingegen die Direktiven uns in einen neuen, veränderten Seinszustand befördern.

Jeder lebende Organismus ist diesen beiden antagonistischen Prinzipien der Homöostase und der Selbst-Transformation unterworfen. Obgleich die Formulierung dieser beiden einander ausgleichenden Prinzipien eine in der Biologie relativ neue Hypothese ist, ist dies in der Philosophie ein uraltes Konzept. Aristoteles schrieb über die Natur der Lebewesen: »Sie alle tragen die Prinzipien der Veränderung und der Ruhe in sich.« Für ein Lebewesen ist es natürlich, nach Balance und Integration und gleichzeitig nach Selbst-Transformation zu streben, um sich zu einer höheren Bewußtseinsebene hinzubewegen. Dies ist die Erfahrung des Lebendigseins, der Aktivität der Lebenskraft.

Gleichgewicht und Wachstum durch die Chakren

Im Mutterschoß und in den ersten Lebensmonaten erhalten wir den Zustand der Homöostase durch die Überlebensmechanismen des Wurzel-Chakras aufrecht. Von dieser Grundlage aus transformieren wir uns mit Hilfe des zweiten Chakras, indem wir nach lustvollem Kontakt und nach Nahrung streben und dann auch diese Transformation integrieren und uns im Sakral-Chakra zentrieren. Wir integrieren also dann unsere Instinkte, unsere Verbindung zur Erde, unsere Vergangenheit und – durch das zweite Chakra – unsere Empfindungen und Gefühle, unsere gegenwärtige Gefühlssituation.

Während wir uns weiter aufwärts durch die Chakren bewegen, nimmt auch die Erfahrung des Wachstums und der Selbst-Transformation ihren Fortgang. Auf jeder Wachstumsstufe muß die Transformation integriert werden, und das gesamte Energiesystem muß eine neue, höhere Ebene des Gleichgewichts und der Homöostase erreichen. Im Idealfall geht der Wachstumsprozeß wie folgt vonstatten:

Das dritte Chakra steht zum persönlichen Wachstum in Beziehung, das anhand von Erfolgen und Fehlschlägen gemessen wird. Von dort aus bewegen wir uns weiter zum vierten Chakra, wo wir auf die transpersonale Ebene gelangen und unsere Individualität als Teil eines größeren Musters erleben. Auf dieser Ebene kann Selbst-Akzeptieren als logische Notwendigkeit empfunden werden, weil das, was ist, ist, und weil alles seinen Sinn und Wert hat. Von dieser Position des Akzeptierens ausgehend wird die Entwicklung des fünften Chakras eingeleitet, bei dem es um echte Kommunikation geht. Man hört exakt, ohne die störenden Verzerrungen der unausgewogenen unteren Chakren, und man spricht die Wahrheit und bringt die einzigartige und unverzerrte Wirklichkeit des Selbst zum Ausdruck. Wenn wir zum sechsten Chakra gelangen, transformieren wir unsere Sichtweise und unser Verständnis der Wirklichkeit, wir sehen klar, unser Sehen wird nicht durch unsere persönlichen energetischen Unausgewogenheiten – unsere Bedürfnisse, Hoffnungen und Ängste – verzerrt, bis wir schließlich durch die Entwicklung des Kronen-Chakras zu einem umfassenden Verstehen gelangen.

Im Herz-Chakra erfahren wir »das Ganze« auf der Gefühlsebene, wohingegen es im Kronen-Chakra zu einem Wissen wird und wir selbst es werden. Wir werden nicht mehr von den körperlichen, emotionalen und geistigen schlechten Gewohnheiten der Vergangenheit beherrscht, sondern haben unsere Autonomie, unsere eigene Göttlichkeit entdeckt. Dies ist totale, konstruktive und bewußte Kontrolle und Freiheit. Wir strahlen unsere reine und einzigartige Lebenskraft aus, und wir sind offen für den kreativen Fluß, der uns umgibt und von dem wir ein Teil sind. Wir reagieren flexibel und offen, wir integrieren diesen Fluß mit der Klarheit unseres eigenen inneren Fließens, unserer Ausrichtung und Zentriertheit, und erfahren die Interaktion als Inspiration. Wir können auf jene Inspiration antworten, indem wir uns in die Zukunft bewegen, ohne unser Gewahrsein der Gegenwart und unseren Kontakt zur Erde zu verlieren. Unsere Aktivitäten sind ausgewogen,und wir transformieren uns gleichzeitig. Wir leben nicht in einer Phantasiewelt, und wir sind auch nicht in einem Alltagstrott gefangen. Wir stehen zwischen Himmel und Erde und bewegen uns auf unsere »positiven« Ideale zu, wobei wir die »negativen« Aspekte von uns akzeptieren und integrieren. Die Energien, die uns durchfließen, repräsentieren die Kräfte der Levität und der Gravitation, der Inspiration und der Expiration, der Expansion und der Kontraktion und viele andere kreative Antagonismen. Durch feines Abstimmen dieser Energien sind wir in der Lage, uns zu transformieren; und indem wir uns selbst transformieren, transformieren wir auch die Welt, in der wir leben.

Dieser Prozeß des Wachstums und der Entwicklung ist ein natürlicher Bestandteil des Lebendigseins. Doch leider verläuft er in der Realität nicht so ideal, wie ich ihn hier beschrieben habe. Verzerrungen und Störungen in einem Chakra beeinflussen den Energiefluß in den benachbarten Chakren. Doch ist es möglich, solche

Störungen und Verzerrungen loszulassen, indem wir lernen, uns auf konstruktive Weise zu verändern.

Das Neue Zeitalter

»Mögest du in interessanten Zeiten leben.«
Altchinesischer Fluch

Heute, während das zweite Jahrtausend sich seinem Ende nähert, wird viel darüber gesprochen, daß wir an der Schwelle zu einem Neuen Zeitalter stehen. Oft hört man auch, daß wir das Jahr 2000 wahrscheinlich gar nicht mehr erleben werden, weil wir die Erde, auf der wir leben, auf alle möglichen Weisen immer stärker zerstören. In einer Erklärung von *Greenpeace* war zu lesen:

> Der Planet Erde ist 4.600 Millionen Jahre alt. Wenn wir diese unvorstellbare Zeitspanne zu einem für den menschlichen Geist nachvollziehbaren Konzept verdichten, so könnten wir die Erde mit einem Menschen vergleichen, der 46 Jahre alt ist.
>
> Über die ersten sieben Lebensjahre dieses Menschen ist nichts bekannt, und über die nächsten Jahrzehnte liegen uns nur bruchstückhafte Informationen vor. Erst im Alter von 42 Jahren fing die Erde an, zu erblühen.
>
> Die Dinosaurier und die großen Reptilien tauchten erst vor einem Jahr auf, als der Planet Erde 45 Jahre alt war. Säugetiere gibt es erst seit acht Monaten; Mitte letzter Woche entwickelten sich menschenähnliche Affen zu affenähnlichen Menschen, und am vorigen Wochenende legte sich die letzte Eiszeit über die Erde. Der moderne Mensch existiert erst seit vier Stunden. In der letzten Stunde hat der Mensch die Landwirtschaft entdeckt, und die industrielle Revolution hat erst vor einer Minute begonnen.
>
> Während jener sechzig Sekunden der biologischen Zeit hat der moderne Mensch aus dem Paradies eine Müllkippe gemacht.
>
> Er hat sich in epidemischen Ausmaßen vermehrt, 500 Tierarten ausgerottet, den Planeten nach Brennstoffen durchwühlt und steht nun da wie ein brutales Kind, das sich mit seinem kometenhaften Aufstieg zur Vorherrschaft brüstet, am Rande eines Krieges, dem kein weiterer mehr folgen wird, und läuft Gefahr, diese Oase des Lebens im Sonnensystem unwiderruflich zu zerstören.

Andererseits gibt es auch sehr optimistische Stimmen, die die Meinung vertreten, daß das Neue Zeitalter für uns selbst und den Planeten Erde eine Zeit der Liebe und der Heilung werden wird. Damit meine ich Beispiele wie dieses:

> Eure Mission auf Erden ist es heute, zu werden, die ihr wirklich seid. Wenn ihr euch daran erinnert, wer ihr seid, werdet ihr dadurch bewirken, daß auch andere sich daran erinnern, wer sie sind. Dieser Effekt wird sich als Feuer der Erkenntnis über das vormals verwirrte Antlitz der Erde ausbreiten. In einem bestimmten Augenblick, der bald erreicht sein wird, werden die Menschheit und die Erde sich zu einer höheren Ebene der Existenz erheben, und die Vision des Johannes von einem Neuen Himmel und einer Neuen Erde wird in Erfüllung gehen.
>
> So sei es. Dies ist eure Mission. Die Zeit ist gekommen. Seid die, die ihr seid.
>
> *Acorn Publications*

Zweifellos leben wir in einer interessanten Zeit. Der Veränderungsprozeß, in dem sich unsere Welt heute befindet, beeinflußt alles, ob es sich nun um Ökonomie, Gesellschaft, Familie oder um die Art handelt, wie wir über uns selbst und die Welt als Ganzes denken.

Zwei wissenschaftliche Modelle sind heute verbreitet, um den Menschen und die Welt zu erklären. Das ältere von beiden ist das des Menschen als einer Maschine. Diese Idee ist im 17. Jahrhundert durch die wissenschaftliche Arbeit von Descartes und Newton entstanden. Heute wird dieses Modell gewöhnlich in der Form vertreten, daß der Mensch ein komplizierter Computer sei, obgleich die Maschine, die Descartes ursprünglich inspirierte, eine Uhr war. Er verstand das Universum als ein kompliziertes Uhrwerk, dessen Lauf ein Gott, der separat von dieser Maschine existierte, überwachte. Ebenso ähnelte nach diesem Modell auch der Mensch einem Uhrwerk, das gleichmäßig läuft, bis es kaputt geht und repariert werden muß oder weggeworfen wird. Die Wirkung dieses Modells auf unsere Systeme im Bereich der Ökonomie, der Erziehung, der Gesundheitsfürsorge, der Wohlfahrt und auf unsere Beziehung zum Rest des Planeten waren sehr tiefgreifend. Der ursprüngliche Wert einer wissenschaftlichen Betrachtungsweise wurde allmählich durch eine seelenlose mechanistische Sicht unterminiert, bis schließlich der »Gott außerhalb der Maschine«, an den Descartes und Newton ernsthaft glaubten, logisch entbehrlich wurde. Heute stehen wir infolge dieser Sichtweise in allen Bereichen unseres Lebens vor vielen Problemen.

Das neue Modell, das heute benutzt wird, um die Welt zu erklären, ist das eines lebendigen Organismus. Dies ist eine grundlegend andere Art, uns selbst und das Universum zu verstehen. Ein lebendiger Organismus enthält sein eigenes aktives Prinzip der Veränderung, seine eigene Art, durch das Absterben und das Nachwachsen neuer lebendiger Zellen eine Stabilität aufrechtzuerhalten. Er benötigt keinen Mechaniker, der etwaige Störungen behebt. Wenn die Erde ein lebendiger Organismus ist, können wir uns als Zellen dieses Organismus verstehen, als Teile eines Ganzen. Dies ähnelt dem Modell des Universums als Energiesystem, das ich benutzt habe. Das Schwergewicht liegt hier auf Interaktion und Wechselbeziehungen. Die Grenzen zwischen dem Subjektiven und dem Objektiven verfließen. Gott steht nicht mehr außerhalb der Vorgänge, sondern er ist ihnen immanent. Gott ist die Gesamtheit der Schöpfung, die Lebenskraft oder die schöpferische, durch das ganze Universum tanzende Energie, so wie es die östliche Mystik schon vor langer Zeit beschrieben und die Neue Physik heute neu entdeckt hat.

So ungeheure Veränderungen der geistigen Perspektive führen zwangsläufig zu weitreichenden Veränderungen auf der physischen Ebene, und wenn diese neuen Ideen und Richtungen in unser kollektives Denken eingehen, rückt das Neue Zeitalter eindeutig näher. Wenn wir die Welt als einen lebendigen Organismus verstehen, so ist es nicht schwierig, sich vorzustellen, daß nicht nur die Menschen die einzelnen Zellen innerhalb des Organismus sind, sondern auch die Menschheit als Ganzes ein lebendiger Organismus ist, der einen Evolutionsprozeß durchläuft. Auch hier wieder können uns die Chakren behilflich sein, dies zu verstehen. Am Anfang des menschlichen Lebens auf der Erde war Überlebensenergie erforderlich, und deshalb wurde das Wurzel-Chakra der Menschheit aktiviert. Wir Menschen lebten mittels unserer Instinkte und Überlebensmechanismen. Nachdem wir die Kunst zu überleben gemeistert hatten – teilweise durch die Entstehung der Landwirtschaft –, war Zeit übrig, in der wir uns der Erfüllung unseres Bedürfnisses nach Lust und nach Nahrung widmen konnten. Nun entwickelte sich die Stammeskultur und gleichzeitig das Gefühl, zu einem bestimmten Stamm zu gehören, der Schutz und Unterstützung bot. Damit erwachte das zweite Chakra der Menschheit. Das dritte Chakra öffnete sich, als die industrielle Revolution einsetzte, eine Zeit, in welcher der Mensch entdeckte, wie erfolgreich er sein kann und wie große Dinge er zu leisten vermag. Heute, mit dem Anbruch des Neuen Zeitalters, steht die Menschheit vor der Möglichkeit, das Herz-Zentrum zu öffnen, zu verstehen, daß wir alle miteinander verbunden sind und zueinander in Beziehung stehen, daß wir unsere Macht auf verantwortliche Weise benutzen können, um uns unseres Planeten anzunehmen, um alles Leben zu lieben und zu akzeptieren und um uns selbst und die Welt, in der wir leben, zu heilen.

Wenn ein Mensch Macht erlangt, ist es unvermeidlich, daß er diese Macht mißbraucht. Erst nachdem er dies getan hat, vermag er zu lernen, auf verantwortliche Weise mit der Macht umzugehen. Man könnte sicherlich mit Recht davon sprechen, daß der lebendige Organismus der Menschheit seine Macht mißbraucht. Ich hoffe, daß ich Recht habe mit meiner Annahme, daß wir jetzt an dem Punkt angelangt sind, an dem wir die Möglichkeit haben zu lernen, auf verantwortliche Weise mit unserer Macht umzugehen. Und diese Veränderung in unserem Bewußtsein ist es, die den Anbruch des Neuen Zeitalters anzeigt.

Die Bewegung der Förderung des inneren Wachstums

Die Entstehung der Bewegung der Förderung des menschlichen Potentials oder des persönlichen Wachstums, zu der ich auch die alternative Heilkunde zähle, ist gleichzeitig mit dem Einsetzen dieses Veränderungsprozesses entstanden, der ein Bestandteil unserer planetaren Entwicklung ist. Das Interesse an neuen Heilungsmethoden, die versuchen, den »ganzen« Menschen zu behandeln, und an Methoden zur Weiterentwicklung des Potentials des Einzelnen, der Selbst-Entwicklung und des persönlichen inneren Wachstums hat sich während der letzten fünfzig Jahre in ungeheurem Maße verbreitet. F.M. Alexander war seiner Zeit voraus, da er als einer der ersten über neue Konzepte wie die Einheit von Geist und Körper und über die Notwendigkeit, auf vielen verschiedenen Ebenen einen Zustand des Gleichgewichts herzustellen, nachgedacht und geschrieben hat – Ideen, die heute in der »Wachstums-Bewegung« zum Allgemeingut geworden sind. Ein zentrales Thema von Alexanders Arbeit war das Konzept des guten Gebrauchs unserer eigenen Möglichkeiten. Und wie wir Gebrauch von uns selbst und vom Planeten Erde machen, ist heute ein zentrales Thema der New-Age-Bewegung. Die Alexander-Technik ist ein wichtiger Bestandteil der Wachstums-Bewegung, eine wichtige lebendige Zelle im lebendigen Organismus des Netzwerks dieser Bewegung. Wie alle lebendigen Zellen muß auch sie ihre Eigenständigkeit bewahren und gleichzeitig ihre Wechselbeziehung und Verbindung zu anderen Arten von Wachstums- und Heilungsarbeit akzeptieren.

Die Energien des Herz-Chakras sind für das Neue Zeitalter von grundlegender Bedeutung. Deshalb haben in der New-Age-Bewegung Ganzheit, Heilung und Gleichgewicht – alles Herz-Qualitäten – einen so wichtigen Stellenwert. Bei all den vielen Methoden und Therapien alternativer Heilbehandlung und des inneren Wachstums steht die Ganzheit des Menschen im Mittelpunkt, wobei es interessant ist, daß die einzelnen Techniken sich auf so unterschiedliche Bereiche fokussieren.

Viele Heilungsmethoden wie Akupunktur und Homöopathie sehen den Sinn ihrer Arbeit in der Harmonisierung der Energien des menschlichen Körpers, und man kann Parallelen zwischen diesen Disziplinen und der Alexander-Technik

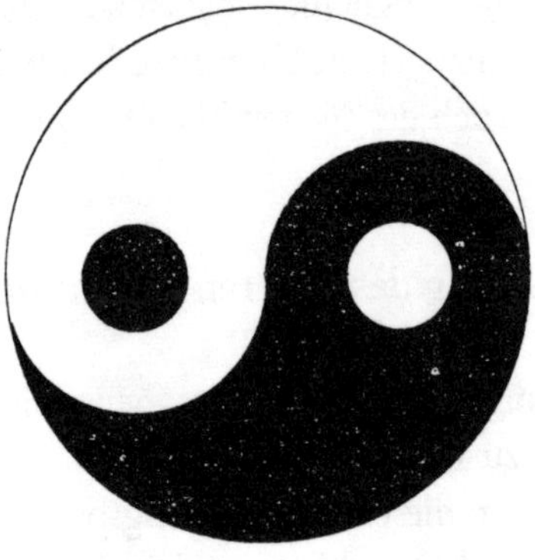

17.5 Yin-Yang-Symbol

ziehen. Die altchinesische Philosophie, auf welcher die Akupunktur basiert, spricht von einer Ch'i-Energie, die sich in zwei antagonistische Kräfte differenziert: Yin und Yang. Dabei ist Yin das Prinzip der Ruhe, der Integration, des Konservierens von Energie, und Yang das Prinzip des Wachstums, der Expansion und der nach außen gerichteten Energie. Durch subtiles Harmonisieren der Ströme der Yin- und Yang-Energie im Körper wird der Zustand des Ch'i generell verbessert. In der Homöopathie werden Heilmittel mit Hilfe einer Schwingung gesucht, die mit der Schwingung des Patienten resoniert, und diese Resonanz leitet einen Heilungsprozeß ein, der die »Lebenskraft« des Patienten stärkt. Viele Heiler, die mit ihren Händen arbeiten, charakterisieren ihre Arbeit als »Ausgleichen von Energie«. In vielerlei Hinsicht versuchen die alternativen Heilmethoden dem Menschen zu helfen, einen inneren Gleichgewichtszustand wiederzufinden, der es ihm ermöglicht, zu wachsen, sein Potential weiterzuentwickeln und das Leben mehr zu genießen, und auch die Alexander-Technik wirkt in diesem Sinne.

Psychotherapien und Beratungsmethoden verschiedenster Art arbeiten direkter an den Emotionen als die stärker körperlich orientierten Heilmethoden. Es ist interessant, daß die Alexander-Technik, die zwar in ihrer traditionellen Form nicht auf der Gefühlsebene arbeitet, trotzdem etwas mit jenen Methoden gemeinsam hat, insofern es ihr eher darum geht zu lehren als darum zu heilen. »Gefühlstherapeuten« – wie ich sie hier der Einfachheit halber nennen möchte – wollen dem Klienten helfen, Fähigkeiten zu entwickeln, die sie in ihrem alltäglichen Leben anwenden können. Sie helfen den Klienten dabei, sich ihrer selbst bewußter zu werden, die Verantwortung für sich selbst zu übernehmen und ihren emotionalen und geistigen Gewohnheiten mehr Aufmerksamkeit zu schenken, wohingegen Alexander-Lehrer eher an der Überwindung der körperlichen und geistigen Gewohnheiten arbeiten.

Einige Methoden zur Förderung des inneren Wachstums konzentrieren sich darauf, die Chakren mit Energie aufzuladen. Dies gilt für viele Atemtechniken. Dazu ist zu sagen, daß das Aufladen der Chakren mit Energie von Wert sein *kann*, doch ob es dies tatsächlich *ist*, hängt davon ab, ob bestimmte Chakren zu stark oder zu wenig aktiv sind. Man sollte stets daran denken, einer solchen Stimulation eine Integration folgen zu lassen, und man sollte überprüfen, ob dies bei einer bestimmten Therapie und bei einem bestimmten Therapeuten tatsächlich stattfindet. Außerdem ist auch zu bedenken, daß die Atmung eine natürliche und automatische Körperfunktion ist und daß sich, wenn man in die natürliche Atmung eingreift, schädliche Gewohnheiten entwickeln können.

Angesichts der vielen Workshop-Angebote, die es heute gibt, ist es hilfreich, eine Klassifizierung derselben danach vorzunehmen, welche Chakren sie jeweils besonders ansprechen. Kurse, in denen es hauptsächlich um Beziehungen geht, richten sich insbesondere an das zweite Chakra. Kurse zur Förderung der Selbstsicherheit (Assertivitätstraining) wenden sich in erster Linie an das dritte Chakra. Diese beiden Arten von Kursen erfordern außerdem die Stärkung der Energie des fünften Chakras, damit die Kommunikation verbessert wird. Bei Workshops, in deren Verlauf viel mit Visualisation gearbeitet wird, stehen das fünfte und sechste Chakra im Mittelpunkt der Arbeit, manchmal in Verbindung mit den unteren Chakren. Außerdem gibt es auch Kurse, die sich hauptsächlich auf das Herz-Chakra konzentrieren. Meditationskurse haben gewöhnlich eine spirituelle Orientierung, obgleich Meditation eine sehr direkte Methode ist, den Energiefluß durch die Chakren durch positive Aufmerksamkeit zu fördern.

Die alternativen Heilmethoden und die Wachstums-Bewegung haben viele Facetten, und es ist nützlich, die unterschiedlichen Methoden nach ihrer Beziehung zu den Chakren zu kategorisieren. Wenn Sie dann durch Ihre eigenen Visualisationen und Beobachtungen eine gewisse Vorstellung davon entwickelt haben, welche Ihrer Chakren überaktiv und welche zu wenig aktiv sind, können Sie entscheiden, welche Kurse oder Therapien für Sie persönlich am hilfreichsten sind.

Die Wachstums-Bewegung ist ein Energiesystem innerhalb des umfassenderen Energiesystems der Menschheit. Dieses System ist nicht vollkommen, da es ein Spiegelbild unserer Zeit ist, doch handelt es sich dabei um eine faszinierende historische Entwicklung, die Menschen, die nach Heilung und innerem Wachstum streben, Inspiration und Unterstützung bieten kann. Wenn diese Bewegung weiter wachsen wird und wenn immer mehr Individuen sich ihrer selbst bewußter werden und dadurch ihre Energien zu integrieren vermögen, wird der Einfluß der Wachstums-Bewegung sich ausbreiten, durch das gesprochene Wort, durch die Medien und durch Bücher wie das vorliegende, aber auch durch die Energietransformationen, die in jenem Lebewesen stattfinden, welches die Menschheit als Ganzes ist. Wenn wir lernen, uns selbst zu heilen und zu harmonisieren, werden wir auch in der Lage sein, unsere Umwelt zu heilen und zu harmonisieren, da beide untrennbar miteinander verbunden sind. Damit will ich nicht sagen, daß wir im Augenblick nichts tun können und warten sollten, bis wir alle uns in einem völlig harmonischen Zustand befinden. Im Gegenteil meine ich, daß die Aktivitäten der Umweltschützer und anderer gesellschaftlich engagierter Gruppen ein Spiegel der gesamten Energiestruktur sind, ebenso wie die Aktivitäten all jener Einzelnen, die sich selbst zu verändern versuchen. Jeder Mensch folgt auf mehr oder weniger geradem Wege der Richtung seiner eigenen Lebenskraft, die ihn schließlich dahinbringt, sich selbst zu verwirklichen, wirklicher zu werden und zu tun, was seine Inspiration ihm als das für ihn Richtige erscheinen läßt.

Unser Körper ist unser Tempel

Das Lied, das ich singen möchte, ist bis heute ungesungen.
Viele Tage habe ich damit verbracht, die Saiten meines Instruments zu spannen und wieder zu lösen.
Der rechte Zeitpunkt ist noch nicht gekommen, die rechten Worte sind noch nicht gefunden.
Nur die Agonie des Wünschens erfüllt mein Herz.
Die Blüte hat sich nicht geöffnet; nur der Geist seufzt vor sich hin.

Rabindranath Tagore

Pete kam zu mir in die Behandlung, weil er ständig unter starken Rückenschmerzen litt. Er war Mitte zwanzig. Vier Jahre zuvor war er wegen seiner Schmerzen für arbeitsunfähig erklärt worden. Er verbrachte mehr als drei Viertel des Tages im Liegen, denn sobald er aufstand, um die notwendigen alltäglichen Dinge zu verrichten wie Essen und Sich-Waschen, bekam er starke Schmerzen. Es war schwierig für ihn, zu mir in die Behandlung zu kommen, doch glücklicherweise verbesserte sich sein Zustand nach den ersten Lektionen erheblich.

Pete hatte den größten Teil jener vier Jahre auf dem Bauch liegend verbracht, wobei seine Arme und sein Kopf über die Bettkante hinaushingen, und er hatte in dieser Lage ein Buch über die Geschichte einer Regionaleisenbahn seiner Heimat geschrieben, das mittlerweile veröffentlicht worden ist.* Er konnte jedoch nie lange in dieser Position bleiben, weil er dann starke Schmerzen bekam. Dann mußte er sich ganz langsam auf den Rücken drehen und in dieser Haltung die Lese- und Forschungsarbeit für das Buch erledigen. Woran es ihm gewiß nicht mangelte, war Ausdauer.

Nachdem er einige Wochen lang Unterricht in der Alexander-Technik erhalten hatte, verbesserte sich sein Zustand erheblich, und er war nun in der Lage, die Wirbelsäule in der Vertikalen zu halten, ohne zu starke Schmerzen zu bekommen. Doch war immer noch ein Widerstand und eine Steifheit in seinem Körper, die den weiteren Besserungsprozeß blockierte. Wir fingen nun an, über seine Pläne für die Zeit zu sprechen, wenn es ihm wieder so gut gehen würde, daß er wieder arbeiten könnte. Zuerst schien ihn der Gedanke daran, überhaupt wieder arbeiten zu können, zu erleichtern, nachdem er so lange Zeit zu Bewegungslosigkeit verurteilt gewesen war. Vor seiner Krankheit hatte er in einem Büro gearbeitet, aber das hatte ihm keinen Spaß gemacht. Ich erwähnte die Möglichkeit, daß wir manchmal Schmerzen bekommen, um etwas zu lernen, und daß es Schmerzen verursachen kann, wenn wir fortfahren, Dinge zu tun, die wir nicht gerne tun. Daraufhin schauten wir uns an, was ihm an seinem Leben gefiel und was ihm weniger gut gefiel.

Etwas, das Pete an seinem Leben ganz und gar nicht gefiel, war, daß er an einer der belebtesten Straßen seiner Stadt wohnte und daß er die Geräusche des Straßenverkehrs *nicht leiden konnte.* Er sagte, er würde gern irgendwo mitten im Wald leben, wo keinerlei Verkehrsgeräusche zu hören wären. Er würde gern für eine Naturschutzorganisation arbeiten, weil er so gern auf dem Land sei und weil er auf irgendeine Weise an der Erhaltung der Natur teilhaben wolle.

Heute besitzt er in Wales ein kleines Stück bewaldeter Wildnis, und er hat dort einen Wohnwagen aufgestellt. Er hat sich mittlerweile als Landschaftsgestalter selbständig gemacht, und obwohl die Arbeit, die er verrichtet, körperlich sehr anstrengend ist, hat er weniger Rückenschmerzen als zu der Zeit, als er an einer lauten Straße wohnte. Er hat immer noch von Zeit zu Zeit Probleme mit dem Rücken, gewöhnlich dann, wenn er geistig oder emotional angespannt ist, weniger infolge der Anstrengung körperlicher Arbeit, und insbesondere dann, wenn er gezwungen ist, die Geräusche lauter Maschinen anzuhören.

---

* *The Birmingham and Gloucestershire Railway,* von P. J. Long & Rev. W. Awdry, erschienen bei Alan Sutton.

Pete sagte, daß der Zustand seines Rückens besser wurde, als er »die spirituellen Probleme geklärt hatte«. Irgendwann wurde ihm klar, daß der Schmerz in seinem Körper ihm etwas zu sagen versuchte, und als er dieser Botschaft zuhörte und die ihr zugrundeliegende Sehnsucht seiner Seele nach einer anderen Lebensform ernstzunehmen begann, löste sich etwas tief in seinem Inneren, und der Schmerz und die Steifheit seines Körpers verschwanden. Heute befriedigt ihn sein Leben nicht nur persönlich, sondern er hat außerdem auch das Gefühl, daß er durch seine Arbeit einen wichtigen Beitrag zum Wohle unseres Planeten leistet.

Es kommt im Leben eines Menschen nicht sehr häufig vor, daß er sich die Zeit nimmt, darüber nachzudenken, warum er lebt und was die Bedeutung und der Sinn seiner Existenz ist. Oft fangen Menschen nur dann an, diese Frage nach dem Sinn zu stellen, wenn sie eine persönliche Krisensituation durchleben, beispielsweise in Form einer schmerzhaften oder schwächenden körperlichen Krankheit oder irgendeiner Art von emotionalem Trauma. Bei mir war es eine gesundheitliche Krise, die mir die Gelegenheit gab, mit der Arbeit im Theater aufzuhören und mich zur Alexander-Lehrerin ausbilden zu lassen, ebenso wie Alexander selbst ein schwerwiegendes Problem mit seiner Stimme auf den Weg zu seinen wichtigen Entdeckungen gebracht hatte. Ein Ungleichgewichtszustand des Energiesystems kann zu einer Suche nach einer höheren Stufe des Gleichgewichts, der Integration und des Wachstums führen.

Manchmal, wenn ein Schüler anfängt, die Veränderungen zu spüren, die die Alexander-Technik herbeiführt, wird dadurch die Tür für diese Art von spirituellen Fragen geöffnet. Durch die Arbeit mit dieser Methode fängt der Schüler an, sein Selbst-Gewahrsein zu entwickeln, sich von der Zielfixiertheit abzuwenden, einige seiner Energieblockaden aus der Vergangenheit zu beseitigen und stärker in der Gegenwart zu leben. Diese Erfahrung führt oft auf natürliche Weise zu Fragen nach den Werten im Leben, zur Suche nach neuen Werten, nach dem, was einen inneren Wert hat, was dem Leben wahrhaft Erfüllung und Sinn zu geben vermag. Dies sind die Fragen, die in allen spirituellen Disziplinen unserer Zeit gestellt werden.

Die ursprüngliche Bedeutung des englischen Wortes *spirit* ist »Atem«. Wir atmen vom Augenblick unserer Geburt bis zum Augenblick unseres Todes den Atem des Lebens ein und aus. Das englische Wort *spirit* bezeichnet auch die Lebenskraft eines Menschen, und diese Lebenskraft ist etwas, das wesentlich größer ist als unser physischer Körper. Ebenso wie der Atem durchfließt sie uns und verbindet uns mit dem größeren Ganzen, mit dem Energiesystem des Universums. Und die Energie des Ganzen bleibt immer konstant. Sie wird transformiert, sie tanzt, aber sie stirbt nie. Das Energiesystem jedes einzelnen Menschen empfängt Inspiration vom größeren Ganzen, von welchem es ein Teil ist. Ein Gewahrsein der spirituellen Dimension des Lebens ist ein Gewahrsein des größeren Ganzen, das uns »inspiriert«. Wenn wir anfangen, »unsere spirituellen Probleme zu klären«, fangen wir an, dieser Inspiration zuzuhören. Wir hören dann auf, dem kreativen Fluß der Energie Widerstand zu leisten oder ihn zu behindern, jenen Energiefluß, der uns hilft, uns in unserem Leben in die Richtung zu bewegen, die für uns die richtige ist.

Jeder Mensch hat die Möglichkeit, sein eigenes Energiesystem zu pflegen, es in einen Zustand der Ausgewogenheit zu bringen und die Energie frei fließen zu lassen, so daß er so arbeiten kann, wie es seinem System angemessen ist – oder, mit anderen Worten, es sich selbst ermöglichen kann, wahrhaft er selbst zu sein. Die Art, wie wir die Energie unseres Energiesystems harmonisieren können, ist bei jedem von uns anders. Jedes Individuum ist einzigartig, und jeder Mensch leistet als Energiesystem seinen speziellen Beitrag zum Energiesystem des gesamten Universums. Jedem von uns ist eine bestimmte Rolle zugewiesen, und je stärker wir uns unserer selbst bewußt sind, um so klarer wird uns auch, worin unsere Rolle in dem großen kosmischen Drama besteht. Je weniger wir an unzulänglicher sensorischer und emotionaler Einschätzung leiden, um so mehr können wir der Inspiration vertrauen, die uns sagt, was für uns speziell »richtig« ist.

Die Alexander-Technik leistet einen wichtigen Beitrag zu dieser sich schnell verändernden Welt, weil sie uns eine Methode der Veränderung anbietet. Indem wir ein Gewahrsein dessen entwickeln, wie wir sind und wie wir Gebrauch von uns selbst machen, wird unser Bewußtsein auf eine höhere Ebene gehoben. Mit diesem erweiterten Gewahrsein sind wir in der Lage, habituelle Reaktionen zu unterlassen, ganz gleich, ob es sich dabei um körperliche Gewohnheiten des falschen Gebrauchs handelt oder um emotionale oder geistige Gewohnheiten, die auf unbewußten Antrieben basieren. Wir können unsere sensorischen und emotionalen Reaktionen vollständig erleben, sie uns bewußt machen, so daß unsere Handlungen auf freien Entscheidungen beruhen, bei denen wir alle Informationen berücksichtigen, die uns zur Verfügung stehen. Wir unterbinden (hemmen) die *Reaktion* und versehen die *Aktion* mit einer neuen Ausrichtung oder Orientierung. Dies ist die einzige Möglichkeit, echte Veränderungen herbeizuführen. Ungewollte habituelle Reaktionen stören den harmonischen Fluß der Energie. Alexander sagte schon: Wenn wir diese Störungen beseitigen, »tun die richtigen Dinge sich selbst.« Wir haben dann die Möglichkeit, unser gesamtes Sein in einen Zustand des Gleichgewichts zu versetzen und uns vom kreativen Fluß der Lebenskraft inspirieren zu lassen.

Die Anwendung dieser Prinzipien auf unseren körperlichen Gebrauch kann unseren Körper zu einem Tempel machen, welcher es wert ist, von der Seele bewohnt zu werden. Angewandt auf unser Energiesystem als Ganzes geben sie uns die Möglichkeit an die Hand, an unserer eigenen Evolution mitzuwirken.

»Sieh her!« sagte Siddharta leise zu Govinda. »Dieser hier ist der Buddha.«

Aufmerksam blickte Govinda den Mönch mit der gelben Kutte an, der sich in nichts von den Hunderten der Mönche zu unterscheiden schien. Und bald erkannte auch Govinda: Dieser ist es ... Mit einem verborgenen Lächeln wandelte der Buddha, trug das Gewand und setzte den Fuß gleich wie alle seine Mönche, nach genauer Vorschrift. Aber sein Gesicht und sein Schritt, sein still gesenkter Blick, seine still herabhängende Hand sprach Friede, sprach Vollkommenheit, suchte nicht, ahmte nicht nach...

Siddhartha blickte aufmerksam auf Gotamas Haupt, auf seine Schultern, auf seine Füße, auf seine still herabhängende Hand, und ihm schien, jedes Glied an jedem Finger dieser Hand war Lehre, sprach, atmete, duftete, glänzte Wahrheit.

Hermann Hesse, *Siddhartha*

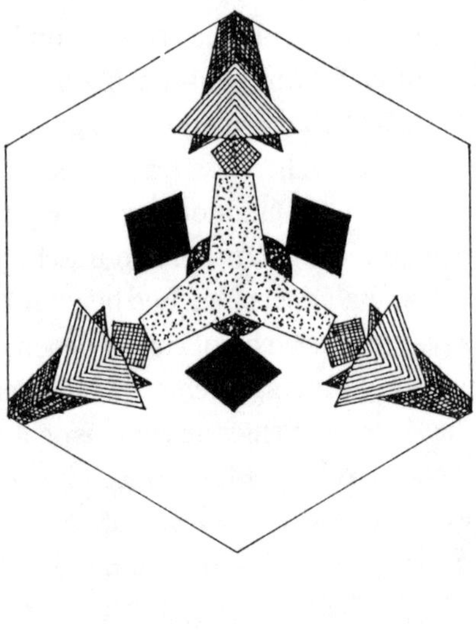

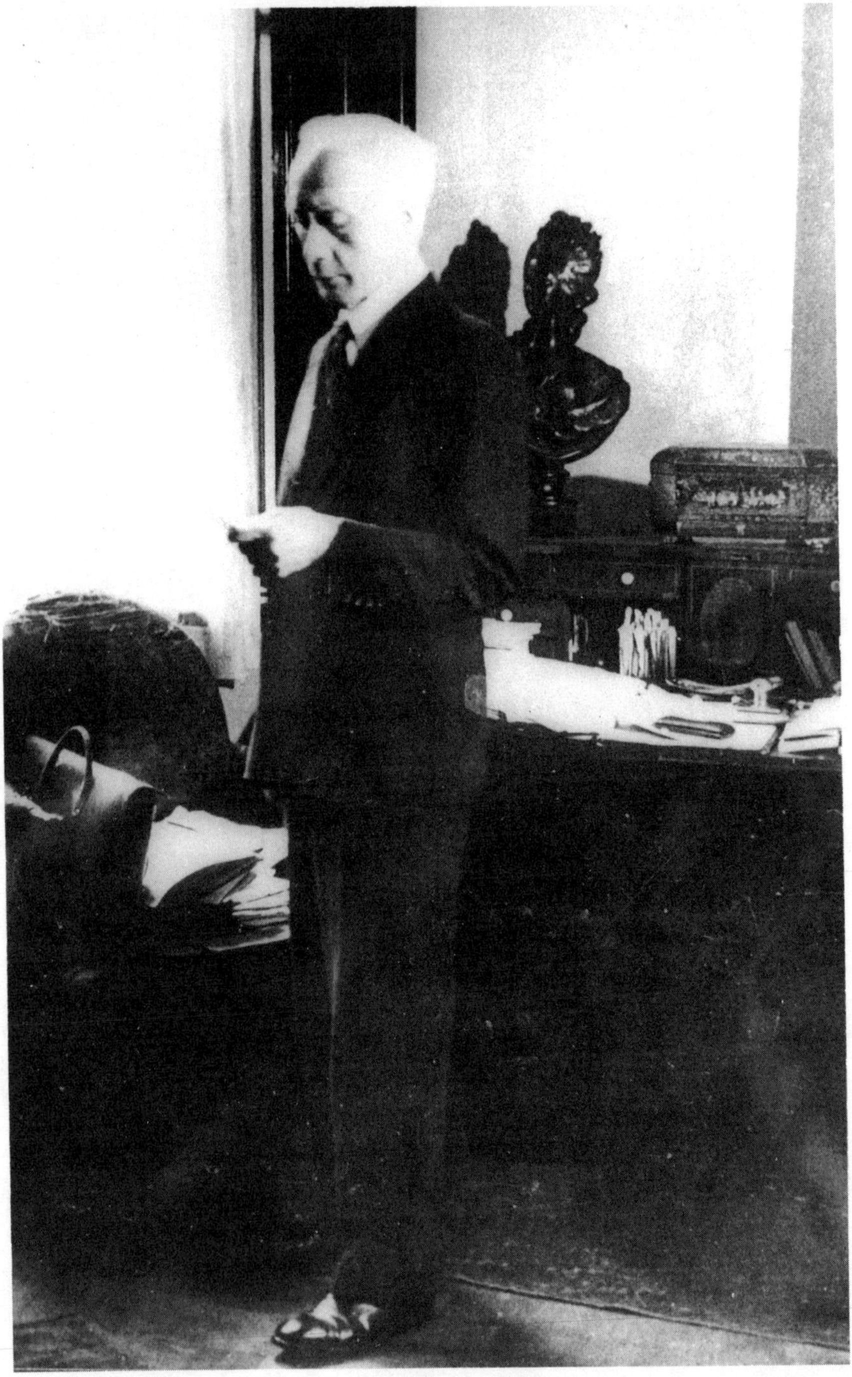

F.M. Alexander

Anhang

Eine kurze Biographie von Frederick Matthias Alexander

Frederick Matthias Alexander war Australier. Er wurde im Jahre 1869 geboren und wuchs in der kleinen Stadt Wynard an der Nordwestküste Tasmaniens auf. Er war das älteste von acht Kindern.

Mehrere Faktoren bestimmten Alexanders Kindheit. Er hatte eine tiefe und dauerhafte Beziehung zu seiner Mutter, die einen sehr starken Charakter hatte. Sie arbeitete als Gemeindeschwester und Hebamme. Wenn der Landarzt ihre Hilfe benötigte, sattelte sie ihr Pferd und galoppierte davon. Sie war Autodidaktin gewesen, und von ihr lernte Alexander Selbständigkeit und die Entschlossenheit, selbst Lösungen zu Problemen zu finden.

Er war in der Schule ein extrem »schwieriges Kind«, teilweise weil er sich nicht gut der formalen Erziehung unterordnen konnte und deshalb ein »ungezogener« Schüler war, und teilweise, weil er in seiner Kindheit unter Atemproblemen litt. Der Lehrer der örtlichen Schule bot an, Alexander abends zu unterrichten, und dies war dann der einzige Unterricht, den er erhielt. Möglicherweise war dies ein verkappter Segen, weil es verhinderte, daß seine individualistische Natur und sein fragender Geist durch traditionelle Lehrmethoden erstickt wurden. Alexander war ein intelligentes Kind, und seine schulischen Leistungen wurden mehrfach durch Preise ausgezeichnet, obwohl er der Schule fernblieb.

Weil er die Schule nicht besuchte, war es ihm möglich, sich seiner Liebe zum Landleben und insbesondere seiner Leidenschaft für Pferde hinzugeben. Er verbrachte viel Zeit mit Pferden, und er entwickelte die Fähigkeit, ihre Bewegungen sorgfältig zu beobachten sowie auch, wie man mit diesen sensiblen Geschöpfen umgehen mußte – Fähigkeiten, die ihm später eine große Hilfe waren.

Seine zweite Leidenschaft galt dem Theater, insbesondere dem Werk Shakespeares. Als Alexander siebzehn Jahre alt war, nahm er seine erste Arbeit im Büro einer Zinn-Bergbaugesellschaft in Mount Bischoff an. Es fiel ihm schwer, sein geliebtes Landleben aufzugeben. Er verbrachte seine Freizeit als Laienschauspieler und lernte autodidaktisch, Geige zu spielen. Nachdem er drei Jahre bei dieser Firma gearbeitet hatte, hatte er genug Geld gespart, um nach Melbourne reisen zu können, wo er bei einem Onkel wohnte. Über diese Zeit sagte er selbst: »Ungefähr drei Monate lang richtete sich mein Hauptinteresse darauf, mir das Beste im Theater, in den Kunstgalerien und in den Konzertsälen anzuschauen und anzuhören. Zu diesem Zeitpunkt hatte ich beschlossen, mich selbst zum Rezitator auszubilden.« Zu jener Zeit war Sarah Bernhardt in Australien auf Tournee, und er besuchte sie häufig.

Alexander hatte in seiner beginnenden Karriere als Rezitator tatsächlich zunächst einen gewissen Erfolg. So wie viele Schauspieler es auch heute tun, beschaffte er sich selbst Engagements, und wenn die Zeiten härter waren, nahm er hier und da auch einmal Gelegenheitsarbeiten an, um sich ein wenig Geld zu verdienen. Im Laufe der Zeit erwarb er sich eine gewisse Anerkennung und gründete eine eigene Schauspieltruppe. Doch wurde seine Karriere als Schauspieler dadurch getrübt, daß er die Tendenz entwickelte, heiser zu werden und während seiner Auftritte die Stimme zu verlieren.

Diese Schwierigkeit war der Wendepunkt, und, aus einer anderen Perspektive betrachtet, eine großartige Chance in Alexanders Leben. Er versuchte sein Stimmproblem mit allen Mitteln zu beheben. Sein Arzt riet ihm, seine Stimme vor den Auftritten zu schonen. Einmal schonte er sie tatsächlich zwei Wochen lang vor einem Auftritt, wurde jedoch während des Auftritts wieder heiser. Sein Arzt wußte keinen Rat mehr, bestätigte aber Alexanders Hypothese, daß irgend etwas, das Alexander während seiner Auftritte tat, der Grund für das Problem sein mußte. Alexander beschloß, nach der Ursache des Problems zu forschen.

Damit begann für ihn ein Prozeß der Selbstbeobachtung, der etwa neun oder zehn Jahre andauerte. Er arbeitete mit Spiegeln und entwickelte ein immer tieferes und detaillierteres Verständnis dessen, wie er Gebrauch von sich selbst machte. Mit Hilfe seiner Methode entdeckte er, daß tatsächlich etwas, das er tat, seine Probleme mit der Stimme verursachte.

In dieser Zeit arbeitete er weiterhin als Schauspieler und Rezitator, doch immer öfter wandten sich andere Schauspieler wegen ihrer Stimm- und Atemprobleme an ihn, und so verlagerte sich Alexanders Arbeit allmählich darauf, andere Menschen in seiner einzigartigen Technik zu unterrichten. Er lehrte in Melbourne und später in Sydney, wo er vier Jahre lang Direktor des Sydney Dramatic and Operatic Conservatorium war. Im Jahre 1904 schließlich reiste er nach London, um auch dort seine Methode bekannt zu machen.

In London suchten ihn viele Schauspieler auf, um bei ihm Unterricht zu nehmen, und er wurde bekannt als »der Beschützer des Londoner Theaters«. Zu seinen Schülern gehörten berühmte Schauspieler wie Sir Henry Irving und Viola Tree. Manchmal arbeitete er mit den Stars unmittelbar vor dem Auftritt in deren

Umkleideräumen. Viele berühmte und angesehene Leute wurden zu Anhängern der Alexander-Technik, darunter George Bernard Shaw, Aldous Huxley, Sir Stafford Cripps und später in Amerika John Dewey und viele mehr.

Während des ersten Weltkrieges siedelte Alexander nach New York über, um dort zu unterrichten, wodurch sich die Kunde von seiner Methode noch stärker verbreitete. Nach dem Krieg kehrte er nach Großbritannien zurück, reiste jedoch während der folgenden Jahre immer wieder zwischen Großbritannien und Amerika hin und her. Sein Bruder Albert Redden Alexander hatte mittlerweile ebenfalls gelernt, die Technik zu unterrichten, und er arbeitete bis 1924 mit ihm zusammen, bis »AR« in Amerika blieb und Frederick Matthias oder »FM«, wie er oft genannt wurde, sich in Großbritannien niederließ und eine Schule für Kinder im Alter von drei bis acht Jahren gründete, in der nach den Prinzipien der Alexander-Technik unterrichtet wurde.

Seine erste Schule zur Ausbildung von Alexander-Lehrern gründete er im Jahre 1930. Da er selbst Autodidakt war, fiel es ihm relativ schwer, anderen beizubringen, was er durch Selbstbeobachtung und Experimentieren herausgefunden hatte. Aber allmählich qualifizierten sich doch einige Lehrer, und so breitete sich die Alexander-Arbeit langsam aus. Der zweite Weltkrieg unterbrach seine Arbeit in England, und so zog er ein weiteres Mal mit seiner ganzen Praxis einschließlich der Schule für Kinder nach Amerika um, kehrte aber im Jahre 1943 wieder nach England zurück. Vier Jahre später erlitt er im Alter von 79 Jahren einen Schlaganfall, durch den seine linke Körperseite gelähmt wurde. Doch durch Anwendung seiner Technik gewann er innerhalb eines Jahres die bewußte Kontrolle über seinen Körper zurück und fing auch wieder an zu unterrichten. Er unterrichtete bis zu seinem Tode im Jahre 1955, im Alter von 86 Jahren.

Dieser kurze Abriß enthält die wichtigsten Etappen von Alexanders Werdegang. Ich habe viele Details ausgelassen, beispielweise seine unglückliche Ehe mit einer australischen Schauspielerin und seine langwierige, wenn auch letztlich erfolgreiche Verleumdungsklage gegen die südafrikanische Regierung. Alexander hatte zeitlebens eine Leidenschaft für Pferde und Pferderennen, und auch seiner Liebe zum Theater blieb er treu. Zu einem bestimmten Zeitpunkt glaubte er, die beste Möglichkeit, Lehrer in seiner Methode auszubilden, sei, ihnen beizubringen, Shakespeare zu spielen, und deshalb führte er »Hamlet« im Old Vic und »Der Kaufmann von Venedig« im Sadler's Wells auf. Unglücklicherweise verfügten die meisten seiner Lehrer-Anwärter über nur geringe schauspielerische Fähigkeiten und hatten wenig Lust, als Schauspieler aufzutreten, was aus den Kritiken über diese Aufführungen klar ersichtlich ist. Da ich selbst Schauspielerin bin, halte ich es für schade, daß Alexander nie im Laufe seiner Karriere bei einer Aufführung mit professionellen Schauspielern Regie führte, denn ich vermute, daß es dadurch zu einer hochinteressanten Weiterentwicklung der Schauspielkunst gekommen wäre. Doch wäre dies geschehen, so wäre wahrscheinlich nie eine neue Generation von Lehrern ausgebildet worden, die seine Entdeckungen weitervermitteln konnten, Entdeckungen, die der Menschheit als Ganzem zum Wohle gereichen können.

Geburtshoroskop von F.M. Alexander, erstellt unter Verwendung von Angaben seiner Schüler

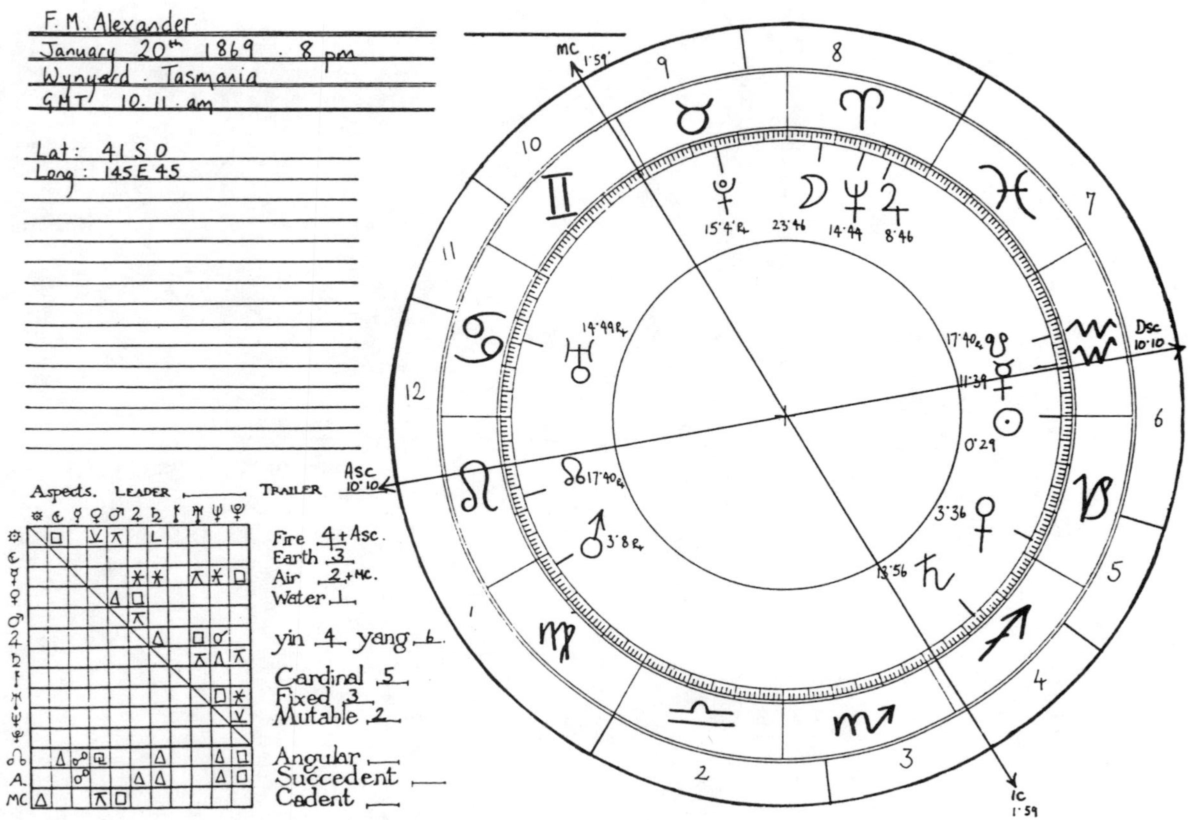

Weiterführende Literatur

TEIL I

F.M. Alexanders eigene Schriften

F.M. Alexander: *Man's Supreme Inheritance*, Centerline Press, Long Beach, CA 90815, USA.

ders.: *Constructive Conscious Control of the Individual*, Victor Gollancz Ltd., London (auch: Centerline Press).

ders.: *Der Gebrauch des Selbst*, Kösel, München 1988.

ders.: *The Universal Constant in Living*, Centerline Press.

Edward Maisel (Hg.): Die Grundlagen der Alexander-Technik (Auszüge aus den angegebenen Originalschriften von F.M.A.); Arbor-Verlag Ulrich Valentin, Heidelberg 1984.

Bücher über die Alexander-Technik

W. Barlow: *Die Alexander-Technik*, Kösel, München.

ders.: *More Talk of Alexander*, Victor Gollancz, London.

Michael Gelb: *Körperdynamik – Eine Einführung in die Alexander-Technik*, Ullstein, Berlin 1986.

Frank Pierce Jones: *Body Awareness in Action*, Schocken Books, New York.

Robert R. Rickover: *Fitness without Stress*, Metamorphous Press, Portland, Oregon 97210, USA.

Chris Stevens: *Alexander-Technik – Ein Weg zum besseren Umgang mit sich selbst*, Sphinx-Verlag, Basel 1989.

TEIL II

David Boadella: *Befreite Lebensenergie*, Kösel, München 1991.
Fritjof Capra: *Das Tao der Physik*, Scherz, München 1983.
ders.: *Wendezeit*, Scherz, München 1992.
Ken Dychtwald: *Bodymind*, Synthesis, Essen.
Joanna Field: *A life of one's own*, Virago Press Ltd., London.
Eugene T. Gendlin: *Focusing. Technik der Selbsthilfe bei der Lösung persönlicher Probleme.* Otto Müller, Salzburg.
Louise L. Hay: *Gesundheit für Körper und Seele.* Heyne, München 1989.
Jean Houston: *Der mögliche Mensch*, Kösel, München.
Stanley Keleman: *Verkörperte Gefühle. Der anatomische Ursprung unserer Erfahrungen und Einstellungen.* Kösel, München 1992.
Muriel Schiffman: *Self Therapy*, Wingbow Press, Berkeley, CA 94710
David Tansley: *Die Aura des Menschen*, Synthesis, Essen 1993.
Amy Wallace und Bill Henkin: *Anleitung zum geistigen Heilen*, Synthesis, Essen 1982.

* * *

Die im Buch erwähnte Audio-Kassette erhalten Sie (in englischer Sprache) bei:
Ashgrove Press, 4, Brassmill Centre, Brassmill Lane, Bath BA1 3JN, England